薬毒物試験法
完全対応

必携・衛生試験法

第4版

公益社団法人
日本薬学会 編

JN208527

金原出版株式会社

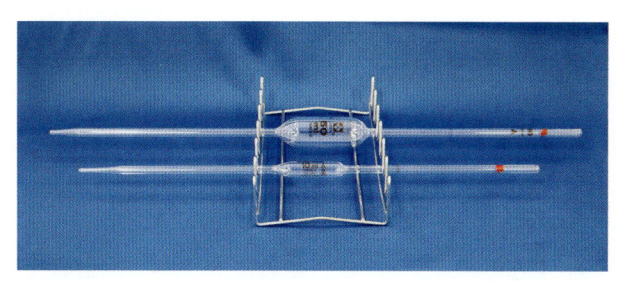

a. ホールピペット

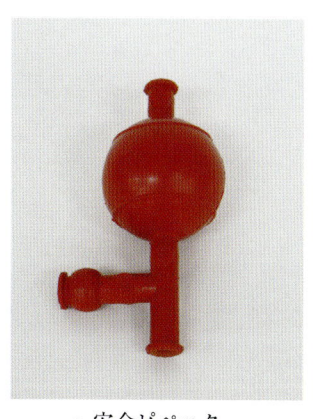

c. 安全ピペッター

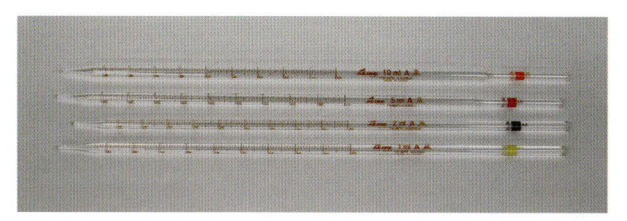

b. メスピペット

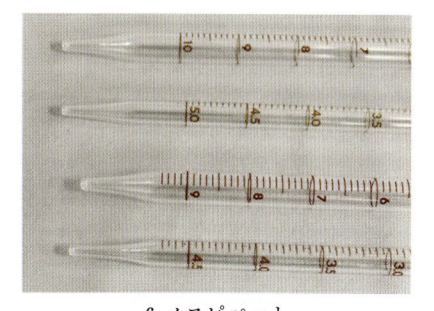

f. メスピペット

上2本:中間型メスピペット，下2本:先端
型メスピペット

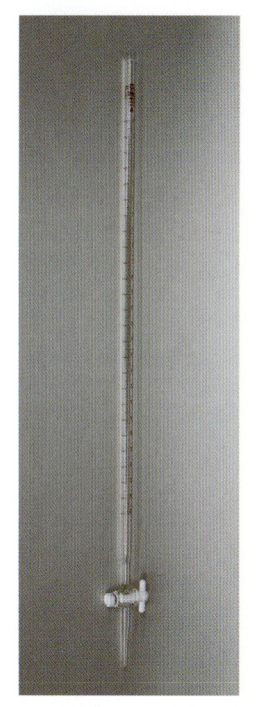

d. ビュレット1

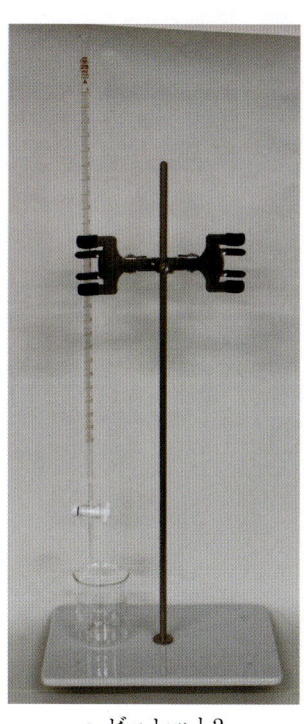

e. ビュレット2

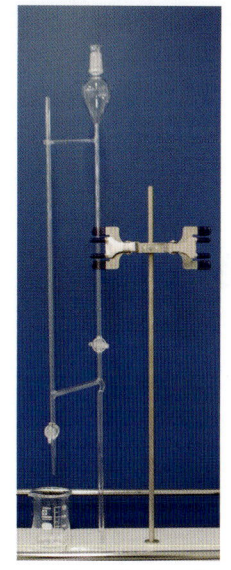

g. ミクロビュレット

写真　1　化学分析の基本的な器具

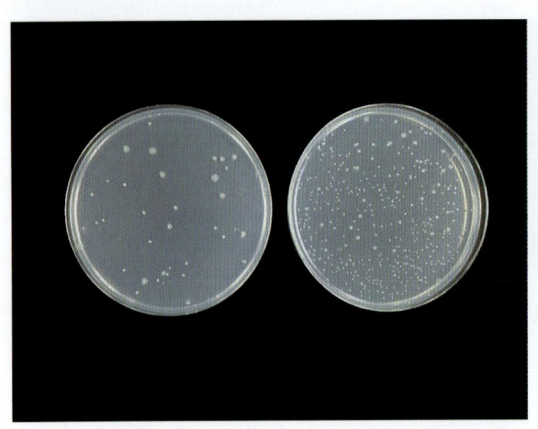

a. TA98, ＋S9 mix(左：DMSO, 右：BaP)

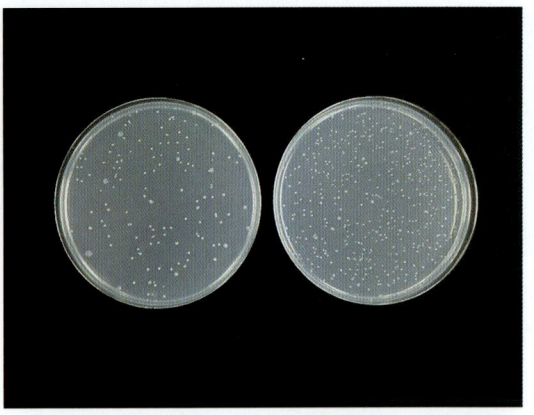

b. TA100, ＋S9 mix(左：DMSO, 右：BaP)

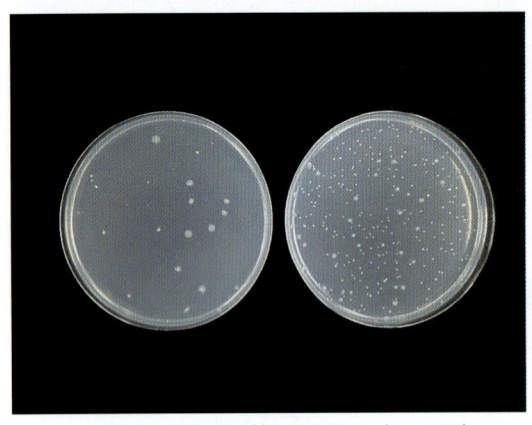

c. TA98, －S9 mix(左：DMSO, 右：AF2)

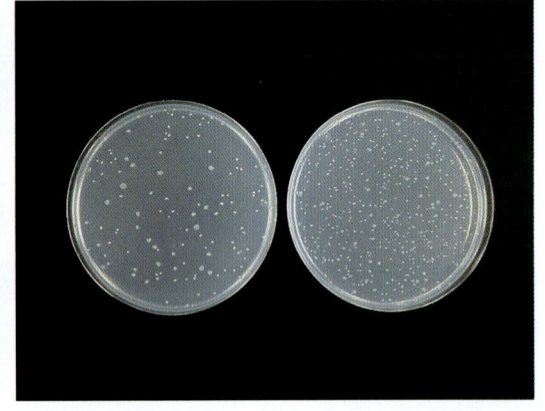

d. TA100, －S9 mix(左：DMSO, 右：AF2)

写真Ⅰ-1　ネズミチフス菌株(TA98株およびTA100株)を用いたAmes試験　〔Ⅰ-3-A-①, p.26参照〕
S9 mix；ラット肝代謝系. DMSO；dimethyl sulfoxide.　BaP；benzo[a]pyrene.
AF2：2-(2-furyl)-3-(5-nitro-2-furyl)acrylamide.

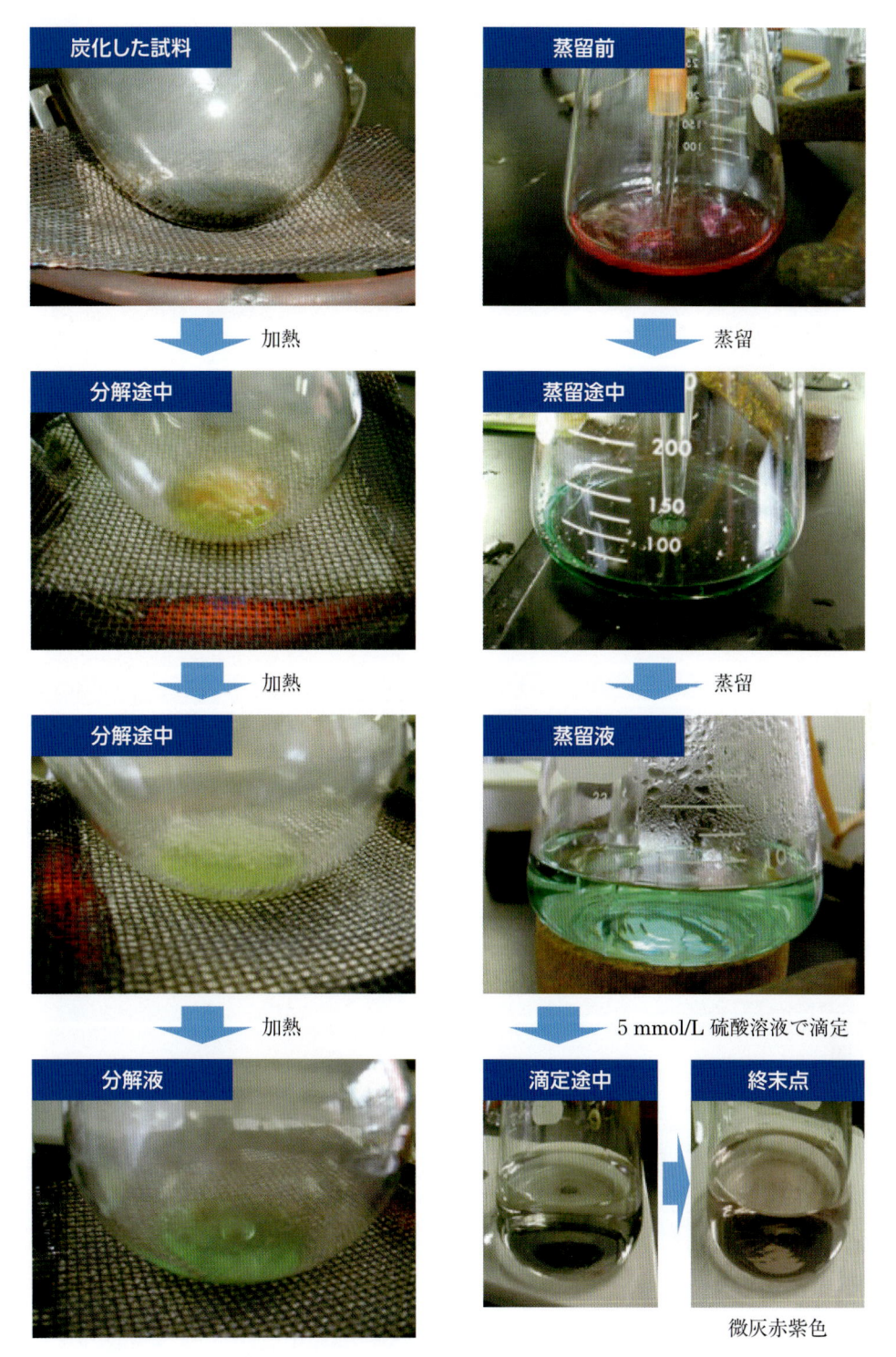

炭化した試料 → 加熱

分解途中 → 加熱

分解途中 → 加熱

分解液

蒸留前 → 蒸留

蒸留途中 → 蒸留

蒸留液 → 5 mmol/L 硫酸溶液で滴定

滴定途中 → 終末点

微灰赤紫色

写真Ⅱ-1　セミミクロケルダール法による総窒素の定量　〔Ⅱ-1-B-⬛, p.40参照〕
左）試料の分解過程, 右）蒸留過程と滴定過程. 指示薬；ブロムクレゾールグリーン・メチルレッド試液

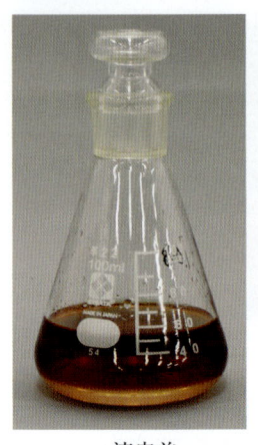 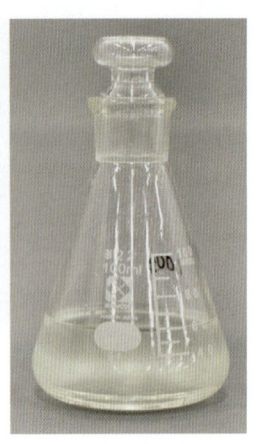

a. 滴定前　　　　　　　b. 滴定終末点

写真Ⅱ-2　油脂の変質試験（過酸化物価）
〔Ⅱ-1-D-③-1），p.47参照〕
指示薬；デンプン試液
滴定溶液；Na$_2$S$_2$O$_3$溶液

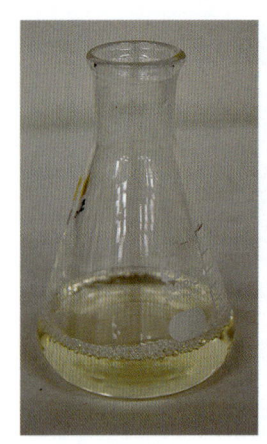 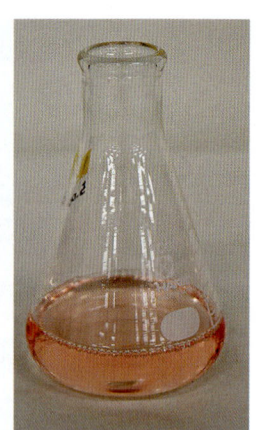

a. 滴定前　　　　　　　b. 滴定終末点

写真Ⅱ-3　油脂の変質試験（酸価）
〔Ⅱ-1-D-③-3），p.49参照〕
指示薬；フェノールフタレイン試液
滴定溶液；KOH溶液

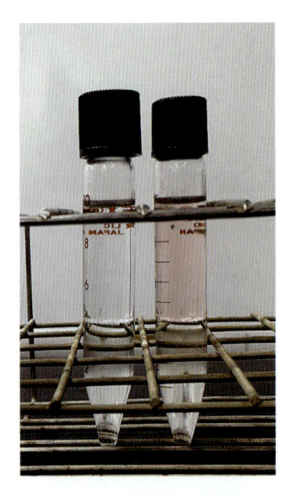

写真Ⅱ-4　油脂の変質試験
（チオバルビツール酸試験）
〔Ⅱ-1-D-③-4），p.50参照〕
左）対照液，右）試料液

 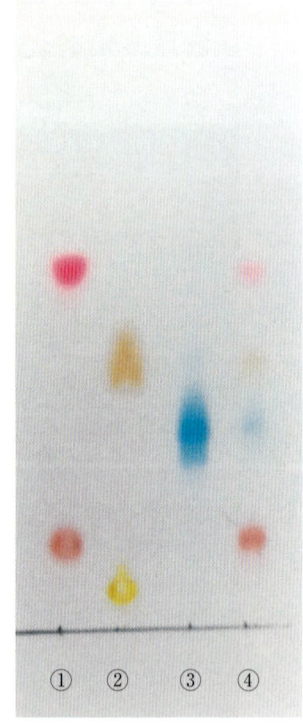

a. 展開前　　　　　　　b. 展開後

写真Ⅱ-5　シリカゲル薄層クロマトグラフィーによる酸性ター
ル色素の展開例　　〔Ⅱ-2-Ⅰ-1），p.86, 89参照〕
プレート；ワコーゲルプレート.
展開溶媒；酢酸エチル：メタノール：28％アンモニア水（3.3：
1：1）.
①食用赤色102号＋食用赤色106号　②食用黄色4号＋食用黄色
5号　③食用青色1号　④試験試料

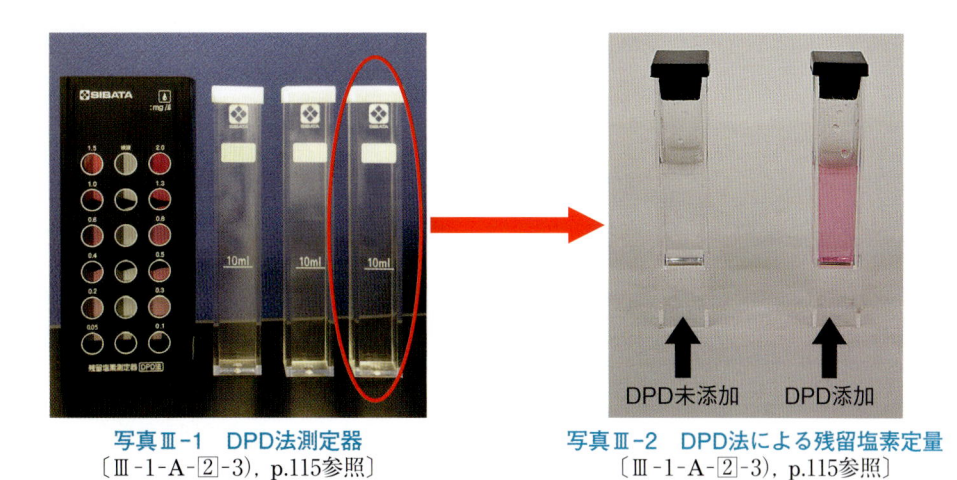

写真Ⅲ-1 DPD法測定器
〔Ⅲ-1-A-②-3〕, p.115参照

写真Ⅲ-2 DPD法による残留塩素定量
〔Ⅲ-1-A-②-3〕, p.115参照

DPD未添加 DPD添加

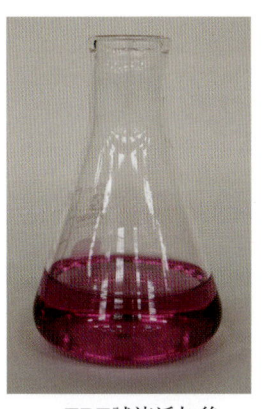
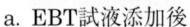

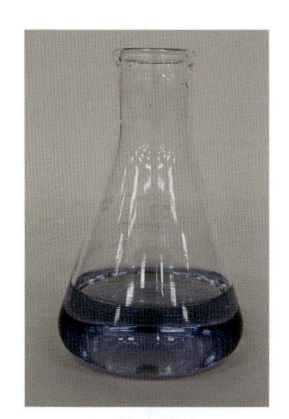

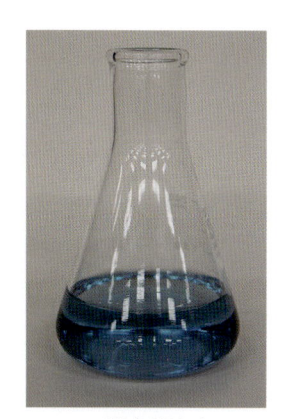

a. EBT試液添加後 b. 滴定途中 c. 滴定終末点

写真Ⅲ-3 EDTA滴定法による硬度測定 〔Ⅲ-1-A-②-10〕, p.125参照
指示薬；EBT試液. 滴定溶液；EDTA溶液.

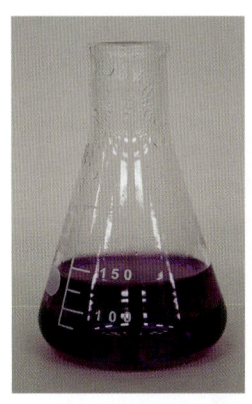

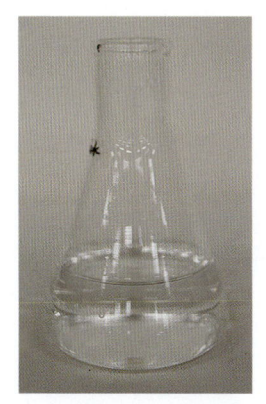

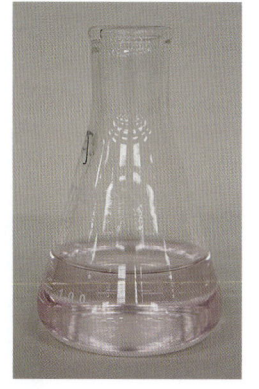

a. $KMnO_4$溶液添加後 b. $Na_2C_2O_4$溶液添加後 c. 滴定終末点

写真Ⅲ-4 逆滴定法による$KMnO_4$消費量測定 〔Ⅲ-1-A-②-11〕, p.128参照
指示薬；なし($KMnO_4$溶液の色で判定). 滴定溶液；$KMnO_4$溶液.

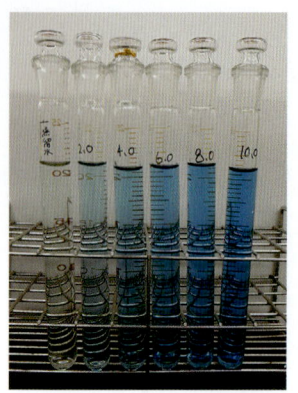

写真Ⅲ-5　アンモニア態窒素検量線用溶液
（インドフェノール法）
〔Ⅲ-1-A-②-12），p.130参照〕

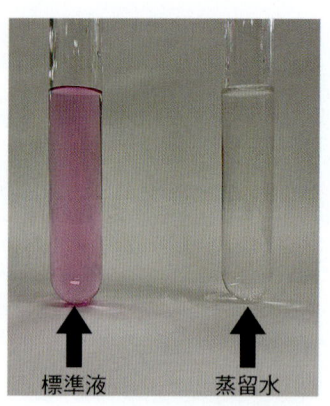

写真Ⅲ-6　亜硝酸態窒素標準液
（ジアゾ化法）
〔Ⅲ-1-A-②-13），p.131参照〕

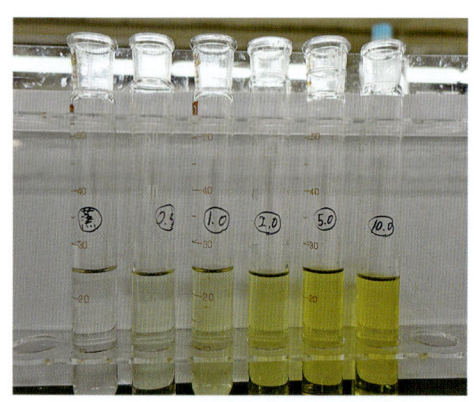

写真Ⅲ-7　硝酸態窒素検量線用溶液
（サリチル酸ナトリウム法）
〔Ⅲ-1-A-②-14），p.133参照〕

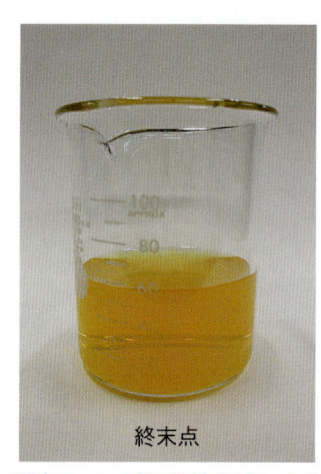

写真Ⅲ-8　硝酸銀滴定法による
塩化物イオン定量
〔Ⅲ-1-A-②-18），p.137参照〕

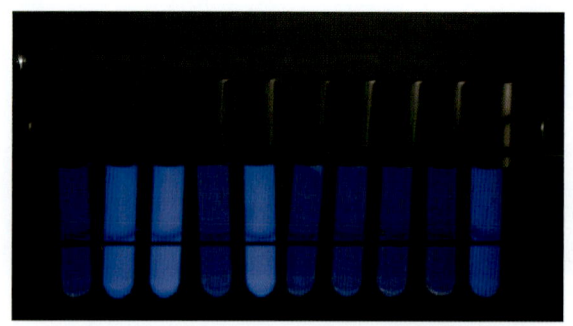

写真Ⅲ-9　MUG培地を用いた大腸菌試験
〔Ⅲ-1-A-③-2），p.146参照〕

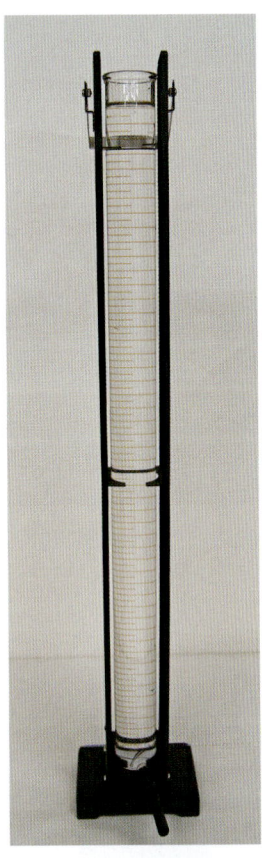

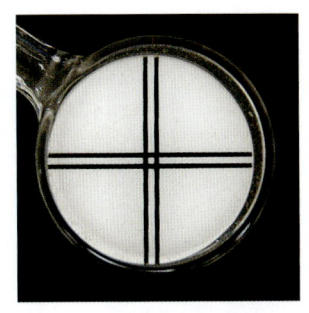

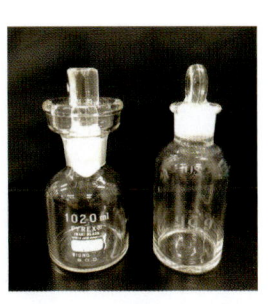

写真Ⅲ-12　カラー付きふ卵瓶(左)と
酸素瓶(右)
〔Ⅲ-1-C-③-2〕, p.155, 160参照〕

写真Ⅲ-10　透視度計
〔Ⅲ-1-B-③-2〕, p.151参照〕
左)全体図, 右)標識板

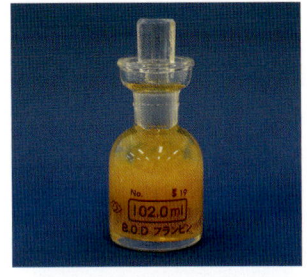

a. 試薬添加後［Mn(OH)$_2$生成］

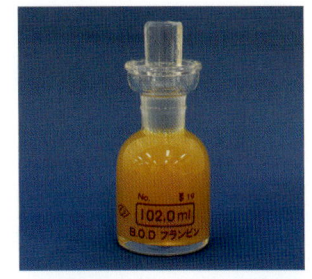

b. 転倒混和後［H$_2$MnO$_3$生成］

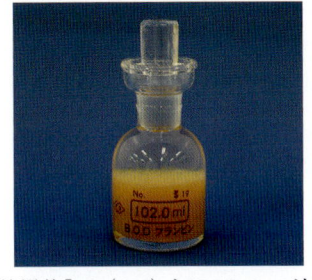

c. 静置後［Mn(OH)$_2$とH$_2$MnO$_3$の沈殿］

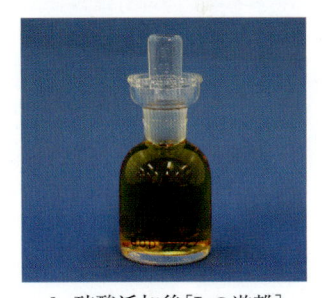

d. 硫酸添加後［I$_2$の遊離］

写真Ⅲ-11①　ウインクラー法によるDO・BOD測定(1)
〔Ⅲ-1-B-③-8〜9〕, p.153, 160〜168参照〕

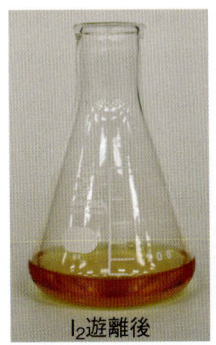

I$_2$遊離後　　デンプン添加直前

写真Ⅲ-11②　ウインクラー法による
DO・BOD測定(2)
〔Ⅲ-1-B-③-8〜9〕, p.153〜160参照〕

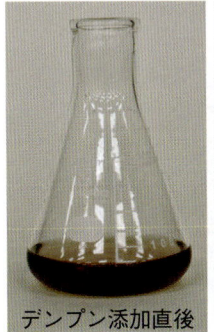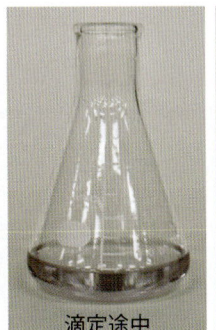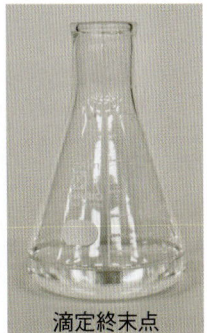

デンプン添加直後　　滴定途中　　滴定終末点

写真Ⅲ-11③　ウインクラー法によるDO・BOD測定(3)
〔Ⅲ-1-B-③-8〜9〕, p.153〜160参照〕
指示薬：デンプン試液　滴定溶液；Na$_2$S$_2$O$_3$溶液

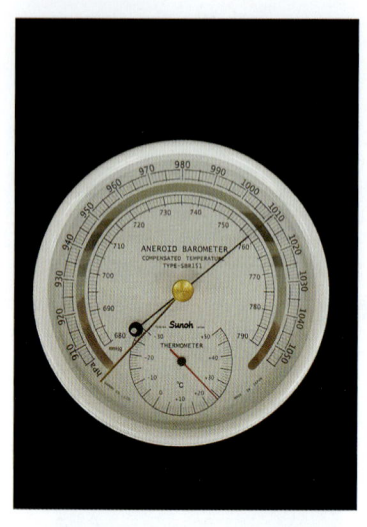

写真Ⅲ-13　アネロイド気圧計
〔Ⅲ-2-A-③-1), p.175参照〕

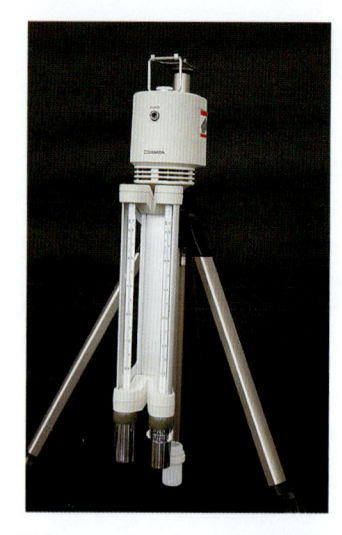

写真Ⅲ-14　アスマン通風乾湿計
〔Ⅲ-2-A-③-3), p.176参照〕

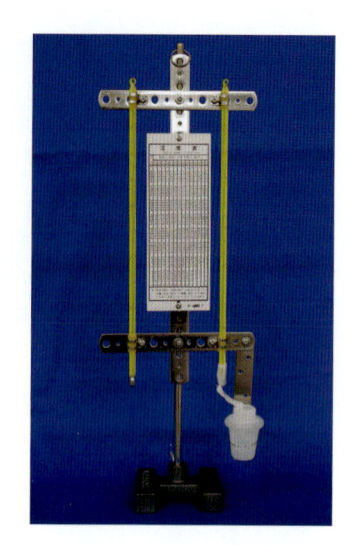

写真Ⅲ-15　August乾湿計
〔Ⅲ-2-A-③-3), p.177参照〕

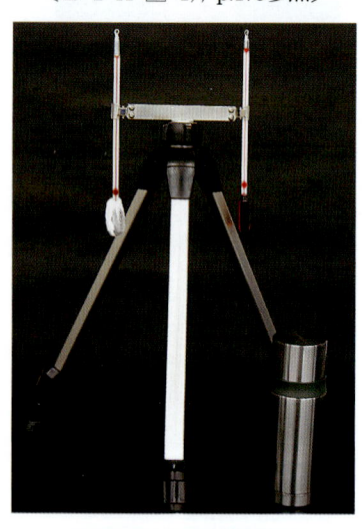

写真Ⅲ-16　カタ温度計
〔Ⅲ-2-A-③-4), p.179参照〕
　　左)湿カタ温度計
　　右)乾カタ温度計

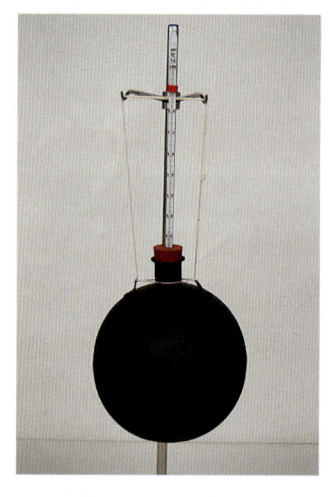

写真Ⅲ-17　黒球温度計
〔Ⅲ-2-A-③-6), p.184参照〕

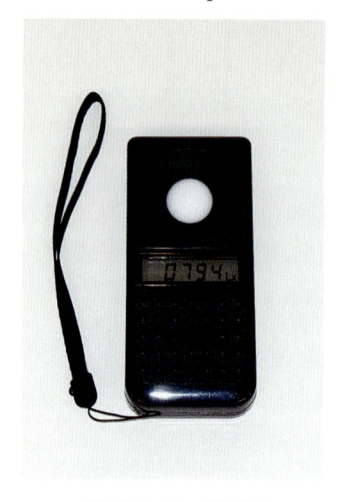

写真Ⅲ-18　照度計
〔Ⅲ-2-A-③-9), p.190参照〕

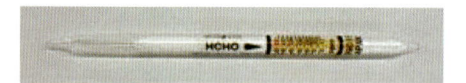

a. ホルムアルデヒド用

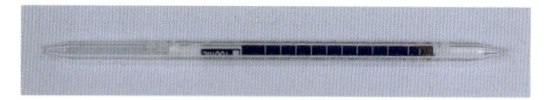

c. 二酸化炭素用
（NaOH・チモールフタレイン検知剤）

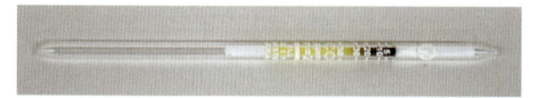

b. 一酸化炭素用

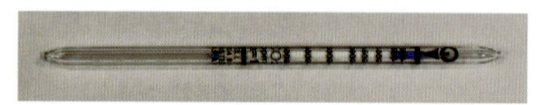

d. 二酸化炭素用
（ヒドラジン・クリスタルバイオレット検知剤）

写真Ⅲ-19　各種検知管
〔Ⅲ-2-A-③-12), 13), p.192〜194参照〕

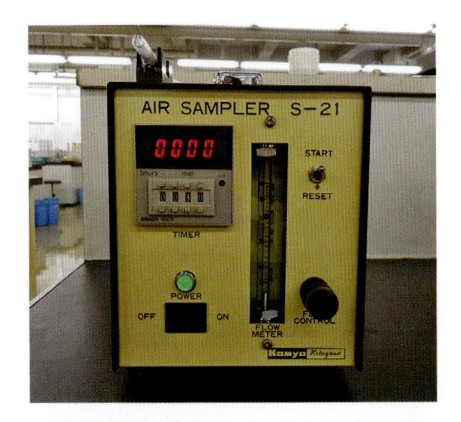
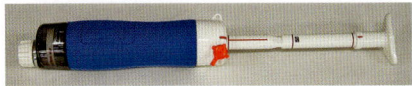

写真Ⅲ-20　各種ガス採取機
〔Ⅲ-2-A-③-12），B-②-1），p.192, 204参照〕
上）自動ガス採取機，下）検知管用ガス採取器

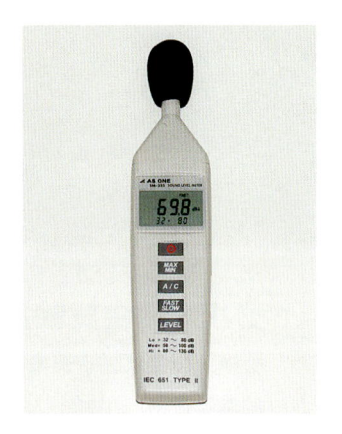

写真Ⅲ-21　騒音計
〔Ⅲ-2-A-⑦-4），p.199参照〕

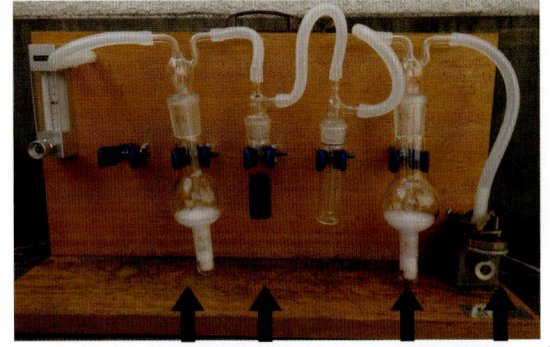
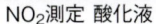
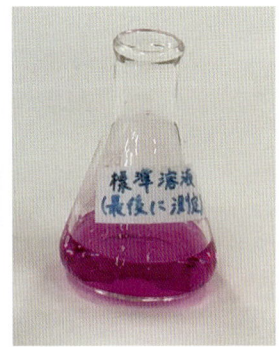

NO₂測定　酸化液　　　NO測定　吸引ポンプ

写真Ⅲ-22　ザルツマン法によるNO, NO₂定量　〔Ⅲ-2-B-⑤-6），p.223参照〕
左）ザルツマン法用インピンジャーセット，右）標準溶液

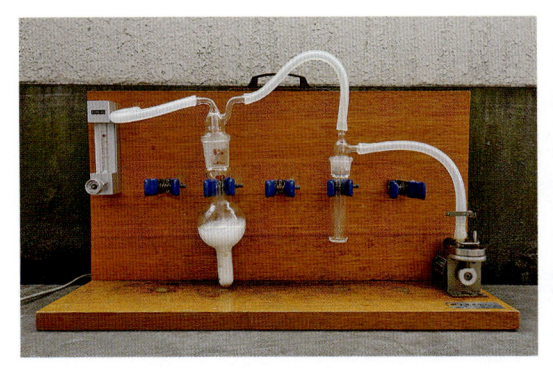
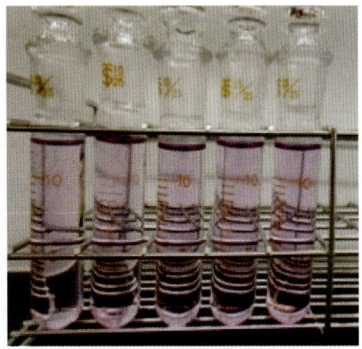

写真Ⅲ-23　トリエタノールアミン・パラロザニリン法によるSO₂定量
〔Ⅲ-2-B-⑤-7），p.226参照〕

必携・衛生試験法　第4版

必携・衛生試験法編集委員会（五十音順）

編集委員長　川﨑　直人　（近畿大学薬学部）

編 集 委 員　緒方　文彦　（近畿大学薬学部）

　　　　　　　小椋　康光　（千葉大学大学院薬学研究院）

　　　　　　　立花　　研　（山陽小野田市立
　　　　　　　　　　　　　　　山口東京理科大学薬学部）

　　　　　　　徳本　真紀　（愛知学院大学薬学部）

　　　　　　　戸塚ゆ加里　（星薬科大学薬学部）

　　　　　　　鳥羽　　陽　（長崎大学大学院医歯薬学総合研究科）

　　　　　　　中川　公恵　（神戸学院大学薬学部）

　　　　　　　中西　　剛　（岐阜薬科大学）

　　　　　　　沼澤　　聡　（昭和大学薬学部）

　　　　　　　吉成　浩一　（静岡県立大学薬学部）

　　　　　　　李　　辰竜　（愛知学院大学薬学部）

構造式小委員会

委　員　長　鈴木　紀行　（東邦大学薬学部）

委　　　員　河合　　洋　（城西大学薬学部）

　　　　　　　正田　卓司　（国立医薬品食品衛生研究所）

監　　　修　佐藤　雅彦　（愛知学院大学薬学部）

　　　　　　　藤原　泰之　（東京薬科大学薬学部）

日本薬学会 環境・衛生部会 試験法出版委員会

　　　委員長　小椋　康光

日本薬学会 環境・衛生部会

　　　部会長　原　　俊太郎

必携・衛生試験法　歴代の編集組織

必携・衛生試験法　第2版

必携・衛生試験法編集委員会（五十音順）

編集委員長	佐 藤 雅 彦	（愛知学院大学薬学部）
編集委員	上 野　　仁	（摂南大学薬学部）
	神 野 透 人	（名城大学薬学部）
	徳 本 真 紀	（愛知学院大学薬学部）
	中 西　　剛	（岐阜薬科大学）
	藤 原 泰 之	（東京薬科大学薬学部）
	吉 成 浩 一	（静岡県立大学薬学部）
	李　　辰 竜	（愛知学院大学薬学部）
	渡 辺 徹 志	（京都薬科大学）

日本薬学会　環境・衛生部会　試験法出版委員会

　　委員長　佐 藤 雅 彦

日本薬学会　環境・衛生部会

　　部会長　永 瀬 久 光

必携・衛生試験法　第3版

必携・衛生試験法編集委員会（五十音順）

編集委員長	藤 原 泰 之	（東京薬科大学薬学部）
編集委員	上 野　　仁	（摂南大学薬学部）
	香 川 聡 子	（横浜薬科大学）
	川 﨑 直 人	（近畿大学薬学部）
	神 野 透 人	（名城大学薬学部）
	徳 本 真 紀	（愛知学院大学薬学部）
	中 西　　剛	（岐阜薬科大学）
	吉 成 浩 一	（静岡県立大学薬学部）
	李　　辰 竜	（愛知学院大学薬学部）
	渡 辺 徹 志	（京都薬科大学）
監　　修	佐 藤 雅 彦	（愛知学院大学薬学部）

日本薬学会　環境・衛生部会　試験法出版委員会

　　委員長　神 野 透 人

日本薬学会　環境・衛生部会

　　部会長　佐 藤 雅 彦

「必携・衛生試験法」第4版の出版にあたって

衛生試験法は，ヒトの健康と健全な環境を守るために必要不可欠な試験法であり，衛生薬学教育に欠かせないものとなっている．衛生試験法を取りまとめた解説書には，「衛生試験法・注解」（日本薬学会 編，金原出版）があり，1956年（昭和31年）に創刊され，以来，時代の要請に応えて収載試験法の追加，改訂が継続的に行われ，2020年に最新版が出版されている．また，学生向けには，2000年より「衛生試験法・注解」の抜粋版として，「衛生試験法・要説」（日本薬学会 編，金原出版）が出版されてきた．その後，6年制薬学教育における衛生薬学系の実習および講義に活用可能な教科書として，また，「衛生試験法・要説」の後継版として，「必携・衛生試験法」（日本薬学会 編，金原出版）が2011年に創刊された．2016年には，掲載項目のスリム化と内容の充実を基本方針に，初版を大幅改訂し，第2版が出版された．この「必携・衛生試験法」の作成は，日本薬学会の環境・衛生部会試験法出版委員会内の必携・衛生試験法編集委員会のもとで実施されている．

6年制薬学教育（2006年より開始）では，薬学モデルコアカリキュラムを基本に薬学教育が行われている．この薬学教育モデルコアカリキュラムには，「健康と環境」（衛生薬学領域）が設けてあり，その中の知識・技能（実習）に衛生試験法関連の項目が挙げられている．さらに，薬学教育6年制になってからの薬剤師国家試験に，衛生試験法関連の問題が毎年4〜5題出題されている．このように，衛生試験法は，衛生薬学教育の中で重要な位置づけとなっている．また，学校薬剤師の主な職務としては，学校環境衛生の検査に従事し，学校環境衛生の維持および改善に関し，必要な指導ならびに助言を行うことが挙げられる．したがって，学校薬剤師にとっても，衛生試験法は必要不可欠のものとなっている．

このような背景のもと，本書は，第2版の掲載内容をブラッシュアップするとともに内容のさらなる充実と実用性を基本方針に，薬学生の衛生薬学実習書として学生が活用しやすいように，また，講義の教科書あるいは参考書としても活用できるように，「必携・衛生試験法」の改訂を行った．今回の改訂では，最新版の「衛生試験法・注解2020」に収載されている試験法をもとに，掲載内容を最新の内容に改訂するとともに，事前にいただいたアンケート結果をもとにしたユーザーのご意見も取り入れ，大学で活用しやすい書籍となるように心がけた．具体的には，操作方法のフローチャートを追加修正してより実験しやすくしたこと，操作方法の解説をより充実したこと，巻頭カラーページの写真をさらに充実したこと，また新たに，実験操作の理解を助けるために実験操作Q&Aを掲載したこと，切り離して提出することができるレポート用紙とグラフ用紙を掲載したこと，最新の法規・基準値等の一覧を掲載したことなどが挙げられる．さらに，微生物試験法の滅菌法・消毒法を掲載するとともに，第97〜109回薬剤師国家試験で出題された衛生試験法関連問題を掲載した．

このように，本書は学生諸君が堅苦しい思いをせずに衛生試験法を学ぶことができる実習書・教科書となっている．

本書は薬学教育を行う上で，衛生試験法に関する重要かつ必要な情報が収載してあり，多くの大学の実習・講義で活用していただくことを願って企画編集したものである．コロナ禍で大変ご多用の中，編集委員には懇切丁寧に，しかも献身的に作業していただいた．無事出版の運びになったのは，編集委員の多大なご尽力の賜であり，ここに深く感謝の意を表したい．

末筆ながら，本書は，金原出版の福村直樹社長はじめ編集部の支援のもとで上梓に至ったことを記しておきたい．

2024年11月

必携・衛生試験法編集委員会　委員長　川﨑直人

試験法出版委員会　委員長　小椋康光

日本薬学会　環境・衛生部会　部会長　原俊太郎

新薬学教育モデルコアカリキュラム（知識・技能，実習）
〔2015年度入学生から開始〕
C11　健康
　（1）栄養と健康
　〔食品機能と食品衛生〕
　・油脂が変敗する機構を説明し，油脂の変質試験を実施できる．
C12　環境
　（1）化学物質・放射線の生体への影響
　〔化学物質による発がん〕
　・遺伝毒性試験（Ames試験など）の原理を説明できる．
　（2）生活環境と健康
　〔水環境〕
　・水道水の水質基準の主な項目を列挙し，測定できる．
　・水質汚濁の主な指標を列挙し，測定できる．
　〔大気環境〕
　・主な大気汚染物質を測定できる．
　〔室内環境〕
　・室内環境を評価するための代表的な指標を列挙し，測定できる．

新薬学教育モデルコアカリキュラム〔2024年度入学生から〕
E　衛生薬学
　E-2 健康の維持・増進につながる栄養と食品衛生
　　E 2 2 健康をまもる食品衛生
　　（1）人の健康の維持・増進のために，食品や食品添加物等について，関連する情報の収集・解析と評価に基づいて適切に衛生管理及び安全性管理を実施することの必要性を説明する。
　　（2）食品の変質や食品汚染によって起こる健康被害や食中毒について，被害状況把握，社会的な影響の解析と関連する規制・制度や関連法規の理解のもとに，実効性のある防止策を立案する。

　E-3 化学物質の管理と環境衛生
　　E-3-1 人の健康に影響を及ぼす化学物質の管理と使用
　　（1）人の健康の維持・増進のために，健康に影響を及ぼす化学物質について，関連する情報の収集・解析と評価に基づいて適正な管理・使用の必要性，保管・廃棄の方法を説明する。
　　（2）化学物質による健康被害について，被害状況の把握，社会的な影響や国際的な動向の解析と関連する規制・制度や関連法規の理解のもとに，実効性のある防止策を立案する。
　　（3）死因究明に関する社会的な影響，国際的な動向の解析，関連する規制・制度，及び関連法規の理解のもとに，実効性のある薬学的アプローチを立案する。

　　E-3-2 生活環境・自然環境の保全
　　（1）人の健康の維持・増進や生態系の維持のために，健康に影響を与える生活環境や自然環境について，関連する情報の収集・解析と評価に基づいて適正に保全することの必要性を説明する。
　　（2）環境汚染や生活環境の悪化による健康被害について，被害状況の把握，社会的な影響や国際的な動向の解析と関連する規制・制度や関連法規の理解のもとに，実効性のある防止策・対応策を立案する。

本書の利用について

「必携・衛生試験法」第4版は，内容の充実と理解しやすさを基本方針に，薬学生の衛生薬学実習書として学生が活用しやすいように，また，講義の教科書あるいは参考書としても活用できるように，「必携・衛生試験法」第3版をブラッシュアップし，改訂したものである．以下に，本書の特徴と利用について紹介する．

【特　徴】

（1）掲載項目は，薬学教育モデルコアカリキュラムの中で衛生試験法に関する項目（油脂の変質試験，飲料水試験，水質汚濁試験，室内空気試験，大気汚染物質試験）を中心に掲載した．また，上記項目の他に衛生試験法に関連する項目（機器分析，微生物試験，遺伝毒性試験，食品成分試験，食品添加物試験，食品汚染物試験）については，簡略して掲載した．

（2）巻頭カラーページに実験器具の写真や滴定の終末点の写真を掲載した．

（3）巻頭に，実験廃液の処理方法を掲載した．

（4）「衛生試験法・注解」に収載されている試験法をもとに，実験操作方法にフローチャートを追加して実験しやすくするとともに操作方法の解説を充実した．

（5）各項目（試験法）において，図表を多く活用し，わかりやすく解説した．

（6）滴定反応の図解を追加することで滴定反応の原理を理解しやすくした．

（7）最新の法規・基準値等の一覧を掲載した．

（8）各項目（試験法）の実験操作に関する理解を助けるため，実験操作Q&Aを掲載した．

（9）第97〜109回の薬剤師国家試験で出題された衛生試験法関連問題を掲載した．

（10）巻末に，切り離して提出することができる実習レポート用紙やグラフ用紙を掲載した．

【利　用】

（1）本書は，大項目，中項目，小項目で構成されている．

（2）各項目（試験法）の初めに，項目（試験法）の解説を記載した．

（3）本文および「注釈」では，図表などを活用してわかりやすくした．実験操作に関する解説（意義や原理を含む）は，「注釈」にまとめて記載した．

（4）実験廃液の処理方法については，各試験法の操作に一部記載するとともに，巻頭に一般的な廃液処理方法の一例を示した．ただし，廃液処理方法は，実験施設ごとに異なるため，実験施設のルールに従って処理していただきたい．

（5）項目（試験法）が解説のみの場合は，試験法の詳細は「衛生試験法・注解」の記述を参照されたい．「衛生試験法・注解」本体の発行年と参照先項目名および必要に応じて頁数を付してある．

（6）本書を教科書や参考書として使用する場合，検索用語や内容を効率よく調べるために，巻末の和文索引および欧文索引を利用されたい．

「必携・衛生試験法」が，学生諸君にとって衛生薬学分野における衛生試験法をわかりやすく理解するための一助となれば幸いである．

● 廃液の分別と廃棄方法 ●

　環境省は排水一律基準値を設け，環境中への有害廃液の流入を規制している．衛生試験法ではさまざまな試薬を用いて実験を行うが，実験終了後には正しい廃液処理を行う必要がある．試薬の性質を十分に理解して適切に取り扱い，処分を行うことは研究を行ううえで非常に重要である．廃液の回収方法や分類区分は各施設によって異なるため，各々の施設の規則に従って実施する．本書では廃液の分類区分の一例を示す．

1. 廃液の分類

図表A　廃液の分類表

分　類	区　分	例	備　考
水銀含有廃液	有機水銀	MeHg　等	
	無機水銀	$HgCl_2$　等	
シアン化合物廃液	シアン	KCN　等	
ヒ素廃液	ヒ素	As	
セレン廃液	セレン	Se	
金属廃液	有害重金属	Cr, Pb, Cd	
	一般重金属	Mn, Fe, Ni, Co, Zn, Cu　等	
ハロゲン廃液	ハロゲン	F, I, Br, Bを含む廃液	
有機溶媒廃液	有害廃油（有機塩素系廃油）	トリクロロエチレン クロロホルム 四塩化炭素　等	PCBは除く
	廃油	コーンオイル　等	
	引火性（自然性）有機溶剤	ジエチルエーテル エタノール キシレン　等	
	難燃性有機溶剤	ホルマリン フェノール　等	
酸廃液	強酸	HCl, H_2SO_4　等	＜pH 2
アルカリ廃液	強アルカリ	KOH, NaOH　等	＞pH 12

2. 廃液区分早見表

　廃液処理にあたっては，下記フローチャートに従って，その廃液区分を決定する．実習ではさまざまな試薬の混合物も廃棄することになるため，フローチャート上位に位置する物質を優先して区分を判断する．

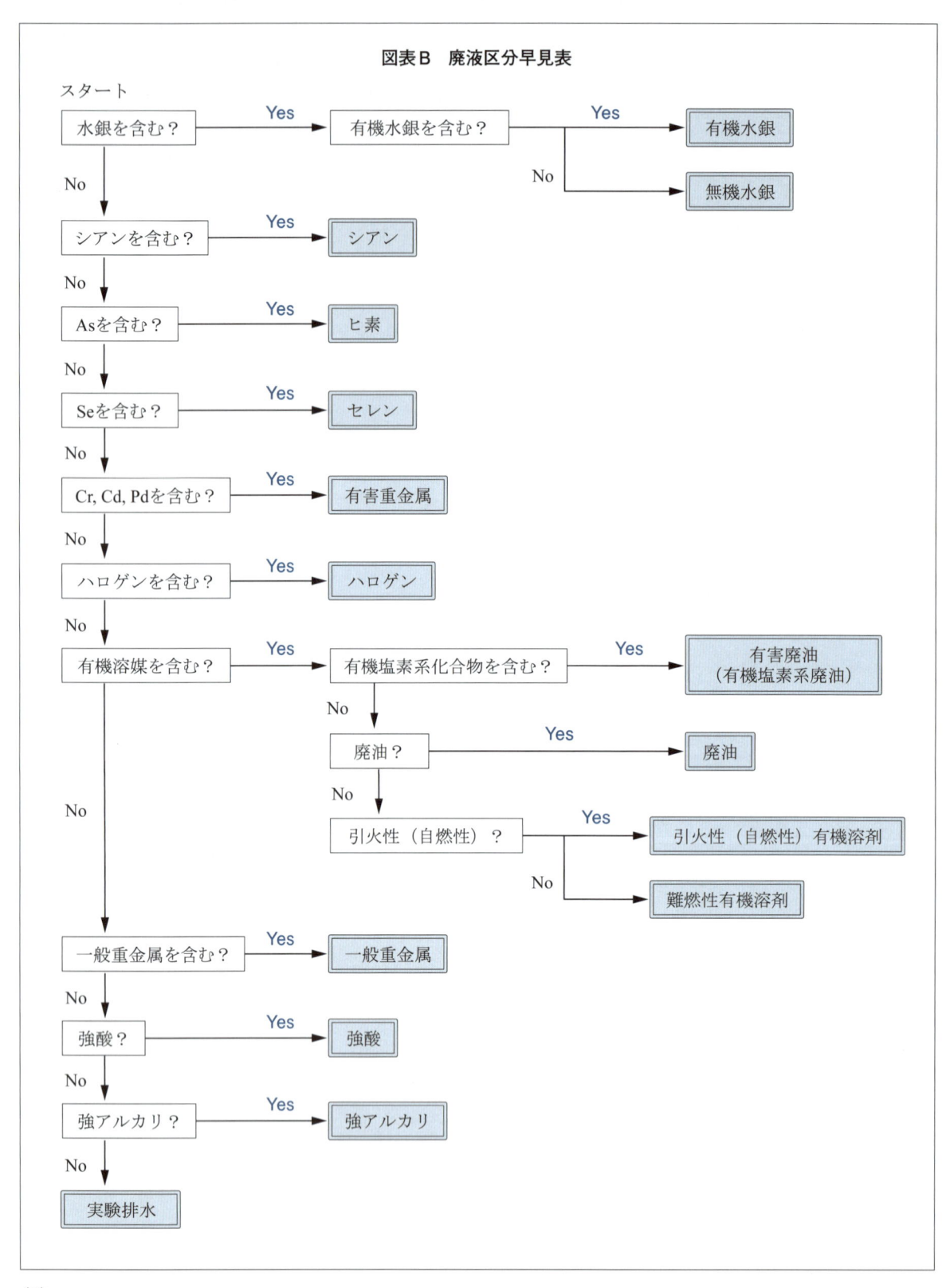

図表B　廃液区分早見表

3. 廃液処理上の注意点

・各種混合廃液の場合，廃液区分早見表上位に位置する化合物廃液を優先する.

例) 有害重金属廃液＋シアン化合物廃液 ⇒ シアン化合物廃液へ

・実験器具および試薬容器の洗浄に伴う水は，二次洗浄水まで(※)は廃液処理区分に従って廃棄する.

図表C　洗浄水の廃棄手順

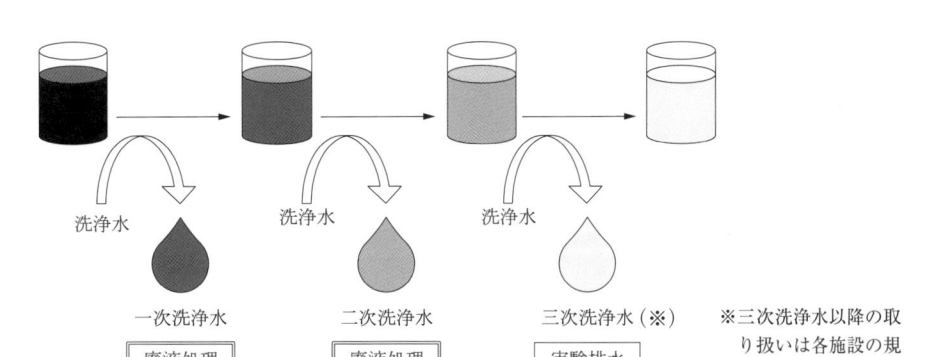

洗浄水	洗浄水	洗浄水	
一次洗浄水	二次洗浄水	三次洗浄水 (※)	※三次洗浄水以降の取り扱いは各施設の規則に従う.
廃液処理	廃液処理	実験排水	

4. 排水基準値

環境省ホームページに公開されている有害物質の一般排水基準を以下に示す.

図表D　有害物質の一般排水基準

有害物質の種類	許容限度
カドミウムおよびその化合物	0.03 mg Cd/L
シアン化合物	1 mg CN/L
有機燐化合物(パラチオン, メチルパラチオン, メチルジメトンおよびEPNに限る)	1 mg/L
鉛およびその化合物	0.1 mg Pb/L
六価クロム化合物	0.2 mg Cr(VI)/L
砒素およびその化合物	0.1 mg As/L
水銀およびアルキル水銀その他の水銀化合物	0.005 mg Hg/L
アルキル水銀化合物	検出されないこと
ポリ塩化ビフェニル	0.003 mg/L
トリクロロエチレン	0.1 mg/L
テトラクロロエチレン	0.1 mg/L
ジクロロメタン	0.2 mg/L
四塩化炭素	0.02 mg/L
1, 2-ジクロロエタン	0.04mg/L
1, 1-ジクロロエチレン	1 mg/L
シス-1, 2-ジクロロエチレン	0.4 mg/L
1, 1, 1-トリクロロエタン	3 mg/L

有害物質の種類		許容限度
1, 1, 2-トリクロロエタン		0.06 mg/L
1, 3-ジクロロプロペン		0.02 mg/L
チウラム		0.06 mg/L
シマジン		0.03 mg/L
チオベンカルブ		0.2 mg/L
ベンゼン		0.1 mg/L
セレンおよびその化合物		0.1 mg Se/L
ほう素およびその化合物	海域以外の公共用水域に排出されるもの:	10 mg B/L
	海域に排出されるもの:	230 mg B/L
ふっ素およびその化合物	海域以外の公共用水域に排出されるもの:	8 mg F/L
	海域に排出されるもの:	15 mg F/L
アンモニア, アンモニウム化合物, 亜硝酸化合物および硝酸化合物	アンモニア性窒素に0.4を乗じたもの, 亜硝酸性窒素および硝酸性窒素の合計量:	100 mg/L
1, 4-ジオキサン		0.5 mg/L

（構造式：鈴木紀行, 河合 洋, 正田卓司）
（全体校閲：川崎直人, 徳本真紀, 藤原泰之, 佐藤雅彦）

A. 衛生試験法

I

一般試験法

1 | 機器分析法

A. クロマトグラフィー

(1) クロマトグラフィーの分類

　クロマトグラフィーとは，図I-1-1の概念図に示すように，**固定相**と**移動相**の親和力の差に基づいて試料成分を分離する方法のことである．

　分離に用いられる器具の形状によって，**平面クロマトグラフィー**と**カラムクロマトグラフィー**に大別することができる．前者には**薄層クロマトグラフィー**と**ろ紙（ペーパー）クロマトグラフィー**がある．後者のカラムクロマトグラフィーは，**固定相**を保持させた粒子（充てん剤）を細長い管に詰めた，あるいは管の内面に**固定相**を直接塗布または化学的に結合させた**分離管（カラム）**を用いるもので，移動相に液体を用いる**液体クロマトグラフィー**と気体を用いる**ガスクロマトグラフィー**に分けられる．一方，分離のメカニズム（分離モード）による分類として，**分配クロマトグラフィー**，**吸着クロマトグラフィー**，**イオン交換クロマトグラフィー**，**ゲルろ過**（および**ゲル浸透**）**クロマトグラフィー**，**アフィニティークロマトグラフィー**などがある．なお，クロマトグラフィーは分離の方法を表す用語であり，使用する装置を**クロマトグラフ**，試料成分の溶出状態を時間に対してプロットした図を**クロマトグラム**と呼ぶ．

(2) クロマトグラフィーの理論

　クロマトグラフィーによる分離は，一般に**段理論**（Plate Theory）によって説明される．この理論は，カラムが「段」と呼ばれる小さな区画が積み重なったものと考える理論で，それぞれの「段」において，分離される試料成分（溶質）がその物質固有の平衡定数に基づいて，移動相と固定相との間で速やかに平衡に達すると考えるものである．移動相中の試料成分はやがて移動相とともに次の「段」へと移動し，そこで新たな平衡に達する．この過程を繰り返すことによって，異なる平衡定数をもった試料成分が互いに分離される．カラムに含まれる「段」の数，すなわち**理論段数**（Theoretical Plate Number）が多いほど，平衡の繰り返しが多くなり，カラムの性能が高いことを意味する．

　理論段数はクロマトグラムから求めることができる．ある物質のクロマトグラムが図I-1-2のような理想的な正規分布を示したとすると，理論段数Nは式（1）により与えられる．

$$N = 16 \left(\frac{t_R}{W} \right)^2 \quad \cdots\cdots\cdots\cdots\cdots\cdots\cdots\cdots\cdots\cdots\cdots\cdots \quad (1)$$

　Wは正確には，ピーク上の左右の変曲点を通る2本の接線を引いた時にベースラインを切り取る距離のことである．しかし，これを求めるのは実際上難しいため，ピークの半分の高さでのピーク幅（**半値幅**

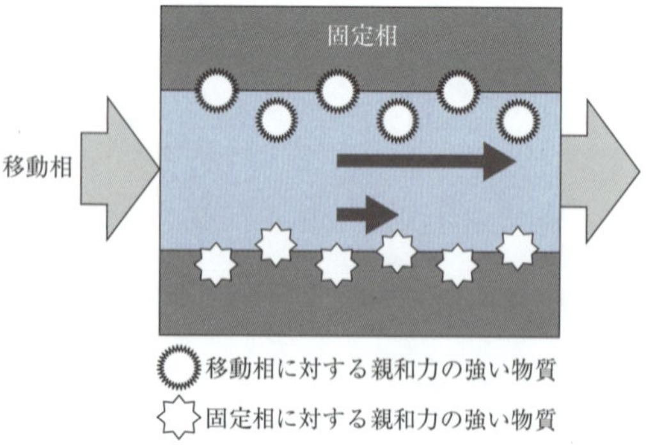

図I-1-1　クロマトグラフィーによる試料成分の分離

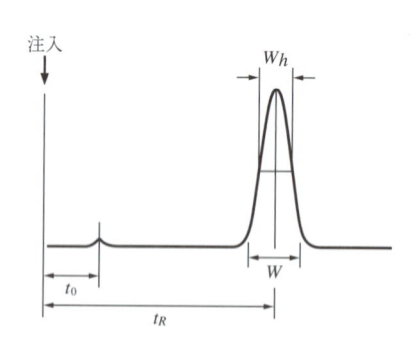

t_0は，カラムに保持されずに溶出されたものの保持時間

図I-1-2　理想的なクロマトグラム

W_h）を用いて式（2）から求めることができる．

$$N = 5.55\left(\frac{t_R}{Wh}\right)^2 \dots\dots\dots\dots\dots\dots\dots\dots\dots (2)$$

したがって，ほぼ同じ時間にピークが現れたとすれば，ピークの幅が狭い方が理論段数が大きいということになる．カラムの長さを理論段数で割った値は，理論段一つ分に相当するカラムの長さを示しており，**理論段高さ**（Height Equivalent to a Theoretical Plate）という．この値が小さいほどカラムの性能が優れていることを示している．

クロマトグラフィーでは，試料成分の分離を目的にしているので，各成分のピークが重ならずにどの程度分離されるかが重要である．ある成分のピークがいつ現れるかは，その成分がカラムにどの程度保持されるかにかかわっている．その目安になる値が**Capacity Factor** k' である．k' は図I-1-2の測定値から式（3）で定義される値であり，値が大きいほどカラムによく保持されることを示している．

$$k' = \frac{t_R - t_0}{t_0} \dots\dots\dots\dots\dots\dots\dots\dots\dots (3)$$

二つのピークがどの程度分離されたかを表す値として**分離度** R（Resolution）が定義され，図I-1-2に示す測定値を用いて式（4）で表される．

$$R = \frac{2(t_{R2} - t_{R1})}{(W_1 + W_2)} \dots\dots\dots\dots\dots\dots (4)$$

また，これは式（5）のように導かれる．

$$R = \frac{1}{4}\sqrt{N}\left[\frac{\alpha - 1}{\alpha}\right]\left[\frac{k'}{1 + k'}\right] \dots\dots\dots\dots (5)$$

ここで，k' は二つの成分のCapacity Factor k_1' と k_2' の平均値で，α はその比（分離係数Separation Factorという）である．この式から，ピークどうしがよく分離されること（すなわちこの値が大きくなること）が，理論段数 N が大きいこと，互いのピークがより離れて現れること（α が大きいこと），成分がカラムに保持されやすいこと（k' が大きいこと）などに関係していることがわかる．

理論段高さ H は式（6）のように表せることが知られている．前記のように，理論段高さ H が小さいほど理論段数 N の大きい高性能なカラムということになる．

$$H = A + \frac{B}{v} + Cv \dots\dots\dots\dots\dots\dots\dots\dots (6)$$
（v：移動相流速）

この式は**van Deemter式**と呼ばれ，理論段高さ，言い換えればピークの幅（広がり）が主に三つの要因によって影響されることを示している．A は，充てん剤の間を移動相が流れていく時に生じる渦巻きによって，試料成分のピークの幅が広がってしまうことを表しており，移動相の流速には関係しない．これは，均一で微細な充てん剤を緊密に詰めることで最小にすることができる．B/v はカラム軸方向での拡散によるピークの広がりを表しており，移動相の流速が小さいほど影響が大きいことを示している．微細な充てん剤を用いてこの影響を小さくすることができる．Cv の項は，移動相と固定相との間で試料成分が平衡に達するまでにある程度時間がかかることに関係している．段理論ではこの平衡がすばやく成り立つと考えられているが，実際には時間がかかり，その間に移動相が流れてしまうためにピークの広がりが生じる．移動相の流速が速いとそのぶん広がりも大きくなる．この項の影響を最小にするには，すばやく平衡に達するようにすることが有効であり，充てん剤を微細にして表面の固定相をうすく均一にしたり，微細な充てん剤を緊密に詰めることが効果的である．このように充てん剤を微細で均一にすることは，理論段数を大きくしカラムの性能を高めるために重要であることがわかる．また，式（6）に基づく理論段高さ H と流速 v の関係を図に示すと（図I-1-3），理論段高さが最小になる，つまり理論段数が最大になる最適な流速が存在することがわかる．

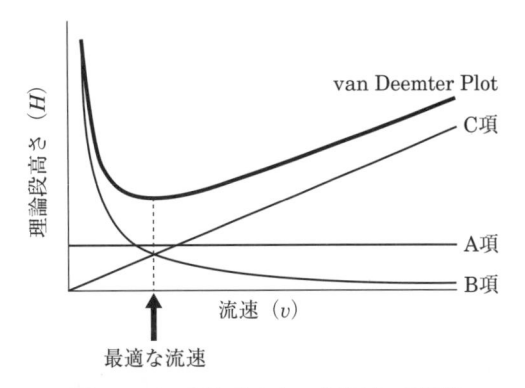

図I-1-3　理論段高さ H と流速 v の関係

COLUMN■クロマトグラフィーの「段理論」は連続多段階抽出を考えると理解しやすい

図Ⅰ-1-4-aに示したように，12個の分液ロート（F1～F12）に水（下層）を入れ，分配係数KD＝4（有機層：水層＝4）の化合物とKD＝1（有機層：水層＝1）の化合物の混合物（それぞれの量を100とする）を，F1の分液ロートから順に等量の有機溶媒（上層）で分配して，連続多段階抽出を行う．1回目の分配で得られた分液ロートF1の有機層をF2に移し，F1には新しい有機溶媒を入れる．この操作を12回繰り返したのちに，それぞれの分液ロートに存在する化合物Aと化合物Bの量をグラフに表したものが図Ⅰ-1-4-bである．

このとき，それぞれの分液ロートが「段」（Plate）に相当し，この連続多段階抽出システムの「理論段数」（Theoretical Pate Number）は12段である．また，例えるならば，分液ロートの「幅」が「理論段高さ」（Height equivalent to a theoretical plate）ということになる．

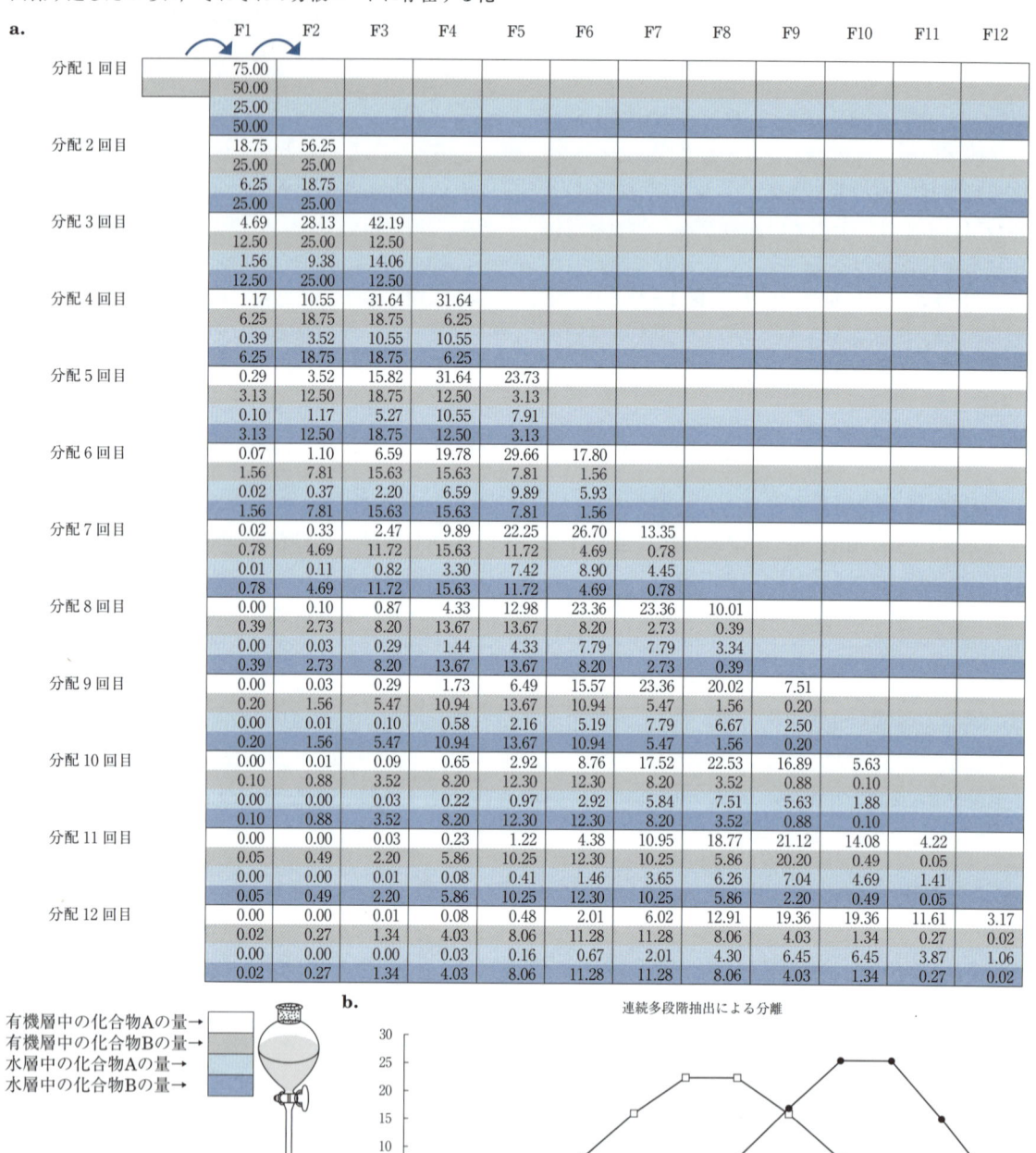

図Ⅰ-1-4　クロマトグラフィーの段理論

(3) 定量方法

定量は，標準品を用いてあらかじめ作成された検量線をもとに，ピーク高さまたはピーク面積を用いて行われる．検量線の作成方法には，絶対検量線法，内標準法と標準添加法がある（**図I-1-5**）．絶対検量線法では，あらかじめ標準品の既知量を用いてピーク高さ（またはピーク面積）を測定する．横軸に標準品の量，縦軸にピーク高さ（またはピーク面積）をとり検量線を作成し，試料から得られたピーク高さ（またはピーク面積）から対象物質の量を求める方法である（**図I-1-5-a**）．この方法は，すべての操作が厳密に一定の条件で行われる必要がある．一方，内標準法ではまず，対象物質のピークのなるべく近くに溶離され，他のピークとよく分離される安定な物質（これを内標準物質という）を選ぶ必要がある．種々の量の標準品に，この内標準物質の一定量を添加し分析を行って，内標準物質と標準品のピーク高さ（またはピーク面積）を測定する．横軸に内標準物質と標準品の量比を，縦軸に両物質のピーク高さ（またはピーク面積）の比をとって検量線を作成する．次に試料に内標準物質を添加したものについて同様に分析し，得られた両成分のピーク高さ（またはピーク面積）の比から対象物質の量を求める（**図I-1-5-b**）．この方法では，分析条件の変動が大きい時にも精度の高い

定量値が得られる．これらに対して，標準添加法は，試料量に余裕がある場合に行われる．試料に種々の量の標準品を添加して分析し，対象物質のピーク高さ（またはピーク面積）を求める．横軸に標準品の添加量，縦軸にピーク高さ（またはピーク面積）をとって検量線を作成し，この直線の横軸との切片から試料中の含量を求める（**図I-1-5-c**）．この方法では，試料中に含まれる対象物質以外の共存成分の影響を加味したうえで分析しているため，結果的にその影響を打ち消すことができる．

1　高速液体クロマトグラフィー

高速液体クロマトグラフィー（High Performance Liquid Chromatography；HPLC）の装置の概略図を**図I-1-6**に示す．

基本的に，移動相（溶出溶媒）を送液するポンプ，試料導入部（インジェクター），分離カラムおよび検出器から構成される．このほかに，目的に応じて，カラム恒温槽，溶出溶媒中の溶存ガスを除く脱気装置，装置全体を制御するシステムコントローラーおよびクロマトグラムデータ処理装置などが用いられる．

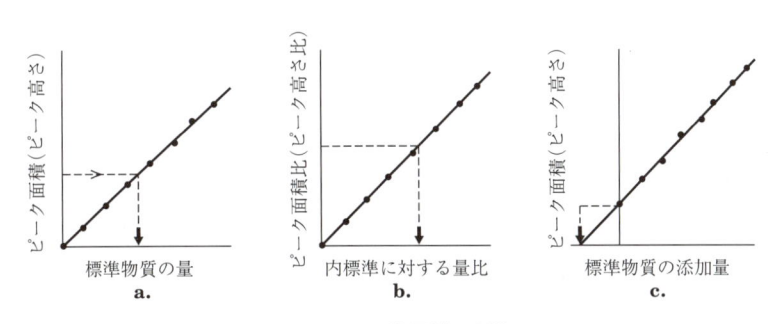

図I-1-5　検量線の種類
a. 絶対検量線法，**b.** 内標準法，**c.** 標準添加法

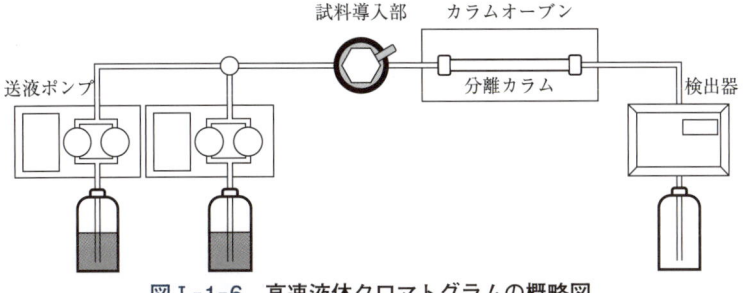

図I-1-6　高速液体クロマトグラムの概略図

(1) 分離カラム

　分離カラムは，ステンレス製やプラスチック製のカラム管に充てん剤を均一に充てんしたもので，内径1mm以下のものから数mm，長さ数cmから数十cmのものが汎用されている．主として用いられるステンレス製のカラムは耐圧性や耐溶媒性が優れているが，特に酸による腐食を受けやすいので，使用後は溶媒をカラムごとに指定された保存用のものに置換しなければならない．また，塩類を含む溶媒を用いたのちに放置すると，カラム内部で結晶や沈殿が生じ充てん剤を損傷することがあるので，やはり溶媒置換が必要である．カラムに機械的衝撃を与えたり，限界以上の圧力をかけるとカラム内部に隙間が生じて得られるピークが変形し，カラムの性能が低下するので注意する必要がある．また，分離カラムの前にはガードカラムを取り付けて，分離カラムが試料中の不純物によって汚れるのを防ぐ必要がある．

(2) 充てん剤

　固定相を保持する充てん剤は粒子径が小さく，大きさが揃っているほうがカラムの性能が向上する．一般には，平均粒子径3〜20μmのものがよく用いられる．充てん剤は基本構造として，全多孔性型（ポーラス型）と表面多孔性型（ペリキュラー型）に分けることができる．HPLCには，大部分全多孔性の充てん剤が用いられている．

　化学的材質の点からは，無機系（シリカゲル，アルミナ）や有機ポリマー系（ポリスチレン，メタアクリレート，ポリエチレングリコールなど）などに分類される．シリガゲルは，機械的強度が強く，使用できる有機溶媒にもあまり制限がないなどの利点がある一方，アルカリ性領域では不安定で使えないとい

う欠点がある．有機ポリマーは，化学的には安定で幅広いpH域で使えるが，機械的には弱く使用溶媒に制限がある．

　これらの充てん剤の表面には，固定相が物理的に被覆されている型のものと化学的に結合している型のものとがある．化学的に結合している型のものには，代表的なものとしてオクタデシルシリル化シリカゲル（ODS）がある．これは，シリカゲルの表面にオクタデシル基（$-C_{18}H_{37}$）を結合させたもので，結合せずに残存したSiOH（シラノール基）をそのままにしたものやメチル化したものなど種々のものが市販されている．このODSは疎水性の固定相を形成し，主に親水性の移動相との組み合わせで用いられる．シリカゲルのような親水性の固定相に対して疎水性の移動相（有機溶媒）が用いられる場合を順相クロマトグラフィーというのに対して，ODSなどを用いる場合は固定相と移動相の性質が逆になっており，逆相クロマトグラフィーという．

　現在，種々の修飾基を化学的に結合した充てん剤が市販されている（表I-1-1）．なかでも，オクチル基（$-C_8H_{17}$），ブチル基（$-C_4H_9$）やフェニル基（$-C_6H_5$）を結合したものは，ODSと同様逆相クロマトグラフィーによく用いられる．これらはODSよりも疎水性が低いため，疎水性物質に対する親和力が弱く比較的短時間で分析できるという利点がある．また，フェニル基を結合したものでは，π結合を有する試料に対して独特な親和力があり，他の固定相では分離しにくいものにも有効である可能性がある．また，アミノ基（$-NH_2$）やシアノ基（$-CN$）などを結合したものは，順相と逆相の両方に用いられている．この他にも多くの種類の充てん剤や充てんされたカラム（パックドカラム）が市販されている．

表I-1-1　化学結合型充てん剤の例

結合基	分離モード	特長および用途
オクタデシル基	逆相	最も一般的に使用されている結合基で，逆相分配モードでさまざまなサンプルに適用できる．粒子径や細孔径あるいはオクタデシル基導入量の異なる充てん剤が数多く市販されている．
オクチル基	逆相	オクタデシル基同様，逆相モードで使用される結合基．オクタデシル基よりも保持力が弱いため，疎水性の強い化合物でも比較的短時間で分析できる．
フェニル基	逆相	π結合を有する化合物に独特の親和力を示すため，他の充てん剤では分離しにくいサンプルでも分離できる可能性がある．
シアノ基	逆相・順相	逆相・順相どちらのモードでも使用でき，逆相モードではフェニル基と同様の挙動を示す．
イオン交換基	イオン交換	スルホン酸基やカルボキシル基などの陽イオン交換基と，四級アンモニウム基やジエチルアミノエチル基などの陰イオン交換基があり，イオン解離の強弱によって交換容量が異なる．
光学活性基	逆相・順相	不斉炭素を有する官能基との相互作用によって，光学異性体の分割を行う．

イオン交換クロマトグラフィーでは，イオン交換基を有機系ポリマーやシリカゲルに結合したものが用いられる．陽イオン交換用には，スルホン酸基（$-SO_3^-$）やカルボキシ基（$-COO^-$）などが，陰イオン交換用には，テトラ（ないしはトリ）アルキルアンモニウム基を結合したものなどが市販されている．また，ゲルろ過クロマトグラフィー用には，全多孔性のポリスチレン系ゲルやシリカゲルが広く用いられている．その他，光学異性体の分離用に光学活性基が結合した充てん剤も市販されている．

(3) 検出器

HPLCに用いられる検出器には，原理や対象試料の異なるいろいろなものがある（**表Ⅰ-1-2**）．紫外・可視吸光光度検出器や蛍光検出器が最も広く用いられている．フォトダイオードアレイを用いて，溶出された試料の吸収スペクトルとクロマトグラムを同時に測定して三次元クロマトグラム（溶出時間，吸光度のほかに波長の三次元のクロマトグラム）を得ることもできる．蛍光を発する試料は，蛍光検出器で検出できる．紫外・可視吸光光度検出器よりも感度が優れ，蛍光を発する試料のみを検出するので選択性も優れている．蛍光を発しない試料では蛍光誘導体に変換しなければならない（HPLCにかける前に誘導体化するプレカラム法と，カラムで分離したあと検出する直前に誘導体化するポストカラム法とがある）が，その誘導体化反応が特定の性質をもった試料にのみ起こる反応であれば，検出の選択性はさらに高まる．電気化学的に酸化・還元される試料には，感度・選択性ともに優れている電気化学検出器が用

いられる．試料を含む移動相と含まない移動相との光の屈折率の差を測定する示差屈折検出器は，基本的にすべての物質を測定でき，吸光も蛍光もない試料の測定ができる利点があるが，感度が低く，温度変化や移動相の流れの変化に敏感という欠点がある．

2　イオンクロマトグラフィー

イオンクロマトグラフィーは，低交換容量のイオン交換体を分離カラムとして用いた高速液体クロマトグラフィーの一種であり，試料中の無機陰イオン，アルカリ金属イオン，アルカリ土類金属イオンのほか，有機酸などの多成分を一斉分析できる．この方法は水道水，河川水や大気などの環境試料，食品，医薬品，生体試料などに含まれる各イオンの分析に有効である．

イオンクロマトグラフの基本装置は，送液ポンプ，試料導入部（インジェクター），分離カラム，サプレッサー，検出器，記録計・データ処理装置で構成されている．

(1) 分離カラム

シリカ，ポリアクリレート，ポリスチレンなどの基材にイオン交換体（$-N^+R_3$，$-SO_3H$）を表面被覆，化学結合させたもので，一般には，イオン交換容量$0.01 \sim 0.3$ meq/g，粒径$5 \sim 15\mu m$の球状粒子を，内径$2 \sim 5$ mm，長さ$5 \sim 30$ cmに充てんしたカラムが用いられる．**表Ⅰ-1-3**に充てん剤と測定イオンの例を示す．

(2) サプレッサー

イオンクロマトグラフを機能別に分類するとサプレッサー型とノンサプレッサー型がある．電気伝導度検出器で，Na_2CO_3，$NaHCO_3$のような塩基性の炭酸系溶離液を用いるとバックグラウンドが高くなり，感度が低下する．このため目的イオンを損なうことなくバックグラウンドとなる電気伝導率を低減する装置がサプレッサーである．ファイバー状および板状のイオン交換膜による膜透析型，イオン交換ゲルによる樹脂型サプレッサーがある．ノンサプレッサー型は溶離液として電気伝導度の低い有機酸を使用することから，サプレッサーを必要としない．また，紫外部吸光光度法では一般に使用されている高速液体クロマトグラフを用いることができ，特別な装置を

表Ⅰ-1-2　高速液体クロマトグラフィーの主な検出器

検出器	感度 (g/μL)	対象物質
紫外・可視分光光度検出器	10^{-10}	紫外部吸収または可視部吸収を持つ物質
蛍光光度検出器	10^{-12}	蛍光を発する物質
示差屈折検出器	10^{-7}	すべての物質
電気伝導度検出器	10^{-8}	イオン性化合物（イオンクロマトグラフィー用）
電気化学検出器	10^{-12}	酸化還元物質
シンチレーション検出器		放射性物質
レーザー光散乱	$<10^{-7}$	光を散乱する物質
化学発光検出器	10^{-14}	化学発光物質
質量分析計	$<10^{-10}$	有機化合物

表 I-1-3　分離カラム充てん剤と測定イオンの例

種類	イオン交換基	交換容量 meq/g	測定イオン
表面被覆形	$-SO_3H$	$0.01\sim0.3$	Na^+, K^+, Ca^{2+}, Mg^{2+}, Sr^{2+}, Ba^{2+}, NH_4^+
	$-N^+R_3$	$0.01\sim0.3$	F^-, Cl^-, NO_2^-, Br^-, NO_3^-, SO_4^{2-}, PO_4^{3-}, I^-, $S_2O_3^{2-}$, SCN^-, CO_3^{2-}
表面薄膜形	$-SO_3H$	$0.01\sim0.3$	Na^+, K^+, Ca^{2+}, Mg^{2+}, Sr^{2+}, Ba^{2+}, NH_4^+
多孔性化学結合形	$-SO_3H$	$0.01\sim0.3$	Na^+, K^+, Ca^{2+}, Mg^{2+}, Sr^{2+}, Ba^{2+}, NH_4^+
	$-N^+R_3$	$0.01\sim0.3$	F^-, Cl^-, NO_2^-, Br^-, NO_3^-, SO_4^{2-}, PO_4^{3-}, I^-, $S_2O_3^{2-}$, SCN^-, CO_3^{2-}
	$-SO_3H$	$2\sim5$	NO_2^-, CO_3^{2-}
多孔性被覆形	$-COOH$	$0.05\sim2$	Na^+, K^+, Ca^{2+}, Mg^{2+}, Sr^{2+}, Ba^{2+}
逆相形	中性	$-$	F^-, Cl^-, NO_2^-, Br^-, NO_3^-, SO_4^{2-}, PO_4^{3-}

必要としない.

(3) 検出器

電気伝導度検出器，紫外部吸収検出器，電気化学検出器が繁用されている．電気伝導度検出器は，電極に一定の電圧をかけ，イオンを含む試料が検出器に入ったとき，電気抵抗によって生じる微小の電圧変化を利用するものである．電気伝導率は温度の影響を受け，1℃につき約2%変動することから，検出器は恒温槽に内蔵されているもの，あるいは温度補償機能を備えているものを使用する．紫外部吸収検出器は，NO_2^-，Br^-，NO_3^-，I^-のような紫外部に吸収を持つイオン種の測定に適している．また，溶離液として吸収の強いものを用いる間接吸光光度法にもこの検出器が用いられる．間接吸光光度法は，移動相にフタル酸，トリメシン酸などの紫外部吸収イオンを使用し，あらかじめ移動相の吸光度を高くしておき，紫外部に吸収のない目的イオンの溶出の際に移動相の吸光度が減少するのを検出する方法である．電気化学検出器は選択性の高い検出器であり，CN^-，SCN^-，$S_2O_3^{2-}$，NO_2^-，I^-，Br^-などの電気活性物質の検出に適する．

3　高速液体クロマトグラフィー / 質量分析法

高速液体クロマトグラフィー/質量分析法（LC-MS）は，液体クロマトグラフと質量分析計を結合した装置を用いて，定性分析または定量分析を行う方法である．高速液体クロマトグラフから質量分析計に導入された試料成分は，イオン化されたのち，質量数に従って分離され，イオンの質量とその量が測定される．

HPLCは非常に優れた分離手法であるが，汎用の検出器から得られる測定物質の情報は，クロマトグラム上のピークの保持時間のみであり，マトリックスを多く含む試料の分析には，十分な同定能力を有しているとはいい難い．一方，質量分析法（Mass Spectrometry；MS）は，試料の構造に関する情報が豊富に得られることから，試料の同定などの目的には優れた分析法であるが，適用する試料には単一成分であることが要求される．この質量分析法とHPLCを結合することにより，それぞれの弱点がカバーされ，分離能力にも同定能力にも優れた究極ともいえる分析手法がLC-MSである．

(1) LC-MSの装置

LC-MSの装置は，図 I-1-7に示すように，試料を分離する液体クロマトグラフ，分離された試料を検出する質量分析計，およびこの両者を結合するLC-MSインターフェースにより構成される．

カラム分離された試料を溶液状態のまま質量分析計に導入すると，溶媒成分が瞬時に揮発し，質量分析を行うのに必要な真空状態（$10^{-3}\sim10^{-5}$ Pa）を保つことができなくなる．また，HPLCは，不揮発性あるいは熱に不安定な化合物も分離できることが特徴の一つであるが，このような試料に対しては，加熱気化および電子衝撃を利用した従来のイオン化方式を採用することが難しい．したがって，LC-MSを実用化するためには，溶液状で導入された試料から溶媒成分を除去すると同時に，試料分子をイオン化し，気相中に取り出して質量分析計へ送り込むことができるインターフェースが必要である．現在，このようなインターフェースとして，エレクトロスプレーイオン化（Electrospray Ionization；ESI）および大気圧化学イオン化（Atmospheric Pressure

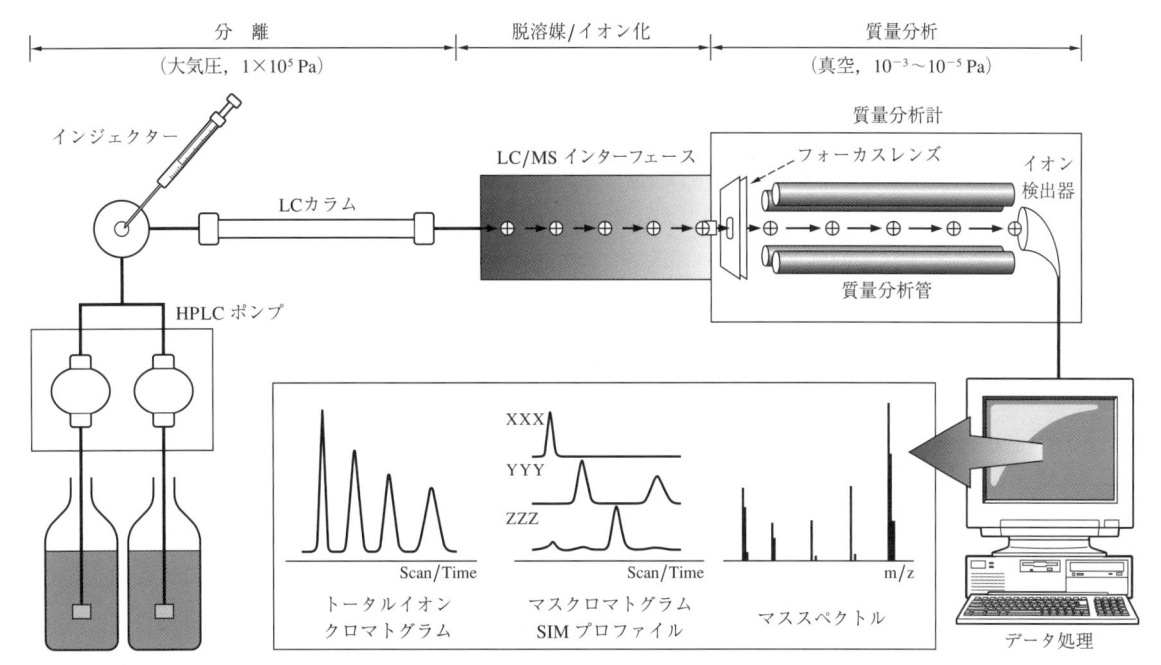

分　離
（大気圧，1×10^5 Pa）

脱溶媒/イオン化

質量分析
（真空，$10^{-3} \sim 10^{-5}$ Pa）

インジェクター

LCカラム

LC/MS インターフェース

質量分析計

フォーカスレンズ

イオン検出器

HPLC ポンプ

質量分析管

XXX
YYY
ZZZ

Scan/Time
Scan/Time
m/z

トータルイオンクロマトグラム

マスクロマトグラム
SIM プロファイル

マススペクトル

データ処理

図 I-1-7　高速液体クロマトグラフィー/質量分析法（LC-MS）

Chemical Ionization；APCI）が汎用されている. これら二つのイオン化法は, 大気圧下でイオン化が行われるので, 一括して大気圧イオン化（Atmospheric Pressure Ionization；API）と呼ばれている.

　図 I-1-8 に ESI および APCI の基本原理図を示す. Fenn, J.B. らによって実用化された ESI の原理は, 一般的に次のように考えられている. $3 \sim 5$ kV の高電圧が印加されたキャピラリーの先端から試料溶液をネブライジングガスあるいはシースガスと呼ばれる N_2 ガスとともに大気圧下の ESI イオン源中に噴霧すると, 正または負に帯電した微細な液滴が生じる. 液滴は空中を飛行するうちに溶媒の蒸発により小さくなり, 同符号同士のイオン反発力が働き, その力が表面張力より大きくなり, 臨界点に達して複数個の液滴に分裂する. この分裂が繰り返されイオン化された試料分子1個を含む粒子が生成される. この生成したイオン粒子は細孔を通じて質量分析部に導かれる. ESI は, 高極性, 不揮発性, 高分子量の化合物をイオン化することができ, しかも, $[M+H]^{n+}$ や $[M-H]^{m-}$ のような多価イオンを生成するために, 分子量10万領域の化合物のマススペクトルの測定も容易である. そのために, タンパク質, 核酸などの高分子化合物への応用例が多い. また, ESI は他のイオン化法と比較して, フラグメントイオンの出現は少ないが, 検出感度が高いので, mg/L 以下

の濃度を議論することの多い衛生薬学領域への応用が期待される.

　Horning, E.C. らによって開発された APCI は, 大気圧下でコロナ放電によってイオン化する化学イオン化（Chemical Ionization；CI）の一種である. 300 $\sim$400℃ に加熱されたキャピラリーの先端から試料溶液をネブライジングガスあるいはシースガスと呼ばれる N_2 ガスとともに大気圧下のコロナ放電を伴った

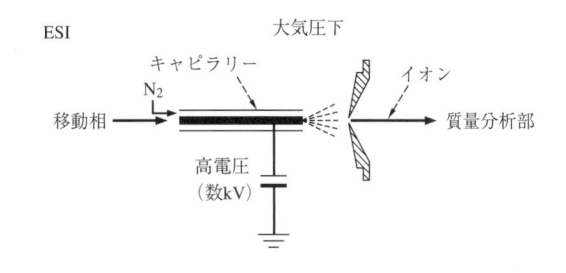

ESI
大気圧下
キャピラリー
イオン
N_2
移動相
質量分析部
高電圧
（数kV）

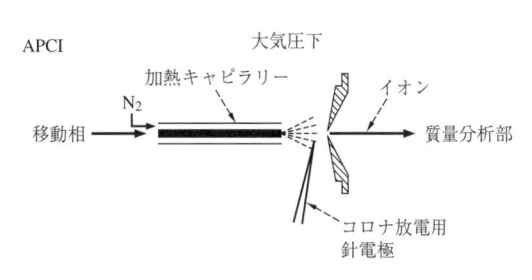

APCI
大気圧下
加熱キャピラリー
イオン
N_2
移動相
質量分析部
コロナ放電用針電極

図 I-1-8　ESI および APCI の基本原理

APCIイオン源中に噴霧すると，はじめに，移動相溶媒がイオン化され，生成した溶媒イオンはプロトン供与体となり，イオン分子反応により試料分子をイオン化する．イオンは細孔を通じて質量分析部に導かれる．APCIは，試料の加熱噴霧を必要とするため，熱分解のおそれのある化合物には不向きで，ESIのような多価イオンの生成も期待できない．しかし，ESIではイオン化できないような低極性，中極性の低分子量化合物（1000以下）の分析に適し，ESIよりもフラグメントイオンが多いので，今後，衛生薬学領域での利用が期待される．

4　ガスクロマトグラフィー

(1) ガスクロマトグラフの概略

　ガスクロマトグラフの概略図を図 I-1-9に示す．基本的に，試料の導入部（インジェクター），分離カラム，恒温槽，検出器および記録計（レコーダー）から構成される．ガスクロマトグラフィーは，**キャピラリーカラム**（溶融シリカなどの中空細管の内面に液相を化学結合あるいは塗布したもの）または**充てんカラム**（固体または表面に液体をコーティングした固定相担体を詰めたもの）に試料を注入し，移動相として気体（キャリヤーガス）を流すことにより，固定相と移動相に対する試料成分の分配や吸着などの親和性の差によって各物質を分離し，定性および定量分析する方法である．この方法は，気体試料のみならず，気化しうる試料（有機塩素化合物，有機リン系農薬，フタル酸エステル類など）の分析に用いられる．

(2) インジェクター

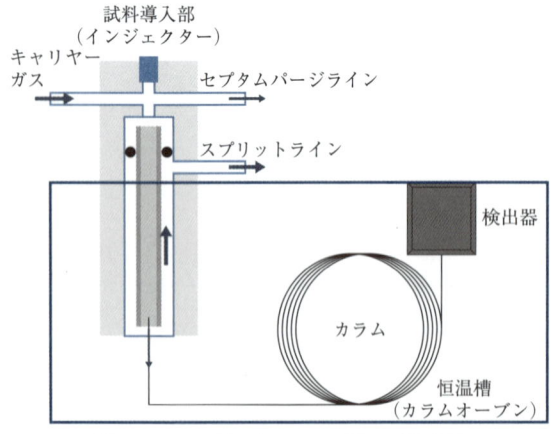

図 I-1-9　ガスクロマトグラフ概略図

インジェクターには，キャピラリーカラム用と充てんカラム用があり，キャピラリーカラム用試料導入装置には，注入した試料の一部だけをカラムに導入する分割導入（スプリット）方式と，注入した試料のほぼ全量をカラムに導入する非分割導入（スプリットレス）方式の装置がある．キャピラリーカラムの許容試料負荷量は，充てんカラムと比べると約1/100程度であるため，試料を過剰に負荷するとキャピラリーカラムの特性である高分離能が発揮できないことになる．そこで，気化室に注入され気化した試料成分をキャリヤーガスとともに一定の分割比で系外に放出し，一部のみをカラムに導入するスプリット方式が一般的に用いられている．希薄溶液試料については，スプリットレス方式により試料成分をカラムに導入する．

(3) ヘッドスペース法による試料導入

　試料（液体または固体）をヘッドスペース試料用のバイアルに入れて密閉し，試料上部の空間に放出された気体をガスクロマトグラフに注入する方法をヘッドスペース法という．水試料中の微量有機成分の分析や，樹脂などの複合材料中の揮発性成分の分析に有用であり，気体を採取する前にバイアルを加熱することもある．

(4) 分離カラム

　カラムに導入される試料は気体または液体であるが，液体試料も注入口の温度が高温になっているため瞬時に気体になるので，固定相が固体の場合は気-固クロマトグラフィーといい，固定相に液体を用いている場合を気-液クロマトグラフィーという．現在用いられているカラムの多くのものが気-液クロマトグラフィーに基づいている．溶融シリカ製細管の内面にガスクロマトグラフ用の固定相を均一に化学結合させ，あるいは塗布して保持させ，中空構造にしたカラムがよく用いられる．通常，内径0.10〜0.75 mm，長さ10〜105 mのカラムが用いられるが，内径0.53 mmや0.75 mmのものはメガボアカラム，ワイドボアカラムなどといわれることもある．無極性のDB-1（100%ジメチルポリシロキサン），弱極性のDB-5（5%ジフェニル-95%ジメチルポリシロキサン），強極性のDB-WAX（Polyethylene Glycol）など多種類のカラムが市販されている．

(5) 検出器

ガスクロマトグラフィーで用いられる主な検出器とその特徴を**表 I-1-4**に示す.

5　ガスクロマトグラフィー / 質量分析法

ガスクロマトグラフィー/質量分析法（GC-MS）は，ガスクロマトグラフィーによる分離と質量分析法による検出を結合したGC-MSを用いて行う分析法である. 微量物質のクロマトグラムとマススペクトルが得られ，定性分析および定量分析を行うことができる.

ガスクロマトグラフィー，特にキャピラリーカラムを用いるガスクロマトグラフィーの分離能は高い. しかし，分離された各成分を保持時間のみで同定するので，その信頼性は必ずしも十分ではない. 一方，質量分析計は，微量でマススペクトロメトリーを行うことができ，同定の信頼性は極めて高い. これらガスクロマトグラフと質量分析計を結合した分析装置がGC-MSであり，高い分離能と検出感度ならびに優れた同定能を有している.

GC-MSは，試料導入部（インジェクター），ガスクロマトグラフ部，インターフェース部，イオン化部（イオン源），質量分離部，検出部およびデータの保存と解析用のコンピューターを含むシステム制御部より構成される. 概略図を**図 I-1-10**に示す.

(1) インターフェース部

ガスクロマトグラフでは，カラムにHeなどのキャリヤーガスを流して大気圧で分離を行うのに対し，質量分析計では，装置の内部を高真空に保たなければならない. この両者を結合する部分がインターフェース部である. 主なものに直結法とジェット型セパレーターがある.

① **直結法**：キャピラリーカラムは，充てんカラムより試料の溶媒量やキャリヤーガス流量が少ないために，カラムを直接イオン源に導入することができる. この方法は，イオン源の高真空を維持するために排気量の大きい真空ポンプを必要とする. また，イオン源が溶媒により汚染されやすいが，構造が簡単で，試料の損失がないために高感度である.

表 I-1-4　ガスクロマトグラフィーで用いられる主な検出器

検出器	特徴
水素炎イオン化検出器 (flame ionization detector；FID)	キャリヤーガスにH_2を混合してノズルから流出させ，これに空気または酸素を送ってH_2を燃焼させる. この水素炎にカラムから流出してきたガスを導入すると，有機物が含まれているときには多量のイオンが生成されて電流が流れ，検出される. 多くの有機物を高感度で検出できるので広く用いられるが，無機物は検出できない.
アルカリフレームイオン化検出器 (alkaline flame ionizationdetector；AFID)	FIDのノズルの先端にRb_2SO_4，CsBrなどのアルカリ塩のチップを付けたものである. NやPを含む化合物を高感度で特異的に検出するのでNPDといわれることもある.
炎光光度型検出器 (flame photometric detector；FPD)	物質が水素炎の中で燃焼する時，S化合物はS_2，P化合物はHPOとなって発光するのを検出するものである. S，Pを含む化合物を高感度で特異的に検出する.
電子捕獲型検出器 (electron capture detector；ECD)	キャリヤーガス中で放射線源（^{63}Ni：β線を放出）とコレクター電極の間に直流電圧をかけて流れる電流を一定になるようにする. ここにキャリヤーガスとともに電子捕獲性（吸引性）の物質（有機ハロゲン化合物，ニトロ化合物など）が入ってくるとイオン電流が減少して検出される. ハロゲン化合物とニトロ化合物に対して極めて高感度で，特異的に検出する.
熱伝導度検出器 (thermal conductivity detector；TCD)	金属フィラメントまたはサーミスターを検出素子として使用し，キャリヤーガスとは熱伝導率の異なる気体成分が通過するときの温度の差を，電気抵抗に変えて検出する. キャリヤーガス以外のいろいろなガスの検出に利用できるが，検出感度は低い.
質量分析計 (mass spectrometry；MS)	ガスクロマトグラフィーによる物質の定性分析は，通常，保持時間が一致することで確認されるが，質量分析計を検出器として用いることにより，より確実な定性を行うことができる.

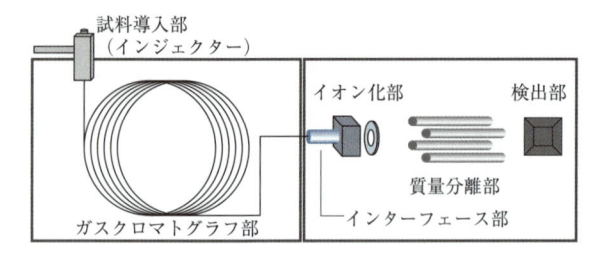

図I-1-10　GC-MSの概略図

　②ジェット型セパレーター：物質の拡散速度が分子量の平方根に反比例するために，キャリヤーガスの拡散速度は，これより分子量の大きい物質の拡散速度より大きい．これを利用して，カラムから溶出されたキャリヤーガスを流れと直角方向に拡散させて排気する．一方，分子量が大きく拡散しにくい試料成分は濃縮されて質量分析部に導入される．

(2) イオン化部

　カラムから導入された試料成分のマススペクトルを測定するためには，イオン化部でイオンにしなければならない．そのための装置をイオン源と呼び，GC-MSでは主に電子イオン化（Electron Ionization, Electron Impact Ionization：EI）法と化学イオン化（Chemical Ionization：CI）法の二つである．両法の特徴を**表I-1-5**にまとめた．

　①EI法：熱電子ビームをガス状の試料成分に当ててイオン化する方法である．フィラメントに電流を流して2000℃以上に熱すると，そこから熱電子が放出される．熱電子ビームは，フィラメントと電子トラップの間にかかる70 eVの電位差により，電子トラップに引き付けられながら加速される．一方，インターフェース部を通過したガス状の試料成分は，分子間の相互作用を避けるために$10^{-4} \sim 10^{-5}$ Paの高真空に保たれているイオン源内に導入される．ここで，試料分子（M）に熱電子が当たると，分子は熱電子のエネルギーを受けて，1個の電子が脱離あるいは付加した分子イオン（正イオン，M^+あるいは負イオン，

M^-）を生成する．EI法では分子が受けるエネルギーが大きいので，分子イオンはさらに分子内結合の開裂（フラグメンテーション）を引き起こし，フラグメントイオンを生成する．これら分子イオンとフラグメントイオンは，イオンスリットを通過し，電圧によりさらに加速され質量分析部に入る．

　②CI法：熱電子を反応ガスに当てて反応イオンを生成させ，これをガス状の試料分子に反応させてイオン化する方法である．イオン源の圧力を130 Pa程度に保ち，これにガス状の試料成分とメタン，イソブタン，アンモニアなどの反応ガス（試薬ガス）を導入する．反応ガスは熱電子の高エネルギーを受けてラジカルカチオンを生じ，さらに中性の反応ガスとイオン分子反応により反応イオンを生成する．反応イオンは，反応ガスがメタンの場合はCH_5^+，$C_2H_5^+$，$C_3H_5^+$であり，イソブタンの場合は$(CH_3)_3C^+$，アンモニアの場合はNH_4^+，$(NH_3)_2H^+$である．次いで試料成分分子は，これらの反応イオンとイオン分子反応によりイオン化し，$(M+H)^+$，$(M+反応イオン)^+$，$(M-H)^+$あるいはM^+などの分子イオンを生じる．CI法では生成する分子イオンの内部エネルギーがEI法に比較して小さいために，フラグメンテーションはほとんど起こらない．これらイオンはイオンスリットを通過し，電圧によりさらに加速されて質量分析部に入る．

(3) 質量分析部

　イオン部で生成したイオンを，電場あるいは磁場を用いて質量/電荷数の違いに基づいて分離して検出する部分を質量分離部と呼ぶ．ガスクロマトグラフに接続可能な質量分離部には磁場型，四重極型，イオントラップ型，飛行時間型，フーリエ変換型などがあるが，比較的汎用されているのは四重極型と磁場型である．

(4) 定性分析および定量分析

　分析カラムから溶出した試料成分のすべてまたは

表I-1-5　EI法とCI法の一般的特徴

イオン化法	原　理	特徴的分子イオン	フラグメントイオン	特　色
EI	ガス状試料分子に熱電子をあてる	M^+あるいはM^-	多い	構造情報が豊富
CI	反応ガスに熱分子をあてて反応イオンを生成させ，これとガス状試料分子が反応する	$(M+H)^+$ $(M+反応イオン)^+$ $(M-H)^-$	少ない	反応ガスによりマススペクトルパターンが変化

一部のピークについて，質量分析計部で検出し，得られたマススペクトルデータをコンピューターに保存する．これを用いて定性分析および定量分析を行う．

①**定　性**：マススペクトルおよびトータルイオンクロマトグラムあるいはマスクロマトグラムにより行う．

②**定　量**：定量分析にはマスクロマトグラムも利用できるが，一般的にはSIM法（p.14参照）を用いる．微量定量の精度を向上させるために，内標準物質として，目的化合物と同一の構造を有する^{2}Hまたは^{13}Cなどの安定同位体で標識された化合物の一定量（既知量）をあらかじめ試料に添加し，両者の比から定量を行う．安定同位体標識化合物の試料の前処理操作による回収率が目的化合物と同じであるとの仮定に基づいている．内標準物質として添加する安定同位体標識化合物には，目的化合物の同位体ピークとの重複を避けるために，同一分子内に3個以上の^{2}Hまたは^{13}Cを含む多重標識体を用いる．これらのうち，低価格であることから^{2}H標識化合物が汎用されるが，ガスクロマトグラフィーの保持時間がもとの化合物に比較して若干短くなる．

B. 質量分析法

質量分析法は，試料中の原子や分子を**イオン化**し，生成したイオンを**質量電荷比**m/z（mは相対モル質量，zは電荷数）に応じて分離したのちに，各イオンを検出し，強度を測定する方法である．衛生試験法においては，クロマトグラフィーによる分離と組み合わせて，**質量選択的な検出器**として利用されることが多い．

質量分析計の構成は，**イオン化部，質量分離部**および**イオン検出器**の3つの部分からなっている．試料はイオン化部でイオン化されると同時に加速され，真空に保たれた質量分離部に送られる．質量分離部ではイオンの分離が行われ，そこで質量／電荷ごとに振り分けられたイオンは，質量分離部の先にある検出器に到達し，電気信号に変換されたのち，コンピューターで処理され，**マススペクトル**などの形で出力される（図Ⅰ-1-11）．

質量分析部は，**磁場型，四重極型，イオントラップ型，飛行時間型**などの種類がある．これらのなかで，四重極型およびイオントラップ型がクロマトグラフの検出器として最も多く用いられている．

四重極型質量分析計（Quadrupole Mass Spectrometer）では，図Ⅰ-1-12に概略を示すように，平行に配置した4本の円柱状電極で質量分離が行われる．相対する電極を電気的に連結し，一定直流電圧Uと高周波交流電圧$V \cdot \cos \omega t$を加えて電場を形成する．イオンを四重極の一端からこの電場に入れたとき，ある特定のm/zをもつイオンは安定に振動しながら他端の検出器に達するが，他のイオンは時間とともに振幅が指数関数的に増大し，電極に衝突して検出器には到達しない．四重極型質量分析計では，U/Vを一定の条件でVを変化させて質量分離を行う．

イオントラップ型は，ドーナツ状リング電極と一対のエンドキャップ電極からなり（図Ⅰ-1-13），これらに交流電圧をかけてイオン源から導入されたイオンを電極間にいったん封じ込める．その後，電圧を徐々に変化させ，不安定な振動を示すイオンのみが電極間から放出されることによって，イオンを質

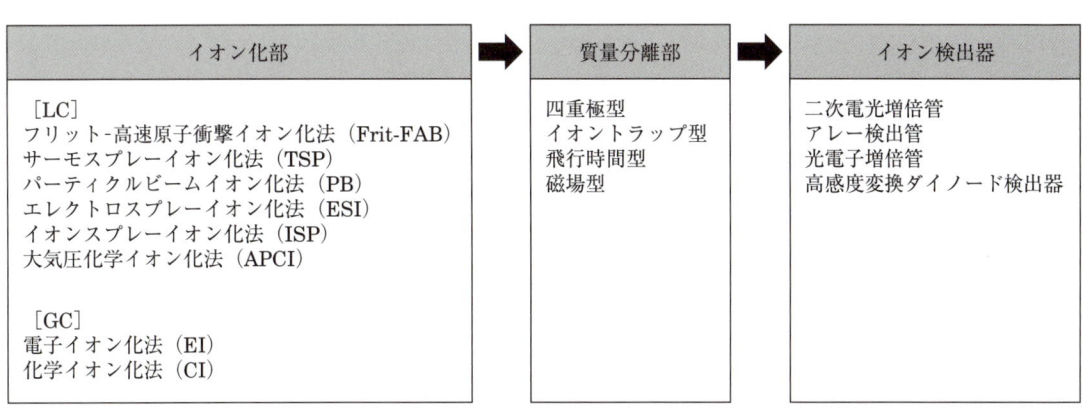

イオン化部	質量分離部	イオン検出器
［LC］ フリット-高速原子衝撃イオン化法（Frit-FAB） サーモスプレーイオン化法（TSP） パーティクルビームイオン化法（PB） エレクトロスプレーイオン化法（ESI） イオンスプレーイオン化法（ISP） 大気圧化学イオン化法（APCI） ［GC］ 電子イオン化法（EI） 化学イオン化法（CI）	四重極型 イオントラップ型 飛行時間型 磁場型	二次電光増倍管 アレー検出管 光電子増倍管 高感度変換ダイノード検出器

図Ⅰ-1-11　質量分析計の構成

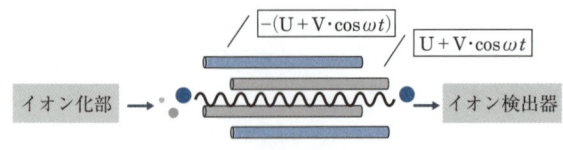

図I-1-12　四重極型質量分析計

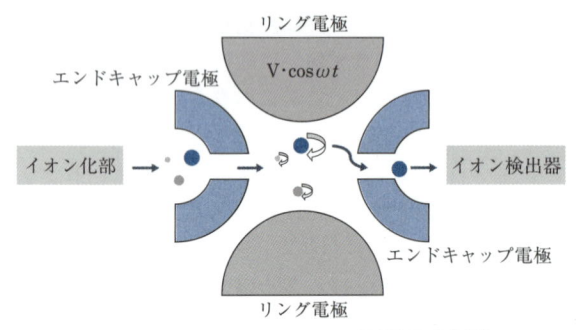

図I-1-13　イオントラップ型質量分析計

量分離する．

　質量分析計では，**スキャン**（Scan）**測定**と**選択イオンモニタリング**（Selected Ion Monitoring；SIM）の2種類の測定が可能である．

　スキャン測定は連続的にマススペクトルを取得する方法であり，測定データをコンピューターで処理することにより，任意の保持時間におけるマススペクトル，任意のイオンの時間的変化を記録した**マスクロマトグラム**，および1回ごとの測定で検出された総イオンの時間的変化を記録した**トータルイオンクロマトグラム**（Total Ion Chromatogram；TIC）など，さまざまな形で取り出すことができる．

　SIM法は，複数個の特定のイオンのみを選択的に検出してクロマトグラムを得る方法であり，数種類のイオンを検出するためだけに質量分析部が使われるため，マスクロマトグラフィーの10〜100倍の感度を得ることができる．また，SIM法では，測定の繰り返し時間を短く設定できるため，クロマトグラム上のサンプリングポイントが多くなり，精度の高い高感度定性・定量分析が可能になる．

　質量分析部に分析管2本を直列に配置した装置を用いる，**タンデムマススペクトロメトリー**（Tandem Mass Spectrometry；MS/MSともいう）という測定法も汎用されている．

　タンデムマススペクトロメトリーには，**プロダクトイオンスキャン**，**プレカーサーイオンスキャン**および**コンスタントニュートラルロススキャン**の3つの測定方法がある（図I-1-14）．衛生薬学領域で用いられることが多いプロダクトイオンスキャン法は，1番目の分析管Q_1に分子イオンなどの特定のイオンのみを通過させ，通過したイオンを分析管Q_1とQ_3の間にあるコリジョンセル（衝突室）Q_2で，Arなどの不活性ガスの分子に衝突させて開裂させたのちに，分析管Q_3で質量分析してスペクトルを得るものである．分析管Q_1で選択されるイオンを**プレカーサーイオン**，コリジョンセルQ_2で生成するイオンおよび分析管Q_3により得られるスペクトルを**プロダクトイオン**および**タンデムマススペクトル**（MS/MSスペクトルともいう）と呼ぶ．この方法では，測定の妨害となるようなイオンが分析管Q_1で除かれ，コリジョンセルQ_2で測定化合物に由来するプロダクトイオンのみが生成されるため，バックグラウンドが少なく，構造情報を多く含んだ良質なスペクトルが得られる．

　また，分析管Q_3を，SIMのように特定のプロダクトイオンのみを通過させるように設定してクロマトグラムを得る測定法があり，これを**選択反応モニタリング**（Selected Reaction Monitoring；SRM）あるいは**多重反応モニタリング**（Multiple Reaction Monitoring；MRM）という．SRM/MRMを用いることにより，S/N比が向上し，高選択性の高感度定性・定量分析が可能となる．SIMあるいはSRMを用いて定量分析を行う場合には，目的化合物を安定同位体で標識したものを内標準物質として用いると，定量精度が飛躍的に向上する．安定同位体標識標準品が入手困難な場合には，かわりに分子量が異なり保持時間の近い同族体を用いてもよい．

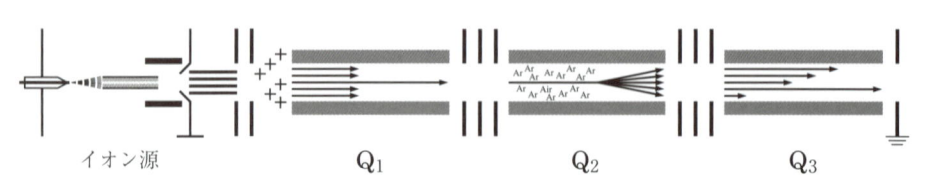

図I-1-14　LC-MS/MSの概念図

C. 原子吸光光度法

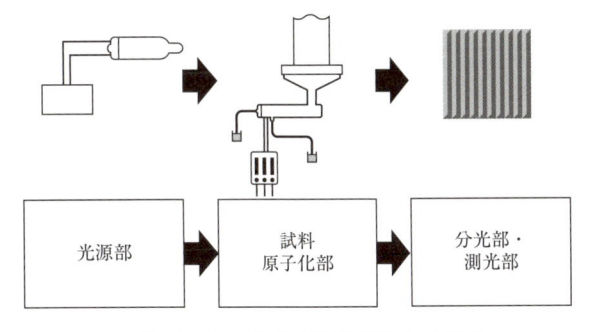

図Ⅰ-1-15　原子吸光光度計の構成例

原子吸光光度法(Atomic Absorption Spectrometry；AAS)は，試験溶液中の金属元素を**原子蒸気化**し，生じた基底状態の原子が，その原子蒸気層を通過する光から，特定波長の光を吸収する現象を利用して，試験溶液中の目的元素の濃度を求める方法である．

すべての原子は低いエネルギーの状態(**基底状態**)にあるものと，高いエネルギーをもった状態(**励起状態**)のものとがある．基底状態と励起状態のエネルギーの差は元素によって定まっているので，吸収される光の波長は元素に固有のものとなる．

光を吸収する割合は原子の濃度によって決まる．すなわち，lの長さの中に濃度Cの原子が広がっている場所にI_0の強さの光を当てると，原子によって光が吸収されて弱められ，Iの強さになる．

このとき，IとI_0の間には**ランベルト・ベールの法則**(Lambert–Beer's Law)が成り立つ．

$I = I_0 \times e^{-k \cdot l \cdot c}$ (k：比例定数)

または$- \log I/I_0 = k \cdot l \cdot C$

上の式は，吸光度($- \log I/I_0$)が原子の濃度に比例することを表している．

| 装置 |

原子吸光光度計の構成例を**図Ⅰ-1-15**に示す．他の分光分析装置と同じように，**光源部**，試料**原子化部**，分光部・測光部からなり，光源部を出た光が試料原子化部で一部吸収され，分光部・測光部に入り，吸光量が測定される．型式として，単光束方式，複光束方および二波長方式などがある．

光源部：

AASでは**ホロカソードランプ**(**中空陰極ランプ**)と呼ばれる，元素固有の波長の光を出すランプを光源として用い，この光の吸収量を測定して原子の濃度を測定する．

ホロカソードランプ断面図を**図Ⅰ-1-16**に示す．容器内にある陰極は空洞の筒状(中空)となっており，定量対象の元素，またはその元素の合金によりできている．ランプは真空状態(100～200 Pa)で，不活性ガス(ArまたはNe)が封入されている．電極間に約300 Vの電圧をかけると，不活性ガスがイオン化され，ガスの正イオンが陰極に向けて加速される．陰極との衝突エネルギーは，スパッタリングといわれ

る過程により，陰極を構成する原子をガス状原子に変化させるのに十分なエネルギーになる．このようにして生成した金属原子が，電子やイオンとの衝突により励起され，元素固有の原子発光線を放射する．

原子化部：

分子の状態では原子吸収現象を生じないため，何らかの手段で原子間の結合を断ち切って自由な原子をつくり出す必要があり，これを原子化と呼ぶ．原子化の手段として最も広く用いられるのが**熱解離**である．これは，試料を高温に加熱して分子を分解して原子化する方法で，主なものとして，**フレーム原子化法**と**電気加熱原子化法**がある．

① **フレーム原子化法**：バーナーによりフレームを燃やし，これによって原子化を行うもので，最も一般的な方法である．AASのフレームとして，分析感度とともに，安全性，使いやすさ，コストなどの点を考慮して，Air $-C_2H_2$，$N_2O-C_2H_2$，Air $-H_2$，Ar $-H_2$の4種類のフレームが広く使用されている．**表Ⅰ-1-6**に各フレームの最高温度と測定元素を示した．

② **電気加熱原子化法 (ファーネス原子化法)**：グラファイトチューブを用いた電気加熱原子化法は，フレーム原子化法の欠点を大幅に改善して感度を100～1000倍向上させたもので，グラファイトを成形したチューブに試料を注入し，高電流を流すことによってグラファイトチューブを加熱し，試料中の金属を原子

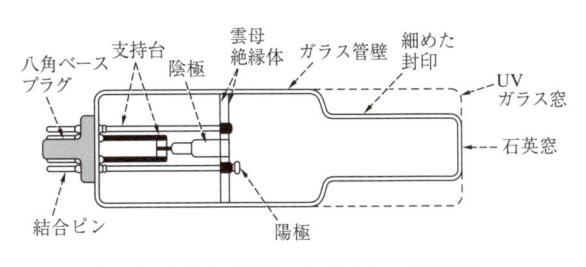

図Ⅰ-1-16　ホロカソードランプ断面図

表 I -1-6　フレームの種類と測定元素

フレームの種類	最高温度(℃)	測定元素
Ar-H₂	1577	As, Se
Air-H₂	2045	Zn, Cd, Sn, Cs, Pb
Air-C₂H₂	2300	Li, Na, Mg, K, Ca, Cr, Mn, Fe, Co, Ni, Cu, Zn, Ga, Rb, Sr, Tc, Ru, Rh, Pd, Ag, Cd, In, Sn, Sb, Te, Cs, Os, Ir, Pt, Au, Tl, Pb, Bi
N₂O-C₂H₂	2955	Be, B, Al, Si, Ca, Sc, Ti, V, Ge, Sr, Y, Zr, Nb, Mo, Ba, La, Hf, Ta, W, Re, Ce, Pr, Nd, Sm, Eu, Gd, Tb, Dy, Ho, Er, Tm, Yb, Lu, Th, U

化して測定する方法である.

③ その他の原子化方法：

ⅰ）水素化物発生原子化法：試料を塩酸酸性下で水素化ホウ素ナトリウムと反応させ，目的金属を還元するとともに，発生したHと結合させて気体状の金属水素化物をつくり，このガスを高温の原子化部に導き測定する方法である．この方法で金属水素化物が生成される金属にはAs(AsH₃)，Se(SeH₂)，Sb(SbH₃)，Sn(SnH₄)，Te(TeH₂)などがある.

ⅱ）還元気化原子化法：溶液中に含まれる水銀はプラスのイオンになっているが，これを還元して中性にすると，室温のままで水銀の自由原子として気化する．還元剤としてSnCl₂を用い，空気をキャリヤーガスとして水銀原子を原子吸光装置に導く方法である.

D. 誘導結合プラズマ発光分光分析法

誘導結合プラズマ発光分光分析法（Inductively Coupled Plasma-Atomic Emission Spectroscopy：ICP-AES または Inductively Coupled Plasma-Optical Emission Spectrometry：ICP-OES）は，試験溶液中の分析対象元素を，誘導結合プラズマ（ICP）によって原子化・イオン化して励起し，観測される**原子発光スペクトル線**の波長，またはその波長における発光強度を測定することによって，定性分析または定量分析を行う方法である.

ICPは，発光分光分析のための励起源であり，通常，高周波誘導によってAr（アルゴン）を電離させて生成させる．**Arプラズマ**は励起温度が6000〜10000 Kと高く，また電子密度も10^{15} cm⁻³と大きいので，励起効率が良く，すべての金属元素および非金属元素であるP，S，Cl，Iの発光分析に適用できる.

発光線には，励起原子から生じる**原子線**と，励起イオンから生じる**イオン線**がある．原子線とイオン線の相対強度は光源の絶対温度と電子密度に依存するが，Arプラズマを光源とするICPでは，原子線よりもイオン線の発光強度が大きい場合が多い.

本法の分析化学的な特徴として，検量線の直線範囲が5桁以上と非常に広いこと，μg/Lレベルの高感度分析が可能であること，0.01 nmオーダーの線幅の発光線を用いるので選択性が非常に高く，多元素の同時分析が可能であること，化学干渉やイオン化干渉の影響を受けにくいこと，などが挙げられる.

装置　ICP 発光分光分析計は，通常，**試料導入部**，**励起源（発光部）**，**分光部**，検出器，**データ処理部**，**システム制御部**で構成されている（**図 I -1-17**）.

ペリスタルチックポンプを用いて送液された試料溶液は，ネブライザーで霧化され，**スプレーチャンバー**で粒径が選別されたのちに，励起源に導入される.

ICPトーチ（励起部）の概略図を**図 I -1-18**に示す．ICPトーチは，石英製の三重管構造になっており，外側から順に，プラズマガス（冷却ガス），補助ガスおよびキャリヤーガスとしてArガスを流す．ICPトーチ先端付近の誘導コイルを通して高周波がAr ガスに誘導され，プラズマが生成する．Arプラズマはトーチ上に炎状（直径12〜15 mm，高さ約30 mm）に点灯するが，温度や電子密度が最も高い領域は中心軸よりも若干外側（2〜4 mm）に存在する.

すなわち，プラズマの構造が，中心部に低温のトンネルを持つ"ドーナツ構造"となるので，ネブライ

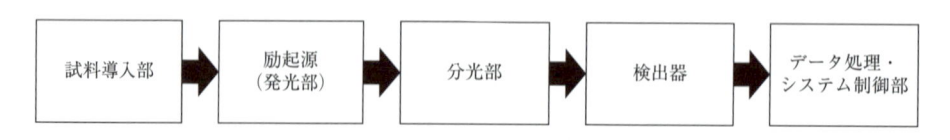

図 I -1-17　ICP 発光分光分析計の構成

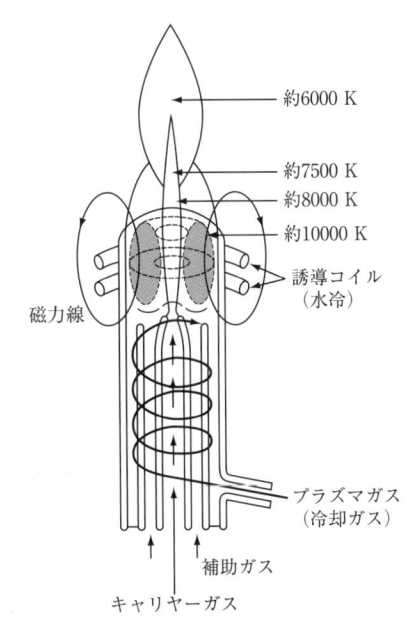

約6000 K

約7500 K
約8000 K
約10000 K

誘導コイル
（水冷）

磁力線

プラズマガス
（冷却ガス）

補助ガス

キャリヤーガス

図Ⅰ-1-18　ICPトーチ（励起部）の概略図

ザーから噴霧された試料ミストがキャリヤーガスによってプラズマ中心部に効率よく導入される．導入された試料溶液中の多くの元素は，6000～7000 Kと非常に高温のICP励起源によって原子化，イオン化されるとともに高エネルギー準位に効率よく励起される．

市販のICP発光分光分析計は，**分光測光部**の違いによって，①**波長掃引型分光器**を用いる逐次多元素分析用装置，②**ポリクロメーター**（直読システム）を用いる多元素同時分析装置，③**エシェル分光器**と**半導体面検出器**を用いる多元素同時分析装置，の3つの型に分類される．

①のタイプの装置はモノクロメーター（分光器）の回折格子の回転をステッピングモーターを用いてコンピューター制御し，分光器の波長を自由に掃引して多元素分析を行うものである．分析波長を任意に設定できるので，分析線の選択が自由である点が特長である．②のタイプの装置はポリクロメーターを用いるもので，最高50元素までの多元素同時分析が可能である．凹面回折格子がローランド円の円周上に固定されており，この回折格子で分光された各元素の発光線は，それぞれの分析波長位置に設置された専用の出口スリットと検出系によって発光強度の測定がなされる．③のタイプの装置はエシェル分光器と面状（板状）の半導体検出器を用いるもので，全波長領域の多元素同時分析が可能である．発光線はエシェル分光器により波長と次数の2次元に分散され，半導体面検出器で発光強度が測定される．機種ごとに発光線の測定に用いる波長が複数設定されているため，感度や干渉の有無により波長の選択が可能であるが，任意の波長を選択して測定することはできない．

| 試験操作 | **定　性**：① 試料溶液をプラズマへ導入し，波長掃引または全元素測定を行う． |

② 各元素特有のスペクトル線プロファイル（波長と発光強度比）を検索し，その存在の有無を確認する．

定　量：本法では，すべての元素の発光線について，検量線の直線範囲が4～5桁と広く，かつその直線性が良いので，通常は2点検量線法（ブランク溶液と任意の濃度の標準溶液を使用）による方法でほとんどの場合十分である（図Ⅰ-1-19）．

①**内標準法による定量**：混合標準溶液と試料溶液の両方に，内標準元素としてYまたはIn（Co，Ybを用いることもある）を10 ppmになるように添加して，[（分析対象元素の発光強度）／（内標準元素の発光強度）の値]をそれぞれについて測定する．混合標準溶液の各分析対象元素の発光強度の値を用いて内標準

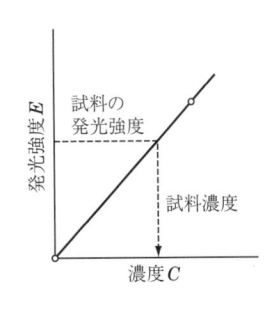

a. 検量線法

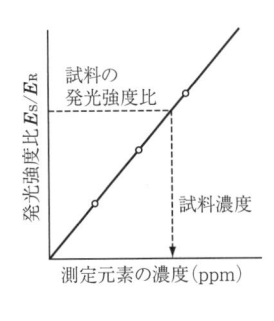

b. 内標準法

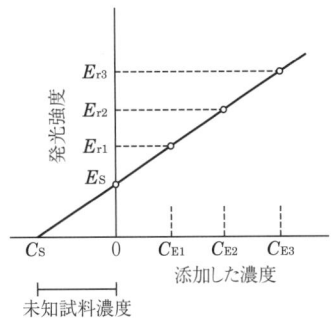

c. 標準添加法

図Ⅰ-1-19　定量法の原理

分析用検量線を作成し，その検量線から試料溶液の発光強度の値に相当する各分析対象元素の濃度を求める．検量線法と同様にバックグラウンド補正を行う．

　②**標準添加法**：試料溶液を10 mLずつ4本の試験管に分取し，そのうちの3本には混合標準溶液を，試料溶液中の分析対象元素濃度の約0.5，1.0，1.5倍になるように添加する．各試験管の溶液について発光強度を測定し，4個の測定点から得られる直線を外挿して，各分析対象元素の濃度を算出する．検量線法と同様にバックグラウンド補正を行う．

E. 誘導結合プラズマ質量分析法

　誘導結合プラズマ（ICP）質量分析法は，試料溶液中の分析対象元素を誘導結合プラズマによってイオン化し，イオン化された元素の**質量電荷比**（m/z）によって分離されるイオンスペクトルとその強度により，それぞれ定性分析および定量分析する方法である．本法は，類金属元素を含む，すべての金属元素の分析に適用できる．

　本法は，同じくICPを励起源とするICP発光分光分析法に比べ，①2～3桁高感度である，②スペクトル干渉が少ない，③同位体分析ができる，という特徴がある．

　| 装　置 |　ICP質量分析計は**試料導入部**，**イオン化部**，**インターフェース部**，**イオンレンズ部**，**質量分離部**，検出部およびシステム制御部より構成され，質量分離部の型式によって，**四重極型**および**磁場二重収束型**（高分解能型）に大別することができる．また，スペクトル干渉を低減するために，イオンレンズ部に**コリジョン・リアクションセル**を装備した機種もある．

　試料導入部はイオン化部に試料を導入する部分で，ペリスタルチックポンプで送液された試料溶液を霧化するネブライザー，および粒子が小さい霧のみを選別しイオン化部へと送るスプレーチャンバーで構成されている．**イオン化部**は**図I-1-20**に示したようなトーチおよび誘導コイルより構成される．**インターフェース部**はプラズマにより生成したイオンを，大気圧下から高真空の質量分析計内に導入するための境界部分で，サンプリングコーンおよびスキマーコーンより構成される．

　四重極型のICP質量分析計では，プラズマとインターフェース部の間で生じる二次放電によってArに起因するさまざまな干渉イオンが形成され，K，Ca，Fe，Cu，AsおよびSeなどの高感度分析の障害となっていた．これらを回避するため，コリジョン・リアクションセルを搭載した機種が実用化されている．**イオンレンズ部**はスキマーコーンより進入したイオンを電気的に収束させ，質量分離部へと導く部分である．

　質量分離部のうち，四重極型の質量分析計では，2対の直交する双曲線柱に正負反対の電圧をかけることにより，特定の質量数を持ったイオン（M⁺）のみが通過できるという原理を利用している．操作が簡単であり，全元素の質量範囲を高速で走査できるという特徴を持っている．一方，磁場二重収束型は，静電アナライザーおよび磁場セクターという二つのマスフィルターにより構成され，インターフェース側と検出器側の2種類のスリット幅を狭めることにより，分解能10000という高分解能測定が可能である．磁場二重収束型の最大の利点は，四重極型で生じるスペクトル干渉を回避できることである．

　| 試験操作 |　**定　性**：① 試料溶液をプラズマに導入し，全元素のスペクトル領域を走

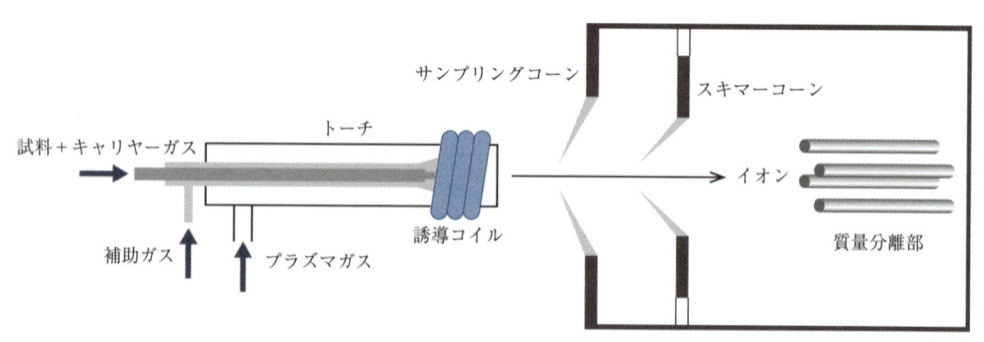

図I-1-20　ICP質量分析計のイオン化部

査する.

②質量スペクトル上の m/z より試験溶液中に含まれる元素を同定する.

定 量:定量には,検量線法,内標準法,標準添加法のほかに,同位体希釈法が用いられる.

① **同位体希釈法**:ⅰ)天然同位体存在比とは異なる同位体組成を有する濃縮同位体(「スパイク」と呼ぶ)溶液中の測定対象元素濃度を測定する.スパイク溶液中の測定対象元素濃度を C_s(mol/L)とする.

ⅱ)試料溶液中およびスパイク溶液について,測定対象元素濃度の同位体 a および b のイオンカウント数を測定する.このとき得られた試料溶液およびスパイク溶液中の同位体 a のイオンカウント数を1としたときの同位体 b のイオンカウント数との比をそれぞれ R_n および R_s とする.

ⅲ)V mL の試験溶液に,V_s mL のスパイク溶液

を添加し,十分に撹拌したあとに混合溶液中の同位体 a および b におけるイオンカウント数を測定する.このとき得られた同位体 a のイオンカウント数を1としたときの同位体 b のイオンカウント数の比を R とする.

ⅳ)試験溶液中の測定対象元素濃度(C)を式(1)により算出する.

$$C = \frac{C_s \times V_s}{V} \times \frac{(R_s - R)}{(R - R_n)} \quad\cdots\cdots\cdots\cdots(1)$$

C :試験溶液中の測定対象元素濃度(mol/L)

C_s:スパイク溶液中の測定対象元素濃度(mol/L)

V :試験溶液量(mL)

V_s:スパイク溶液量(mL)

R :測定溶液(試験溶液とスパイク溶液の混合液)中の同位体比

R_n:試験溶液中の同位体比

R_s:スパイク溶液中の同位体比

2 | 微生物試験法（滅菌法・消毒法）

A. 滅菌・消毒について

滅菌とは物質中のすべての微生物を殺滅または除去することをいい，消毒とは生存する微生物の数を減らすために用いる処置法で，必ずしも微生物をすべて殺滅したり除去したりするものではない．対象となる器物の性状と目的に応じて適当な滅菌法または消毒法を選ばなくてはならない．

1 滅菌法

滅菌法[1]には加熱法（高圧蒸気法，乾熱法），照射法（放射線法，高周波法），ガス法，ろ過法などがあるが，ここでは微生物試験に用いられる液体材料や器具類を対象とし，通常の実験室で行われる主な滅菌法を記載した．

(1) 火炎滅菌法（焼却を含む）[2]

細菌検査に用いる白金線，白金耳あるいは試験管口の滅菌に適する．

ガスバーナーの炎の中で加熱する．菌の付着した白金線や白金耳は，まず還元炎で加熱したのち，酸化炎で赤熱するまで加熱する．通常，火炎中で20秒以上加熱する必要がある．

病原菌を接種した動物死体などは灰になるまで完全に焼却する．

(2) 乾熱滅菌法[3]

ガラス製，金属製，陶器製などの器具類の滅菌に適する．乾熱滅菌器中で160～170℃，120分間加熱する．綿栓した試験管は金網かごに入れ，ペトリ皿やピペットは紙で包むか，金属製の缶に入れて滅菌する．

急激な冷却による破損を防ぐため，滅菌器内の温度が100℃以下になるまで放冷してから器物を取り出す．

(3) 高圧蒸気滅菌法[4]

多くの器具や培地の滅菌に適する．対象物を高圧蒸気滅菌器に収め，ふたをして加熱し，釜内の空気が排気口から完全に排除されてから排気口を閉じる．

121℃に達してから15分間加熱を継続する．滅菌完了後，釜内の蒸気を出す際には徐々に行う．

(4) ろ過滅菌法[5]

熱に不安定な溶液の滅菌に適する．
ろ過滅菌器を用いて微生物を除去する．

✐注釈

1) 滅菌効果の確実さのテストには，市販の滅菌インジケーターが有用である．その一つは生物学的インジケーターで，非病原性で抵抗性の強い *Geobacillus stearothermophilus*（高圧蒸気滅菌用），*Bacillus atrophaeus*（乾熱滅菌，ガス滅菌用），*B. pumilus*（放射線滅菌用）などの芽胞や，*Brevundimonas diminuta*（ろ過滅菌用）などを用いるもので，滅菌処理後に培養して生存する菌数を調べるものである．もう一つは化学的インジケーターで，熱，ガスまたは照射の作用を化学または物理変化によって変色する物質を塗布または印刷した紙片などである．化学的インジケーターにおいても，滅菌法に応じたものが市販されている．

2) 最も確実，迅速な滅菌法である．菌が多量に付着している器具を火炎滅菌する際は，菌体がついたまま急激に強い火炎にさし入れると菌体が周囲に飛散し，周囲を汚染し，また直接実験者に感染するなどの危険性がある．このようなときには，あらかじめ消毒薬液中で大部分の菌体を落としてから行うと安全である．

3) 小さな器物や熱伝導の良いものでは本法に示した条件で十分であるが，内部まで熱の通りにくいものでは加熱時間を延長するか，温度を上げる必要がある．第十六改正日本薬局方では，多くの材料で確実を期すため次の各種の条件が記載されている．

　　160～170℃　　120分間
　　170～180℃　　60分間
　　180～190℃　　30分間

乾熱滅菌器の中に器物を入れる場合は，滅菌器の内壁に密着しないように注意し，なるべくゆったり入れ

る．この注意を怠ると，外側の部分が必要以上に加熱されて器物が損傷をうけたり，中心部の温度の上昇が不十分で滅菌が不完全となったりするおそれがある．

4）培地や薬液の滅菌はおおむねこの方法によって行うことができ，滅菌温度，時間，排気が自動的にセットできるオートクレーブが一般に使われている．滅菌終了後は必ず釜内の圧力が下がっていることを確認してからふたを開けるようにしないと，思わぬ火傷をすることがある．第十六改正日本薬局方では，次の条件が記載されている．

115～118℃　30分間
121～124℃　15分間
126～129℃　10分間

加熱時間は内容物により適宜変える必要がある．たとえば数十～数百 mL 程度の培地であれば，釜内が設定温度に達してからの滅菌時間を15分間にセットすれば十分な滅菌効果が得られるが，数 L になると15分間では滅菌対象物の内部まで熱が十分に伝わらないおそれがあるので，加熱時間を延長する必要がある．また，空気が完全に水蒸気に置換された状態でないと滅菌効果が低いことも認識しておく必要がある．したがって，容器の種類によっては蒸気が内部に侵入しやすいように工夫して滅菌する必要がある．たとえば，空のフラスコを滅菌するような場合には，水を入れて内部で蒸気が発生する状態にして滅菌し，滅菌後，水を除いて使用する．

また，培地の入ったねじ口試験管の場合には，少しねじを緩めた状態で滅菌し，放冷後にねじを締めることにより，加熱時の膨張による破損および開栓時の外部空気の流入に伴う汚染を防ぐことができる．

5）ろ過滅菌法は，実験目的によってはフィルターの孔径に注意する必要がある．通例，滅菌用フィルターには孔径 $0.22\,\mu m$ 以下のフィルターが用いられるが，孔径 $0.45\,\mu m$ 以下のフィルターの使用も許容される．メンブランフィルターは化学的にも物理的にも安定で，生物学的にも不活性なセルロース誘導体（セルロースナイトレート，セルロースアセテート，トリアセチルセルロース，ジアセチルセルロース，セルロース混合エステルなど）やポリカーボネートなどのプラスチック，あるいはテフロン製のものであり，高圧蒸気滅菌にも耐えるので，使用前にアルミ箔で覆って滅菌して用いる．この際，ろ過装置は別に滅菌しておく．

2　消毒法

消毒法には消毒剤を用いる化学的消毒法と，湿熱や紫外線を用いる物理的消毒法が挙げられる．

（1）化学的消毒法[1]

化学的消毒法は，手指や実験台などの消毒が主な使用目的であり，消毒剤の中に手指を浸漬したり，対象物に消毒剤を噴霧したり，消毒剤でぬぐうことにより行う．この際，対象物により，また対象微生物により，消毒剤の効果が異なることを認識しておく必要がある．表 I-2-1 に一般的な消毒剤の特徴を示した．

（2）物理的消毒法

物理的消毒法としては，下記① ～④ が挙げられる．これらは，高圧蒸気滅菌法によって変質するおそれのあるものに用いる．

①　**流通蒸気法**：加熱水蒸気を直接流通させることによって微生物を殺滅する方法をいう．通例，対象物を100℃の流通蒸気中に30～60分間放置する．

②　**煮沸滅菌法**：煮沸水中に沈め，加熱することによって微生物を殺滅する方法をいう．通常，対象物を沸騰水中に沈め，15分間以上煮沸する．

③　**間けつ法**：80～100℃の水中または流通水蒸気中で1日1回，30～60分間ずつ3～5回繰り返すことによって微生物を殺滅する方法をいう．なお，60～80℃で同様に加温を繰り返す低温間けつ法もある．加熱または加温の休止中は，20℃以上の微生物の発育に適切な温度に保つこと．この方法によれば，芽胞をいったん発芽させてから加熱することになるので，より完全な滅菌が期待できる．

④　**紫外線法**[2]：通例，245 nm 付近の波長を持つ紫外線を照射することによって微生物を殺滅する方法をいう．本法は，比較的平滑な物品表面，施設，設備または水，空気などで，紫外線照射に耐えるものに用いる．本法は化学的消毒法でみられる耐性菌出現の心配もなく，細菌，真菌およびウイルスに対して殺滅効果を示すが，人体に対して直接照射すると目や皮膚に障害を受けるので注意を要する．

📝 注釈

1）使用中の消毒剤に抵抗性を示す微生物が検出された場合，有効性の異なる消毒剤を用い，その微生物が検

表Ⅰ-2-1　消毒剤一覧

| 水準 | 消毒剤 | 微生物（種類）*1 | | | | | | 適用対象*2 | | | | | | |
		一般細菌	緑膿菌	芽胞	真菌	ウイルス エンベロープあり	ウイルス エンベロープなし	手指・皮膚	創傷部位 皮膚	創傷部位 粘膜	排泄物	器具 金属	器具 非金属	環境
高水準	グルタラール フタラール 過酢酸	○	○	○	○	○	○	×	×	×	○	○	×	
中水準	ホルマリン	○	○	△	○	○	○	×	×	×	×	△	△	△
	次亜塩素酸ナトリウム	○	○	△	○	○	○	△	×	△	○	×	○	○
	ポビドンヨード	○	○	×	○	○	△	○	○	○	×	×	×	×
	ヨードチンキ	○	○	×	○	○	△	○	○	×	×	×	×	×
	エタノール	○	○	×	○	○	△	○	○	△	×	○	○	○
	イソプロパノール	○	○	×	○	○	×	○	○	△	×	○	○	○
	フェノール	○	○	×	○	△	×	○	○	×	△	○	○	○
	クレゾール石鹸液	○	○	×	○	△	×	○	○	×	△	○	○	○
	オキシドール	△	△	△	△	△	△	○	○	△	△	△	△	△
低水準	ベンザルコニウム塩化物	○	△	×	△	△	×	○	○	△	×	△	○	○
	アルキルジアミノエチルグリシン塩酸塩	○	○	△	△	△	×	○	○	△	×	△	○	○
	クロルヘキシジングルコン酸塩	○	○	×	△	△	×	○	○	×	×	○	○	○
	アクリノール水和物	○	-	×	-	×	×	○	○	×	×	○	×	×

*1　一般細菌はグラム陽性菌および陰性菌であり，芽胞は細菌芽胞を示す．消毒効果として，○：有効，△：種によって有効または無効の差がある／効果が得られにくいが高濃度・長時間の消毒により有効となる場合がある，×：無効で示している．

*2　消毒剤として，○：使用可能，△：品質劣化が起こりやすい物品・用具には使用不可，×：使用不可である．

出されなくなるまで使用する．または，一定期間ごとに作用機序の異なる消毒剤を交互に使用して，特定の消毒剤に対する耐性微生物の発生を抑えることが重要である．

2）無菌試験を行う場所の空気の滅菌には，主としてエアーフィルターによるろ過滅菌法と紫外線法が用いられている．紫外線殺菌灯は作業開始15〜30分前から点灯しておく必要がある．これらを装備した装置がクリーンベンチとして市販されているが，これは無菌操作における外部からの微生物汚染防止には有効であるが，試験材料からの感染（バイオハザード）防止には無効であるばかりか，むしろ有害なことがある．したがって，本格的にバイオハザードを重視した操作を行う場合にはセーフティーキャビネットの使用が望ましい．

文　献

1）第十六改正日本薬局方（2011）
2）第十七改正日本薬局方（2016）
3）第17改正図説日本薬局方微生物試験法の手引き，文教出版（2016）

B. 衛生試験法に関連した病因物質に対する消毒

1　ウイルスの消毒

　ウイルスは，DNAあるいはRNAと，それを保護する殻タンパク質（カプシド，capsid）を基本構造とする．この基本構造が脂質二重層膜であるエンベロープと呼ばれる膜で包まれているウイルス（エンベロープウイルス）と，エンベロープを持たないウイルス（ノンエンベロープウイルス）が存在する．エンベロープウイルスは消毒薬に対して感受性があり，その多くは56℃，30分でカプシドタンパク質が変性して不活性化される．また，脂質溶剤によっても容易に不活性化される．一方，ノンエンベロープウイルスは加熱処理に対して抵抗性があり，小型であるためろ過による除去も困難である．ノンエンベロープウイルスであるノロウイルスやアデノウイルスの不活化には，次亜塩素酸ナトリウム，亜塩素酸水が有効

であるが，エタノール，逆性石けん，アルデヒドなどは効果がないか，あっても弱い.

大部分のウイルスに効果を示す消毒剤（消毒法）を以下に示す.

① 煮沸（98℃以上）15 ～ 20分間
② 2 w/v%グルタラール
③ 0.05 ～ 0.5 w/v%（500 ～ 5000 ppm）次亜塩素酸ナトリウム
④ 76.9 ～ 81.4 v/v%消毒用エタノール
⑤ 70 v/v%イソプロパノール
⑥ 2.5 w/v%ポビドンヨード
⑦ 0.55 w/v%フタラール
⑧ 0.3 w/v%過酢酸

2 レジオネラ属菌の消毒

Legionella pneumophila を代表とするレジオネラ属の細菌により，レジオネラ症が引き起こされる. レジオネラ属菌は土壌や水環境中に生息し，塵埃の吸入や水中生息菌のエアロゾルを吸入することにより経気道感染する. 感染経路は飛沫感染であり，クーリングタワー，循環式浴槽，シャワー，加湿器などが感染源となるので，清掃・消毒による適切な衛生管理を行う. レジオネラ属菌はバイオフィルム中のアメーバに寄生して増殖するが，アメーバは細菌よりも消毒剤に抵抗性があるので，バイオフィルムを物理的に除去することも重要である.

1）循環式浴槽

浴槽水の消毒には塩素系薬剤を使用することが一般的だが，遊離残留塩素濃度は変動するため頻繁に測定し，0.2 ～ 0.4 mg/L以上かつ1.0 mg/L以下に保つ. 浴槽水は毎日換水することを原則とし，最低でも1週間に1回以上完全換水を行う. 貯湯槽を設置する場合は，60℃以上に保つことができるようにするか，専用の消毒装置を設ける. また，ろ過器を設置する場合は，循環配管のろ過器入口側に塩素系消毒剤の注入口を設置し，1週間に1回以上逆洗浄を行う. 打たせ湯およびシャワーには循環浴槽水を用いない. シャワーヘッド等は1年に1回以上分解・清掃する. シャワー設備が感染源であった場合には，シャワーヘッドを交換し，65℃以上の温湯を5分間以上定期的に流す方法が推奨されている. 給湯温度は55℃以上に

保ち，配管内の湯の滞留を防止する. 配管は1年に1回以上洗浄する.

2）クーリングタワー，ビルの空気調和設備に組み込まれている加湿装置

使用開始時および使用終了時に，水抜きおよび清掃を実施する. 使用期間中は1カ月に1回以上汚れの状況を点検し，必要に応じ，清掃や換水等を実施する. クーリングタワーの使用中は冷却水に殺菌剤および水処理剤を継続的に投入しする. 緊急時のクーリングタワーの消毒には，塩素（5～10 ppm）や1～3%の過酸化水素を数時間循環させる方法がある.

3 クリプトスポリジウムの消毒

クリプトスポリジウムは通常の塩素処理では殺滅できず，浄水処理を適切に実施しないと十分に除去できない場合があるため，飲料水の適切な安全管理対策が求められている. クリプトスポリジウムは多種類の哺乳動物に寄生し，腸管粘膜上皮細胞の微絨毛内で増殖してオーシスト（嚢子）を産生する. オーシストは糞便とともに排出されるが，排出された時点で感染性を有している.

1）消毒法

オーシストは手指や器具の消毒に使用される消毒剤の通常の濃度では死滅しないため，医療施設で汎用される5%ヒビテン液（グルコン酸クロルヘキシジン）や，低濃度の塩素消毒の効果は望めない. 常温で乾燥状態，60℃なら30分間程度で感染力を失うので，汚染箇所には拭き取り除去と乾燥を目的に，消毒用エタノールを使用する. 汚物で汚染された衣類やリネンは熱水消毒を行う.

2）クリプトスポリジウム汚染水の清浄化

クリプトスポリジウム汚染水には煮沸が有効である. また，オーシストの大きさは4～6μmであるため，孔径1μm以下のフィルターや逆浸透膜法が有効である. しかしながら，孔径が大きいフィルターでの処理水，活性炭処理水，オゾン処理水，イオン交換水，脱イオン水，塩素殺菌水などは，クリプトスポリジウムを確実に除去できない.

文　献

1）第十六改正日本薬局方（2011）
2）第17改正図説日本薬局方微生物試験法の手引き，文教出版（2016）
3）消毒剤マニュアル 第五版 ―消毒剤の特徴・使用法・使用上の留意点―，健栄製薬

3 | 遺伝毒性試験法

　遺伝毒性とは，化学物質などによってDNAが直接的または間接的な作用を受け，細胞のDNAや染色体の構造や量を変化させる性質をいう．遺伝毒性物質がDNA損傷を誘発すると，損傷部位に対してDNA修復やDNA合成が行われる際に塩基配列の変化が生じて遺伝情報が書き換わり，遺伝子突然変異として固定される．遺伝子突然変異が体細胞に起こればがん化の引き金となり，生殖細胞に起これば次世代個体の遺伝性疾患の原因となりうる．遺伝子突然変異はがん以外のさまざまな疾患の原因にもなる．体細胞における DNA損傷の蓄積は老化や免疫不全，心血管系疾患，神経変性疾患との，生殖細胞における DNA損傷は流産や不妊，次世代個体における遺伝病との関連が報告されている．

　遺伝毒性試験の目的は，体細胞および生殖細胞に遺伝毒性を誘発する物質などを検出することであり，その情報をヒト健康影響の評価に利用することである．遺伝毒性試験では，化学物質などに曝露された細胞の次世代の細胞のゲノムに不可逆的な変化をもたらす変異原性（mutagenicity）と，可逆的なゲノムへの影響を含む遺伝毒性（genotoxicity）を検出する．

　遺伝毒性試験法は，細菌やほ乳類培養細胞などを用いる in vitro 試験と，マウス，ラットなどの実験動物を用いる in vivo 試験に分類できる．代表的な遺伝毒性試験法を表Ⅰ-3-1に示す．In vitro 試験は一般に簡便，低コストであり，比較的短時間で結果を得ることができる．In vitro 試験に用いられる細菌やほ乳類培養細胞は，薬物代謝酵素活性を欠いているため，ベンゾ[a]ピレンやアフラトキシンなどの代謝物が遺伝毒性を示す，いわゆる pro-mutagen の検出には，ラット肝臓ホモジネートの上清（S9）を添加して試験を行う必要がある．In vivo 試験は，化学物質の代謝，吸収，排泄，分布などを反映した結果を得ることができるため，一般にハザード評価として利用されている in vitro 試験と比べてヒトへのリスク評価を行う際の外挿性が高い．評価対象組織として骨髄や肝臓を用いるのが一般的だが，特定の臓器や組織での発がん性が疑われる場合，化学物質の用途により他の組織での試験が望ましい場合，当該組織では十分な曝露が期待できない場合などは，適切な標的組織（例として，肺，皮膚，消化管）を選択する．生殖細胞での遺伝毒性を評価する際は精巣，精子を標的とした in vivo 試験が重要である．

表Ⅰ-3-1　代表的な遺伝毒性試験法

	in vitro 試験	*in vivo* 試験
突然変異誘発性	細菌を用いる復帰突然変異試験 培養細胞を用いる遺伝子突然変異試験 （TK試験）：マウスリンフォーマ TK試験（MLA），TK6試験	トランスジェニック動物遺伝子突然変異試験 *Pig-a* 遺伝子突然変異試験
染色体異常誘発性	ほ乳類細胞を用いる染色体異常試験 ほ乳類細胞を用いる小核試験 姉妹染色分体交換試験	小核試験 染色体異常試験
DNA損傷性	コメット試験 不定期DNA合成試験 *umu* 試験	コメット試験 姉妹染色分体交換試験 不定期DNA合成試験
生殖細胞遺伝毒性		トランスジェニック動物遺伝子突然変異試験 精原細胞を用いる染色体異常試験 げっ歯類を用いる優性致死試験 マウスを用いる遺伝子相互転座試験

個々の遺伝毒性試験は，使用する生物種と検出すべき遺伝毒性指標に応じて最適化されており，一つの試験ですべての遺伝毒性を検出できるわけではない．通常，相補的な種々の遺伝毒性試験を組み合わせることにより，化学物質が持つ広範な潜在的遺伝毒性を検出することが求められる（バッテリー試験）．新規医薬品申請のために要求されるバッテリー試験としては，

① 細菌を用いる復帰突然変異試験（*in vitro* 試験）
② ほ乳類細胞を用いる小核試験あるいは染色体異常試験もしくはマウスリンフォーマ細胞を用いる遺伝子突然変異試験（*in vitro* 試験）
③ げっ歯類を用いる造血組織での小核試験あるいは染色体異常試験（*in vivo* 試験）

が推奨されている．また，ほ乳類細胞を用いた *in vitro* 試験を必要としないバッテリー試験も認められている．この場合，以下が勧められる．

① 細菌を用いる遺伝子突然変異試験（*in vitro* 試験）
② げっ歯類を用いる造血組織での小核試験あるいは染色体異常試験（*in vivo* 試験）
③ 肝臓でのコメット試験（*in vivo* 試験）

A. 微生物を用いる試験

化学物質やX線などによって引き起こされたDNAの構造異常（損傷）は，DNA複製を経て塩基配列の変化を引き起こし，生物の遺伝形質を変化させる場合がある（突然変異）．DNAの塩基配列の変化には種々のものが知られているが，代表的なものとして塩基対置換型とフレームシフト型がある．塩基対置換型は，化学反応などによって修飾を受けた塩基対がDNA複製の際に他の塩基対に置換することであり，フレームシフト型は塩基配列上で塩基対の短い欠失や挿入が生じてアミノ酸に翻訳される際の読み枠（フレーム）がずれることである．遺伝毒性試験に微生物を用いる理由には，DNAの持つ構造や機能あるいは突然変異誘発機構が微生物においても高等動物においても基本的には共通であること，DNAの損傷や修復の機構についての研究が進んでいて遺伝毒性の解析が行いやすいこと，微生物は高等動物に比べて取り扱いが簡単であること，短時間に多くの検体を試験できること，必要経費が安価であること，すでに多くの試験が実施されデータベースが充実していること，などがある．

微生物を用いる試験で得られた変異原性の有無とがん原性の有無との間には一定の相関があるものの，がん原性の強さと変異原性の強さは必ずしも相関しない．しかしながら，すでに述べた数々の利点から考えれば，微生物を用いる変異原性試験は，がん原性物質をスクリーニングする方法として十分な価値がある．

1　細菌を用いる復帰突然変異試験

細菌を用いる復帰突然変異試験は，ネズミチフス菌（*Salmonella* Typhimurium）と大腸菌（*Escherichia coli*）のアミノ酸要求性株を用いて，その復帰突然変異を指標に変異原物質を検出する方法である．Ames, B.N.によってネズミチフス菌を用いる試験法が開発されたことから，Ames試験（エームス試験）とも呼ばれる．広義として大腸菌を用いる方法も含めて細菌を用いる復帰突然変異試験をAmes試験と呼ぶことがある．試験用ネズミチフス菌株は，ヒスチジンの合成酵素に関する遺伝子に突然変異が生じた菌株で，自らはヒスチジンを合成できないため，ヒスチジンを含まない培地では生育できないヒスチジン要求性（His$^-$）となっている．本試験法は his^- の菌株がHis$^+$ になる突然変異，すなわち復帰突然変異（reverse mutation）を測定することによって変異原性の有無およびその強さを調べるものである．大腸菌の場合は，トリプトファン要求性株WP 2 *uvrA* またはWP 2 *uvrA*/pKM101を用いる．試験の原理は，ネズミチフス菌の場合と同様であるが，アミノ酸要求性がトリプトファンに替わる（$trp^- \rightarrow$ Trp$^+$）．異なった特性を持つネズミチフス菌および大腸菌を複数組み合わせて用いることにより，変異原物質を幅広くスクリーニングすることができる（巻頭カラー頁ⅱ，**写真Ⅰ-1**参照）．

菌 株 — 以下の5菌株を用いて試験を行う [1] [2]

- *S.* Typhimurium TA98，TA100，TA1535，TA1537，TA97（TA97a）
- *S.* Typhimurium TA102，*E. coli* WP 2 *uvrA*

または WP 2 *uvrA*/pKM101

| 器具 | 火炎滅菌法，乾熱滅菌法，高圧蒸気滅菌法，ろ過滅菌法，紫外線，放射線法，ガス滅菌法のいずれかの方法に従って滅菌したものを用いる．

| 試薬および培地 | ① 最少グルコース寒天平板培地（プレート）：最少培地，20%グルコース溶液，寒天溶液を別々に調製し，高圧蒸気滅菌したのち，冷えて40〜50℃になったら混合し，直径90 mmのプラスチックシャーレに30 mLずつ分注する．表Ⅰ-3-2の組成で作製された最少グルコース寒天平板培地は市販もされている．

② 0.5 mmol/L L-ヒスチジン/0.5 mmol/L D-ビオチン水溶液：L-ヒスチジン54.3 mgおよびD-ビオチン85.5 mgを精製水700 mLに溶かし，ろ過滅菌する．冷蔵保存し，3カ月以内に使用する．

③ 0.5 mmol/L L-トリプトファン溶液：L-トリプトファン25.5 mgを水250 mLに溶かし，ろ過滅菌する．冷蔵保存し，3カ月以内に使用する．

④ 軟寒天：寒天0.6 gおよび塩化ナトリウム0.5 gを精製水100 mLに溶かし，高圧蒸気滅菌する．

⑤ トップアガー[3]：④の軟寒天10容量に対して，ネズミチフス菌を用いる場合は，②の0.5 mmol/L L-ヒスチジン/0.5 mmol/L D-ビオチン水溶液1容量を加え，大腸菌を用いる場合は，③の0.5 mmol/L L-トリプトファン水溶液1容量を加える．使用するまで約45℃に保温し，固まらないようにする．

⑥ ニュートリエントブロス液体培地：ニュートリエントブロス粉末2.5 gを精製水100 mLに溶かす．高圧蒸気滅菌したのち，冷蔵保存する．

⑦ 0.1 mol/L リン酸ナトリウム緩衝液：$Na_2HPO_4・12 H_2O$ 35.8 gを精製水1000 mLに溶かした0.1 mol/L リン酸二ナトリウム溶液に，$NaH_2PO_4・2H_2O$ 4.68 gを精製水300 mLに溶かした0.1 mol/L リン酸一ナトリウム溶液を撹拌しながら加え，pH 7.4に調整する．高圧蒸気滅菌したのち，冷蔵保存する．

| S9画分およびS9 mixの調製 | ① S9画分[4]：ラットにフェノバルビタールと5,6-ベンゾフラボンを腹腔内投与して薬物代謝酵素系を誘導した肝臓のホモジネートの9000×g上清が用いられる．S9画分は市販されている．

② 補酵素溶液：$MgCl_2$，KCl，グルコース6-リン酸（G-6-P），NADPH，NADHの各水溶液および

表Ⅰ-3-2　最少グルコース寒天平板培地の組成

組成：最少培地	
$MgSO_4・7H_2O$	0.2 g
クエン酸・H_2O	2 g
K_2HPO_4	10 g
$NH_4H_2PO_4$	1.92 g
NaOH	0.66 g
精製水	200 mL
20% グルコース溶液	
グルコース	20 g
精製水	100 mL
寒天溶液	
寒天	15 g
精製水	700 mL

リン酸ナトリウム緩衝液を調製し，表Ⅰ-3-3の割合に従って精製水に加えたのち，ろ過滅菌する．補酵素溶液はS9 mixを調製するまで氷冷下で保存する．

③ S9 mixの調製：S9画分と補酵素溶液を1：9の割合で混合し，ただちに氷冷保存したのち，3時間以内を目安に使用する．汎用されるS9 mixの組成を表Ⅰ-3-3に記す．補酵素溶液とS9 mixの凍結乾燥品が市販されている．

| 陽性対照物質 | 試験菌株に対して代謝活性化系非存在下（− S9 mix）および代謝活性化系存在下（＋ S9 mix）で変異原性を示す物質を表Ⅰ-3-4からそれぞれ1種選んで用いる．

| 試験菌株の保存 | 菌懸濁液8 mLにジメチルスルホキシド（DMSO）を0.7 mLの割合で加えて混合し，超低温槽用小試料瓶に0.2 mLずつ分注し，液体窒素またはドライアイス・アセトンにより急速凍結後，超低温槽に入れ，凍結保存菌懸濁液として−80℃で凍結保存する．

| 菌懸濁液の調製 | 凍結保存菌懸濁液を室温で解凍して，三角フラスコあるいはL字管に分注したニュートリエントブロス10 mLに対して10 μLを植菌する．これを37℃で8〜12時間，好気的に振とう培養し，静止期の初期で培養を止める．菌濃度が$1 × 10^9$ cells/mL以上であることを確認する[5]．

| 被験物質溶液および陽性対照物質溶液の調製 | 被験物質および陽性対照物質を滅菌水またはDMSOに溶解する．被験物質の用量は，適切な用量間隔（原則として公比$\sqrt{10}$以下）で5段階以上の解析できる用量を用いる．最高用量は，あらかじめ用量設定試験を行い，生育阻害およ

27

表I-3-3　S9 mixの組成

成分	S9 mix 1 mL 中の量(mL)	最終濃度 (μmol/mL)
S9 画分	0.1	
0.4 M MgCl₂ 水溶液	0.02	8
1.65 M KCl 水溶液	0.02	33
1 M G-6-P 水溶液	0.005	5
0.1 M NADPH 水溶液	0.04	4
0.1 M NADH 水溶液	0.04	4
0.2 M リン酸ナトリウム緩衝液(pH 7.4)	0.5	100
精製水	0.275	

表I-3-4　陽性対照物質

試験菌株	−S9 mix 変異原物質	用量 (μg/plate)	+S9 mix 変異原物質	用量 (μg/plate)
TA 100	AF-2	0.01	2 AA	1
	4 NQO	0.025	BP	5
TA 1535	SA	0.5	2 AA	2
	ENNG	5		
TA 98	AF-2	0.1	2 AA	0.5
	4 NQO	0.2	BP	5
TA 1537	9 AA	80	2 AA	2
	ICR-191	1	BP	5
TA 97, TA 97 a	9 AA	80	2 AA	5
	ICR-191	1		
WP 2 *uvrA*	AF-2	0.01	2 AA	10
	ENNG	2		
WP 2 *uvrA*/pKM 101	AF-2	0.005	2 AA	2
	CHP	100	BP	5

9 AA：9-aminoacridine HCl hydrate, 2 AA：2-aminoanthracene, BP：benzo[*a*]pyrene, CHP：cumene hydroperoxide, ENNG：*N*-ethyl-*N'*-nitro-*N*-nitrosoguanidine, AF-2：2-(2-furyl)-3-(5-nitro-2-furyl)acrylamide, ICR-19 1：2-methoxy-6-chloro-9-[3-(2-chloroethyl)aminopropylamino]acridine・2 HCl, 4 NQO：4-nitroquinoline-1-oxide, SA：sodium azide.

び溶解性（被験物質のプレート上での析出）を考慮に入れて設定する．原則として，生育阻害の現れる用量を最高用量とし，生育阻害がみられない場合は5 mg/plateを最高用量とする．難溶性物質で，試験に用いた菌株で生育阻害がみられない場合には，プレート上で明らかに被験物質が析出する用量を最高用量とすることができる．陽性対照物質は100μL中に**表I-3-4**の量を含む溶液を調製する．

試験操作　各濃度の被験物質溶液，陽性対照物質溶液および溶媒（滅菌水またはDMSO）のそれぞれについて，2枚または3枚の最少グルコー

ス寒天平板培地を用いて，試験菌株ごとに代謝活性化系非存在下と存在下で試験を行う．アルミキャップ付き試験管に使用溶媒，被験物質溶液あるいは陽性対照物質溶液を100μL分注し，次いで，代謝活性化系非存在下の場合は，リン酸緩衝液500μLを，代謝活性化系存在下の場合は，S9 mix 500μLを分注する．さらに，菌懸濁液100μLを加えたのち，恒温振とう槽を用いて，37℃，100～120回/分程度の条件で20分間振とうする（プレインキュベーション）．振とう終了後，トップアガー2 mLを添加し，内容物を混合する．ただちに混合液をプレート上に注ぎ一様に広げる．トップアガーが固まったのち，プレートを倒置してインキュベーターに入れ，37℃で約48時間培養する．試験操作の流れを**フローチャート**に示す．

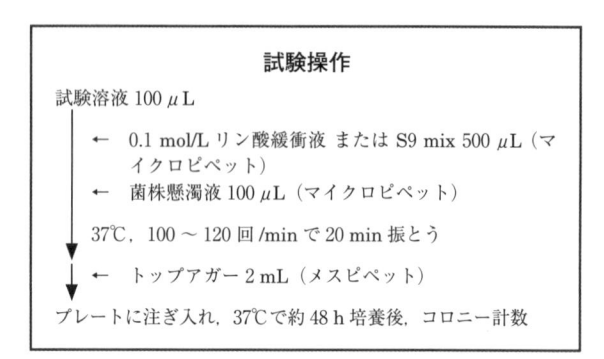

試験操作

試験溶液 100 μL

　← 0.1 mol/L リン酸緩衝液 または S9 mix 500 μL（マイクロピペット）

　← 菌株懸濁液 100 μL（マイクロピペット）

37℃，100～120 回/min で 20 min 振とう

　← トップアガー 2 mL（メスピペット）

プレートに注ぎ入れ，37℃で約 48 h 培養後，コロニー計数

廃液および試料の廃棄方法　微生物培養液および培養液が接触した器具等は，〔器具〕に記載した方法により滅菌する．

コロニーの計数と記録　各処理群について，プレート当たりの復帰変異コロニー数を計数・記録し，用量ごとの平均値を算出する．計数に際しては肉眼やコロニーカウンターなどによる自動計測で行う．また，肉眼あるいは実体顕微鏡でプレートを観察して，試験菌株（背景菌）の生育阻害の有無を確認する．さらに，肉眼で被験物質の析出の有無を確認する．

試験結果の判定　はじめに，試験が適切に行われたかどうかを溶媒対照群と陽性対照群の復帰変異コロニー数および試験菌株の増殖阻害の有無から判定する．次いで，被験物質について試験結果の判定を行う．被験物質について，復帰変異コロニー数の平均値が溶媒対照群に比較して明らかに増加し，かつ，その増加に用量依存性あるいは再現性が認められた場合に陽性と判定する．一般的には溶媒対照の2倍以上に増加し，かつ用量依存性が認められた場合に陽性と判定する2倍法が用いら

れることが多い．試験を2回以上繰り返すか，あるいは用量設定試験と本試験とで照合するか，何らかの方法で再現性を確認することが望ましい．明確に陽性または陰性と判定できない場合は，確認のための試験を行う．その場合，公差または公比2以下に用量間隔を狭めたり，複数のS9濃度で試験するとよい．

| 変異原性比活性の算出 |

陽性となった各用量において，次式を用いて被験物質1mg当たりで誘発される復帰変異コロニー数を算出し，その中で一番高い値を比活性とする．比活性値が1000コロニー/mg以上の場合は強い陽性とみなされる．

$$比活性 = \frac{(当該用量での復帰変異コロニー数) - (陰性対照の復帰変異コロニー数)}{当該用量（mg/plate）}$$

📝 注釈

1) 各施設のバイオセーフティー委員会による規制に従い，使用する細菌のバイオセーフティーレベル（BSL）に適応した施設および設備を用いて試験を行う必要がある．表記の5菌株を基本セットとして用いる．標的のヒスチジン遺伝子座において，TA98はGCの繰り返し配列部分，TA1537，TA97，TA97aは，シトシンの繰り返し配列部分が変異検出部位であり，この部位に塩基の挿入や欠失を誘発するようなフレームシフト変異原に対して感受性を示す．TA100およびTA1535は標的であるヒスチジン遺伝子座のG：C部位で，TA102はヒスチジン遺伝子座のA：T部位で，WP2 uvrAとこれにpKM101プラスミドを導入したWP2 uvrA/pKM101はトリプトファン遺伝子座のA：T部位で塩基対置換変異を検出できる．

2) 被験物質の種類によっては感受性が低いと考えられる場合には，他の菌株を用いて試験を追加実施するのもよい．これらの Salmonella Typhimurium TA 株は Ames, B.N. により開発されたもので，Salmonella Typhimurium LT2株に由来する．TA 株の特性を表 I-3-5 に示す．膜変異の rfa^- は細胞壁のリポ多糖類の合成ができない菌株で，化学物質の透過性が高く，分子量の大きいものも細胞内に入ることができる．uvrB 遺伝子の欠失によりヌクレオチド除去修復系（紫外線により生じるチミンダイマーや変異原物質により生じる大きな付加体など，DNA 鎖に歪みを生じるDNA 損傷の修復に関与）を欠いた株は，変異原物質への感受性が高くなっている．uvrB 遺伝子欠失株はビオチン合成の遺伝子も欠失しているのでビオチン要求性となっている．pKM101は，薬剤耐性因子R-factorプラスミドでアンピシリン耐性である．本プラスミドを持つTA100，TA98は，持たないTA1535，TA1538よりも多くの変異原物質に対して感受性が高く，スクリーニング試験にはTA100とTA98が通常用いられる．マイトマイシンCのようなDNAに架橋（クロスリンク）を起こす被験物質の場合には，uvr^+のTA92，TA94やTA102で試験を行うとよい．また，TA102とTA104はともに過酸化物，アルデヒド化合物に高感受性である．大腸菌WP 2 uvrAは，ネズミチフス菌で陰性の結果を与える金属変異原性物質に対して陽性を示す．また，ネズミチフス菌では感受性の低いアゾ色素やヒドラジン化合物，さらにニトロソ化合物に対しても感受性が高い．

3) 突然変異が固定されて遺伝子産物が発現されるためには，数回の細胞分裂が必要である．そのため試験に使用する軟寒天中に，試験菌株が数回分裂するために要する栄養素（ネズミチフス菌の場合はヒスチジンおよびビオチン，大腸菌の場合はトリプトファン）を加える．

4) 多くの変異原物質は動物の体内で代謝されて活性型となり，DNAに作用する．ほ乳類の肝ホモジネートの9000×g上清（S9画分）にNADPHなどの補酵素類と緩衝液を加えたものをS9 mixと呼び，復帰突然変異試験は，このS9 mixを加える場合（代謝活性化系存在下：＋S9 mix）および加えない場合（代謝活性化系非

表 I-3-5 Salmonella Typhimurium TA 株の特性

ヒスチジン合成遺伝子の変異部位					膜変異	ヌクレオチド除去修復系の有無	R-factor プラスミド	
検出する変異原のタイプ								
フレームシフト型			塩基対置換型					
hisD 6610	hisD 3052	hisC 3076	hisG 46	hisG 428			pKM 101	pAQ 1
TA 97	TA 1538	TA 1537	TA 1535		rfa^-	$uvrB^-$	−	−
	TA 98	TA 2637	TA 100	TA 104	rfa^-	$uvrB^-$	+	−
				TA 102	rfa^-	$uvrB^+$	+	+
	TA 94		TA 92		rfa^+	$uvrB^+$	+	−

pAQ 1：復帰変異の標的部位であるhisG428の遺伝子を持ったマルチコピープラスミド，テトラサイクリン耐性である．

存在下：−S9 mix）の両方について調べる必要がある.
5）菌懸濁液の660 nmにおける吸光度を測定し，あらかじめ作製しておいた生菌数−吸光度曲線から生菌数を換算する. 1×10^9 cells/mL以上の菌数が得られない場合は，使用しない. 毎回新しく培養した試験菌株の懸濁液を用いる. 培養終了後の菌液は氷冷保存せず，3時間以内を目途に使用するのがよい.

【実験操作Q&A】

Q1　uvrB$^-$とはなんのことですか？

A　uvrB遺伝子を欠損していることを意味します. uvrB遺伝子を欠損することにより，ヌクレオチド除去修復系が正常に機能せず，紫外線や変異原物質への感受性が高くなっています.

Q2　試験溶液，リン酸緩衝液またはS9 mix，菌株懸濁液を入れたアルミキャップ付き試験管をプレインキュベーションするのはなぜですか？

A　プレインキュベーションを行わないで直接最少グルコース寒天平板培地（プレート）に重層するプレート法も行われますが，一般にはプレインキュベーション法のほうがプレート法より感度が良いといわれており，日本では多くの研究機関がプレインキュベーション法を実施しています.

Q3　コロニーを数えるとき，コロニーの大小は関係ありますか？

A　Ames試験では，復帰突然変異した菌数をコロニー数として計数します. 復帰突然変異した1個の菌から1個のコロニーが形成されるのでコロニーの大小に関係なく計数します. ただし，複数のコロニーが近接して大きなコロニーを形成している場合は，その大きなコロニーを形成している複数のコロニーの数を数えます.

Q4　コロニーを数えるとき，白色コロニーのほかに黄色や赤色など白色以外のコロニーが現れた場合，白色以外のコロニーも計数したほうがよいですか？

A　白色以外のコロニーは，復帰突然変異した菌ではなく，混入したネズミチフス菌以外の菌によるコロニーと考えられるため，それらは計数せず，白色コロニーのみ計数します.

Q5　溶媒（陰性）対照群の復帰変異コロニー数が100個ぐらいあるのですが大丈夫ですか？

A　陰性対照群の復帰変異コロニー数は，菌株ごとに異なります. 文献などではTA100株の場合，90〜160個程度，TA98株の場合，20〜40個程度と報告されています.

Q6　微小コロニーが出現した場合，どのように評価したらよいですか？

A　肉眼あるいは実体顕微鏡でプレートを観察して，試験菌株（背景菌）の生育阻害の有無を確認します. 背景菌が見られない場合は，被験物質の作用により試験菌の大部分が死滅し，生き残った非変異体の菌がトップアガー中のヒスチジンを利用して増殖し，微小コロニーを形成したと考えられます. そのため，微小コロニーを復帰変異コロニーとして計数せず，その用量より低い被験物質用量で再度，試験を行う必要があります.

Q7　グラフを書く際，相関係数（r^2）を求める必要がありますか？

A　結果の統計的な処理について，一定の方向付けはされていませんが，英国環境変異原学会ではDunnettの多重比較や線形回帰分析法を推薦しています.

Q8　実習書やプラッテに試験用ネズミチフス菌の培養懸濁液をこぼした場合，どうしたらよいですか？

A　試験用ネズミチフス菌がuvrB$^-$の場合，紫外線感受性なので紫外線殺菌灯の紫外線を照射することで殺菌することができます. また，消毒用エタノールの噴霧や消毒用エタノールでの清拭によりuvrB$^-$であるか否かにかかわらず試験用ネズミチフス菌を殺菌できます.

B. ほ乳類培養細胞を用いる試験

変異原物質や発がん物質，放射線などによる遺伝子突然変異を検出する目的で，微生物を用いる復帰突然変異試験が確立されたが，より大きな染色体レベルの変化として観察される異常を検出できること

から，ほ乳類培養細胞を用いる各種の試験法が開発された．これら*in vitro*試験は，試験材料に細菌やほ乳類培養細胞を用いることから，動物個体を用いる*in vivo*試験よりも一般に簡便かつ低コストで試験を実施できる．また，処理濃度や処理時間などを正確にコントロールでき，短期間で反復して実験を行える利点がある．一方でこれらの試験材料は薬物代謝酵素活性が不十分なため，一般的に外因性由来の代謝活性化系としてラットなどの肝臓ホモジネートの上清（S9）を添加した系も用いる．ただし，外因性の代謝活性化系は*in vivo*での状況を完全に再現するものではない．

1 染色体異常試験

　染色体異常試験は，ほ乳類の培養細胞に被験物質を作用させ，一定時間後に染色体標本を作製して顕微鏡で観察し，染色体異常を持つ細胞を検出する試験である．遺伝毒性試験法として簡便な細菌を用いる復帰突然変異試験と比較して，*in vitro*染色体異常試験は，原核細胞にはない染色体への影響をとらえることができる点で重要な試験であり，各種の試験法ガイドラインに取り入れられる理由になっている．

　使用する細胞には，種々の細胞株やヒトまたは他のほ乳類末梢血リンパ球を含む初代培養細胞を用いることができる．環境汚染物質などの一般化学物質の影響を調べるときには，反復検査が可能である樹立されたほ乳類培養細胞株を使用する．細胞は，染色体が大きく，かつ染色体数が少なく，比較的安定な核型を示すチャイニーズハムスターの細胞株が，扱いやすさと解析の容易さの点から使用されることが多い．

　染色体の異常は，構造の異常と数の異常とに分けられ，構造異常は二つの基本型に分けられる．一つは染色体型（chromosome type）といわれるもので，染色体の両方の染色分体上の同一部位に関与する異常である．もう一つは染色分体型（chromatid type）といわれるもので，染色体の一方の染色分体のみに関与する異常である．これらの異常はさらに二つのタイプに分類できる．一つは単純な切断（break）であり，もう一つは2カ所以上の切断部位での相互変換により生ずる交換（exchange）型異常である．交換型異常には多種多様なものが含まれているが，基本的な分類は染色体型，染色分体型ともに同じである．染色体異常の分類については詳細な検討がなされており，

表 I -3-6　染色体異常の分類

A. 構造異常（structural aberration）
　1）染色体型異常（chromosome-type aberration）
　　a. 染色体切断（chromosome break：csb）
　　b. 染色体交換（chromosome exchange：cse）
　2）染色分体型異常（chromatid-type aberration）
　　a. 染色分体切断（chromatid break：ctb）
　　b. 染色分体交換（chromatid exchange：cte）
　3）その他
　　断片化（fragmentation：frg）
B. 数的異常（numerical aberration）
　1）異数性（aneuploidy）
　2）倍数性（polyploidy）
C. その他
　1）ギャップ（gap）
　　染色体ギャップ（chromosome gap：csg）
　　染色分体ギャップ（chromatid gap：ctg）
　2）構築上の変性（constitutional alteration）
　3）C 有糸分裂（C-mitosis）

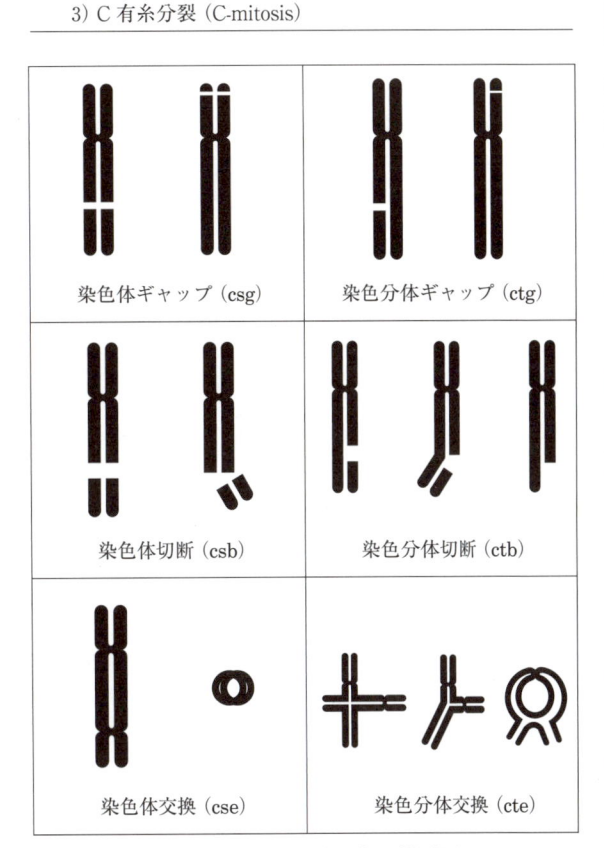

図 I -3-1　染色体異常の模式図

国際命名規約にも盛り込まれ，表 I -3-6 に示した略記号が用いられている．染色体異常の模式図を図 I -3-1に示す．放射線で誘発される染色体異常は染色体型異常が多いが，化学物質では例外があるものの染色体型異常は誘発されず，染色分体型異常のみが誘発される．これは化学物質のDNAに対する損傷（修

飾）がただちに染色体異常に反映するのではなく，DNA合成期を経過することによって初めて染色体異常として発現することによるものと考えられる．

数的異常には異数性（aneuploidy）と倍数性（polyploidy）とがある．異数性は染色体の数が1〜数本増加または減少するもので，その結果，高二倍性（hyper-diploidy）や低二倍性（hypodiploidy）細胞が生じる．一方，倍数性は染色体数が倍化する現象で，これによって三倍性（triploidy）や四倍性（tetraploidy）細胞などが形成される．これらは分裂機構に対する傷害作用や細胞融合の結果として生ずるもので，異数性には細胞質分裂の阻害，紡錘糸の機能障害による細胞分裂阻害，一部染色体の不分離（non-disjunction）による不均等分裂，分裂期あるいはG2期への移行阻害など種々の要因が含まれる．

2　小核試験

ほ乳類培養細胞を用いる小核試験は，ほ乳類の培養細胞に被験物質を作用させ，一定時間後に間期細胞のスライド標本を作製して細胞質内に小核を有する細胞を観察する試験である．本試験法は染色体異常誘発性を検出する試験であり，ほ乳類培養細胞を用いる染色体異常試験と同等の試験とされている．使用する細胞および細胞の処理方法は，染色体異常試験とほぼ同じである．しかし，染色体異常試験と比較して標本の観察が容易である点が特長である．

使用する細胞は，ほ乳類培養細胞を用いる染色体異常試験で使用可能な細胞が使用できる．また，染色体数が多く染色体の観察が難しい細胞であっても小核の観察は可能であるため，染色体数が比較的多いヒト細胞の使用も容易にできる．

小核は，染色体の断片または丸ごとの染色体を含む，主核と離れて存在する小型の核であり，主核と同様に染色される．小核は，染色体の構造異常により生成された染色体断片，あるいは，細胞分裂装置の異常により主核に取り込まれず細胞質内に取り残された染色体より生成する．したがって，小核の生成は染色体の構造異常あるいは数の異常が起こった証拠である．

3　培養細胞を用いる遺伝子突然変異試験（TK試験）

本試験法では，内因性チミジンキナーゼ遺伝子（ヒ

ト細胞ではTK遺伝子，げっ歯類細胞ではTk遺伝子と表す）の前進突然変異を測定し，特に二つの細胞株が用いられる．一つはマウスリンパ腫細胞L5178Y $Tk^{+/-}$-3.7.2c株を用いたマウスリンフォーマTK試験（MLA）であり，もう一つはヒトリンパ芽球様細胞TK6（p53正常細胞株）を用いたTK試験（TK6試験）である．いずれの細胞株もチミジンキナーゼ遺伝子を対立遺伝子の片方に持つヘテロ接合性（$Tk^{+/-}$）であることから，薬剤耐性を指標とした前進遺伝子突然変異（$TK^{+/-} \rightarrow TK^{-/-}$）の検出系として用いることができる．選択薬剤としてはチミジンキナーゼの代謝拮抗剤であるトリフルオロチミジン（TFT）を用いる．これらの試験では増殖速度が異なる2種類の変異体が出現する．正常細胞と同等の増殖性を示す変異体（MLAではlarge colony，TK6試験ではnormally growing mutant）と，増殖の遅い変異体（MLAではsmall colony，TK6試験ではslowly growing mutant）の2種類が観察される．正常細胞と同等の増殖性を示す変異体は主として標的となるTK遺伝子に限局された変異と考えられ，増殖の遅い変異体は主として染色体レベルの大きな構造異常や数的異常によりTK遺伝子を含む染色体領域が消失した変異体と考えられる．それぞれの出現頻度を比較することにより，誘発された変異の特徴を推定することが可能である．

C. げっ歯類を用いる試験

遺伝毒性試験法は$in \ vitro$試験と$in \ vivo$試験に大別される．化学物質のスクリーニング試験においては，より簡便な$in \ vitro$試験がまず実施され，細菌を用いた復帰突然変異試験や培養細胞を用いた染色体異常試験で陽性結果が得られた場合に，フォローアップ試験として$in \ vivo$試験が実施されることが多い．$In \ vivo$試験の目的は生体内での遺伝毒性の発現を評価することであり，個体における曝露経路や代謝，標的組織などを考慮した評価に有用である．

動物福祉の観点から，$in \ vivo$試験の実施に当たっては3Rsの原則（Replacement, Reduction, Refinement）に配慮する必要がある．日常的に同じ試験を行っている場合に試験ごとに同時陽性対照を置く必要がないことは，動物数削減の方法の一つである．また，遺伝毒性および一般毒性の複数の指標を

測定することで，一回の試験でより多くの情報を得る統合型の試験への取り組みも重要である．ただし，各試験法は投与方法や組織採取時期などが個別に最適化されているため，試験法の組み合わせによっては単独で実施した試験と比べて検出力が低下する可能性があることに注意する必要がある．

1 げっ歯類を用いる小核試験

げっ歯類を用いる小核試験の目的は，生体内において細胞遺伝学的損傷をもたらす物質を検出することであり，損傷により生じた染色体断片または染色体全体から構成される小核の形成を指標としている．本試験法は，*in vivo* での代謝，薬物動態およびDNA修復能を反映した遺伝毒性を評価するものであり，*in vivo* 試験系で検出された遺伝毒性の生体内影響を検討する場合に有用である．

ほ乳類赤血球小核試験では，通常，げっ歯類の骨髄または末梢血から採取した幼若赤血球における小核形成を評価する．骨髄細胞は血液還流が良く，細胞分裂も盛んに行われるため，小核試験の標的臓器として極めて優れている．しかしながら，発がん物質には臓器特異性があり，骨髄小核試験では必ずしも検出できない場合がある．それらを評価するために，骨髄以外の臓器を標的とした小核試験法の開発が精力的に行われ，肝臓，消化器系臓器，肺，精巣，皮膚などを標的とすることができるようになってきた．

2 トランスジェニック動物遺伝子突然変異試験

トランスジェニック動物遺伝子突然変異試験は，突然変異検出用のレポーター遺伝子をゲノム中に導入した遺伝子組換えマウスやラットを使用する*in vivo* 遺伝子突然変異試験である．原理的には個体のあらゆる組織で突然変異を検出可能であり，個体における曝露経路，発がん標的臓器，代謝などを考慮した評価に有用である．

本試験で用いられるトランスジェニック動物は主としてマウスおよびラットである．これらのゲノムには，λファージDNAまたはプラスミドDNAをベクターとして，突然変異を検出するためのレポーター遺伝子が多コピー導入されている．レポーター遺伝子はλファージまたはバクテリア由来で，動物個体内

では発現せず遺伝子機能による選択圧を受けないため，遺伝的に中立であるといえる．試験の概略を図I-3-2に示す．通常の試験では，動物個体を被験物質に曝露させたのち，任意の臓器・組織からゲノムDNAを抽出する．ゲノムDNAに組み込まれた導入遺伝子を，*in vitro* パッケージングによってλファージ粒子として，または制限酵素処理とセルフライゲーションによってプラスミドとして回収する．回収したλファージまたはプラスミドを宿主大腸菌に導入することで，突然変異を持ったレポーター遺伝子をλファージまたは大腸菌の変異体として検出する．検出された変異体の数を，回収したレポーター遺伝子の数（λファージまたは大腸菌の総数）で除して，突然変異体頻度（mutant frequency）を算出する．本試験での突然変異体頻度の背景値はおおむね10^{-6}〜10^{-5}であるが，使用する検出系によってその頻度は異なる．必要に応じて，突然変異体からレポーター遺伝子をPCRで増幅し，DNAシークエンシングによって塩基配列変化の情報を得ることができる．得られた突然変異スペクトルは，化学物質が誘発する突然変異の特徴を分析するために有用である．

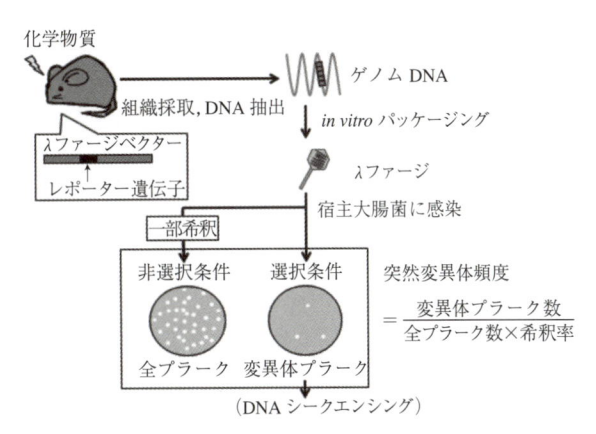

図I-3-2 トランスジェニック動物遺伝子突然変異試験の概略図

3 コメット試験

コメット試験〔Comet assay，単細胞ゲル電気泳動法（single cell gel electrophoresis：SCGE）とも呼ばれる〕は，遺伝子突然変異や染色体異常を引き起こす原因と考えられるDNA損傷を検出する試験法であり，細胞が採取，単離できれば，どの臓器（組織・器官）でも実施可能である．また，培養細胞

を用いた*in vitro*でも実施できるため，広範な細胞種に適用可能な試験法である．初期損傷の検出系であることから，被験物質により生じたDNA損傷が修復される前に臓器採取をすることが求められる．一般的に，2回あるいは3回以上の投与を実施し，最終投与後2〜6時間での臓器採取が，コメット試験でのDNA損傷検出に適している．

摘出した標的臓器から細胞を単離し，低融点アガロース液と混和させてスライドグラス上に塗布する．作製後のスライドグラスは速やかに界面活性剤と高濃度の塩を含むアルカリ溶液に浸し，細胞膜や核膜などを融解させたのち，高アルカリ条件下（＞pH 13）で電気泳動にかける．泳動緩衝液が高アルカリであることにより，DNAがアンワインディング（巻き戻し）され，一本鎖切断されたDNA断片も検出可能となる．また，DNA付加体や不完全な修復によりDNA鎖上に生成したアルカリ感受性部位が，高アルカリ条件で開裂，切断されることにより生じたDNA断片も検出可能となる．DNAは負に荷電しているため，電気泳動により陽極に移動する．電気泳動による移動度は，DNA断片の分子量に依存し，分子量が小さいほど移動度が大きい．つまり，ゲルに包埋されたDNAが損傷を受けていなければ，移動せず図I-3-3のようにそのままの丸い核の形態を維持しているが，DNAが損傷を受けて切断されていれば，断片となったDNAが大きさに応じて移動し，図I-3-4のように核から尾を引いたすい星（コメット）のような像を呈する．コメット試験では，DNA損傷性を定量的に評価するために画像解析ソフトを用いて解析し，DNA全体に対する尾に当たる部分のDNA量の割合（％tail DNA）や尾の長さ（tail length）などを指標として評価する．

DNA鎖切断は，化合物によって生じるDNA損傷以外に，細胞死によっても誘発される．アポトーシス，ネクローシスなどの細胞死による電気泳動像は，通常の電気泳動像とは異なる．DNAは，細胞死により細かく断片化されるため，電気泳動されると一斉に移動し，原点の核の部分に少量が残り（残らない場合もある），図I-3-5のように涙滴状の雲のような像（アポトーシス様細胞像，Hedgehog）となる．このような細胞は，遺伝毒性によるDNA損傷とは別に考え，解析対象細胞から除く．

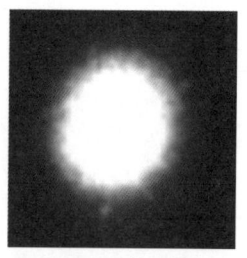

図I-3-3　DNA損傷を受けていない細胞核

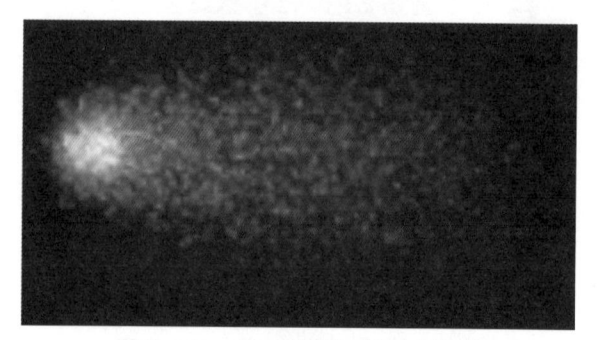

図I-3-4　DNA損傷を受けた細胞核

図I-3-5　細胞死を惹起した細胞核（Hedgehog像）

A. 衛生試験法

II

飲食物試験法

1 ｜ 食品成分試験法

本法は飲食物中に一般的に含まれている成分に関する試験法であって，飲食物の食品規格，純度の検査および栄養価を評価するためのものであり，A. 無機成分，B. 窒素化合物，C. 炭水化物，D. 脂質，およびE. ビタミンの各試験について記載してある．通常飲食物の一般試験としては外観，臭味，水分，灰分，タンパク質および脂質について試験する．

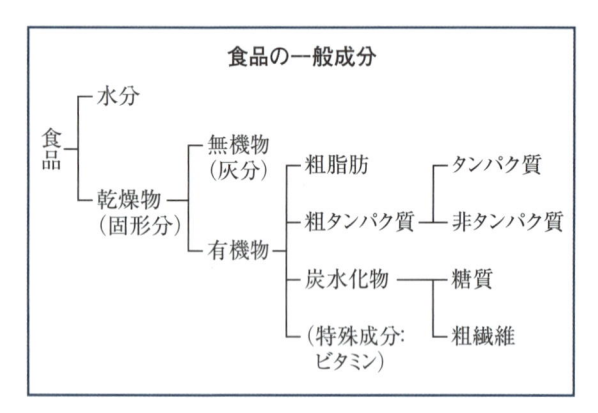

食品の一般成分

A. 無機成分

1 水分および灰分

1）水　分

この試験で水分とは，加熱乾燥法，蒸留法およびカール・フィッシャー法によって定量されるものをいう．水分は食品の性状を示す最も基本的な成分の一つである．食品の中に含まれる水分には，少なくとも次の三つの異なった存在形態が考えられる．

① 糖類，塩類および酸のような物質を溶かす溶媒としての水

② 固体成分の表面に吸着されているか，微細な毛細管内にある水

③ 食品成分と化学的結合状態にある水，たとえば，タンパク質や多糖類などの高分子化合物と水素結合し，ゲル構造の一部となっている水

つまり，①，② が遊離水（free water），③ が結合水（bound water）と呼ばれるものに相当する．食品中の水分含量は，微生物の発育と関連が深く，貯蔵性の点で重要な要因の一つである．

⑴ 加熱乾燥法（常圧加熱乾燥法）

この試験法は食品の種類，性質によって，加熱温度を ① 98〜100℃，② 100〜103℃，③ 105℃ 前後（100〜110℃）および ④ 110℃ 以上とする．① は動物性食品またはタンパク質含量の多いもの，② はショ糖または糖分の多いもの，③ は通常の植物性食品，④ は穀類などに適用する．

器具 ① 秤量皿（**図Ⅱ-1-1**）：上部直径約55 mm，低部直径約50 mm，深さ約25 mm のものと上部直径約75 mm，低部直径約70 mm，深さ約35 mm のものとの2種で，いずれもアルミニウム製で内ぶたを持ち，重量は前者が約25 g，後者が約35 g である．

② ガラス棒：海砂約20 g を入れた秤量皿に斜めに挿入したとき少なくとも1.5 cm 以上砂から突き出し，かつ密栓できるような長さのもの．

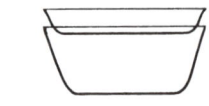

図Ⅱ-1-1　秤量皿

③ 自動温度調節器付き電気定温乾燥器

試験操作 ① 試料[1][2] 3〜5 g を 100〜110℃ で恒量とした重量既知の秤量皿（乾燥しにくい試料の場合は 20 mesh 精製海砂 20 g およびガラス棒をあらかじめ入れておく）に量る．

② ふたをずらして，各食品について指定した温度で 1〜5 時間乾燥したのち，デシケーター中で約30分間放冷し，重量を量る．

③ さらに秤量皿を 1〜2 時間乾燥し，恒量になるまで同じ操作を繰り返す．

④ こげやすいものについては4時間の乾燥1回で量る．乳・乳製品などについては3時間の乾燥で量る．

表Ⅱ-1-1　試料採取量，乾燥温度，乾燥時間の例

食　品　名	試料採取量 (g)	乾燥温度 (℃)	乾燥時間 (h)
穀類，乾めん，せんべい類	3～5	135	3
穀粉，デンプン	3	135	1～2
めし，生めん	3～5	135	2
パン類（菓子パンなどを除く）	2～3	135	1
いも類	3～5	100	5
大豆	5	130	2～3
きな粉，脱脂大豆	2～3	130	1
豆類（大豆以外）	5	135	3
種実類	5	130	1～2
油脂類	3～5	105	1～3
生魚および加工品	5～7	105	4～5
生肉および加工品	3～5	135	2
マヨネーズ，ドレッシング類	3～5	105	3
液状乳，クリーム	3	100	3
粉乳，練乳	1～3	100	3～4
チーズ	3～4	105	4～5
きのこ，海藻類	5	105	5

計　算：

$$\text{水分}(\text{g}/100\,\text{g}) = \frac{b-c}{b-a} \times 100$$

a：秤量皿の重量（g）

b：秤量皿に試料を入れて秤量したときの重量（g）

c：乾燥恒量に達したときの重量（g）

注釈

1）試料採取後，ただちに測定ができないときには，腐敗などにより水分量が変化しないように冷蔵庫などに注意して保存する．

2）試料採取量，乾燥温度，乾燥時間の目安は表Ⅱ-1-1のとおりである．

2）灰　分

この試験で灰分とは，食品を焼いて有機物を燃焼させたあとに残留する無機物質の総量をいう．

器具　①灰化容器：磁製蒸発皿，ふた付き磁製るつぼ

②電気マッフル炉：適当な大型のもの，またはガスバーナーでもよい．

試験操作　①**灰化容器の重量測定**：清浄な灰化容器を，電気マッフル炉またはガスバーナーで600℃以上に数時間強熱したのち，デシケーターに移して室温まで放冷し，ただちに重量を

量る．さらに2時間強熱し，恒量になるまで同じ操作を繰り返す．

②**試料の前処理**：試料を灰化容器に精密に量り，必要があれば灰化に先だって次の前処理を行う．

ⅰ）**前処理を必要としない試料**：穀類，豆類，その他以下の項に含まれないもの．

ⅱ）**あらかじめ乾燥を必要とする試料**：水分含量の多い動植物性食品は乾燥器内でできるだけ乾燥させる．液状食品，液状飲料は水浴上またはホットプレートなどで蒸発乾固させる．

ⅲ）**あらかじめ下焼きを必要とする試料**：灰化の際に膨張する試料であって，砂糖類および砂糖含量の多い食品，精製デンプン，卵白，一部の魚肉がこれに当たる．これらの試料は，バーナーの弱い炎で注意深く炭化するか，あるいは，ホットプレート上で，赤外線ランプを照射しながら，300℃以下で炭化する．

ⅳ）**燃焼を必要とする試料**：油脂類がこれに当たる．可及的に水分を除去し，これを加熱または点火して炎勢の弱まるまで燃焼させたのち，適当なふたまたは板をかぶせて火を消す．

③**灰化**：前処理後容器のまま電気マッフル炉中またはバーナー上に移して，温度を500℃に上げ，数時間以上この温度を保持し，白～灰白色の灰が得られるまで灰化を続ける．灰化終了後，加熱をやめ，そのまま放冷し，温度が約200℃に下がったときデシケーター中に移し室温になるまで放冷後ただちに重量を量る．

計　算：

$$\text{灰分}(\text{g}/100\,\text{g}) = \frac{W_1-W_0}{\text{試料採取量}(\text{g})} \times 100$$

W_0：恒量となった灰化容器の重量（g）

W_1：灰化後の灰化容器＋灰の重量（g）

定量用ろ紙の灰分の補正を行う場合は次式による．

$$\text{灰分}(\text{g}/100\,\text{g}) = \frac{W_1-(W_0+W_2)}{\text{試料採取量}(\text{g})} \times 100$$

W_2：定量用ろ液の灰分の重量（g）

3）水分活性

水分活性とは，食品中で微生物が利用しうる水分，すなわち食品中の遊離水分の含有率を表す尺度，水の活動度（water activity；Aw）である．一般に水分含量の高い食品は，細菌類による腐敗やカビの発生を起こしやすいので，乾燥，塩蔵，冷凍などにより貯蔵性を高める方法が従来より行われてきた．こ

れらの方法は，いずれも微生物の利用しうる水分を奪うという点で共通していることがわかる．つまり，食品に含まれる水分は，次の二つに大別できる．

① 食品成分と化学的に結合したもの
② 結合していない遊離の状態にあるもの

　いま，ある食品に砂糖のような可溶性物質を加えた場合，その食品中に含まれる遊離の水分は可溶性物質の溶解に使われるため，微生物が利用しうる水分量が減少する．その結果として，微生物の発育が阻止される．このように，微生物発育阻止効果を考えるときは，食品中に含まれる総水分量（水分含量）ではなく，水分の存在状態のほうがより重要になってくると考えられる．このような食品中の水の存在状態を表すために提案されたのが水分活性（Aw）という単位である．

測定法の原理：
　ある食品を容器に密封した場合，食品中の水分は，その容器の空間（空気）に存在する湿分に応じて，出入（蒸散，吸湿）を行い，やがて平衡に達する．この状態のとき，その容器の空間の示す相対湿度がその食品の水分活性である．この原理を利用して，水分活性の測定が行われる．

　水分活性（Aw）は次式で表される．

$$Aw = P/P_0 = RH/100$$

　　P_0：一定温度における純水の蒸気圧
　　P：同温度における食品の蒸気圧
　　RH：相対湿度（relative humidity）

　この場合，Pが食品でなく，純水であれば，PとP_0が等しく（$P/P_0 = 1$），そのAwは1である．水に可溶性物質が溶けると，水の一部はそのために使われるので，蒸気圧は低下する．したがって，Pが食品の場合，蒸気圧は純水のそれよりも低くなり，Awは1以下となる．また，Pがまったく水を含まない物質であれば，そのAwは0である．したがって，実際の食品の水分活性の値は，最大値が1，最小値が0の範囲である．

(1) グラフ挿入法[1]

　本法は重量平衡法により測定する方法である．特殊な装置は不要であり，その精度も良く，最も広く利用されている．

表II-1-2　飽和溶液の示す水分活性（Aw）（25℃）

試　薬	Aw	試　薬	Aw
$K_2Cr_2O_7$	0.980	$SrCl_2 \cdot 6 H_2O$	0.708
K_2SO_4	0.969	$NaBr \cdot 2 H_2O$	0.577
KNO_3	0.924	$Mg(NO_3)_2 \cdot 6 H_2O$	0.528
$BaCl_2 \cdot 2 H_2O$	0.901	$LiNO_3 \cdot 3 H_2O$	0.470
KCl	0.842	$K_2CO_3 \cdot 2 H_2O$	0.427
KBr	0.807	$MgCl_2 \cdot 6 H_2O$	0.330
$NaCl$	0.752	CH_3COOK	0.224
$NaNO_3$	0.737	$LiCl \cdot H_2O$	0.110

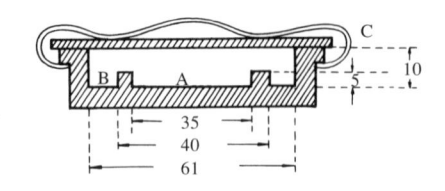

図II-1-2　コンウェイ拡散器の一例（断面図）
（単位：mm）

試　薬 ① 標準試薬：予測される試料の水分活性値を中心に上下同間隔になるように選ぶ（表II-1-2）．

装　置 ① コンウェイ拡散器：図II-1-2（標準形）のような壁の厚いペトリ皿に似た硬質ガラス製で，すり合わせのふたを有する．拡散器の内部は，底から盛り上がった円形のガラス壁によって内室Aおよび外室Bの同心円形に分かれ，内室Aの壁は，外室Bの壁の約1/2の高さである．Cは締め金．

試料の調製 容器包装を取り除いた食品10〜20gをとり，速やかに細切するか，または食品を内径25 mm以下のコルクボーラーで抜き取ったのち，約1gになるようにスライスし，これを試料とする．

試験操作 ① コンウェイ拡散器の外室には，標準試薬の結晶5〜10gを入れ，蒸留水を少量注いでこれを湿らせる．

② 一方，重量既知のアルミ箔（直径25 mm）に試料約1gをのせて精密に量り，これをコンウェイ拡散器の内室に入れ，すり合わせ部分に白色ワセリンを塗り，速やかに密封する．

③ 25℃（前後2℃の余裕が認められる），2時間（前後30分間の余裕が認められる）放置したのちに，ふたたび試料の重量を測定する．

④ この操作を，一つの試料についてそれぞれAw

表Ⅱ-1-3　食品の水分活性（Aw）

	Aw	水分 (g/100 g)	食塩 (g/100 g)	糖分 (g/100 g)
卵	0.97	75		
チーズ	0.96	約40		
あじの開き	0.96	68	3.5	
パン	0.93	約35		
塩たらこ	0.91	62	7.2	
ハム・ソーセージ	0.90	56〜65		
うにの塩辛	0.89	57	12.7	
塩ざけ	0.88	60	11.3	
しらす干し	0.86	59	12.7	
いかの塩辛	0.80	64	17.2	
いわし	0.80	55	13.6	
塩たら	0.78	60	15.4	
いかのくん製	0.78	66		
オレンジマーマレード	0.75	32		66
ケーキ	0.74	25		55
かつおの塩辛	0.71	60	21.1	
干しえび	0.64	23		
小麦粉	0.61	14		
煮干しいわし	0.57	16		
クラッカー	0.53	5		70
チョコレート	0.32	1		
脱脂粉乳	0.27	4		

の異なる6種類の標準試薬を用いて行い，試料の重量変化を求める.

それぞれの標準試薬で測定した試料の増減量（mg）を縦軸に，標準試薬のAw値を横軸に目盛ってグラフを作成する．これらの点を結ぶ直線あるいは曲線が増減0の線と交わる点が，その食品試料のAwである[2]。

注釈

1) 測定法の概要は次のとおりである．種々の塩類の飽和溶液がおのおの一定の水分活性を示すことを利用し，密閉容器に特定塩類の飽和溶液を入れて一定の相対湿度に保ち，この中に食品を置いて一定温度で一定時間放置し，水分が平衡に達した時点で食品の重量変化を求める．この変化をグラフにプロットする．重量増減が0を示すときの相対湿度がその食品のAwである.

2) 水分活性の測定値は小数点以下2けたまでとし，3けた目以下は切り捨てる．食品のAwとそのときの水分含量（g/100 g），食塩（g/100 g）および糖分濃度（g/100 g）を表Ⅱ-1-3に示す.

B. 窒素化合物

1　総窒素および粗タンパク質

食品中の窒素化合物としては，タンパク質，核酸，アミノ糖含有多糖，窒素含有脂質，ビタミン，ヘム骨格，生体アミン，尿素，アンモニアなど多種考えられるが，大部分の窒素はタンパク質に含まれている．したがって総窒素量から逆にタンパク質量を推定できる.

タンパク質の窒素含有量は平均16%であるから，総窒素量に窒素・タンパク質換算係数（窒素係数）$100/16 = 6.25$ を乗ずれば，おおよそのタンパク質量が求められる．このようにして求めたタンパク質量を特に「粗タンパク質（crude protein）」と呼び，食品中のタンパク質量として栄養価判定に用いる．しかし，正確には，食品ごとに求められた個別の係数を用いるのが望ましい．表Ⅱ-1-4に現在使用されている食品別の窒素係数を示す．この表にない食品については窒素係数6.25を用いる.

> 粗タンパク質＝総窒素量×窒素係数

(1) セミミクロケルダール法による定量

最も一般的な総窒素定量法である.

> **ケルダール法の原理:**
> 含窒素有機物を触媒存在下に H_2SO_4 で加熱分解し，窒素を NH_3 に変える（分解）．次いで，NaOH を加えてアルカリ性とし，遊離した NH_3 を水蒸気蒸留して，ホウ酸溶液で捕集する（蒸留）．この捕集液を $5\ mmol/L\ H_2SO_4$ で滴定してN量を求める（滴定）.

測定原理:

① 試料の分解

$$含窒素化合物 \xrightarrow[加熱]{H_2SO_4} NH_4HSO_4$$
（分解促進剤：$CuSO_4 \cdot 5H_2O$，K_2SO_4）

② 蒸留

$$NH_4HSO_4 + 2NaOH \longrightarrow NH_3 + Na_2SO_4 + 2H_2O$$

蒸留されたアンモニアはホウ酸に吸収されてホウ

表Ⅱ-1-4　窒素係数

食品材料	窒素係数	食品材料	窒素係数
穀類		豆類，堅果，種子	
小麦（硬，中間，または軟質）		落花生	5.46
全粒粉，小麦粉またはバルガー小麦粉	5.83	大豆，種子類（粉または製品）	5.71
（中または低加工品歩留まり）	5.70	木の実	
マカロニ，スパゲッティ，ペースト	5.70	アーモンド	5.18
米		ブラジルナッツ	5.46
玄米（殻だけ取る）		ココナッツ（外皮除去）	
家庭でつき，煮たもの	5.95	成熟，殻付き	
精白米		未熟，殻付き	5.30
ライ麦		栗（新鮮，乾燥とも）	
全粒粉，濃色粉		その他木の実	
粉（中程度歩留まり）		種子	
粉（低歩留まり）		ごまの実，サフラワー，ひまわり	5.30
大麦	5.83	牛乳，チーズ	
全粒（外皮をとり，搗いたもの）		牛乳（全種類）（新鮮，乾燥粉末とも）	
小粒にした粉粒（淡色または濃色）		チーズ（ハード，ソフトとも）	6.38
からす麦		ホエーチーズ	
オートミール，ロールドオート		油脂類	
		マーガリン（植物性，動物性）	6.38
		バター	
		他の食品	6.25

酸アンモニウムとなるが，本品は水溶液中では，次式の（1）または（2）のように解離する.

$$NH_3 + H_3BO_3 \rightleftharpoons NH_4BO_2 + H_2O \quad (1)$$
$$2NH_4BO_2 + 2H_3BO_3$$
$$\rightleftharpoons (NH_4)_2B_4O_7 + 3H_2O \quad (2)$$

【実験操作Q&A】①　総窒素および粗タンパク質（セミミクロケルダール法）

Q1　セミミクロケルダール法の蒸留操作の際，蒸留がなかなか進まないのですが，どうしたらよいですか？

A　水蒸気発生フラスコから送られた水蒸気が分解フラスコに達する頃に冷えてしまい，冷却器のほうへアンモニアを押し出す勢いが弱くなることが主な原因です. 火傷に注意しながら分解フラスコをアルミホイルで覆い，保温することで蒸留を速めることができます.

③ 滴定

$$2NH_3 + H_2SO_4 \longrightarrow (NH_4)_2SO_4$$

（1）のアンモニアを硫酸で滴定し窒素量を求める.（1）（2）は平衡反応であり，（1）のアンモニアが硫酸で消費されることにより平衡は左に傾く.

すべてのアンモニアが消費された時点が滴定の終点である（図Ⅱ-1-3）. 巻頭カラー頁ⅲ，写真Ⅱ-1参照.

試薬　①分解促進剤：$CuSO_4 \cdot 5H_2O \cdot K_2SO_4$（1：4）

②4％ホウ酸溶液：ホウ酸（H_3BO_3）40 gに水960 mLを加え，加温しながら溶解させ，冷却させたのち，1000 mLとする.

③ブロムクレゾールグリーン・メチルレッド試液[1]：ブロムクレゾールグリーン0.15 gおよびメチルレッド0.1 gを99.5％エタノール180 mLに溶解し，水を加えて200 mLとする.

装置　セミミクロケルダール（semimicro-Kjeldahl）法装置は，すべて硬質ガラス製のものを用い，接続部はすり合わせにしてもよい（図Ⅱ-1-4）. 装置に用いるゴムはすべて1 mol/L NaOH溶液中で10〜30分間煮沸し，次に水中で30〜60分間煮沸し，最後に水でよく洗ったのち用いる.

試験操作　試料の分解：

①N含量約20〜30 mgに対応する試料[2][3]を精密に量り，250〜300 mLのケルダール分解フラスコに入れる.

②これに分解促進剤1〜2 g，H_2SO_4 20〜30 mL，

次いでフラスコを振り動かしながら30% H_2O_2 1 mL を加え，金網上で穏やかに加熱する．

③ 試料が炭化したならば温度を高めて煮沸し，分解液が淡青色透明となってから，さらに1〜2時間加熱する[4]．

④ 分解液は冷後，徐々に水約100 mLを加え，これを200 mLのメスフラスコに移し，冷後水を加えて全量を200.0 mLとし，その20.0 mLをセミミクロケルダール分解フラスコにとり，分解フラスコを蒸留装置に装着する．

指示薬	変色範囲(pH)
ブロムクレゾールグリーン ＋ メチルレッド ＝ ブロムクレゾールグリーン・ メチルレッド	3.8(黄色)〜5.4(青色) 4.2(赤色)〜6.2(黄色) (灰赤紫色)＜5(微灰青色) ＜(緑色)

〔滴定〕

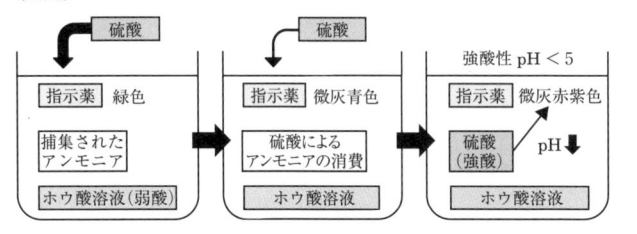

図Ⅱ-1-3　総窒素：セミミクロケルダール法

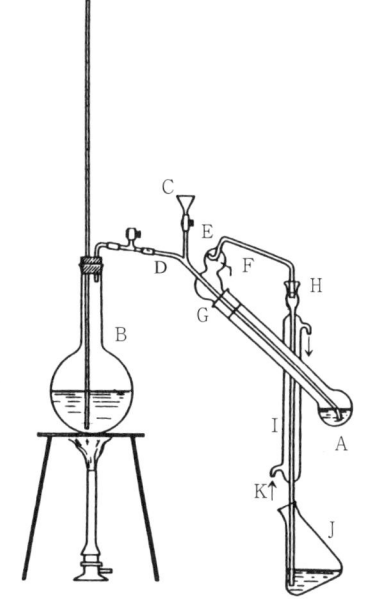

A：分解フラスコ（口径30 mm，首部の長さ160 mm，球部の容量100 mL）
B：水蒸気発生器（容量1 L，導通管Dとの間にT字管を入れ，それぞれゴム管で連結し，T字管にはピンチコックを付ける）
C：小ロート（ゴム管でDに連結し，途中ピンチコックを付ける）
D：水蒸気導通管
E：しぶき止めで球部の直径30 mm
F：小孔がある　　　　　　　G，H：すり合わせ
I：冷却器（外管200 mm，内管350 mm，内管の先端の口径約5 mm）
J：吸収用フラスコ（容量約200 mL）　　K：冷却水

図Ⅱ-1-4　セミミクロケルダール法装置

試験操作（蒸留と滴定）

蒸留装置の吸収フラスコ
←4%（w/v）ホウ酸溶液 15 mL（メスピペット）
←ブロムクレゾールグリーン・メチルレッド試液 3滴
←少量の蒸留水（冷却器の先端が液に浸かるまで）

蒸留装置にセット

蒸留装置の分解フラスコ
←希釈した分解液 20.0 mL（ホールピペットで直接分解フラスコへ）
←30%（w/v）NaOH 25 mL（蒸留装置の小ロート口から加える）
←蒸留水 10 mL で洗い込み（蒸留装置の小ロート口から加える）
←水蒸気発生器から水蒸気を導入

・吸収フラスコ内の留液が約100 mLとなるまで蒸留
・冷却器の先端を液面から離し，さらに数 mL 留液を集める
・蒸留水 数 mL で冷却器先端を吸収フラスコに洗い込む

吸収フラスコ　　試験溶液：緑色
←5 mmol/L H_2SO_4 で滴定（ビュレット）

試験溶液：微灰赤紫色（終末点）

蒸留と滴定：

① 蒸留装置の吸収フラスコに4%ホウ酸溶液（w/v）15 mLおよびブロムクレゾールグリーン・メチルレッド試液3滴を入れ，少量の水を加え，冷却器の先端をこの液に浸す．

② 蒸留装置の小ロートから30% NaOH溶液25 mLを加え，蒸留水10 mLで洗い込み，ただちに水蒸気発生器から水蒸気を導入し[5]，留液が約100 mLになるまで蒸留する．

③ 冷却器の先端を液面から離し，さらに数mL留液を集めたのち，冷却器の先端を少量の水で吸収フラスコに洗い込む．

④ 滴定：5 mmol/L H_2SO_4でブロムクレゾールグリーン・メチルレッド試液による緑色が微灰赤紫色に変わるまで滴定する．

⑤ 別に同様の方法で空試験を行う．

5 mmol/L H_2SO_4 1 mL ＝ 0.14007 mg N

計　算：

試料中の N 含量（%）[6]

$$= \frac{0.14007 \times (a-b) \times f \times 200 \times 100}{20 \times 試料採取量 （mg）}$$

a：本試験で中和に要した 5 mmol/L H_2SO_4 溶液の
　　mL 数

b：空試験で中和に要した 5 mmol/L H_2SO_4 溶液の
　　mL 数

f：5 mmol/L H_2SO_4 のファクター

粗タンパク質（%）＝ N（%）× 窒素係数

窒素係数：**表Ⅱ-1-4** に示す数値

廃液	分解促進剤には重金属の Cu が含まれている．Cu を含有する廃液は，「一般重金属廃棄」としてポリ容器に分別貯留する．

📝注釈

1）滴定指示薬はブロムクレゾールグリーン・メチルレッド試液（緑色 → 微灰青色 → 微灰赤紫色）を用いる．

2）穀類や豆類，あるいはそれらの加工品で乾燥状態にあるものは，細かく砕いてから十分混合して試料とする．魚や肉類，肉製品は，肉ひき器や乳ばちですりつぶして混合し，果物，野菜類は，ミキサーやホモジナイザーで摩砕混合すればよい．試料中のおよその窒素含量は日本食品標準成分表などから算出する．

3）成分が不均一な試料では，試料採取量が少ない場合，不正確な結果をまねくおそれがある．均質化し難い試料では，凍結乾燥を行い，乾燥した試料を粉末，均一化し，分析に供する方法もある．

4）分解フラスコは金網上に斜めに立てて加熱する．試料の炭化により生成した炭素は H_2SO_4 を還元し，SO_2 と CO_2 を生成する．SO_2 は，試料の炭化により発生する水素とともに試料中の窒素を還元して NH_3 に変え，

SO_3 となって揮散する．CO_2 の揮散に伴い分解液は透明になるが，透明になっても窒素化合物がすべて NH_3 になったわけではなく，さらに加熱を続ける必要がある．

5）水蒸気発生器の水に NH_3 の含まれるおそれのあるときは，H_2SO_4 数滴を加えておく．水蒸気蒸留が激しすぎると蒸留液の NaOH が飛沫となって捕集液に運ばれてしまう．

6）計算式は試料の分解液の一部を用いたときの式である．N 含量が少ない試料の場合のように，分解液をすべて用いて蒸留，滴定するときはその係数は必要ない．

2　アミノ酸

　この試験では，タンパク質を構成する各個のアミノ酸および各遊離アミノ酸の定性および定量試験を行う．タンパク質の栄養価は必須アミノ酸含有量によって決まる．近年，タンパク質の栄養評価には，面倒な生物学的実験によらず，簡便な化学的分析によって求めた必須アミノ酸含量から評価する方法が主流となった．化学的評価法で得た値は生物学的評価値とよく合致する．

　FAO/WHO が1973年に提案したアミノ酸評点パターンが，長年タンパク質の評価算定基準として採用されてきたが，1985年に FAO/WHO/UNU により改訂された．従来乳児においてのみ必須アミノ酸とされてきたヒスチジンが，各年齢についても必須アミノ酸として認められ，また年齢区分についても就学前児童（2〜5歳）区分が追加され，乳児，就学前児童，就学児童（10〜12歳），成人の4区分が設定された．さらに1989年には，Young らの研究が契機となって，身体維持のタンパク質必要量は年齢とともに本質

表Ⅱ-1-5　アミノ酸評点パターン（タンパク質当たりの必須アミノ酸：mg/g）

アミノ酸	WHO/FAO/UNU（2007 年）						WHO/FAO/UNU（1985 年）
	0.5 歳	1〜2 歳	3〜10 歳	11〜14 歳	15〜18 歳	18 歳以上	就学前児童 2〜5 歳
ヒスチジン	20	18	16	16	16	15	19
イソロイシン	32	31	31	30	30	30	28
ロイシン	66	63	61	60	60	59	66
リシン	57	52	48	48	47	45	58
メチオニン＋シスチン	28	26	24	23	23	22	25
フェニルアラニン＋チロシン	52	46	41	41	40	38	63
トレオニン	31	27	25	25	24	23	34
トリプトファン	8.5	7.4	6.6	6.5	6.3	6.0	11
バリン	43	42	40	40	40	39	35

に変わることはないとの理由により，年齢区分が再度見直され，乳児（0〜1歳），児童〜成人（2歳以上）の2段階となり，児童〜成人に対するアミノ酸評点パターンは1985年の就学前児童区分の数値が適用された．さらに，2002年のFAO/WHO/UNU合同専門家協議会においてタンパク質必要量の見直しが行われ，2007年に新たなアミノ酸評点パターンが公表された．1985年の就学前児童（2〜5歳）と，2007年の年齢別の評点パターンを**表Ⅱ-1-5**に示した．

食品のタンパク質の栄養価は，各必須アミノ酸含量（mg/gタンパク質）を，対応するアミノ酸評点パターン値（mg/gタンパク質）で除して，%表示している．その中で最も値の低いアミノ酸を第一制限アミノ酸と呼び，その%値をアミノ酸スコアという（100以上の場合は100とする）．この値がタンパク質の栄養価を表す．

一般的には，動物性タンパク質には貝類，甲殻類を除き制限アミノ酸はないが，植物性タンパク質には，摂取量が多い穀物においてリシン，含硫アミノ酸が，野菜類においてロイシン，含硫アミノ酸が第一制限アミノ酸として認められる．動物性タンパク質には，植物性タンパク質に不足しているこれら必須アミノ酸が多く含まれており，動物性タンパク質と植物性タンパク質のバランスが重要であるとされている．

(1) アミノ酸分析計による定性および定量

アミノ酸自動分析は，イオン交換クロマトグラフィーによって相互分離されたアミノ酸をニンヒドリンのような発色試薬で発色後，440 nmと570 nmにおける吸光度を自動的に記録し，各アミノ酸の溶出時間，あるいは吸光度の比較による定性，ピーク面積による定量を行う分析方法である〔注解2020・2.1.2.2 (1)，p.212-213〕．

C. 炭水化物

1 糖　類

1）単糖類・二糖類および糖アルコール類

(1) 高速液体クロマトグラフィーによる定性および定量

食品全般に適用できる．単糖類，二糖類および糖アルコール類の定性および定量ができる〔注解2020・2.1.3.1 1）(1)，p.218-220〕．

(2) 酵素法によるグルコース，フルクトースおよびスクロースの定量

本法はグルコース，フルクトースおよびスクロースを定量する〔注解2020・2.1.3.1 1）(2)，p.220-223〕．

2）水溶性全糖，グリコーゲンおよび不溶性全糖

(1) アントロン硫酸法による定量

本法は炭水化物含有量が一般に微量である生鮮魚介類および肉類について測定する場合に適用できる〔注解2020・2.1.3.1 2）(1)，p.223-224〕．

2 食物繊維

食物繊維（dietary fiber）の定義は多くの修正を経て，現在では「ヒトの消化酵素で消化されない食物中の難消化性成分の総体」という定義が受け入れられている．食物繊維は，細胞壁を構成するセルロース，ヘミセルロース，リグニンのほかに非構造成分のペクチン質，ガム質，粘質物などが主な成分である．動物性多糖類であるキチン，キトサン，化学的に修飾を施した多糖類（たとえば，カルボキシメチルセルロースなど），あるいは化学合成された多糖類（たとえば，ポリデキストロースや難消化性デキストリンなど）にも，植物性の食物繊維と類似の生理作用が認められている．

(1) 酵素－重量法による定量

本法は，植物性食品，動物性食品ならびに多くの加工食品の食物繊維の定量に広く適用できる方法である．ただし，特定保健用食品の関与成分としての使用実績の多い難消化性デキストリンのような低分子水溶性食物繊維の回収率は著しく低い〔注解2020・2.1.3.4(1)，p.229-230〕．

(2) 酵素－HPLC法（AOAC Method 2001.03）

本法は，酵素-重量法（プロスキー法）を基本とし，高速液体クロマトグラフィー法（HPLC）を組み合わせることにより，プロスキー法では分析が困難とされる低分子量水溶性食物繊維を含む食物繊維の総量を測定する方法である．〔注解2020・追補2025〕

D. 脂　質

1　粗脂肪

　粗脂肪とは食品や飼料の脂溶性物質のことであり，乾燥試料から抽出可能な全量をエーテルで抽出し，乾燥して重量を測定して粗脂肪とする．

(1) ジエチルエーテル抽出法による定量（一般法）

　本法は穀類，種実類，豆類などの粉末にしやすい食品に適用される．

| 装　置 | ① ソックスレー脂肪抽出器（**図Ⅱ-1-5**）
② 円筒ろ紙 |

| 試験操作 | ① 粉末にした試料2〜10 g を精密に量り，円筒ろ紙中に入れ，試料上に脱脂綿を一つまみ軽く詰め，適当な容器に入れ，100〜105℃の乾燥器中で2〜3時間乾燥し，デシケーター中に放冷したのち，ソックスレー抽出器の抽出管に入れる． |

　② 受器Aに脱水したジエチルエーテル1/2容量を入れ，装置を組み，8時間抽出する．

　③ 抽出終了後，手ばやく抽出管を冷却器から取りはずし，円筒ろ紙をピンセットで抜き出し，ただちに冷却器を接続して水浴上または電熱ヒーターで加温する．

　④ 受器中のジエチルエーテルがほとんど全部抽出管に移ったとき，受器を取りはずして水浴上に置き，受器中に空気を吹き込んでジエチルエーテル蒸気を揮散させ，受器の外側をガーゼで拭いて清浄にし，100〜105℃の乾燥器中で約1時間恒量になるまで乾燥し，デシケーター中に放冷したのち，秤量し，粗脂肪の量を次式によって算出する．

計　算：

$$粗脂肪（\%） = \frac{W - W_0}{試料採取量（g）} \times 100$$

　W_0：沸騰石を入れた受器の重量（g）
　W：脂肪を抽出し，乾燥したのちの受器の重量（g）

| 廃　液 | ジエチルエーテルを含む廃液は，「引火性廃油」として，ポリ容器に分別貯留する． |

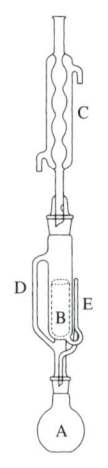

図Ⅱ-1-5　ソックスレー脂肪抽出器

A：フラスコ（溶剤および沸騰石を入れる），B：抽出管（乾燥した試料を円筒ろ紙に入れ，脱脂綿で覆い，この部分に納める），C：冷却器，D：Aで沸騰したジエチルエーテル蒸気の上昇通路，E：サイホン（浸出液がE管の最上端の高さまでたまると，液は自動的にAに流下する）

2　化学的試験

1）脂肪酸

　脂肪酸の定量分析法としては，酵素を利用した簡便定量法やHPLC法もあるが，ガスクロマトグラフィーによる分析法が最も広く行われている．ガスクロマトグラフィーにおいては低級脂肪酸はそのままでも分析可能であるが，通常メチルエステルとして分析する．エステル化して極性を下げることにより，沸点が下がり分離能も上昇するからである．ガスクロマトグラフィーでは，脂肪酸組成を知ると同時に，内標準物質を用いることにより定量を行うことができる．

(1) ガスクロマトグラフィーによる定性および定量

| 試　薬 | ① 0.5 mol/L ナトリウムメトキシド試薬：28%（5 mol/L）ナトリウムメトキシドのメタノール溶液を無水メタノールで希釈して用いる[1]. |

　② 内標準溶液：ペンタデカン酸メチル[2] 10.0 mg をヘキサンに溶かして10.0 mLとする．

　③ 標準脂肪酸溶液：パルミチン酸，ステアリン酸，オレイン酸，リノール酸などのメチルエステル混合物[3] 10.0 mgをヘキサンに溶かして10.0 mLとする．

| 装　置 | ガスクロマトグラフ：水素炎イオン化型検出器（FID）付きキャピラリー仕様[4] |

| 試験溶液の調製 |

脂肪の抽出[5]：

① 試料約5gを精密に量り，水16 mLを用いてホモジナイズする.

② クロロホルム・メタノール（2:1）100 mLを用い分液ロートに移し5分間振り混ぜる.

③ 静置したのちクロロホルム層をとる. クロロホルム層をとった残りの試料をクロロホルム・メタノール（2:1）100 mLで2回振り混ぜ抽出し，クロロホルム層をすべて合わせる.

④ クロロホルム層を0.5% NaCl水溶液100 mLで洗浄し，無水Na_2SO_4で脱水したのち，ろ過する.

⑤ クロロホルムをN_2気流下，40℃以下で減圧留去して[6]脂肪を得る.

メチル化脂肪酸の調製：

① 脂肪約20 mgを精密に量り，トルエン1 mLに溶かす.

② 0.5 mol/Lナトリウムメトキシド試薬2 mLを加えて振り混ぜ，10分間室温にて放置する.

③ 0.5 mol/L酢酸2 mLを加えて中和したのち，ヘキサン4 mLと内標準溶液1.0 mLを加え，1分間振り混ぜる.

④ ヘキサン層が完全に分離するまで静置したのち，分離した上層のヘキサン層をとる. 下層はさらにヘキサン5 mLにより抽出する.

⑤ 得られたヘキサン層を合わせ，無水Na_2SO_4と$NaHCO_3$を2:1に混合したもの少量を加えて30分間放置したのち，ろ過する.

⑥ 溶媒をN_2気流下，40℃以下で完全に留去し[6]，残渣をヘキサン5.0 mLに溶かして試験溶液とする.

| 試験操作 |

ガスクロマトグラフィーの条件：

　カラム：PEG20M キャピラリーカラム（0.25 mm i.d. × 30 m，膜厚0.25 μm）[4]

　カラム温度：140〜240℃（3〜5℃/min，昇温）

　注入口および検出器温度：240〜250℃

　スプリット比：1:25〜50

　キャリヤーガスおよび流量：He, 1〜2 mL/min

　メイクアップガス：N_2, 40〜50 mL/min

定　性：試験溶液および標準脂肪酸溶液それぞれ1〜2 μLを直接ガスクロマトグラフに注入する. 試験溶液と標準脂肪酸溶液のガスクロマトグラフィーより得られたピークの保持時間を比較して脂肪酸の定性を行う.

定　量：定性の場合と同じ条件でガスクロマトグラフィーを行い，得られた各脂肪酸のピーク面積，内標準

物質のピーク面積より内標準法を用いて定量を行う.

計　算：

$$脂肪中の各脂肪酸（mg/g）= \frac{P_1 \times 1000 \times K}{P_2 \times 脂肪採取量（mg）}$$

　P_1：各脂肪酸のピーク面積

　P_2：内標準物質のピーク面積

　K：$\dfrac{ペンタデカン酸の分子量}{ペンタデカン酸メチルの分子量} = 0.9507$

📝注釈

1) 細切した金属ナトリウム1.2 gを注意しながら無水メタノール100 mLに溶かして用いてもよい.

2) 市販のガスクロマトグラフィー用の脂肪酸メチルエステルを使用する. 奇数炭素鎖のペンタデカン酸（$C_{15:0}$）は天然にはほとんど存在しないため，内標準物質として用いられるが，試験溶液にあらかじめ内標準物質と同じ位置にピークのないことを確かめてから用いる必要がある. なお，内標準物質は脂肪酸ではなく脂肪酸メチルを使っているため，脂肪酸含量を計算するには内標準物質の秤量値を脂肪酸メチルから脂肪酸に換算する必要がある.

3) ガスクロマトグラフィー用の脂肪酸メチルエステル標準混合物が市販されている. 試料の脂肪酸組成に従って種々用意することが望ましい.

4) PEG 20M系のキャピラリーカラムとして市販されているものに，CARBOWAX 20M, SUPELCOWAX™ 10, DB-WAXなどがあり，これらを用いる. キャピラリーカラムの内径は，0.2〜0.32 mmのもので，これにより各脂肪酸を精度よく分離定量することが可能である. なおカラムによっては使用最高温度が250℃より低いものがあるため，使用温度には注意して用いる必要がある.

5) 食用油などは脂肪の抽出操作を行わず，そのままメチル化脂肪酸の調製に用いることができる.

6) 酸化を避けるため，できる限り緩和な条件（35〜40℃の不活性ガス気流中）下で溶媒を留去する. なお，炭素数14以下の脂肪酸メチルエステルは溶媒とともに一部留去されるおそれがある.

3　変質試験

　本法は油脂の変質の程度を判定するためのものであり，ここに得られた各数値を，新鮮な油脂の数値と比較する. この際，油脂の色調，臭気，味あるいは粘度など官能試験や物理的試験の結果，またヨウ素価も参考になる. 食品には脂質としてトリグリセ

表Ⅱ-1-6　市販食用油の実測値（開缶時測定）

試　　料	ヨウ素価	酸　　価	過酸化物価	カルボニル価
大　豆　油（しらしめ）	123〜133	0.10〜0.15	1.1〜2.9	1.0〜1.1
大　豆　油（サラダ）	129	0.10〜0.13	1.0〜2.0	0.9
な　た　ね　油	101	0.12	3.8	0.9
ご　ま　油	112〜119	0.3〜1.4	0.5〜3.9	0.7〜1.8
綿　実　油	117〜119	0.2〜0.25	0.2〜5.4	1.0〜1.9
米　　油	104〜114	0.2〜0.5	1.6〜2.3	0.9〜2.2
オ　リ　ー　ブ　油	75	0.65	4.8	0.9
とうもろこし油	123.5	0.15	3.1	1.4

表Ⅱ-1-7　各種油脂類および変質油脂の値

試　　料	ヨウ素価	酸　　価	過酸化物価	試　　料	過酸化物価
牛脂	40〜48	0.5〜1	1.2〜6.2	とうもろこし油	1.3
50℃ 500 時間 UV 照射	36〜40	1.5〜2	150〜225	99℃，6 時間加熱	80.8
鯨原油		1.40	7.45	99℃，10 時間加熱	275.5
同水洗油		0.50	4.1	99℃，14 時間加熱	560.2
ぬか油		0.84	2.3	大豆油	4.3
豚脂（精製）		2.3	10.3	99℃，6 時間加熱	14.4
牛脂（水洗）		0.7	3.0	99℃，10 時間加熱	81.0
ショートニング		0.08〜0.10	0〜0.5	99℃，14 時間加熱	141.8

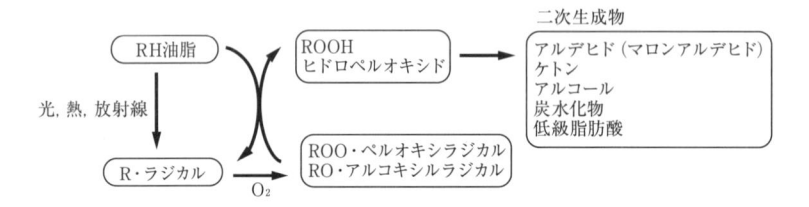

図Ⅱ-1-6　油脂の変質の模式図

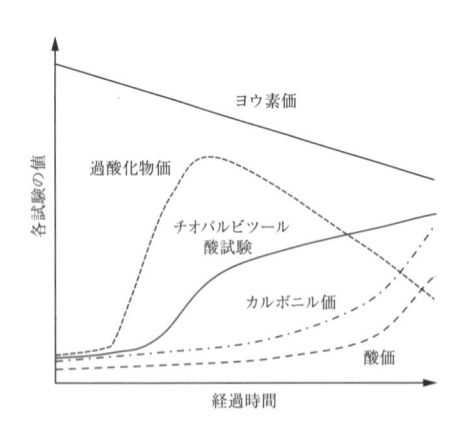

図Ⅱ-1-7　油脂の変質パターン（概念図）

油脂の化学的指標（表Ⅱ-1-8）

一般的指標

　酸価（acid value；AV），けん化価，エステル価，水酸基価，ヨウ素価，不けん化物，脂肪酸組成

変質指標

　過酸化物価（peroxide value；POV），チオバルビツール酸試験（thiobarbituric acid reactive substance；TBARS），カルボニル価，酸価（AV）

$$CH_2OCOR_1$$
$$|$$
$$CHOCOR_2$$
$$|$$
$$CH_2OCOR_3$$

脂質（トリアシルグリセロール）の構造

リド，リン脂質，ステロール，脂溶性ビタミンなどが含まれる．これらは，微生物の作用により加水分解や酸化あるいは低級脂肪酸への移行などの変化を受けるほか，脂質として不飽和脂肪酸(リノール酸，リノレン酸，アラキドン酸，エイコサペンタエン酸など)を含む場合には空気中の酸素によって酸化を受け変質する．このような食品中脂質の酸化（自動酸化）は熱，光，放射線，遷移金属イオンの存在などによって促進され，食品（油脂）の変質の主要因となっている．

油脂の変質の程度の参考値を表Ⅱ-1-6に示す．この値は新鮮なものの実測値であるが，絶対的なものではない．また表Ⅱ-1-7には実験的に変質させた場合の例を参考として掲げた．図Ⅱ-1-6，図Ⅱ-1-7も併せて参照のこと．

1）過酸化物価

油脂中の過酸化物の量を表す値であり，規定の方法により測定したとき，試料油脂1 kgによってKIから遊離されるヨウ素のミリ当量数[1]で表される．酸化変質した油脂中に存在する過酸化物は主としてヒドロペルオキシドで，それに環状ペルオキシド，ペルオキシ基で結合した重合体，過酸化水素なども含む．ヒドロペルオキシドは油脂の自動酸化反応における第一次生成物であるから，過酸化物の測定は変質程度を知る有力な方法である．しかし過酸化物は安定なものではなく，しだいに第二次，第三次生成物に変化していく．特に熱，光，重金属などの過酸化物分解因子により分解速度が大となるため，加熱した油脂あるいは変質程度の進んだ油脂においても過酸化物価は低いことがある．巻頭カラー頁iv，**写真Ⅱ-2**参照．

> 原理：過酸化物によりヨウ化物イオンが酸化されて生成するI_2を$Na_2S_2O_3$標準溶液で滴定することにより，過酸化物の量を測定するものである．
>
> $$ROOH + 2I^- + 2H^+ \longrightarrow ROH + I_2 + H_2O$$
> $$2Na_2S_2O_3 + I_2 \longrightarrow Na_2S_4O_6 + 2NaI$$

試薬	① イソオクタン・酢酸混液（2：3）

② 飽和KI溶液

③ デンプン溶液：可溶性デンプン1 gに水100 mLを加え，加熱して溶かしたのち，ろ過する．

④ 0.01 mol/L $Na_2S_2O_3$溶液

試験操作

試験操作

試料約1 gを共栓三角フラスコに秤量

　　← イソオクタン・酢酸混液（2：3）35 mL（メスピペット）
　　試料溶解
　　← 飽和KI溶液1 mL（メスピペット）

栓をして振り混ぜ，暗所に10分間放置

　　← 蒸留水30 mL（メスピペット，メスシリンダー）
　　激しく混和
　　← デンプン溶液1 mL（メスピペット）

試験溶液：褐色～紫色

　　← 0.01 mol/L $Na_2S_2O_3$溶液で滴定（ビュレット）

試験溶液：無色（終末点）

① 試料約1 gを共栓三角フラスコに精密に量り，イソオクタン・酢酸混液（2：3）35 mLを加え，必要があればわずかに加温して溶かす．

② フラスコ内の空気をN_2ガスで置換したのち用時調製した飽和KI溶液1 mLを加え，ただちに栓をして緩く振り混ぜ，暗所に10分間放置する．

③ フラスコに水30 mLを加えて激しく振り混ぜたのち，デンプン溶液1 mLを指示薬として0.01 mol/L $Na_2S_2O_3$溶液で滴定する[2]．別に空試験を行って補正する．

計算：

$$過酸化物価（meq/kg）= \frac{(a-b)f}{試料採取量（g）} \times 10$$

a：0.01 mol/L $Na_2S_2O_3$溶液の滴定数（mL）

b：空試験における0.01 mol/L $Na_2S_2O_3$溶液の滴定数（mL）

f：0.01 mol/L $Na_2S_2O_3$溶液のファクター

【実験操作Q&A】

Q2　過酸化物価の試験操作で，デンプン溶液を加えて発色後，チオ硫酸ナトリウム溶液を滴下して滴定する際の終点の見極め方がわからないのですがどう判断したらよいですか？

A　滴定を開始するとき，ヨウ素デンプン反応によって容器内の水層の色が褐色～紫色に変化しているはずです．このとき，油脂の溶解に使用した溶媒イソオクタン・酢酸混液（2：3）では，溶媒（イソオクタン）層が浮いています．滴定液を滴下して，溶液を混和すると，水層とこれらの有機溶媒層が混じり合ってエマルジョン状態にな

表II-1-8　油脂の化学的指標

項　目	定　義	備　考
酸価（AV）	油脂 1 gを中和するのに要するKOHのmg数	油脂に含まれる遊離脂肪酸の量を示す値
けん化価	油脂 1 g中のエステルのけん化および遊離酸中和に要するKOHのmg数	けん化価 ＝ エステル価 ＋ 酸価
エステル価	油脂1g中に含有するエステルをけん化するに要するKOHのmg数	エステル価 ＝ けん化価 － 酸価
ヨウ素価	油脂 100 gに吸収されるハロゲンの量をヨウ素のg数で示したもの	油脂中の不飽和結合の量と相関する
過酸化物価（POV）	油脂 1 kgによってKIから遊離されるヨウ素のミリ当量数	油脂の自動酸化の初期段階で生じる過酸化物の量を示す値
カルボニル価	2,4-ジニトロフェニルヒドラジンと反応させ，生成したヒドラゾンの油脂 1 g当たりの吸光度	過酸化物より生成するカルボニル化合物量を表す値
水酸基価	油脂 1 gをアセチル化するとき，水酸基と結合した酢酸を中和するのに要するKOHのmg数	無水酢酸を用いて試料中のOH基をアセチル化し，使われなかった酢酸を水酸化カリウム溶液で滴定する
チオバルビツール酸試験（TBARS）	油脂 1 gから生成する赤色色素のμmol数で表す	油脂を酸性条件下加熱して遊離する成分とTBAを反応させて，生じる532 nmに極大吸収を持つ赤色色素を定量することにより，油脂の脂質過酸化の程度を知る方法

ります．勘違いしがちなミスとしては，「滴定を進めるにつれて溶液全体が無色，かつ，透き通ったクリアな状態になる」というものがありますが，終点においては，溶液の水層部分の色が消失する状態になっていますが，イソオクタンと水が均一に混じり合うことはないので，エマルジョンのような濁ったドレッシング様の状態が消えることはありません（巻頭カラー頁iv参照）．あくまで，水層部分の色の変化に着目してください．

クロロホルム：難燃性有機溶剤
イソオクタン：引火性有機溶剤

🖉 注釈

1) 当量は電荷とモルを統合した単位であり，1当量は1モルの電荷を表し，物質中の荷電粒子のモル数にその物質の価数を乗じて算出する．したがって，電荷が＋1または－1のイオンの1モルは1当量であり，電荷が＋2または－2のイオンについては1モルが2当量である．ミリグラム当量（meq）は1当量の1/1000である．
・meq ＝ mg/式量 × 価数 ＝ mmol × 価数
・0.01 mol/L $Na_2S_2O_3$溶液1 mL ＝ ヨウ素 0.01 meq

に相当
2) 滴定の終末には瓶に栓をし，激しく振り動かしてクロロホルムあるいはイソオクタン中に残存するヨウ素を全部水層に転溶させる．

2）カルボニル価

　過酸化物より生成するカルボニル化合物量を表す値である．試料に2,4-ジニトロフェニルヒドラジンを作用させ，生成したヒドラゾンを比色し，定量する．2-デセナールなどを標準物質とし，その吸光度（420 nm）の比較より便宜的に換算して表す方法(2,4-ジニトロフェニルヒドラジン・ブタノール法)と，440 nmの吸光度をもってカルボニル化合物量とする方法(2,4-ジニトロフェニルヒドラジン・ベンゼン法)がある．

(1) 2,4-ジニトロフェニルヒドラジン・ブタノール法

原理：本法は酸化により生成したカルボニル化合物を2,4-ジニトロフェニルヒドラジンと反応させジニトロフェニルヒドラゾンとし，これをアルカリ性としたときのキノイドイオンの呈色を測定することにより変質の程度を判定する方法である．

試薬 ① 1-ブタノール：分光分析用を使用する.

② 2,4-ジニトロフェニルヒドラジン溶液：50 mgの 2,4-ジニトロフェニルヒドラジン（50%含水物）を1 -ブタノール100 mLと塩酸3.5 mLにより溶かす.

③ 8% KOH溶液[1]：8 gのKOHに1-ブタノール 100 mLを加え，振り混ぜる．5分間超音波処理し，完全に溶解させたのち，さらにろ紙5Bでろ過して使用に供する．用時調製.

④ 20 mmol/L 2-デセナール標準溶液[2]：trans-2-デセナール（純度95%）308 mgを100 mLメスフラスコに正確に量りとり，1-ブタノールで定容する．これを標準溶液原液とし，1-ブタノールにより50倍，100倍，200倍に希釈し，400 μmol/L，200 μmol/L，100 μmol/Lの2-デセナール標準溶液を調製する.

試験操作 ① 試料50～500 mgを10 mLメスフラスコに精密に量りとり，1-ブタノールで溶解する.

② 定容し，試験溶液とする[3].

③ 15 mL共栓付き試験管に試験溶液，および各2-デセナール標準溶液1 mLを正確に量りとる.

④ 2,4-ジニトロフェニルヒドラジン溶液1 mLを加え，栓をして振り混ぜる.

⑤ 40～45℃の恒温水槽で振とうしながら，20分間加熱する.

⑥ 室温まで冷却したのち，8% KOH溶液8 mLを加え，栓をしてよく振り混ぜる.

⑦ 1300×g（約3000 rpm）で10分間遠心する[4].

⑧ 上層を吸光セルに採取し，1-ブタノールを対照として，420 nmにおける吸光度を測定する[5].

⑨ 空試験として，試料溶液のかわりに1 mLの1-ブタノールを用いて同様の操作を行う[6].

検量線の作成：上記の標準溶液の濃度とその吸光度，および空試験の吸光度により検量線を作成する.

計 算：測定した試料溶液の吸光度Aを検量線に照らし合わせ，2-デセナール濃度を算出し，カルボニル価とする.

カルボニル価（μmol/g）$= A/S$

A：試料溶液の吸光度から求めたtrans-2-デセナール量（μmol/L）

S：試料溶液1 mL中の油脂量（mg）

廃液 廃液は，「引火性有機溶剤」として，ポリ容器に分別貯留する.

📝 **注釈**

1) 空試験の吸光度が高くなるおそれがあるので，水酸化カリウムは大粒でないペレットを用いることを推奨する.

2) 2-デセナール標準溶液は，冷蔵保存で1週間以内は使用可能である.

3) 融点の高い油脂，脂質については，加温しながら1-ブタノールに完全に溶解させる必要がある.

4) 遠心したのちの上層は透明でなければならない.

5) 吸光度は1時間程度安定であるので，1時間以内に測定することが望ましい．試料の吸光度が0.5～0.8の範囲内に収まること，またカルボニル価としては50未満が望ましく，適宜採取する試料量を少なくするか，試料を量りとるフラスコの容量を大きくすることを考慮する.

6) 空試験の吸光度は0.3前後になることが多い．なお，0.4以上を示した場合には試薬類を再調製したほうがよい.

3）酸 価

油脂に含まれる遊離脂肪酸の量を示す値であり，試料油脂1 gを中和するのに要する水酸化カリウムのmg数で表す．変質した油脂は加水分解およびカルボニル化合物の酸化により脂肪酸が遊離するいわゆる酸敗が起こり，酸価は上昇する．それゆえ，この量を測定して変質の程度を知ることができる.

この酸価とともに油脂の品質評価に用いられる指標として，けん化価（試料1 g中のエステルのけん化および遊離脂肪酸の中和に要する水酸化カリウムのmg数），エステル価（試料1 g中に含有するエステルをけん化するのに要する水酸化カリウムのmg数）がある．それらの関係は，「エステル価 = けん化価 - 酸価」となる.

油脂中に遊離脂肪酸が存在する場合，その値を差し引いたエステル価を用いることにより，グリセリドの構成脂肪酸の平均分子量をより正確に推定できる．しかしながら，一般に油脂の酸価はけん化価に比して非常に小さく，けん化価とエステル価にあまり差がないため，実際にはけん化価が油脂の構成脂肪酸の大小を推定する指標として用いられることが多い．けん化価は構成脂肪酸の平均分子量が小さいほど大きくなる．巻頭カラー頁iv，**写真 II-3**参照.

試薬 ① エタノール・ジエチルエーテル混液（1：1）：使用直前にフェノールフタレインを指示薬として，30秒持続する淡紅色を呈するよ

うに中性にしておく.

② フェノールフタレイン試液 (指示薬)

③ 0.1 mol/L KOH 溶液

試験操作

試験操作

試料5〜10 gを三角フラスコに秤量

　← 中性エタノール・ジエチルエーテル混液 100 mL
　　（メスピペット，メスシリンダー）

溶解

　← フェノールフタレイン試液添加（スポイト）

試験溶液：透明

　← 0.1 mol/L KOH 溶液で滴定（ミクロビュレット）

試験溶液：30秒間持続する淡紅色（終末点）

---

① 試料油脂5〜10 gを中性のエタノール・ジエチルエーテル混液（1：1）100 mLに溶かし，これにフェノールフタレイン試液を指示薬として，30秒間持続する淡紅色を呈するに至るまで0.1 mol/L KOH溶液で滴定する.

② 滴定中に混濁を生ずるときは，エタノール・ジエチルエーテル混液（1：1）を追加してこれを避ける.

計　算：

$$酸価（mg/g）= \frac{a \times 5.611}{試料採取量（g）} \times f$$

a：0.1 mol/L KOH の消費量（mL）

f：0.1 mol/L KOH 溶液のファクター

5.611：0.1 mol/L KOH 1 mL（0.1 mmol）に相当するKOHのmg数

　※KOH分子量 = 56.11，0.1 mmol = 5.611 mg

【実験操作Q&A】

Q3　酸価を測定するとき，すぐ紅色になりました．なぜでしょうか？

A　開缶直後の油脂の酸価の値は低いので，わずかな液量で滴定が終了します．たとえば，開缶時のなたね油の酸価は0.12 mg/gです．新鮮な試料約5 gの油脂の酸価を測定する場合には，約0.1 mLのKOH溶液（0.1 mol/L）の滴下で滴定終了となりますので，注意して滴定を行う必要があります.

廃　液

廃液は，「引火性有機溶剤」として，ポリ容器に分別貯留する.

4）チオバルビツール酸試験

チオバルビツール酸（TBA）試験は，油脂を酸性条件下加熱して遊離する成分とTBAを反応させて，生じる532 nmに極大吸収を持つ赤色色素を定量することにより，油脂の脂質過酸化の程度を知る方法である．定量値の表示は試料1 gから生成する赤色色素のμmol数で表す.

本法は，遊離するマロンジアルデヒドを選択的に測定する方法と考えられていたが，最近では遊離するアルケナール類およびアルカジエナール類をも含めて測定する方法と考えられている．簡便で感度が良いため広く用いられている．本法による定量は油脂の過酸化過程で生じる複雑な成分を測定していることになる.

本法におけるマロンジアルデヒドおよびアルケナール，アルカジエナールからの赤色色素生成は図II-1-8の反応で進行する．マロンジアルデヒドからの色素生成は他の因子によって影響を受けることが少なく，発色率もほぼ定量的であるが，アルケナール，アルカジエナールからの色素生成は他の因子によって影響を受け，発色率も条件によって異なる．アルケナール，アルカジエナールを単独で反応させた場合，水，溶存酸素または過酸化物，および微量の鉄イオンの存在が必要である．また，中間体を効率よく生成させるためと考えられる加熱前の低温処理も発色率を高める．さらに，アルケナールの最適pHは5以上，アルカジエナールの最適pHは3〜4である．アルケナール，アルカジエナールからの色素生成には相乗性もある．巻頭カラー頁iv，**写真II-4**参照.

試　薬　① チオバルビツール酸（TBA）試液：TBA 0.60 gを加温しながら水に溶かして100 mLとする．冷暗所に保存し，1週間以内に使用する.

② ドデシル硫酸ナトリウム（SDS）溶液：SDS 8.10 gを水に溶かして100 mLとする.

③ 酢酸緩衝液（pH 3.5）：酢酸100 mLを水に溶かして500 mLとし，10 mol/L NaOH溶液を用いてpH 3.5に調整する.

④ ジブチルヒドロキシトルエン（BHT）溶液：BHT 0.80 gを酢酸に溶かして100 mLとする.

⑤ ブタノール・ピリジン混液：1-ブタノール150 mLとピリジン10 mLを混合する.

試験溶液の調製　試料約150 mgを精密に量り，SDS溶液10 mLを加えて懸濁

液とし，酢酸緩衝液75 mL，BHT溶液2.5 mLを加えたのち，水を加えて100.0 mLとし，激しく振り混ぜて均一な乳濁液とし，これを試験溶液とする．

試験操作

① 試験溶液2.0 mLを容量12 mLのパイレックス製ねじ口試験管にとり，5℃に冷却したのち，同様に冷却したTBA試液2.0 mLを加え，試験管をきつく密栓してよく振り混ぜる．

② 密栓したままの試験管を5℃，60分間冷却したのち，ただちに沸騰水浴中60分間加熱する．

試験操作

試験溶液2 mLを容量12 mLのねじ口試験管に分取
 ↓ 5℃に冷却
 ← TBA試液2 mL（メスピペット）
 密栓して撹拌
 ↓ 5℃，60分間冷却
 沸騰水浴中，60分間加熱
 ← 冷後，蒸留水1 mL
 ← ブタノール・ピリジン混液5 mL
 激しく混和
 混液を遠心管に移す
 ↓ 1300 × g（約3000 rpm）で20分間遠心
 上層を分取
吸光度測定（532 nm）

---

③ 冷後，水1.0 mL，ブタノール・ピリジン混液5.0 mLを加えて激しく振り混ぜる．

④ 混液を遠心管に移し，1300 × g（約3000 rpm）で20分間遠心し，上清の532 nmにおける吸光度（A）を測定する．

⑤ 別に，試料を含まない対照液について同様処理して得られた上清の吸光度（A_0）を測定する．

計 算：

試料1 gから生成する赤色色素 μmol

$$= \frac{(A - A_0) \times 5.8 \times 10^6 \times 50}{\text{試料採取量 (mg)} \times 156000}$$

【実験操作Q&A】

Q4 チオバルビツール酸試験の際，ブタノール・ピリジン混液を加えて混和，遠心後，上清のブタノール・ピリジン混液を分取して吸光度を測定しましたが，吸光度が安定して測れません（どんどん吸光度が上がっていく）．どうしたらよいですか？

A 分取したブタノール・ピリジン層に水が混入している可能性が考えられます．ブタノール・ピリジン層に水が混入すると水がエマルジョン状になって光を散乱させるため吸光度が安定しません．これを避けるためには，遠心直前までブタノール・ピリジン混液を加えた反応試験管を氷水で冷却しておくことがポイントです．

廃 液 廃液は，引火性有機溶剤（ブタノールが引火性のため）として，ポリ容器に分別貯留する．

5）ヨウ素価

ヨウ素価は，変質指標ではないが，参考値として用いられる．ヨウ素価とは，一定の測定法で測定した試料100 gに吸収されるハロゲンの量をヨウ素のg数で示したものである．油脂中の不飽和結合の量と相関し，不飽和度の高いほうがヨウ素価は高い．

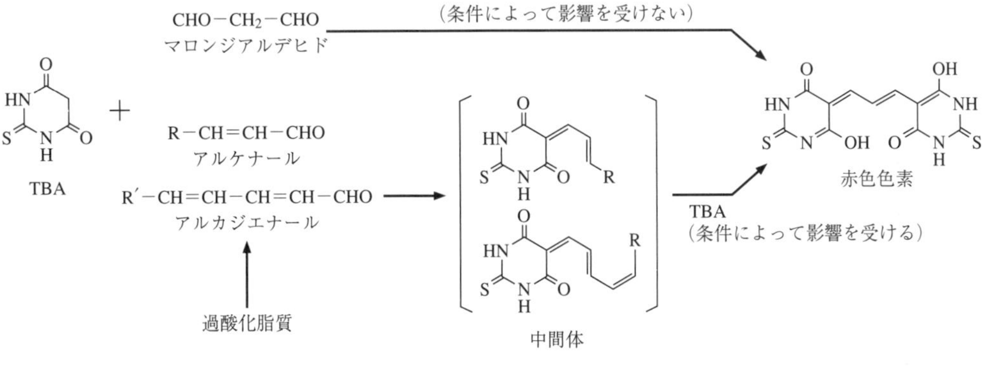

図Ⅱ-1-8　TBA反応によるマロンジアルデヒド，アルケナール，アルカジエナールからの赤色色素生成

植物油のヨウ素価：

不乾性油（オリーブ油）：80～100
半乾性油（大豆油，ごま油）：100～140
乾性油（アマニ油）：160～200

ヨウ素価は油脂中の不飽和結合の量の指標である．ある一定の条件下で，油脂中の二重結合1個はハロゲン1分子（Cl_2, Br_2, I_2, ICl, IBrなど）を定量的に吸収するとされ，たとえばオレイン酸，リノール酸はそれぞれ1分子，2分子のヨウ素を吸収する．しかし，リノレン酸の場合，ヨウ素価の計算値は274であるが，実測値は223となる．これは二重結合間およびカルボニル基との近接によるものと考えられている．ヨウ素価は油脂中のグリセリドの構成脂肪酸の不飽和度の目安と考えてよい．二重結合は化学的に不安定であり，高度不飽和脂肪酸を多く含むグリセリドは酸化されやすく，熱をかけると重合するので，これらを主成分とする油脂は食用に適さない．アマニ油，大麻油，キリ油などがこれに属し，ヨウ素価は130以上であり，これらは乾性油と呼ばれる．ヨウ素価90～130の油ではオレイン酸，リノール酸が多く，半乾性油と呼ばれる．とうもろこし油，綿実油，落花生油，大豆油，なたね油など多くの食用油がこれに属する．つばき油，ひまし油，ヤシ油などはヨウ素価90以下で，不乾性油と呼ばれる．不乾性油は飽和脂肪酸を多く含み，酸化，熱重合を受けにくい．これらのことから，油脂が酸化され変質するとこの価は減少する．ヨウ素価の測定には種々の方法があるが，いずれもその原理は同じで，油脂にハロゲン溶液を加えて放置することにより不飽和結合にハロゲンを付加させ，過剰のハロゲンを$Na_2S_2O_3$で逆滴定し，ハロゲンの付加量をヨウ素の量に換算して表すものである．代表的なものとしては，ハロゲンとしてIBrを用いるハヌス法やIClを用いるウィース法がある．ヨウ素価は測定法により多少異なるので，その成績には測定法を付記する必要がある．

(1) ハヌス法

ハヌス法はハロゲン溶液の調製が容易で，その力価の変動も少なく長期の保存に耐える．しかも試験操作に要する時間も短い．

ハヌス法の原理：

1) 不飽和結合 + IBr → IBrの付加
2) 残存IBr + KI → KBr + I_2
3) $2Na_2S_2O_3$ + I_2 → $Na_2S_4O_6$ + $2NaI$

試薬　① 臭化ヨウ素試液：ヨウ素13.2 gを酢酸1000 mLに加温して溶かす．次にこれを25℃に冷却し，その20.0 mLをとり0.1 mol/L $Na_2S_2O_3$溶液でヨウ素を滴定する．ヨウ素液の残部に，そこに含まれるヨウ素の量と当量の臭素（約3 mL）を加える．本液は遮光した共栓瓶に貯える．なお，一臭化ヨウ素20 gを氷酢酸1000 mLに溶解して調製してもよい．

② 1 mol/L KI試液

③ 0.1 mol/L $Na_2S_2O_3$溶液

④ デンプン試液

試験操作　① 試料のヨウ素価に応じて0.1～0.8 g[1]を，小ガラス器中に精密に量り，250 mLの共栓三角フラスコ中にガラス器とともに入れ，クロロホルム10 mLを加えて溶かし，これに臭化ヨウ素試液25 mLを正確に加え，密栓してよく混和し[2]，遮光して30分間（ヨウ素価が10以上のときは1時間）放置する[3]．

② 次に1 mol/L KI試液30 mLを加えて振り混ぜたあと，さらに水10 mLを加えて遊離したヨウ素を0.1 mol/L $Na_2S_2O_3$溶液で滴定する（指示薬デンプン試液1 mL）[4]．別に試料を用いないで同様の方法で空試験を行う．

③ この試験で，もし臭化ヨウ素試液の半量以上が消費されたときは，試料を減量してその測定を繰り返す．

計　算：

$$ヨウ素価(g/100 g) = \frac{1.269 \times (b-a) \times f}{試料採取量(g)}$$

a：試料を用いた時の0.1 mol/L $Na_2S_2O_3$溶液の消費量（mL）

b：空試験における0.1 mol/L $Na_2S_2O_3$溶液の消費量（mL）

f：0.1 mol/L $Na_2S_2O_3$溶液のファクター

【実験操作Q&A】

Q5　ハヌス法によるヨウ素価を測定する際，臭化ヨウ素を添加して「暗所」で反応させる理由はなんですか？

A　臭化ヨウ素のようなハロゲン分子は反応性が高く，光によってラジカル化される可能性があります．油脂の二重結合の部分にラジカルが付加され単結合になりますが，不対電子が存在するため，逆反応による二重結合の再形成およびハロゲンラジカルの再生成の可能性があります．したがって，イオン型のハロゲン分子の付加反応による安定的な単結合の形成のため，暗所で反応させます．

試験操作

試料適量（0.1～0.8 g）を共栓三角フラスコに秤量

← クロロホルム 10 mL（メスピペット）
溶解
← 臭化ヨウ素試液 25 mL（メスピペット）
栓をして混和、暗所に 30 分間放置
← 1 mol/L KI 溶液 30 mL（メスピペット、メスシリンダー）
混和
← 蒸留水 10 mL（メスピペット）

試験溶液：黄色
← 0.1 mol/L Na$_2$S$_2$O$_3$ 溶液で滴定（ビュレット）

試験溶液：淡黄色
← デンプン試液 1 mL（メスピペット）
← 0.1 mol/L Na$_2$S$_2$O$_3$ 溶液で滴定（ビュレット）

試料溶液：無色（終末点）

| 廃液 | クロロホルムを含む廃液は、難燃性有機溶剤として、ポリ容器に分別貯留する。 |

注釈

1）ヨウ素価の予想値が、120 以上の場合は 0.1～0.2 g、60～120 の場合は 0.2～0.4 g、60 以下の場合は 0.4～0.8 g が適当である。
2）混和中に共栓三角フラスコの栓が飛ぶことがあるので、こまめに空気抜きを行う。
3）この時間は厳密に守らないと正確な値が得られない。
4）滴定の終末には瓶に栓をし、激しく振り動かしクロロホルム中に残存するヨウ素を全部水層に転溶させる。

E. ビタミン

ビタミンは必須の栄養素であり、その飲食物中における含量は人の健康にとって重要な問題である。また、飲食物中にはビタミンの前駆物質や類似構造を有し生物学的効果の異なる物質が含まれていることもあり、これらの含量を知ることは真のビタミン効力を評価するうえで必要なことである。一方、飲食物中に含まれるビタミンと同じ物質、あるいはこれらと同じ生物学的効果を有する物質が合成され、食品添加物として使用されている。

1　試料の採取および調製法

試料の採取、調製、保存に関しては、他の成分に比べてより分解しやすいので、特別な注意を払う必要がある。原則として、定量は試料を入手したのちただちに行うべきである。調製した試料が長時間空気にさらされたり、日光に当たったり、金属器などに触れたりすることは、ビタミン分解の大きな原因になる。ビタミン個々の定量に当たって、最も注意すべきことはそれぞれのビタミンの項に記述するが、ここには一般的な注意事項を述べる。

(1) 試料の採取

ビタミンは特に含量の個体差、部分差が著しい。また野菜や果実などでは、栽培条件、収穫時期および収穫からの時間によってビタミンの含量が異なるため、できるだけ多くの試料をとり、かつ種々の部分から少量ずつとって、それをよく混合する。成分表を作成するような場合、すなわち一つの数値で、その名で冠せられる食品の成分を示さなければならない場合には、できるだけ多くの試料をとって、個々別々に定量し、その平均を求めるか、統計処理により代表値を求めたほうがよい。

(2) 試料の調製

試料の調製には、空気酸化（ビタミン A、D、C など）、光線による分解（ビタミン A、D、K、B$_2$ など）、金属による分解（ビタミン C など）が起こるので、その操作には十分な注意を要する。また食品によっては、ビタミンの分解酵素が共存していることもあるので（アノイリナーゼ、アスコルビナーゼなど）、その処理には特別な方法を用いる。

① **穀類およびその加工品で比較的水分含有量の少ないもの**：これらはビタミン A、D、C をほとんど含まないか、含んでいても微量である。したがって、その定量はビタミン B 群に主力がおかれるから、試料の調製は、おおむね各項に示す一般的方法でよい。ただし強い光線は避ける。また、粉砕後は、ただちに定量する。

② **穀類加工品で比較的水分含量の多いもの**：そのまますぐに定量する。調製法は一般的方法に従う。

③ **種実類およびいも類**：粗砕したものを用いる。

④ **菓子類および砂糖類**：穀類加工品に準じて行う。

⑤ **油脂類、バターおよびマーガリン**：空気に触れている部分を取り去り、空気になるべく触れないよう

に注意しながら混ぜる.

⑥ **豆類およびその加工品**：穀類およびその加工品に準じて行う.

⑦ **魚介類，肉類**：定量する直前に，可食部をできるだけ空気の混入を避けながら3回くらい肉挽器にかけたのち，よく混合する.

⑧ **卵類**：生卵として定量するときは，撹拌のとき泡立たないようにする.

⑨ **牛乳および乳製品**：各項に示す一般的方法で処理する.

⑩ **野菜，果実，きのこ，海藻類およびその加工品**：これらの食品のビタミン含量は，その新鮮度，採取時の状態，部位によって異なる. したがって，これらの食品は入手と同時に試料処理を行い，採取部位にも留意する必要がある. 同時に多くの試料を処理する場合でも保存方法に注意する.

元来水分の多い食品であるから，細かくすることは水分の流出をまねき，結局ビタミンの損失の大きな原因になる. したがって，多量の試料を混合磨砕して供試試料とすることは困難である. 加工品のうち乾物については，このような考慮はいらない.

(3) 採取した試料および調製した試料の保存

試料の保存は採取時および調製時のそれぞれの注意事項を守る.

2 脂溶性ビタミンの理化学的試験

1) ビタミンA

ビタミンA（正式名はビタミンAアルコールである）はレチノールとも呼ばれ，次のような化学構造式を有し，視覚作用，成長促進作用，皮膚形成作用などのほか，抗がん作用や免疫増強作用などを有することが明らかになり，注目を浴びている. 結晶オールトランスAアセテート（レチニルアセテート）0.344 μg を 1 IU（国際単位）とするとWHOで定められている. したがって，オールトランスAアルコールは0.3 μg に相当する. 主な食品のビタミンA含量は**表Ⅱ-1-9**に示す.

ビタミンA（レチノール）

(1) 高速液体クロマトグラフィーによる定量

ほとんどすべての食品に適用できる.

HPLCの条件[1]：

カラム：ODS（4.6 mm i.d. × 250 mm）
移動相：エタノール・水（95：5）
流　速：0.5 mL/min
検出器：蛍光検出器（励起波長340 nm，蛍光波長460 nm）

定　量：試験溶液20 μL（υ μL）を高速液体クロマトグラフィー用カラムに注入して操作し，得られたビタミンAアルコールのピーク高さを測る.

検量線の作成：ビタミンAアルコール標準溶液のそれぞれ20 μLをとり，上記と同様に操作してビタミンAアルコールの検量線を作成する.

計　算：検量線より試験溶液 υ μL 中のビタミンAアルコールのIU単位数（または μg）を求め［S〔IU（μg）〕］，次の式に従って試料100 g 中のビタミンAのIU単位数（μg）を算出する.

・試料が油脂であり，これを試料とした場合

試料100 g 中のビタミンA量〔IU（μg）〕

$$= S〔IU(μg)〕 \times \frac{V(mL) \times 1000}{υ(μL)} \times \frac{100}{試料採取量(g)}$$

・試料から油脂を抽出し，これを分析試料とした場合

試料100 g 中のビタミンA量〔IU（μg）〕

$$= S〔IU(μg)〕 \times \frac{V(mL) \times 1000}{υ(μL)} \times \frac{100}{試料採取量(g)}$$
$$\times \frac{X}{100}$$

X：試料の油脂含有%数

注釈

1) Nucleosil C_{18}（Nagel 社）（4.6 mm i.d. × 250 mm）カラムを用いて操作して得たクロマトグラムは**図Ⅱ-1-9**のとおりである.

表Ⅱ-1-9　食品のビタミンA含量

種　　類	レチノール活性当量/100 g
マーガリン（ソフトタイプマーガリン）	24
バター（有塩バター）	520
クリーム（乳脂肪）	390
全粉乳	180
調製粉乳	560
普通牛乳	38
人乳	46
鶏卵（全卵，生）	150
まいわし（丸干し）	40

日本食品標準成分表 2015 より

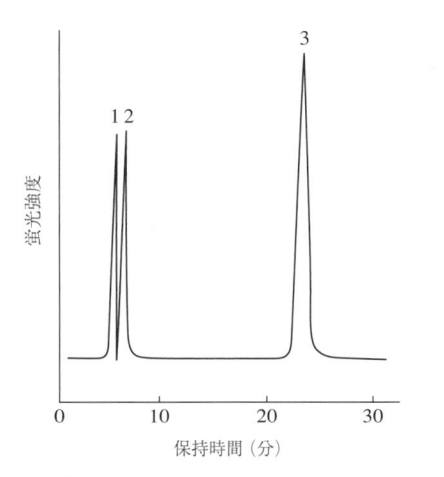

図Ⅱ-1-9 ビタミンA誘導体標準物質の高速液体クロマトグラム

1：レチノール 2：アンヒドロA 3：レチニルパルミテート
カラム：Nucleosil C18（4.6 mm i.d.×250 mm），移動相：エタノール・水（95：5），流速：0.5 mL/min，検出器：蛍光検出器（励起波長 340 nm，蛍光波長 460 nm）

2）β-カロテン

β-カロテンは次のような構造を有し，植物性食品，特ににんじん，かぼちゃなどの緑黄色野菜，果実に広く多量に存在する．

β-カロテン

動物性食品では牛乳，卵黄に微量含まれる．魚介類では，うにに多く，一部の貝類に微量含まれている．プロビタミンAとしてビタミンA活性を持つものはβ-カロテン，α-カロテン，γ-カロテン，クリプトキサンチンなどがあるが，食品中に多く存在し，その活性が最も強いのはβ-カロテンであり，一般にプロビタミンAの対象として取り上げられている．他のプロビタミンAは，果実類の一部を除き，ごく微量に含まれているにすぎない．β-カロテンはプロビタミンAとしてのほか，抗酸化，免疫賦活，発がん抑制などの作用を有する可能性が明らかになりつつある．

五訂日本食品標準成分表から，それまでのカロテンのビタミンA効力換算方式（IU表示）がレチノール当量方式（μg表示）に改められた．さらに，五訂日本食品標準成分表で，β-カロテンの生体内でのビタミンAへの変換率が1/2，腸管吸収がビタミンAの1/6とし，すべての食品で12μgのβ-カロテンは

1μgのビタミンAに相当するとされた．

$$レチノール当量（\mu g）$$
$$= ビタミンA（\mu g） + \frac{1}{12} \times \beta-カロテン（\mu g）$$

主な食品中のβ-カロテン含量は**表Ⅱ-1-10**に示す．

（1）高速液体クロマトグラフィーによる定量

HPLCの条件[1]：

カラム：ODS（4.6 mm i.d. × 150 mm）

カラム温度：25℃

移動相[2]：クロロホルム・メタノール（4：96），50 μg/mL L-アスコルビン酸パルミチン酸エステル含有

流　速：1.0 mL/min

検出器：UV・可視部検出器（455 nm）

定　量：試験溶液および標準添加試験溶液20μL（v_1, v_2 μL）を高速液体クロマトグラフィー用カラムに注入して操作し，β-カロテンのピーク面積を測定する．

検量線の作成：β-カロテンの標準溶液のそれぞれ20μLをとり，上記と同様に操作し，β-カロテンの検量線を作成する．

計　算：検量線より試験溶液および標準添加試験溶液20μL（v_1, v_2 μL）中のβ-カロテン量（s_1, s_2 ng）を求めたのち，試験溶液および標準添加試験溶液中のβ-カロテン量を試料採取重量で補正して求め（S_1, S_2 μg），次の式より試料中のβ-カロテン量（μg）を算出する．

表Ⅱ-1-10 主な食品中のβ-カロテン含量*

種　類	β-カロテン含量* （μg/100 g）
にんじん（根，皮つき，生）	8600
西洋かぼちゃ（果実，生）	4000
ほうれんそう（葉，生）	4200
モロヘイヤ（茎葉，生）	10000
いちご（生）	18
プルーン（生）	480
普通牛乳	6
人乳	12
バター（有塩バター）	190
卵黄（生）	55
うに（生うに）	700

日本食品標準成分表 2015 より

* β-カロテン当量で表示．β-カロテン当量は，β-カロテン（μg）+ $\frac{1}{2}\alpha$-カロテン（μg）+ $\frac{1}{2}$クリプトキサンチン（μg）で算出される．

試料 100 g 中の β-カロテン量 (μg)

$$= \frac{S_1\ (\mu g)}{S_2\ (\mu g) - S_1\ (\mu g)} \times A\ (\mu g) \times \frac{100}{W_1\ (g)}$$

$$S_1\ (\mu g) = s_1\ (ng) \times \frac{V_1\ (mL)}{v_1\ (\mu L)} \times \frac{W_2\ (g)}{W_1\ (g)}$$

$$S_2\ (\mu g) = s_2\ (ng) \times \frac{V_2\ (mL)}{v_2\ (\mu L)}$$

📝注釈

1) 食品中には β-カロテンとともに α-カロテンが含まれる場合があるので，あらかじめ標準品を用いて両者の分離および保持時間を確認しておくとよい．TSKgel ODS 120A（東ソー）を用いたときのクロマトグラムを図Ⅱ-1-10に示す．この条件で，β-カロテンと α-カロテンは良好な分離を示し，両者の同時定量が可能である．食品中の β-カロテンは trans 型の β-カロテンが主たるものであるが，cis 型 β-カロテンの存在も確認されている．移動相としてクロロホルム・メタノール（4：96）を用いた場合には 13-cis あるいは 9-cis 型の β-カロテンは trans 型の β-カロテンのうしろに溶出する．

2) 移動相にクロロホルムの使用を避けたい場合は，代わりにメタノール・アセトニトリル・テトラヒドロフラン（1.5：1：0.5）を用いてもよい．

3）ビタミンD

ビタミンD（以下，D_2 と D_3 の総称の意味でDを用いる）は次のような構造式で示され，抗くる病活性を有する．

$R = -CH-CH=CH-CH-CH-CH_3$　………　ビタミンD_2
（CH_3，CH_3，CH_3）

$R = -CH-CH_2-CH_2-CH_2-CH-CH_3$　………　ビタミンD_3
（CH_3，CH_3）

ビタミンDは肝臓で 25-ヒドロキシビタミンD に代謝されたのち，腎臓で活性型の 1α，25-ジヒドロキシビタミンD となる．活性型ビタミンD はくる病，骨軟化症，骨粗しょう症などの骨疾患の治療に有効なだけではなく，骨髄性白血病細胞を正常なマクロファージに分化誘導したり，乾癬の治療に有効なことが明らかとなり，注目を浴びている．ビタミンD には，側鎖構造の異なるビタミンD_2（エルゴカルシフェロール）とビタミンD_3（コレカルシフェロール）とがあり，ヒトを含む哺乳類において両者は同様に代謝活性化され，同等の生理効力を示す．WHO で結晶ビタミンD_3の $0.025\ \mu g$ が 1 IU（国際単位）と定められている．ビタミンD は，四訂日本食品標準成分表のフォローアップ成分として日本食品ビタミンD成分表（1993年）に収載され，この国際単位で表示されていたが，五訂日本食品標準成分表では μg 表示に改められた．主な食品中のビタミンD含量は表Ⅱ-1-11に示す．

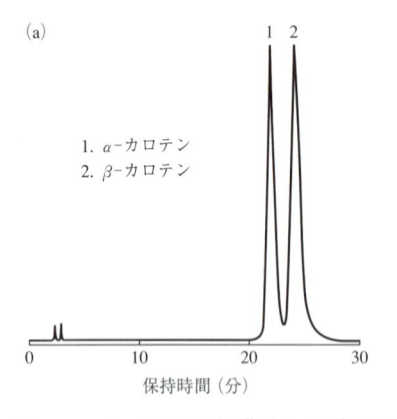

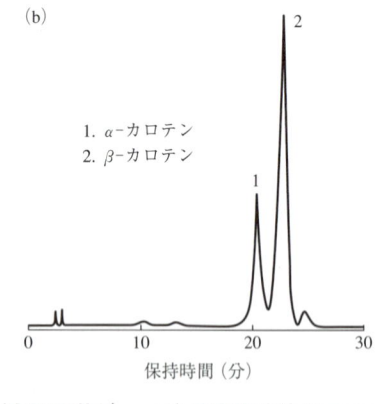

図Ⅱ-1-10　α，β-カロテン標準品ならびに試料（市販野菜ジュース）の高速液体クロマトグラム

（a）α，β-カロテン標準品，（b）試料（市販野菜ジュース）の不けん化物
カラム：TSKgel ODS 120 A（4.6 mm i.d.×150 mm），移動相：クロロホルム・メタノール（4：96），$50\ \mu g/mL$ L-アスコルビン酸パルミチン酸エステル含有，流速：1.0 mL/min，カラム温度：25℃，検出器：UV・可視部検出器（455 nm）

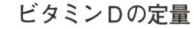

表Ⅱ-1-11　主な食品中のビタミンD含量

食品名	ビタミンD含量 $\mu g/100\,g$
まいわし（生）	32.0
まいわし（生干し）	11.0
かつお（秋獲り，生）	9.0
かつお節	6.0
さんま（生）	14.9
しろさけ（生）	32.0
塩ざけ	23.0
にしん（生）	22.0
しいたけ（生）	0.4
乾しいたけ（乾）	12.7

日本食品標準成分表 2015 より

(1) 高速液体クロマトグラフィーによる定量

HPLCの条件：

① 第一段階高速液体クロマトグラフィー[1]

カラム：ODS（8.0 mm i.d. × 300 mm）

移動相：アセトニトリル・メタノール（9：1）

流　速：1.5 mL/min

検出器：UV 検出器（265 nm）

ビタミンD画分：標準ビタミンDの保持時間の前後各45秒間をフラクションコレクターを用いて分取する（実験の最初にビタミンD標準溶液を，高速液体クロマトグラフに注入し，ビタミンDのピークが出現する保持時間を確認しておく）．

② 第二段階高速液体クロマトグラフィー[2]

カラム：シリカ（4.6 mm i.d. × 250 mm）

移動相：ヘキサン・2-プロパノール（99.5：0.5）

流　速：1.5 mL/min

検出器：UV 検出器（265 nm）

定　量：

① ビタミンD分取用試験溶液の150 μLを，フラクションコレクターを連結した高速液体クロマトグラフ（第一段階）に注入し，ビタミンD画分を分取する．

② この画分の溶媒を35℃で減圧留去し，残留物をヘキサン・2-プロパノール（99.5：0.5）200 μLに溶解する．

③ この100 μLを高速液体クロマトグラフ（第二段階）に注入し，標準ビタミンDのピーク高さ（P_{st} mm），試料のビタミンDのピーク高さ（P mm）をそれぞれ測定する．

計　算：次式より試料中のビタミンD量（μg）を算出する．

ビタミンDの定量

試料　（2 IU（0.05 μg）以上のビタミンDを含む量）
けん化（ピロガロールを含むエタノール性 KOH）
酢酸エチル・ヘキサン（1：9）で不けん化物を抽出
減圧下溶媒留去

↓

不けん化物

↓

第一段階 HPLC

カラム：ODS（8.0 mm i.d.×300 mm）
移動相：アセトニトリル・メタノール（9：1）
流　速：1.5 mL/min
検出器：UV 検出器（265 nm）

↓

ビタミンD画分

↓

第二段階 HPLC

カラム：シリカ（4.6 mm i.d.×250 mm）
移動相：ヘキサン・2-プロパノール（99.5：0.5）
流　速：1.5 mL/min
検出器：UV 検出器（265 nm）

↓

定量

試料 100 g 中のビタミン D 量（μg）

$$= S \times \frac{P}{P_{st}} \times \frac{100}{\text{試料採取量（g）}}$$

S ：標準ビタミン D の量（μg）

P ：試料のビタミン D のピーク高さ（mm）

P_{st}：標準ビタミン D のピーク高さ（mm）

📝 **注釈**

1）Nucleosil 5 C_{18}（Nagel社）を用いたときの第一段階高速液体クロマトグラムを**図Ⅱ-1-11**に示す．ビタミン D_3のピークはこの段階で妨害物の影響を若干受けているが，大半の妨害物はビタミンD画分よりも前に溶出して分離されている．

2）Zorbax SIL（DuPont社）を用いたときの第二段階高速液体クロマトグラムを**図Ⅱ-1-12**に示す．

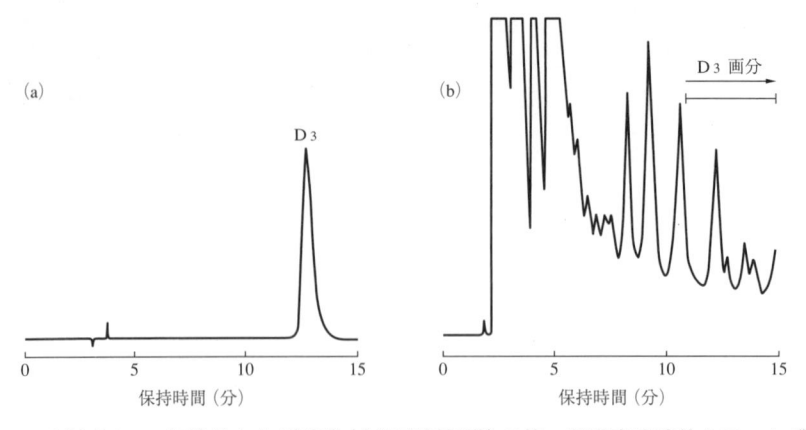

図II-1-11　ビタミンD₃標準品および試料（市販調製粉乳）の第一段階高速液体クロマトグラム

（a）ビタミンD₃標準品，（b）試料（市販調製粉乳）の不けん化物
カラム：Nucleosil 5 C₁₈（8.0mm i.d.×300mm），移動相：アセトニトリル・メタノール（9:1），流速：1.5mL/min，検出器：UV検出器（265nm）

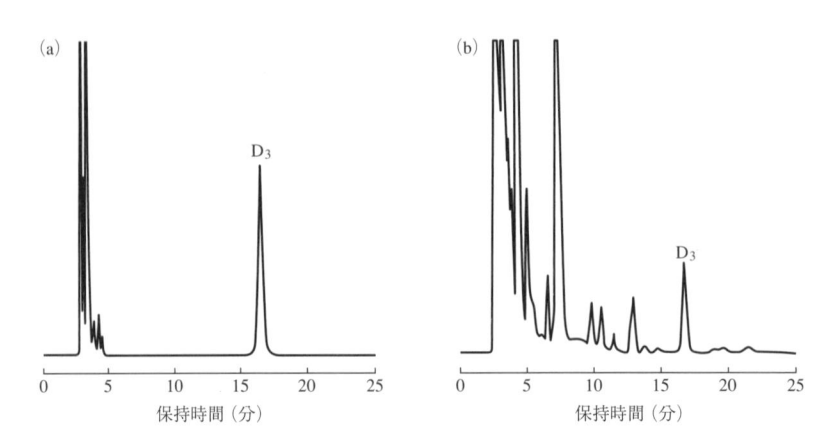

図II-1-12　ビタミンD₃標準品および試料（市販調製粉乳）の第二段階高速液体クロマトグラム

（a）ビタミンD₃標準品，（b）試料（市販調製粉乳）の第一段階HPLCにおけるビタミンD画分
カラム：Zorbax SIL（4.6mm i.d.×250mm），移動相：ヘキサン・2-プロパノール（99.5：0.5），流速：1.5mL/min，検出器：UV検出器（265nm）

4）ビタミンE

　ビタミンEは，トコフェロールともよばれる脂溶性ビタミンである．

トコール

トコフェロール	トコール	分子式	分子量
α -	5, 7, 8 -トリメチル-	$C_{29}H_{50}O_2$	430.71
β -	5, 8 -ジメチル-	$C_{28}H_{48}O_2$	416.69
γ -	7, 8 -ジメチル-	$C_{28}H_{48}O_2$	416.69
δ -	8 -メチル-	$C_{27}H_{46}O_2$	402.66

　トコフェロールにはクロマン核につくメチル基の数と位置の相違によりα，β，γ，δの4種があり，それぞれ植物油などに存在している．天然に存在するビタミンE作用物質にはトコフェロールとは側鎖構造の異なるトコトリエノールがあり，これもまたα，β，γ，δの異性体が存在している．天然に存在するトコフェロールはd型であるが，合成品はdl型であり，dl-α-トコフェロールが最も一般的に用いられており，食品添加物の酸化防止剤としても使用が許されている．α～δの異性体の生物効力については，α-トコフェロールが最大であること以外はその評価がいろいろと異なっており，はっきりとした結論が得られるまでには至っていない．ビタミンEは生体内で酸化防止作用を示す．特に生体膜のリン脂質に含まれる不飽和脂肪酸部分の酸化を防止して生体膜を

安定化し，これを通じて老化予防に貢献していると
して注目を浴びている．ヒトでは明白な欠乏症はな
いが，溶血，貧血，リポフスチン様色素沈着，クレ
アチニン尿症などはビタミンEの欠乏によるもので
はないかとされている．ビタミンEの国際単位（IU）
は，dl-α-tocopheryl acetate，d-α-tocopheryl
acetate，dl-α-tocopherol，d-α-tocopherol の
各1 mgがそれぞれ1，1.36，1.1，1.49 IUと定めら
れている．五訂日本食品標準成分表では，α-トコフ
ェロール当量（mg）で表示されたが，日本人の食事
摂取基準2005年版でα-トコフェロール当量に代えて
α-トコフェロールを指標にビタミンEの食事摂取基
準が策定されたことを踏まえて，五訂増補日本食品
標準成分表以降はα-トコフェロールの成分値が示さ
れている．

(1) 高速液体クロマトグラフィーによる定量

ほとんどすべての食品に適用できる．

HPLCの条件[1]

　カラム：順相型カラム（4.6 mm i.d. × 250 mm）
　移動相：ヘキサン・2-プロパノール（98：2）
　流　速：0.5 mL/min
　検出器：蛍光検出器（励起波長298 nm，蛍光波長
　　　　　325 nm）

定　量：試験溶液1.0 mLにトコール標準溶液1.0 mL
（S μg/mL）[2]を加え，その10 μLをHPLC用カラ
ムに注入して操作し，トコフェロール同族体のピーク
高さ（B $\alpha \sim \delta$）およびトコールのピーク高さ（C）を
求める．

換算係数：トコフェロール同族体のそれぞれについて，
各トコフェロール標準溶液1.0 mLをとり，これにト
コール標準溶液1.0 mLを加え，その10 μLをHPLC
用カラムに注入して，前記のクロマトグラフィー条
件で操作し，トコフェロール同族体およびトコールの
ピーク高さを求め，カラムに注入した10 μL中のこ
れらの重量（μg）からトコフェロール同族体のトコー
ルに対する換算係数（重量比／ピーク高さ比）$f\alpha \sim \delta$
を求める．

計　算：試料100 g中のトコフェロール同族体の量
（μg）は次の式によって算出する．

試料が油脂であり，これを試料とした場合

　試料100 g中のトコフェロール同族体の量（μg）

$$= S\,(\mu\text{g/mL}) \times \frac{B_{\alpha \sim \delta}}{C} \times f_{\alpha \sim \delta} \times \frac{100}{試料採取量\,(\text{g})}$$

試料から油脂を抽出し，これを分析試料とした場合

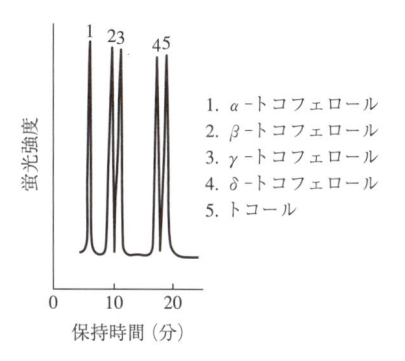

**図Ⅱ-1-13　α-，β-，γ-，δ-トコフェロールおよびト
コールの高速液体クロマトグラム**

カラム：Nucleosil NH₂，移動相：ヘキサン・2-プロパノール（98：
2），流速：0.5 mL/min，検出器：蛍光検出器（励起波長298 nm，
蛍光波長325 nm）

試料100 g中のトコフェロール同族体の量（μg）

$$= S\,(\mu\text{g/mL}) \times \frac{B_{\alpha \sim \delta}}{C} \times f_{\alpha \sim \delta} \times \frac{100}{試料採取量\,(\text{g})}$$
$$\times \frac{X}{100}$$

X：試料の油脂含有％数

📝注釈

1）Nucleosil NH₂（Macherey-Nagel社）（4.6mm i.d.
　× 250mm）カラムを用いて操作して得たクロマトグ
　ラムは**図Ⅱ-1-13**のとおりである．

2）トコフェロール同族体を同時定量する場合，内標準物
　質のトコールを入れると便利で精度もよくなるので採
　用したが，内標準物質を使用せずに絶対検量線法，す
　なわち，試料溶液の一定量をHPLCに適用し，その
　結果得られたピーク高さを，α-，β-，γ-，δ-トコ
　フェロールの標準品を用いて作成した検量線と比較し
　て定量してもよい．

5）ビタミンK

ビタミンK₁（フィロキノン）

ビタミンK₂（メナキノン）　　　　　ビタミンK₃（メナジオン）

ビタミンKは血液凝固に関与する脂溶性ビタミンとして発見され，天然には植物に含まれるビタミンK_1（フィロキノン）と微生物の生産物であるビタミンK_2（メナキノン類）が存在する．ビタミンK_1は葉緑体で産生されるので，藻類，野菜類，茶類などの多種類の植物性食品中に含まれており，ビタミンK_2は納豆，チーズなどの発酵食品に多く含まれている．ビタミンK_2はその側鎖のイソプレン単位の数に応じてメナキノン-n（MK-n）と呼ばれており，一般に多いのはメナキノン-4（MK-4）であるが，特に納豆中にはメナキノン-7（MK-7）が特異的に多く含まれている．ビタミンK欠乏症としては新生児の消化管出血，頭蓋内出血が知られている．抗生物質の連続投与に伴う出血現象などもビタミンKを生合成している腸内細菌の減少によるものとされている．また，ビタミンKは骨代謝にも関与し，骨粗しょう症の治療にも使用されるなど注目を集めている．

一方，ビタミンKの合成品としてイソプレン骨格を持たないビタミンK_3（メナジオン）およびその誘導体があり，家畜の合成飼料などに使用されている．そのため，畜産品およびその加工品にビタミンK_3が含まれる場合がある．

⑴ 高速液体クロマトグラフィーによる定量

ほとんどすべての食品に適用できる．

HPLCの条件[1]

分離カラム：ODS（4.6 mm i.d. × 250 mm）[2]
カラム温度：40℃
還元カラム[3] [4]：白金黒カラム（4 mm i.d. × 10 mm）
移動相[5]：メタノール・エタノール（95：5）
流　速：1.0 mL/min
検出器[6]：蛍光検出器（励起波長320 nm，蛍光波長430 nm）

定　量：試験溶液50 μLを高速液体クロマトグラフに注入し，ピーク高さを測定する．試験溶液のビタミンK_1およびK_2濃度が高い場合には，必要に応じて希釈（希釈倍率N）する．高速液体クロマトグラフの系より還元カラムをはずした状態で試験溶液50 μLを注入し，空試験値として補正する．

検量線の作成：ビタミンK_1およびK_2標準溶液50 μLをとり，上記と同様に操作し，検量線を作成する．

計　算：検量線より試験溶液中のビタミンK_1およびK_2濃度（S μg/mL）を求めたのち，次式より試料中のビタミンK_1およびK_2含量を算出する．

試料100 g中のビタミンK_1およびK_2量（μg）

$$= S（μg/mL）× N × V（mL） × \frac{A（mL）}{B（mL）} × \frac{100}{試料採取量（g）}$$

S：検量線より求めた試験溶液中のビタミンK_1およびK_2濃度（μg/mL）
N：希釈倍率
V：試験溶液全量（mL）
A：残さを溶解したヘキサン量（mL）
B：シリカゲルカラムに負荷したヘキサン溶液量（mL）

✐注釈

1）本法を用いたときの糸引き納豆および卵黄のクロマト

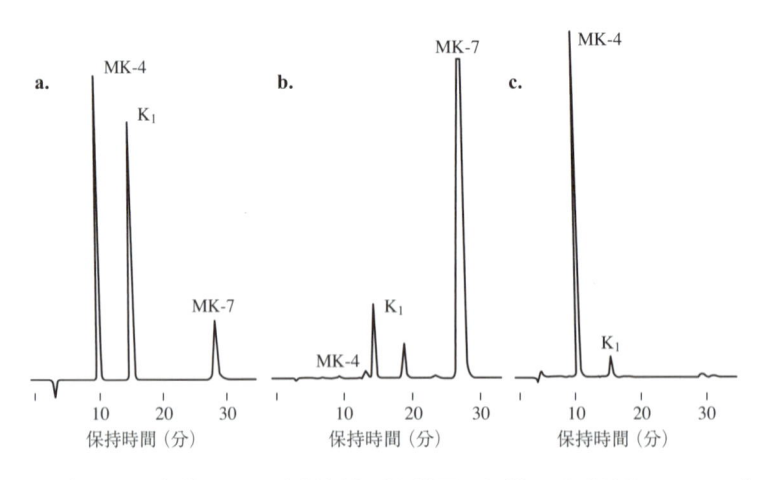

図Ⅱ-1-14　ビタミンK標準品および試料（糸引き納豆，卵黄）の高速液体クロマトグラム

a．ビタミンK_1およびビタミンK_2（MK-4，MK-7）標準品，b．納豆，c．卵黄
カラム：TSKgel ODS-120T（4.6 mm i.d. × 250 mm），移動相：メタノール・エタノール（95：5），流速：1.0 mL/min，検出器：蛍光検出器（励起波長320 nm，蛍光波長430 nm）

グラムを図Ⅱ-1-14に示す.

2）分離カラムはODS（4.6 mm i.d. × 150 mm）を用いている例もある.

3）試料導入部の前に別の還元カラムを接続し，溶媒中の酸化物を除去することにより，分離カラムのあとの還元カラムの寿命を延長することができる.

4）還元カラムに白金黒のかわりに亜鉛末を用いた報告もある．また，別の還元法として，電気化学的還元法や還元試薬添加法がある．前者は，電極に－0.8V位の還元電圧をかけ，HPLCカラムから溶出してくるビタミンKを電気的に還元するものである．この場合，移動相に0.2%過塩素酸ナトリウムなどの電解質の添加溶液が必要である．後者は，HPLCカラムからの溶出液に水素化ホウ素ナトリウムのエタノール溶液をオンライン接続して，化学的に還元するものである.

5）連続的に試料を測定する場合，ビタミンK類が溶出したのち，移動相をエタノールにかえて10分間程度カラムを洗浄する．エタノール・メタノール（5：95）にもどして10分間程度平衡化させたのち，次の試料を分析するとよい.

6）肝臓など妨害ピークが多い試料の場合，この条件では妨害成分の影響が出ることがある．このような場合は，励起波長240 nm，蛍光波長430 nmに設定すれば問題なく測定できるとする報告がある.

3 水溶性ビタミンの理化学的試験

1）ビタミン B_1

ビタミン B_1（チアミン）を比較的多く含有する天然物としては，米ぬか，小麦胚芽，けしの実，ひまわりの種，酵母，豚肉，うなぎ，すっぽんなどが挙げられる．天然物中においては遊離型のほか，チアミン一リン酸，チアミン二リン酸，チアミン三リン酸の3種の B_1 リン酸エステルがある.

その他にビタミン B_1 はアミノ酸，タンパク質，含硫黄化合物，脂肪酸などに強固に付加して存在する

ほか，デンプンに吸着されていることもあり，総ビタミン B_1 の定量に際しては酵素処理などによって結合型 B_1 や付加体を遊離型 ビタミン B_1 として抽出する必要がある.

一方，ビタミン B_1 の強化剤にはビタミン B_1 塩酸塩のほかに，難水溶性塩類として，硝酸塩，セチル硫酸塩，チオシアン酸塩，ナフタレン-1,5-ジスルホン酸塩，ラウリル硫酸塩，またビタミン B_1 誘導体としてジベンゾイルチアミン（DBT）とその塩酸塩（DBT-HCl）およびビスベンチアミン（ベンゾイルチアミンジスルフィド・BTDS）の計9種が許可されている．これら強化剤が添加されている強化食品では，各強化剤に応じた抽出ならびに遊離型ビタミン B_1 への処理を行う必要がある.

(1) 高速液体クロマトグラフィーによる定量[1][2]

本法は食品中のビタミン B_1 を簡単に感度，精度よく定量する方法であり，大量の試料の分析に適している.

HPLCの条件：

カラム：ビタミン B_1 分離用（poly glycerylmethacrylate，球状，粒径15 μm，6 mm i.d. × 250 mm）

移動相：0.1 mol/L NaH_2PO_4 溶液

流　速：0.7 mL/min

反応液：0.01% $K_3[Fe(CN)_6]$・15% NaOH溶液
　　　　（流速：0.7 mL/min）

検出器：蛍光検出器（励起波長375 nm，蛍光波長450 nm）

定　量： 試験溶液50 μLを高速液体クロマトグラフに注入し，カラムから分離溶出してきたビタミン B_1 を反応液送液ポンプから送られてきた反応液と自動的に混合させ，蛍光物質（チオクローム）に変換する．この蛍光物質を蛍光検出器に送り，得られたピーク高さ（a）[3]と高速液体クロマトグラフに注入して得られた50 μLビタミン B_1 標準溶液のクロマトグラムのピーク高さ（b）を測定する.

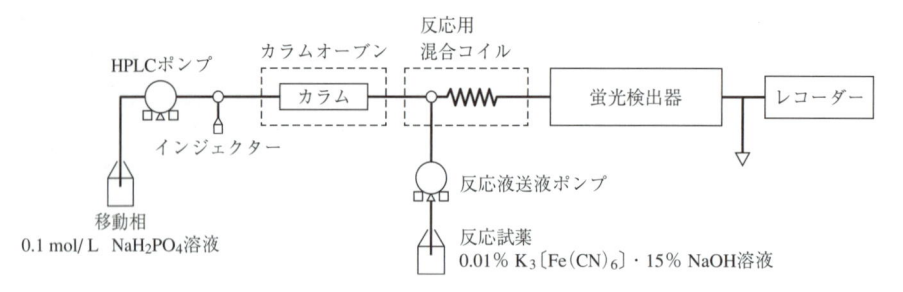

図II-1-15　高速液体クロマトグラフィーによるビタミンB₁定量用システム

ビタミンB₁の定量

試料前処置

　試料（1 g：ビタミンB₁約10 μg/g以下が望ましい）
　　10％トリクロロ酢酸溶液5 mL中でホモジナイズ
　　10％トリクロロ酢酸溶液10 mLにメスアップ
　　遠心30 min

　上清200 μL
　　4 mol/L酢酸ナトリウム溶液30 μLを加え撹拌
　　2％タカジアスターゼ溶液10 μLを加え撹拌
　　37℃で8〜10時間放置

HPLC

　カラム：ビタミンB₁分離用
　移動相：0.1 mol/L NaH₂PO₄
　　　　　流速0.7 mL/min
　反応液：0.01％K₃[Fe(CN)₆]・15％NaOH溶液
　　　　　流速0.7 mL/min
　検出器：蛍光検出器
　　　　　（励起波長375 nm，蛍光波長450 nm）

定量

計　算：試料100 g中ビタミンB₁の量（μg/100 g）は次の式によって算出する．

　試料100 g中のビタミンB₁の量（μg/100 g）

$$= S \times \frac{a}{b} \times 10 \times \frac{1}{1000} \times \frac{100}{\text{試料採取量（g）}}$$

　S：ビタミンB₁標準溶液の濃度（ng/mL）

【実験操作Q&A】⑥　ビタミンB₁（チアミン）

Q6　ビタミンB₁の測定において，蛍光光度計で測定したときの蛍光強度（数値）が測定中に安定しないのはなぜですか？

　A　蛍光物質チオクロームを2−メチル−1−プロパノールで抽出したあとの脱水が不十分な場合，残存する水によって光が散乱するため不安定になります．無水硫酸ナトリウム粉末添加による脱水をしっかり行うことが重要です．

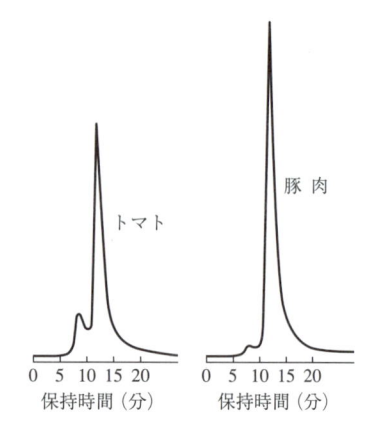

図II-1-16　ビタミンB₁の高速液体クロマトグラム
カラム：Polyglycerylmethacrylate（Shodex OH-PaK），移動相：0.1 mol/L NaH₂PO₄，流速：0.7 mL/min，検出器：蛍光検出器（励起波長375 nm，蛍光波長450 nm），セル容量：12 μL

📝注釈

1）遊離型ビタミンB₁とビタミンB₁リン酸エステル類をHPLCにより分離定量する方法も考案されている．しかし，食品のビタミンB₁リン酸エステル類はすべて遊離のビタミンB₁になってから吸収されるので，ここでは総ビタミンB₁の定量法を記載する．本法は混合コイルを用い，カラムからビタミンB₁が分離されたあとに反応液を混合させるポストカラム法であるが，高速液体クロマトグラフに注入する前にビタミンB₁を試験管内でチオクローム化するプレカラム法も可能である．この方法を用いると混合コイル，反応液送液ポンプは不要となるが，前処理法がかなり複雑であり，また，混在する不純物によりビタミンB₁のチオクローム化が妨害されるなどの難点があり，高速液体クロマトグラフを用いた妙味が少ない．操作の概略は左記**フローチャート**に示すとおりである．

2）**図II-1-15**に本高速液体クロマトグラフのシステムを図式化して示す．

3）**図II-1-16**に食品中ビタミンB₁の本システムによる高速液体クロマトグラムの例を示す．

2) ビタミン B₂

リボフラビンとも呼ばれる黄色の結晶で，水溶液は黄色を呈し，特有の蛍光を有している．動植物体内では，エステル型として存在し，その主なものは，フラビンモノヌクレオチド（FMN），フラビンアデニンジヌクレオチド（FAD）である．この両者は，フラビン酵素の補酵素として生体内酸化還元系，ミトコンドリア，ミクロゾーム中の電子伝達系に関与している．

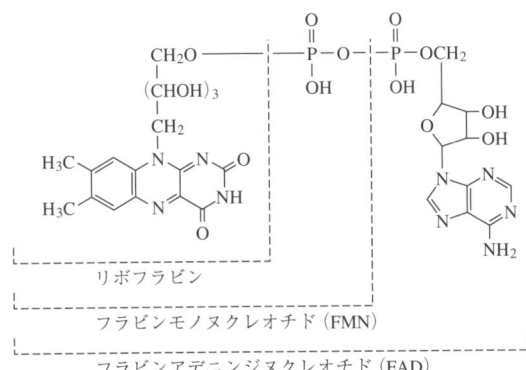

リボフラビン

フラビンモノヌクレオチド（FMN）

フラビンアデニンジヌクレオチド（FAD）

(1) 高速液体クロマトグラフィーによる定量[1]

ほとんどすべての食品に適用できる．本法は，簡便で感度，精度のよいビタミン B₂ 3 型（リボフラビン，FMN および FAD）の分別定量法である．試料中の FMN および FAD を酸加水分解し，すべてリボフラビンにすることにより，総ビタミン B₂ を定量することができる．

HPLC の条件：

カラム：ODS（4.6 mm i.d. × 150 mm），シリカゲル充てんのプレカラム

カラム温度：40℃

移動相：メタノール・10 mmol/L NaH₂PO₄ 溶液，pH 5.5（35：65）

流　速：0.8 mL/min

検出器：蛍光検出器（励起波長 445 nm，蛍光波長 530 nm）

定　量：試験溶液 10 μL を HPLC 用カラムに注入して操作し，ビタミン B₂ 各型の蛍光のピーク高さを読み取る．

検量線の作成：既知濃度のビタミン B₂ 各型の標準溶液 10 μL（1～5 ng を含む）をとり，上記と同様に操作して ビタミン B₂ 各型のおのおのの検量線を作成する．

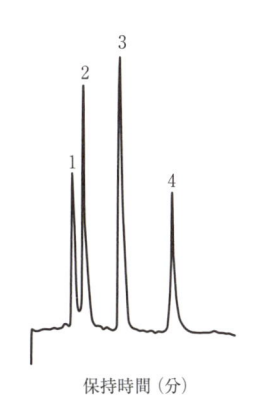

保持時間（分）

図 II-1-17　ビタミン B₂ 類の高速液体クロマトグラム

1. FAD 2.5 分，2. FMN 3.3 分，3. リボフラビン 5.3 分，4. ルミフラビン 8.4 分
カラム：Cosmosil 5 C₁₈（5 μm，4.5 mm i.d.×150 mm），移動相：メタノール・0.01 mol/L NaH₂PO₄，pH 5.5（35：65），流速：0.8 mL/min，カラム温度：40℃，検出器：蛍光検出器（励起波長 445 nm，蛍光波長 530 nm）

計　算：検量線より試験溶液中のビタミン B₂ 各型の量（S μg/mL）を求め，次式により試料 100 g 中のビタミン B₂ 各型の量を算出する．

ビタミン B₂（リボフラビン，FMN または FAD）

$$(\mu g/100\,g) = S\,(\mu g/mL) \times V \times \frac{100}{\text{試料採取量 (g)}}$$

V：試験溶液全量（mL）

注釈

1) HPLC によるビタミン B₂ 3 型の分離定量法については，種々の充てん剤を用いる方法が報告されている．本法のほか DEAE などのアニオン交換性カラムを用いるもの，化学結合型カラムを用いるものが報告されているが，これらの方法では移動相の濃度を直線状勾配で変え溶出する必要がある．総ビタミン B₂ 量を定量する場合には，試料数 g に 0.1 mol/L 塩酸あるいは 0.05 mol/L 硫酸 50～60 mL を加え，120℃ で 30 分間加熱し，冷後 pH を約 4.5 に調整したのちにタカジアスターゼおよびプロテアーゼ処理を行い，ビタミン B₂ 誘導体をすべてリボフラビンに変換したものを直接 HPLC により定量するか，またはアルカリ性で光分解しルミフラビンに変換後，クロロホルムで抽出し，試験溶液とする．高速液体クロマトグラフのカラムへの注入に先だって試験溶液は 0.45 μm フィルターでろ過する．図 II-1-17 にクロマトグラムの例を示す．

3) ビタミンC

抗壊血病作用を示すビタミンとして発見されたが，生理作用の詳細はいまだ明らかではない．現在最も明らかになっているのは，結合組織，特にコラーゲンの合成と維持に対する作用である．

天然に存在するビタミンCには，還元型（L-アスコルビン酸）と酸化型（L-デヒドロアスコルビン酸）があり，それぞれ以下のような構造を有する．抗壊血病作用からみた生理活性は，両者は同等と考えられている．

その他のアスコルビン酸誘導体の生理活性は，極めて低いか，ほとんどない．

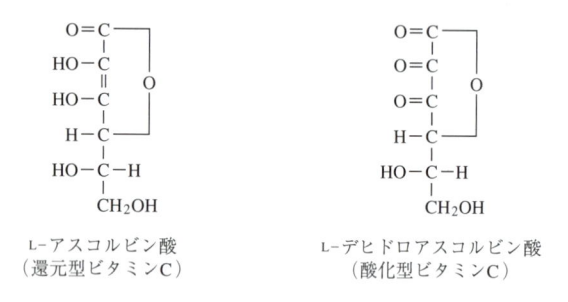

L-アスコルビン酸
（還元型ビタミンC）

L-デヒドロアスコルビン酸
（酸化型ビタミンC）

(1) 総ビタミンCの高速液体クロマトグラフィーによる定量

HPLCの条件[1]：

カラム：シリカ（6.0 mm i.d. × 150 mm）

カラム温度：40℃

移動相：酢酸エチル・ヘキサン・酢酸（5：4：1）

流　速：1.5 mL/min

検出器：UV・可視部検出器（495 nm）

定　量：試験溶液20 μL を高速液体クロマトグラフに注入し，ビタミンCのオサゾン体のピーク面積を測定する[2]．

検量線の作成：ビタミンC標準溶液の酢酸エチル層それぞれ20 μL をとり，上記と同様に操作し，ビタミンCの検量線を作成する．

計　算：検量線より試験溶液中のビタミンC濃度（A μg/mL）を求め，次式より試料中のビタミンC量（mg）を算出する．

試料100 g 中のビタミンC量（mg）

$$= \frac{A \times V \times N}{1000 \times 試料採取量 (g)} \times 100$$

A：検量線より求めた試験溶液中のビタミンC濃度（μg/mL）

V：定容量（mL）

N：希釈倍数

✎注釈

1) Silica-2150-N（100）（センシュー科学）を用いたときの高速液体クロマトグラムを**図Ⅱ-1-18**に示す．
また，ビタミンA（VA），β-カロテン，ビタミンD（VD），ビタミンB$_1$（VB$_1$），ビタミンB$_2$（VB$_2$）およびビタミンC（VC）の試験操作におけるHPLCの条件一覧を**表Ⅱ-1-12**に示す．

2) 本法は，還元型および酸化型ビタミンCを合わせた総ビタミンCを定量する方法である．試料の酸化操作をなくせば，酸化型のみの定量もできる．ほとんどすべての食品に適用でき，他の比色法や滴定法に比べて，感度，特異性の点で優れている．しかし，反応の本体は還元型ならびに酸化型ビタミンCではなく，反応中

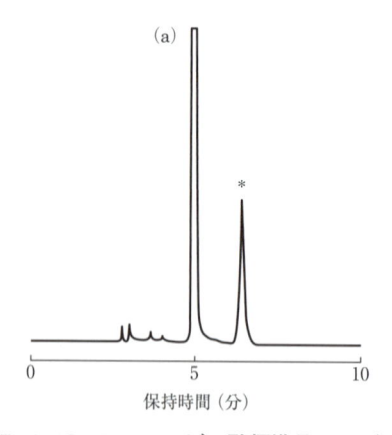
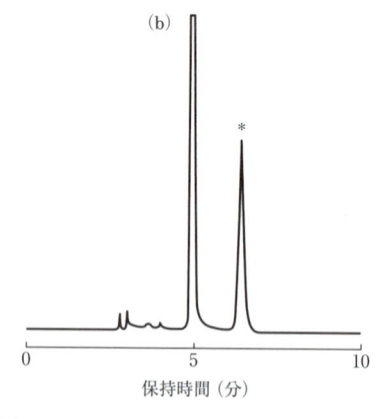

図Ⅱ-1-18　アスコルビン酸標準品および試料（ほうれんそう）の高速液体クロマトグラム

(a) アスコルビン酸標準品，(b) 試料（ほうれんそう）抽出物（*はビタミンCオサゾン体のピーク）

カラム：Silica-2150-N（100）（6.0 mm i.d.×150 mm），カラム温度：40℃，移動相：酢酸エチル・ヘキサン・酢酸（5：4：1），流速：1.5 mL/min，検出器：UV・可視部検出器（495 nm）

に生ずる生理的に無効な2,3-ジケト-L-グロン酸であるから, 試料中にこれが最初から含まれていると誤差を生ずる. 一般に新鮮な食品ではジケトグロン酸は含まれていないか, あっても極めて微量である. しかし, 貯蔵品, 加工食品などでは酸化型ビタミンCからジケトグロン酸がかなり生じていると考えられる. このような場合は, ジケトグロン酸を分別定量する必要がある. 還元型, 酸化型, ジケトグロン酸の反応およびオサゾンの生成反応を図II-1-19に示す.

表II-1-12 高速液体クロマトグラフィーの条件一覧

	VA	β－カロテン	VD (第1段階)	VD (第2段階)	VB₁	VB₂	VC
カラム	ODS (4.6 mm i.d. × 250 mm)	ODS (4.6 mm i.d. × 150 mm)	ODS (8.0 mm i.d. × 300 mm)	シリカ (4.6 mm i.d. × 250 mm)	ビタミンB₁分離用 (polyglycerylm ethacrylate 20), 球状, 粒径 15μm, 6 mm i.d. × 250 mm)	ODS (4.6 mm i.d. × 150 mm), シリカゲル充てんのプレカラム	シリカ (6.0 mm i.d. × 150 mm)
カラム温度		25℃				40℃	40℃
移動相	エタノール・水 (95：5)	クロロホルム・メタノール (4：96), 50 μg/mL L-アスコルビン酸パルミチン酸エステル含有	アセトニトリル・メタノール (9：1)	ヘキサン・2-プロパノール (99.5：0.5)	0.1mol/L NaH₂PO₄溶液	メタノール・10 mmol/L NaH₂PO₄溶液, pH 5.5 (35：65)	酢酸エチル・ヘキサン・酢酸 (5：4：1)
流速	0.5 mL/min	1.0 mL/min	1.5 mL/min	1.5 mL/min	0.7 mL/min	0.8 mL/min	1.5 mL/min
検出器	蛍光検出器 (励起波長340 nm, 蛍光波長460 nm)	UV・可視部検出器 (455 nm)	UV検出器 (265 nm)	UV検出器 (265nm)	蛍光検出器 (励起波長375 nm, 蛍光波長450 nm)	蛍光検出器 (励起波長445 nm, 蛍光波長530 nm)	UV・可視部検出器 (495 nm)

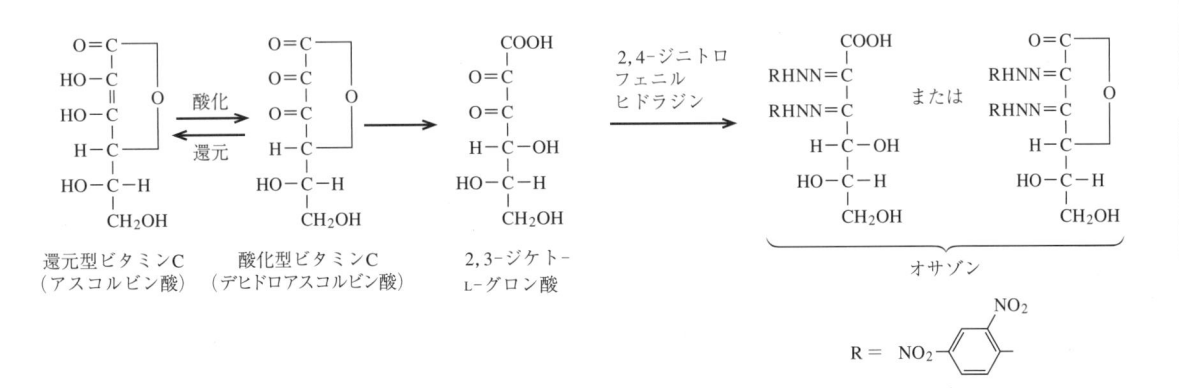

図II-1-19 還元型, 酸化型, ジケトグロン酸の反応およびオサゾンの生成反応

2 | 食品添加物試験法

A. 保存料

　保存料とは，食品の腐敗または変敗に関与する微生物の増殖を抑制する作用を持つ食品添加物である.

　わが国で保存料として指定されている食品添加物は，安息香酸，安息香酸ナトリウム，ソルビン酸，ソルビン酸カリウム，ソルビン酸カルシウム，デヒドロ酢酸ナトリウム，パラオキシ安息香酸（p-ヒドロキシ安息香酸，PHBA）エステル類（PHBAエチル，PHBAプロピル，PHBAイソプロピル，PHBAブチル，PHBAイソブチル），プロピオン酸，プロピオン酸ナトリウム，プロピオン酸カルシウム，ナタマイシン，ナイシンである.

　安息香酸は，古くから保存料として使用され，各種の微生物に対して静菌作用がある．酸型保存料であるためpHが低いほうが有効である.

　ソルビン酸は，カビ，酵母，好気性菌に対して一様に作用する抗菌スペクトルを有し，微生物の脱水素酵素系の作用を阻害して発育を抑制する．pHが低いほうが有効である.

　デヒドロ酢酸ナトリウムは，カビ，酵母，嫌気性のグラム陽性菌などに効果がある．酸型保存料のためpHにより効力は変化するが，比較的解離しにくいため中性付近でもある程度の効力が期待できる.

　PHBAエステル類の抗菌力はpHによってあまり変化しないが，酸性側でより強い．抗菌作用はブチルエステルが最もすぐれている．PHBAメチルはわが国では指定外添加物である.

　プロピオン酸は，エステルとして精油中に広く分布している．みそ，しょう油，チーズなどの発酵食品中に微生物の代謝産物として含まれ，その呈味および香気成分の一つになっている．プロピオン酸はカビおよび好気性芽胞菌の発育を阻止し，pHが低いほうが有効である．プロピオン酸およびその塩類の抗菌力は比較的弱く，毒性も低い．また，パン酵母に対する作用が比較的弱いため，パンや洋菓子などに使用される.

　ナタマイシンは，ピマリシンとも呼ばれ，*Streptomyces natalensis*の産生するポリエンマクロライド系の抗生物質である．カビ，酵母などに対して特異的な発育阻害作用を有するため，50カ国以上で食品添加物としてチーズなどへの使用が認められている.

　ナイシンは，*Lactococcus lactis* subsp. *lactis*の培養液から得られた抗菌性ポリペプチドと塩化ナトリウムの混合物である．主たる抗菌性ポリペプチドは34個のアミノ酸からなるナイシンAである．50カ国以上でチーズ，乳製品，缶詰等に使用されている.

定性・定量法

1）安息香酸，ソルビン酸，デヒドロ酢酸およびPHBAエステル類

(1) 高速液体クロマトグラフィーによる定性および定量

　HPLC（p.5参照）は，食品中の安息香酸およびその塩類，ソルビン酸およびその塩類，デヒドロ酢酸およびその塩類，PHBAエステル類などに適用できる.

　本法は，食品中の保存料を水蒸気蒸留し，食品の妨害成分を除去したのち，有機溶媒で抽出することなく直接HPLCにより分析する簡易な方法である．この方法では混合比を変えた2種類の移動相を用いることにより，9種類の保存料の定性および定量分析ができる.

　試薬・器具　① 安息香酸，ソルビン酸およびデヒドロ酢酸標準原液：安息香酸，ソルビン酸およびデヒドロ酢酸をそれぞれ50.0 mg量り，メタノールを加えてメスフラスコでそれぞれ100.0 mLとする（濃度：500 μg/mL）.

　② 安息香酸，ソルビン酸およびデヒドロ酢酸混合標準溶液：安息香酸，ソルビン酸およびデヒドロ酢酸標準原液を，4.0 mLずつ測りとって混合し，水を加えてメスフラスコで100.0 mLとする（各濃度：20 μg/mL）.

　③ PHBAエステル標準原液：PHBAのメチル，エチル，イソプロピル，プロピル，イソブチルおよび

ブチルエステルを50.0 mg量り，10 mLのメタノールに溶かしたのち，水を加えてメスフラスコでそれぞれ100.0 mLとする（濃度：500 µg/mL）．

④ PHBAエステル類混合標準溶液：PHBAエステル類の標準原液をそれぞれ4.0 mLずつ量りとって混合し，水を加えてメスフラスコで100.0 mLとする（濃度：各20 µg/mL）．

⑤ 5 mmol/Lクエン酸緩衝液（pH 4.0）：クエン酸（一水和物）7.0 gとクエン酸三ナトリウム（二水和物）6.0 gを水に溶かしてメスフラスコで1000 mLとする．用時10倍希釈し，1.0 µmのメンブランフィルターでろ過する．

⑥ シリコーン樹脂：保存料を含まない食品添加物グレードなどを使用する．

⑦ メタノールおよびアセトニトリル：HPLC用を用いる．

⑧ 高速液体クロマトグラフ：UV検出器付き

| 試験溶液の調製 | ① 試料20.0 g[1)]を500 mL丸底フラスコにとり，これに15 |

％酒石酸溶液15 mL，NaClを60 g，水を150 mLおよびシリコーン樹脂を1滴加える．

② 毎分約10 mLの留出速度で水蒸気蒸留を行い，留液500.0 mLをとる[2)]．

③ 留液約5 mLをとり，0.45 µmのメンブランフィルターでろ過し，試験溶液とする．

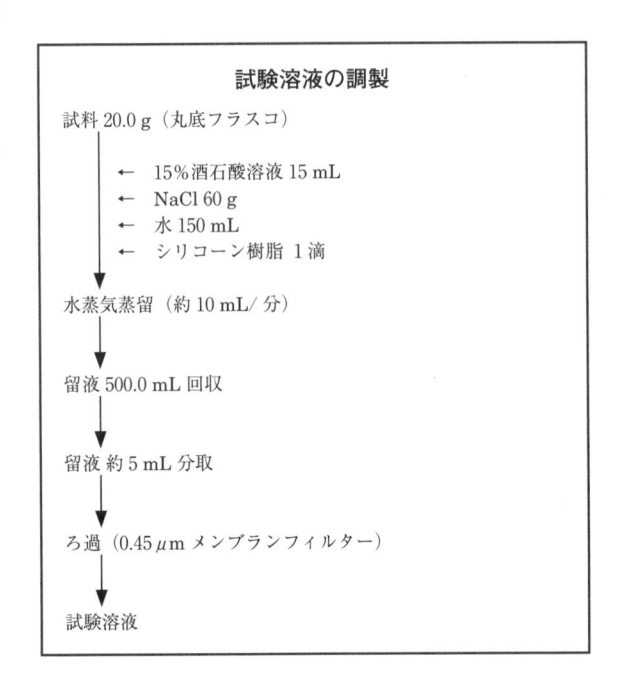

試験溶液の調製

試料20.0 g（丸底フラスコ）

← 15％酒石酸溶液 15 mL
← NaCl 60 g
← 水 150 mL
← シリコーン樹脂 1滴

水蒸気蒸留（約10 mL/分）

留液 500.0 mL 回収

留液 約5 mL 分取

ろ過（0.45 µm メンブランフィルター）

試験溶液

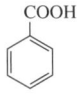

安息香酸

安息香酸ナトリウム

デヒドロ酢酸ナトリウム

$(CH_3CH=CHCH=CHCOO)_nR$
n＝1，R＝H　ソルビン酸
n＝1，R＝K　ソルビン酸カリウム
n＝2，R＝Ca ソルビン酸カルシウム

$HO-\langle\rangle-COOR$

R＝エチル，プロピル，イソプロピル，ブチル，イソブチル

PHBAエステル類

$(CH_3CH_2COO)_nR$
n＝1，R＝H　　プロピオン酸
n＝1，R＝Na　プロピオン酸ナトリウム
n＝2，R＝Ca　プロピオン酸カルシウム

| 試験操作 |

HPLCの条件[3)]：

カラム：ODS（4.0～6.0 mm i.d. ×150～250 mm）[4)]

移動相：i）メタノール・アセトニトリル・5 mmol/L クエン酸緩衝液（pH 4.0）（1：2：7）
ii）メタノール・5 mmol/Lクエン酸緩衝液（pH 4.0）（6：4）

流　速：1.0 mL/min

検出器：UV検出器（230 nm，270 nm）

定　性[5)]：保存料の混合標準溶液および試験溶液20.0 µLずつを注入して次の条件でHPLCを行い，得られたピークの保持時間を比較して定性分析を行う．

HPLCの条件

保存料	移動相	検出器の波長
安息香酸，ソルビン酸，デヒドロ酢酸	i）	230 nm
PHBA エステル類	ii）	270 nm

定　量[6) 7)]：① 定性分析の場合と同じ条件でHPLCを行う．

② 得られたピーク面積（またはピーク高さ）を測る．

③ 別に作成した検量線から試験溶液中の各保存料の濃度（µg/mL）を求める．

④ 以下の式から含有量（g/kg）を計算する．

検量線の作成：① 安息香酸，ソルビン酸およびデヒドロ酢酸混合標準溶液，あるいはPHBAエステル類

混合標準溶液を0,1.0,2.0,4.0,6.0,8.0または10.0 mLとり,それぞれに水を加えて10.0 mLとする.

②これらを20.0 μLずつ注入し,得られたピーク面積(またはピーク高さ)から検量線を作成する.

計　算:

$$含有量 (g/kg) = \frac{C \times 500.0^{*}}{W \times 1000^{**}}$$

C：試験溶液中の保存料濃度($\mu g/mL$)

W：試料の採取量(g)

*　：水蒸気蒸留の留液の液量(mL)

**：換算係数

なお,PHBAエステル類が検出された場合,PHBAとして含有量を求める必要があるときは,**表II-2-1**の換算値を乗じて補正する.

| 廃　液 | 有機溶媒は,指定の廃液タンクに一時保管し,所定の手続きを行い廃棄する.その他の試薬は下水道に廃棄する. |

表II-2-1　PHBAとしての換算値

添加物の種類	分子量	PHBAとしての換算値
PHBA エチル	166.17	0.8311
PHBA プロピル	180.20	0.7664
PHBA イソプロピル	180.20	0.7664
PHBA ブチル	194.23	0.7111
PHBA イソブチル	194.23	0.7111
PHBA	138.12	－

注釈

1) 小魚のつくだ煮などの高タンパク質食品およびマヨネーズなどの高脂肪食品では,PHBAエステル類の回収率が低い.これら食品を試験する場合は,水蒸気蒸留を行う前に次の操作を行う.試料20.0 gに水・メタノール(1:1)150 mLを加えてホモジナイズし,同溶液を加えてメスフラスコで全量を200.0 mLとする.遠心して上清100.0 mL(試料10.0 g相当量)を使用する.

2) 水蒸気蒸留を行う際,フラスコ内の液量,流出速度などにより回収率が異なるため,流出速度は1分間に約10 mLが望ましい.試料用フラスコ内の液量を常時一定に保つためにマーカーなどで目印を付けておくとよい.受器には500 mLメスフラスコなどを用い,留液が490 mL程度になったとき蒸留を止め,水を加えて500.0 mLとする.

3) PHBAエステル類は,分析に使用するサンプルバイアルやオートサンプラーの接液部分に吸着することがある.標準溶液と試験溶液を,メタノール濃度50%に変更することで防ぐことができる.

4) Inertsil ODS-2(ジーエルサイエンス),Wakosil-II 5C$_{18}$ HG(富士フイルム和光純薬),NUCLEOSIL 5C$_{18}$(ケムコ),Shim-pack CLC-ODS(島津製作所),Mightysil RP-18 GP(関東化学)なども使用できる.

5) 各保存料のクロマトグラムを**図II-2-1**に示す.

6) かまぼこ,はくさいの漬け物,濃厚ソースなどに保存料を添加し回収実験を行うと,いずれも95%以上の回収率が得られる.

7) 本法の食品中での定量限界は次のとおりである.

安息香酸,ソルビン酸,デヒドロ酢酸:0.010 g/kg

PHBAエステル類:0.005 g/kg

2) PHBAエステル類

(1) 溶媒抽出－高速液体クロマトグラフィーによる定性および定量

本法は,食品中,特に油脂含有食品中のPHBAエステル類の分析に適用できる.

試料中に油脂類が含まれる場合,水蒸気蒸留－HPLC法ではPHBAエステル類の回収率が低下する.そのため,あらかじめ油脂類を除いてから蒸留を行う必要がある.本法は,PHBAエステル類を溶媒で抽出したのち,凍結法によって油脂類を除き,カートリッジカラムでクリーンアップを行ったのち,HPLCにより定性,定量分析する方法である.

| 試薬・器具 | ① PHBAエステル類標準原液:PHBAのメチル,エチル,イソプロピル,プロピル,イソブチルおよびブチルエステルそれぞれを40.0 mgずつ量り,60%メタノールに溶解して,メスフラスコでそれぞれ100.0 mLとする(濃度:400 μg/mL). |

②PHBAエステル類混合標準溶液:PHBAエステル類の標準原液を5.0 mLずつとり混合し,60%メタノールを加えてメスフラスコで100.0 mLとする(濃度:各20 μg/mL).

③抽出用混合溶媒:アセトニトリル・2-プロパノール・エタノール(2:1:1).

④前処理用カートリッジカラム:ODSを充てんしたカートリッジカラム(Waters社のSep-Pak Vac C18(充てん剤量:1 g)など)を,メタノール5 mLおよび水10 mLで順次洗浄する.

⑤5 mmol/Lクエン酸緩衝液(pH 4.0):クエン酸(一水和物)7.0 gとクエン酸三ナトリウム(二水和物)6.0 gを水に溶かしてメスフラスコで1000 mLとする.用時10倍希釈し,1.0 μmのメンブランフィルターでろ過する.

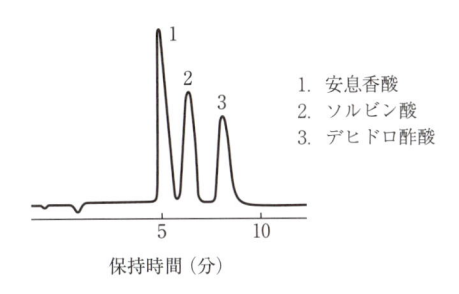

1. 安息香酸
2. ソルビン酸
3. デヒドロ酢酸

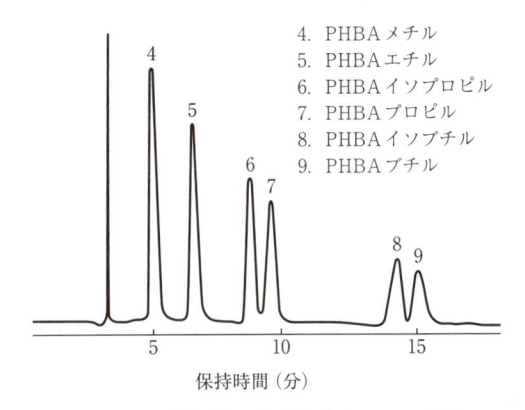

4. PHBAメチル
5. PHBAエチル
6. PHBAイソプロピル
7. PHBAプロピル
8. PHBAイソブチル
9. PHBAブチル

図Ⅱ-2-1　保存料の高速液体クロマトグラム

(上) 移動相：i), 検出器：UV 検出器 (230 nm)
(下) 移動相：ii), 検出器：UV 検出器 (270 nm)
カラム：Inertsil ODS-2 (4.6 mm i.d. × 150 mm), カラム温度：40℃, 流速：1.0 mL/min

⑥ 高速液体クロマトグラフ：UV検出器またはフォトダイオードアレイ検出器付き

| 試験溶液の調製 | ① 試料は必要に応じて細切あるいはホモジナイズして均一

化する.

② 試料10 gをとり, これに適宜1〜5 gの無水Na₂SO₄および抽出用混合溶媒50 mLを加え, 5分間ホモジナイズする.

③ 遠心して上清を分取したのち, さらに残渣に抽出用混合溶媒50 mLを加えて同様の操作を繰り返し, 上清を合わせる.

④ 得られた溶媒層を−20℃で1時間以上冷却したのち, すばやくろ紙でろ過する.

⑤ ろ紙上の残留物を, あらかじめ−20℃で冷却した少量の抽出用混合溶媒で洗浄し, 先のろ液と合わせる.

⑥ 得られた溶液を1〜2 mLまで減圧濃縮したのち, メタノールで全量を25 mLとする.

⑦ ⑥の溶液5.0 mLをとり, 水を加えてメスフラスコで50 mLとしたのち, その25 mLをリザーバーを取り付けた前処理用カートリッジカラムに負荷する[1].

⑧ 水10 mLおよびメタノール・水 (1:9) 10 mLで洗浄する.

⑨ メタノール・水 (8:2) で溶出し, 10 mLを捕集する.

⑩ 0.45 μmのメンブランフィルターでろ過し, 試験溶液とする.

| 試験操作 |

HPLCの条件：

カラム：ODS (4.0〜4.6 mm i.d. × 150〜250mm)[2]

移動相[3]：i) メタノール・5 mmol/Lクエン酸緩衝液 (pH 4.0) (6:4)
　　　　　ii) メタノール・アセトニトリル・5 mmol/Lクエン酸緩衝液 (pH 4.0) (1:2:7)

流　速：0.6〜1.2 mL/min

検出器：UV検出器 (254 nm) またはフォトダイオードアレイ検出器 (200〜450 nm)

定　性：混合標準溶液および試験溶液20 μLずつを注入してHPLCを行い, 得られたピークの保持時間を比較して定性分析を行う.

定　量[4]：定性分析の場合と同じ条件でHPLCを行い, 得られたピーク面積 (またはピーク高さ) を測り, 別に作成した検量線により試験溶液中のPHBAエステルの濃度 (μg/mL) を求め, 以下の式から試料中の含有量 (g/kg) を計算する.

検量線の作成：① 混合標準溶液を0, 0.5, 1.0, 2.0, 5.0, または10.0 mLとり, それぞれに60%メタノールを加えてメスフラスコで10.0 mLとする.

② これらを20 μLずつ注入し, 得られたピーク面積 (またはピーク高さ) から検量線を作成する.

計　算：

$$含有量 (g/kg) = \frac{C}{W \times 10}$$

C：試験溶液中の保存料濃度 (μg/mL)
W：試料の採取量 (g)

なお, 各エステルをPHBAに換算する場合, **表Ⅱ-2-1**の換算値を乗じて補正する.

| 廃　液 | 有機溶媒は, 指定の廃液タンクに一時保管し, 所定の手続きを行い廃棄する. その他の試薬は下水道に廃棄する.

注釈

1) 同時に抽出された比較的極性の低い物質は, HPLCでの保持時間が長くなるため, あらかじめ除去する.

2) Cosmosil 5C18-AR-II (ナカライテスク), Inertsil

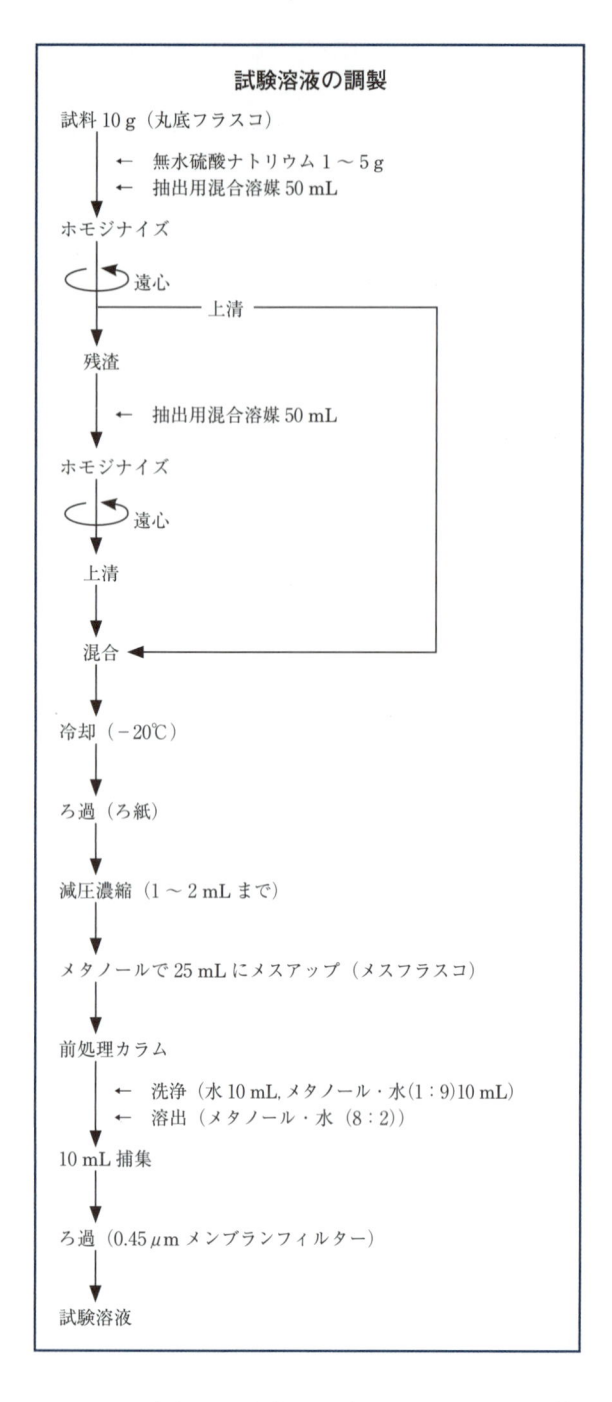

試験溶液の調製

試料 10 g（丸底フラスコ）

← 無水硫酸ナトリウム 1〜5 g
← 抽出用混合溶媒 50 mL

ホモジナイズ

遠心

上清

残渣

← 抽出用混合溶媒 50 mL

ホモジナイズ

遠心

上清

混合

冷却（−20℃）

ろ過（ろ紙）

減圧濃縮（1〜2 mL まで）

メタノールで 25 mL にメスアップ（メスフラスコ）

前処理カラム

← 洗浄（水 10 mL, メタノール・水(1：9)10 mL）
← 溶出（メタノール・水（8：2））

10 mL 捕集

ろ過（0.45 μm メンブランフィルター）

試験溶液

ODS-3（ジーエルサイエンス），L-column ODS（化学物質評価研究機構）などがある．

3）移動相i）では PHBA メチルと安息香酸，ソルビン酸の保持時間が近いため，PHBA メチルが検出された場合には移動相ii）で確認するとよい．移動相ii）を用いると PHBA メチルと安息香酸，ソルビン酸は十分に分離する．

4）各 PHBA エステル 0.01 g/kg を添加した場合の回収率は，果実ソースおよび清涼飲料水では 91〜99%，クリームサンドウエハースでは 70〜82% である．なお，

本法の食品中での定量限界は各 PHBA エステルとも，0.005 g/kg である．

B. 防カビ剤

わが国で防カビ剤として指定されている食品添加物は，アゾキシストロビン，イマザリル，オルトフェニルフェノール，オルトフェニルフェノールナトリウム（オルトフェニルフェノール Na），ジフェニル，チアベンダゾール，ピリメタニル，フルジオキソニル，プロピコナゾールである．

オルトフェニルフェノールおよび**オルトフェニルフェノール Na** は，かんきつ類の腐敗原因となるカビ病のうちジフェニルおよびチアベンダゾールでは効果のない *Geotrichum candidum* による白カビ病に有効であり，そのほか緑カビ病，軸ぐされ病，炭疽病にも有効である．日本におけるオルトフェニルフェノール Na を含むオルトフェニルフェノールの残留基準は，かんきつ類について 0.010 g/kg 以下である．

ジフェニルは，緑色カビの *Penicillium digitatum*，青色カビの *Penicillium itaticum* などによるかんきつ類の腐敗防止に効果がある．日本における残留基準は，貯蔵または運搬の用に供する容器の中に入れる紙片に浸潤させて使用する場合に限り，グレープフルーツ，レモンおよびオレンジ類に対して 0.070 g/kg 以下である．

チアベンダゾールは，かんきつ類に発生する緑カビ病，*Diplodia natalensis* および *Phomopsis citri* によって発生する軸ぐされ病の予防に使用される．通常ワックスと混合し，収穫後の果実にスプレーするか，果実をその溶液に浸漬して使用する．日本における残留基準は，かんきつ類で 0.010 g/kg 以下，バナナ全体で 0.0030 g/kg 以下，バナナ果肉で 0.00040 g/kg 以下である．

イマザリルは，殺菌剤として，貯蔵中のかんきつ類のカビ防止のために使用される．通常，収穫後の果実にスプレーするか，果実をその溶液に浸漬して使用する．イマザリルに加えて，イマザリル硫酸塩およびイマザリル硝酸塩がある．日本における残留基準は，かんきつ類で 0.0050 g/kg 以下，バナナで 0.0020 g/kg 以下である．国内ではほとんど使用されていないが，これら以外の数品目の食品に農薬としての残留基準が設けられている．

R=H　オルトフェニルフェノール
R=Na　オルトフェニルフェノールNa

ジフェニル

チアベンダゾール

イマザリル

定性・定量法

1）オルトフェニルフェノール，ジフェニルおよびチアベンダゾール

かんきつ類およびそれらの加工品中のオルトフェニルフェノール，ジフェニルおよびチアベンダゾールならびにバナナ中のチアベンダゾールの分析に適用可能なHPLCによる定性および定量法が示されている〔注解2020・2.3.2 1)(1)，p.360-361〕．

2）イマザリル

かんきつ類とそれらの加工品およびバナナに適用可能なHPLCによる定性および定量法が示されている〔注解2020・2.3.2 2)(1)，p.361-362〕．

C. 殺菌料

殺菌料とは，食品の腐敗または変敗の原因となる微生物を死滅させるために，食品，食器および食品製造用機器に使用される食品添加物である．

殺菌料としては，亜塩素酸水，亜塩素酸ナトリウム（NaClO$_2$），過酢酸，過酸化水素（H$_2$O$_2$），高度サラシ粉，次亜塩素酸水，次亜塩素酸ナトリウム（NaClO）および次亜臭素酸水がある．

H$_2$O$_2$は，強力な殺菌および漂白作用を有し，使用しやすいため，しらす干し，うどん，かまぼこなどに広く用いられてきた．しかし，微弱ながら発がん性が認められたため，1980年より使用基準が改められ，最終食品の完成前に分解または除去すること

になった．その後，釜揚げしらすおよびしらす干しに対して0.005 g/kg未満での使用が認められた．

NaClOは，果実，野菜および各種食品の製造加工における装置，器具の殺菌消毒に用いられる．

次亜塩素酸水（酸性電解水）は，塩酸または食塩水を電気分解することにより得られる．成分規格では，強酸性次亜塩素酸水（pH 2.7以下，有効塩素20～60 mg/kg），微酸性次亜塩素酸水（pH 5.0～6.5，有効塩素10～30 mg/kg）および弱酸性次亜塩素酸水（pH 2.7～5.0，有効塩素10～60 mg/kg）の3種があり，いずれも使用基準で最終食品の完成前に除去することが定められている．

高度サラシ粉は，有効塩素量が高い，水に溶かしたとき不溶性残渣が少ない，長期保存ができる，などの特徴を有する．油脂，デンプン，果皮などの漂白，果実，野菜などの殺菌・消毒に用いられる．

NaClO$_2$は，かずのこの調味加工品（干しかずのこおよび冷凍かずのこを除く），かんきつ類果皮（菓子製造に用いるものに限る），さくらんぼ，生食用野菜類および卵類（卵殻の部分に限る），ふき，ぶどう，ももの殺菌，消毒に用いられる．最終食品の完成前に分解または除去する必要がある．

亜塩素酸水は，精米，豆類，野菜（きのこ類を除く），果実，海藻類，鮮魚介類（鯨肉を含む），食肉，食肉製品および鯨肉製品ならびにこれらを塩蔵，乾燥その他の方法によって保存したものの殺菌に用いられる．最終食品の完成前に分解または除去しなければならない．

定性・定量法

1）過酸化水素

(1) 酸素電極法による定量

食品全般に適用可能な，酸素電極装置を用いた定量法が示されている〔注解2020・2.3.3 1)(2)，p.363-365〕．

本法は，H$_2$O$_2$を安定化剤であるKBrO$_3$含有リン酸緩衝液にて食品より抽出したのち，カタラーゼの作用で生成するO$_2$を酸素電極により検知することにより測定する．

H$_2$O$_2$は使用しても最終食品の完成前に分解，除去しなければならない．しかし，H$_2$O$_2$は自然界に存在する成分である．したがって，定量値は成分由来のH$_2$O$_2$と残留H$_2$O$_2$の合計値である．なお，カタラー

ゼを多く含有する食品の場合は，ホモジナイズによりH_2O_2が分解され，検出できない場合がある．また，添加したH_2O_2か天然由来のH_2O_2かを判別しなければならないため，操作中のH_2O_2の生成は極力抑える必要がある．通常の使用実態を考慮すると，数十$\mu g/g$レベル以上の試料については添加後除去されていない可能性がある．

D. 品質保持剤

品質保持剤とは，食品の保湿性および日持ち効果などを目的として添加される食品添加物である．

現在，品質保持剤として**プロピレングリコール**のみが指定されている．日本では1954年に食品添加物として指定され，着香料および着色料などの溶剤として用いられてきた．その後，プロピレングリコールの保湿性や防カビ性が注目され，生めんなどへの使用量が増大したため，1981年に使用基準が定められた．

定性・定量法

1) プロピレングリコール

(1) ガスクロマトグラフィーによる定性および定量

生めん，いかくん製品およびギョウザ，ワンタンなどの皮に適用可能なガスクロマトグラフィーによる定

性および定量法が示されている〔注解2020・2.3.4 1）(1)，p.366-367〕．

本法は，試料をメタノールで抽出し，抽出液中のプロピレングリコールをガスクロマトグラフィーにより定性，定量する方法である．

E. 酸化防止剤

酸化防止剤とは，食品中の成分の酸化を防止するために添加される食品添加物である．

油脂および油脂性食品は貯蔵中または使用中に光，熱，空気中の酸素などに曝露されると劣化し，各種酸化生成物を生じる．異臭や異味だけでなく過酸化物の毒性によって消化器障害を起こすほか，食中毒の原因となる場合がある．油脂の酸化は一種の連鎖反応で，初めのうち（誘導期間）は進行は遅いが，ある時期を過ぎると急速に進む．誘導期間は油脂の種類や精製の程度，環境条件などによって異なり，酸化防止剤は誘導期間以前に添加しなければ効果を期待できない．

酸化防止剤の使用においては，それ自身の熱や紫外線に対する安定性などにより添加する食品が決められる．また，フェノール系酸化防止剤（**図II-2-2**）は，単独で用いるよりも2種以上併用したほうが効果的である．クエン酸やアスコルビン酸などとの相乗効果が知られており，併用されることが多い．酸

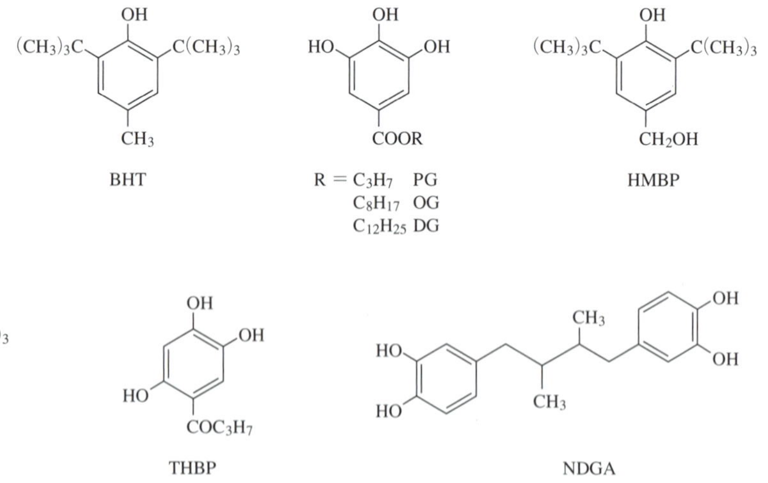

図II-2-2　フェノール系酸化防止剤

化防止剤の物理化学的性質および用途を**表II-2-2**に示す.

わが国においては2,4,5-トリヒドロキシブチロフェノン（THBP），*tert*-ブチルヒドロキノン（TBHQ），4-ヒドロキシメチル-2,6-ジ-*tert*-ブチルフェノール（HMBP），没食子酸オクチル（OG）および没食子酸ラウリル（DG）は許可されていないが，欧米では種々の食品への使用が認められている．ノルジヒドログアヤレチック酸（NDGA）は2004年に既存添加物名簿から消除された.

定性・定量法

1）ブチルヒドロキシアニソール（BHA），ジブチルヒドロキシトルエン（BHT），没食子酸プロピル（PG），ノルジヒドログアヤレチック酸（NDGA），2,4,5-トリヒドロキシブチロフェノン（THBP），*tert*-ブチルヒドロキノン（TBHQ），没食子酸オクチル（OG），没食子酸ラウリル（DG），4-ヒドロキシメチル-2,6-ジ-*tert*-ブチルフェノール（HMBP）

(1) 高速液体クロマトグラフィーによる定性および定量

本法は，植物油，バター，魚介乾製品および魚介冷凍品に適用できる.

試薬・器具　① 標準原液：BHA，BHT，PG，NDGA，THBP，TBHQ，OG，DGおよびHMBPをそれぞれ100.0 mg量り，メタノールに溶かしてメスフラスコで100.0 mLとする（濃度：1000 μg/mL）.

② 混合標準溶液：それぞれの標準原液10.0 mLをメスピペットでとって混合し，メタノールを加えてメスフラスコで100.0 mLとする（濃度：100 μg/mL）.

③ 混合溶媒：アセトニトリル・2-プロパノール・エタノール（2：1：1）

④ アセトニトリル：HPLC用

⑤ 高速液体クロマトグラフ：UV検出器およびグラジエント装置付き[1][2]

試験溶液の調製　**植物油**：
① 試料5.0 gに混合溶媒50 mLを加えてよく振り混ぜる.

② -20～-5℃の冷凍庫で1時間以上冷却する.

③ 上層を分取する.

④ 減圧濃縮して1～2 mLとする.

⑤ 混合溶媒を加えて全量を5.0 mLとする.

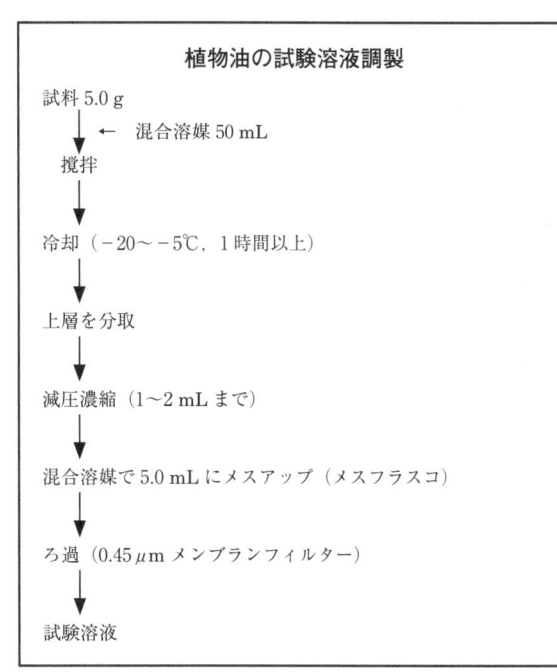

植物油の試験溶液調製

試料 5.0 g
　← 混合溶媒 50 mL
撹拌
↓
冷却（-20～-5℃，1時間以上）
↓
上層を分取
↓
減圧濃縮（1～2 mL まで）
↓
混合溶媒で 5.0 mL にメスアップ（メスフラスコ）
↓
ろ過（0.45 μm メンブランフィルター）
↓
試験溶液

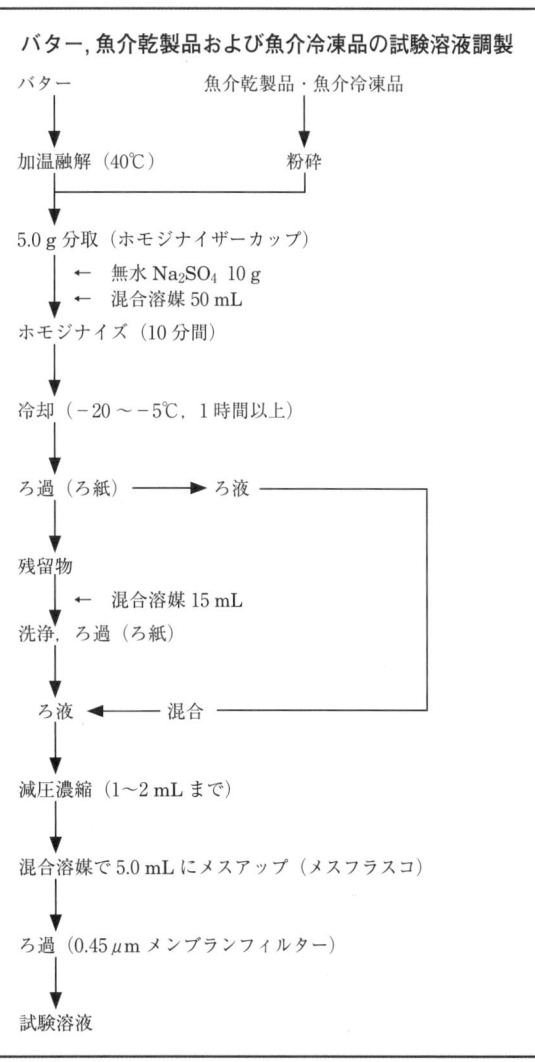

バター，魚介乾製品および魚介冷凍品の試験溶液調製

バター　　　　　　　魚介乾製品・魚介冷凍品
↓　　　　　　　　　　↓
加温融解（40℃）　　　粉砕
↓
5.0 g 分取（ホモジナイザーカップ）
　← 無水 Na$_2$SO$_4$ 10 g
　← 混合溶媒 50 mL
ホモジナイズ（10 分間）
↓
冷却（-20～-5℃，1時間以上）
↓
ろ過（ろ紙）　→　ろ液
↓
残留物
　← 混合溶媒 15 mL
洗浄，ろ過（ろ紙）
↓
ろ液　←　混合
↓
減圧濃縮（1～2 mL まで）
↓
混合溶媒で 5.0 mL にメスアップ（メスフラスコ）
↓
ろ過（0.45 μm メンブランフィルター）
↓
試験溶液

A．衛生試験法　II．飲食物試験法

表Ⅱ-2-2　酸化防止剤の物理化学的性質と用途

酸化防止剤	物理化学的性質	用　途
ブチルヒドロキシアニソール（BHA）	熱に安定．加熱加工後の効力維持に優れている．鉄イオンによる着色がない．	単独またはほかの酸化防止剤と併用される．パン，即席めん類，揚菓子パンなど．
ジブチルヒドロキシトルエン（BHT）	同上	単独またはほかの酸化防止剤と併用される．加熱加工食品，水産食品など．
没食子酸プロピル（PG）	鉄などの金属が共存すると，容易に変化着色する．	BHA，BHTの作用増強剤として併用される．
エリソルビン酸およびエリソルビン酸ナトリウム	－	魚肉，畜肉製品の発色剤，果実類缶詰の変色防止．
dl-α-トコフェロール	熱に安定．紫外線に不安定．	菓子，揚せんべい，かりんとうなどの高温加工食品，マーガリン，インスタントめん類，ラードなど．
クエン酸イソプロピル	－	油脂，バターに限り使用．
エチレンジアミン四酢酸カルシウム二ナトリウム　エチレンジアミン四酢酸二ナトリウム	－	缶詰または瓶詰清涼飲料水，その他の缶詰，瓶詰．

⑥ 0.45 μm のメンブランフィルターでろ過し，試験溶液とする．

バター，魚介乾製品および魚介冷凍品：

① バターは40℃で加温融解し，魚介乾製品および魚介冷凍品は粉砕する．

② 5.0 g をホモジナイザーのカップにとる．

③ 10 g の無水 Na_2SO_4 および混合溶媒 50 mL を加える．

④ 10分間ホモジナイズする．

⑤ －20～－5℃ の冷凍庫で1時間以上冷却したのち，すばやくろ紙でろ過する．

⑥ ろ紙上の残留物をあらかじめ冷凍庫で冷却した混合溶媒（15 mL）を用いて洗浄し，ろ過する．

⑦ ろ液を合わせる．

⑧ 前項「植物油」の項④以下と同様に操作する．

___試験操作___

HPLCの条件：

カラム：ODS（4.6 mm i.d. × 250 mm）[3]

移動相：A液；アセトニトリル・メタノール（1：1），B液；5％酢酸溶液

グラジエント：移動相A液の割合を15分間で40％から90％まで変化させ，以後その割合を保持する[4]．

流　速：1.0 mL/min

検出器：UV検出器（280 nm）

定　性[5]：混合標準溶液および試験溶液を10 μL ずつ注入してHPLCを行い，得られたピークの保持時間を比較して定性分析を行う．

定　量[6]：定性分析の場合と同じ条件でHPLCを行い，得られたピーク面積を測り，別に作成した検量線により試験溶液中の各酸化防止剤の含有量を求める．

検量線の作成：混合標準溶液を 0, 2.0, 4.0, 6.0, 8.0 および 10.0 mL とり，それぞれにメタノールを加えてメスフラスコで 10.0 mL とする．試験溶液と同様にHPLCを行い，得られたピーク面積から検量線を作成する．

計　算：

$$含有量 (g/kg) = \frac{C}{W \times 200}$$

C：試験溶液中の酸化防止剤濃度（μg/mL）

W：試料採取量（g）

___廃　液___ 有機溶媒は，指定の廃液タンクに一時保管し，所定の手続きを行い廃棄する．その他の試薬は下水道に廃棄する．

注釈

1）UV検出器のほかに電気化学検出器（ECD）も使用できる．感度の点ではECDのほうがよいが，グラジエントができないため，一度にすべての酸化防止剤を分析できない．ECDの場合の移動相としては前ページ〔試験操作〕の移動相A，Bそれぞれに $NaClO_4$ を0.1

mol/Lとなるように加えたものを使用する.

ECD条件 作用電極：グラッシーカーボン
参照電極：Ag/AgCl電極
印加電位：1100 mV

2）グラジエント装置がない場合は，移動相AおよびBを表Ⅱ-2-3に示す組成で混合して使用することで分析できる.

3）Inertsil ODS-2（ジーエルサイエンス），TSKgel ODS-120T（東ソー），Wakosil-Ⅱ 5C18 HG（富士フイルム和光純薬）およびMightysil RP-18GP（関東化学）（いずれも4.0～6.0 mm i.d. ×150～250 mm）などが使用できる.

4）各試料の分析終了ごとに移動相Aのみを約30分間流すことにより，ほとんどの油脂成分を溶出できる. また，移動相を初期状態に戻したのち，そのまま20分間移動相を流してカラムの安定化を図るとよい. なお，カラムの種類により，移動相Aの初期の割合を40～50％，最終の割合を90～95％の間で変える必要がある.

5）各酸化防止剤のクロマトグラムを図Ⅱ-2-3に示す.

6）各食品からの酸化防止剤の定量限界は0.0005～0.0025 g/kgである.

2）エチレンジアミン四酢酸（EDTA）およびその塩類

缶・瓶詰清涼飲料水およびその他の缶・瓶詰食品に適用可能なHPLCによる定性および定量法が示されている〔注解2020・2.3.5 2）(1)，p.370-372〕.

本法は食品中のEDTAおよびその塩類を水で抽出し，陰イオン交換カラムクロマトグラフィーにより妨害物を除去したのち，$FeCl_3$を加えることにより生成するFe-EDTAをHPLCにより定性，定量分析

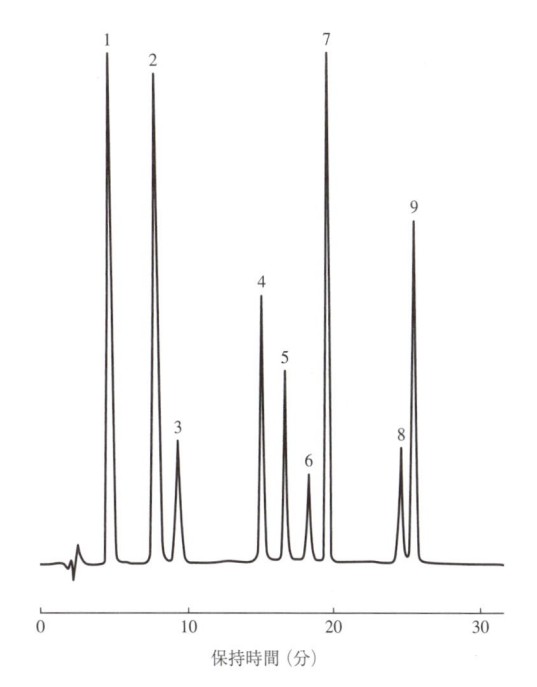

図Ⅱ-2-3　酸化防止剤の高速液体クロマトグラム

1：PG，2：THBP，3：TBHQ，4：NDGA，5：BHA，6：HMBP，7：OG，8：BHT，9：DG
カラム：Inertsil ODS-2（4.6 mm i.d.×150 mm），移動相：A アセトニトリル・メタノール（1：1），B 5％酢酸溶液，移動相Aの割合を15分間で40％から90％まで変化させ，以後その割合を保持する. 流速：1.0 mL/min，検出器：UV検出器（280 nm）

する方法である. なお，本法ではEDTA・Ca・2NaとEDTA・2Naの分別はできない.

F. 漂白剤

漂白剤とは，食品中の天然色素および褐変物質を分解または変化させて脱色する食品添加物である.

食品中のカロテンなどの天然色素を分解または変化させて無色にするものを漂白剤といい，活性炭のように色素を吸着して除く脱色剤とは異なる. 漂白剤は色素以外にもビタミンなどの食品成分とも反応し，破壊して栄養価を低下させるため，その使用には十分注意しなければならない.

漂白剤には還元作用によるものと，酸化作用によるものがある. 還元漂白剤には，亜硫酸ナトリウム（結晶および無水），次亜硫酸ナトリウム，二酸化硫黄，ピロ亜硫酸カリウムおよびナトリウム，製剤として亜硫酸水素カリウムおよびナトリウムがある. いず

表Ⅱ-2-3　各酸化防止剤の保持時間

酸化防止剤	保持時間（分）		
	移動相（A：B）		
	1：1	7：3	9：1
PG	5.1		
THBP	7.5		
TBHQ	8.6		
NDGA	19.6	5.2	
BHA	28.0	7.7	
HMBP	44.4	9.2	
OG	70.9	11.6	4.1
BHT	46.5		7.6
DG	65.5		8.3

カラム：Inertsil ODS-2（4.6 mm i.d.×150 mm）

れも亜硫酸塩である．これらは，酸化防止，変色防止および防腐効果も有し，多くの食品に使用されている．

亜硫酸は漂白剤として使用されるほか，天然由来成分として生鮮食品中に含まれている．

定性・定量法

1）亜硫酸，次亜硫酸およびこれらの塩類

(1) ヨウ素酸カリウム・デンプン紙による定性法[1]

試薬・器具

① デンプン試液：水約20 mLにデンプン1 gを懸濁させたものを，熱湯約180 mLに撹拌しながら少量ずつ加える．全体を撹拌して液が半透明になるまで煮沸後，放冷して上澄液を用いる．用時調製する．

② ヨウ素酸カリウム・デンプン試験紙：0.2%ヨウ素酸カリウム溶液およびデンプン試液の等容量混液にろ紙を十分に浸し，暗所で風乾する．遮光，密封して保存する．使用期限は5年間．市販品（アドバンテック東洋）も使用できる．

③ リン酸：濃度85%以上，密度1.69 g/mL

試験操作

① 液体試料はそのまま，固体の試料は細切し，10 gを100 mL三角フラスコ[2]にとる．

② 水10〜20 mLを加えて振り混ぜ，3〜5分間放置する[3]．

③ リン酸2 mLを加え，ただちに下端約1 cmを蒸留水で潤したヨウ素酸カリウム・デンプン試験紙[4]を吊るしたコルク栓で溶液の面から約1 cm上方になるように軽く栓をする（図Ⅱ-2-4）．

④ 室温で60分間放置して試験紙の変色を観察する[5]．

⑤ 亜硫酸，次亜硫酸およびそれらの塩類が存在するときは，試験紙の水で潤した部分と乾いた部分の境界面がろ紙短冊の両脇から徐々に藍色を呈する[6][7]．

廃液

終了後の廃液は下水道に廃棄する．

📝注釈

1）本定性試験法はSO$_2$として10 μgまで確認できる．

2）かさが大きい試料には，200 mLの三角フラスコも使用できる．

3）固体試料の場合，水となじませるために放置する．

4）必要に応じて，試料のかわりに標準物質（SO$_2$として10 μg）で操作し，感度の確認をする．

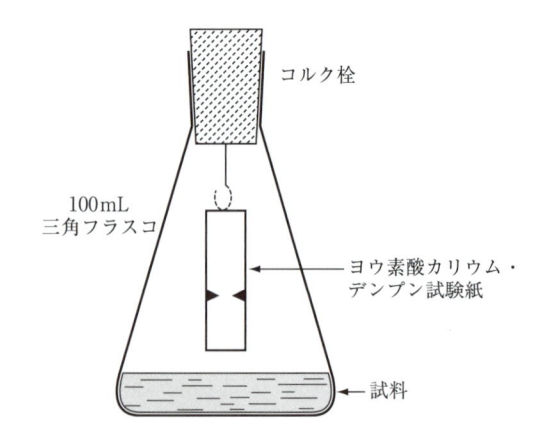

図Ⅱ-2-4　ヨウ素酸カリウム・デンプン紙による定性法

5）室温で10〜20分間放置しても試験紙が藍色に変色しないときは，少し栓をゆるめ，50℃の水浴またはホットプレート上などで数分間加温して観察する．加温しても，なお藍色を呈しないときは，ふたたび密栓して放冷する．その際30分以内に試験紙が藍色に変わらないときは，亜硫酸，次亜硫酸およびその塩類は存在しない．

6）しょう油，酢など，疑似物質を含む試料は，明瞭な呈色を示さない．

7）次の反応式により発生したI$_2$がデンプンで藍色になる．

$$2KIO_3 + 5SO_2 + 4H_2O \longrightarrow I_2 + K_2SO_4 + 4H_2SO_4$$

過量の二酸化硫黄が存在するときは，一度発現した藍色は次の反応式により消失する．

$$I_2 + SO_2 + 2H_2O \longrightarrow 2HI + H_2SO_4$$

したがって，試験紙を吊るしてから数十分間は，観察を継続する必要がある．

(2) 通気蒸留−アルカリ滴定法および通気蒸留−比色法による定量

すべての食品中の亜硫酸（SO$_2$）の定量に適用可能な方法が示されている〔注解2020・2.3.6 1)(2)，p.374−378〕．

通気蒸留−アルカリ滴定法は，SO$_2$含有量の比較的多い試料に適用する．SO$_2$含有量の未知の試料については，まず通気蒸留−アルカリ滴定法を用いて定量し，測定値が低いとき（0.01 mol/L NaOH溶液の滴定量が0.5 mL（SO$_2$として160 μg）以下の場合）には，さらに通気蒸留−比色法により，正確な値を求める．酢および酢を用いたマヨネーズなどの製品では通気蒸留−比色法のほうが優れている．

本法は，ぶどう酒中のSO$_2$の定量法としてヨーロッパ諸国およびオーストラリアで広く使用されてい

るRankine法に，種々の改良を加え，すべての食品からのSO$_2$の定量法に適用したものである．

SO$_2$を食品に添加すると，食品成分中のアルデヒド（アセトアルデヒドなど），ケトン（2-オクソグルタル酸，ピルビン酸など）および糖（グルコース，マンノース，フルクトースなど）と結合して，結合型として食品中に存在することが多い．通気蒸留−アルカリ滴定法および通気蒸留−比色法は遊離型および結合型SO$_2$の総量を測定する．両法を用いて遊離型および結合型SO$_2$の分離定量も可能である．

本法は，他の定量法（酸化法，ヨウ素法，微量拡散法，蒸留比色法，直接比色法）に比し，最も優れた方法といえる．

(3) 通気蒸留−高速液体クロマトグラフィーによる定量

微量の亜硫酸（SO$_2$）を含む食品から比較的含有量の多い食品まで，また，酢および酢を用いたマヨネーズなどの製品や，有機酸を多量に含む果実酢，含硫化合物を多く含む食品など，すべての食品中の亜硫酸の定量に適用可能な方法が示されている〔注解2020・2.3.6 1）(3)，p.378−380〕．

本法は，通気蒸留装置を用いて捕集した亜硫酸イオンを高速液体クロマトグラフ（UV検出器付き）を用いて定量する方法である．本法では比色法で用いる毒物のアジ化ナトリウムを使用する必要がなく，ジメドンも不要である．また，SO$_2$標準溶液を毎回標定する必要がないなど，これまでの比色法に比べて試薬の調製が簡便である．

G. 発色剤

発色剤とは，それ自体はほとんど色がないが，食品成分と反応して安定な色素を生成したり，食品中の色素を安定化させたりする食品添加物である．

わが国では，発色剤として**亜硝酸ナトリウム，硝酸ナトリウムおよび硝酸カリウム**が指定されている．

硝酸塩には発色の効果はなく，微生物によって亜硝酸塩に還元されて発色効果を示す．硝酸塩摂取後，一部は唾液中に分泌され，口腔内で微生物により還元されて亜硝酸塩となることも知られている．

定性・定量法

1）亜硝酸

(1) ジアゾ化法による定量

本法は，食肉製品，魚肉製品，チーズ，魚卵などに適用できる．

本法では，スルファニルアミドを酸性下で水中の亜硝酸イオンによってジアゾ化し，さらにN-（1-ナフチル）エチレンジアミンとの結合によって生じるアゾ色素の紫紅色を，波長540 nm付近の吸光度で測定する．

H$_2$N—〈 〉—SO$_2$NH$_2$ + HNO$_2$ + HCl ⟶ N≡N$^+$—〈 〉—SO$_2$NH$_2$ Cl$^-$
スルファニルアミド　　　　　　　　　　　　　　ジアゾニウム塩(B)

(B) + ナフチルエチレンジアミン ⟶ アゾ色素
N-（1-ナフチル）エチレンジアミン

| 試薬・器具 | ① スルファニルアミド溶液：スルファニルアミド0.5 gを6 mol/L HCl |

100 mLに加え，加温して溶かす．

② ナフチルエチレンジアミン溶液：N-（1-ナフチル）エチレンジアミン塩酸塩0.12 gを水100 mLに溶かす．不溶物があればろ過する．褐色瓶に保管する．

③ 亜硝酸イオン（NO$_2^-$）標準溶液：NaNO$_2$をデシケーター中で24時間乾燥したのち，0.450 gを量り，水に溶かしてメスフラスコで1000 mLとする（標準原液）．標準原液10.0 mLをメスフラスコにとり，水を加えて100.0 mLとする．さらにその溶液2.0 mLをメスピペットでとり，水を加えて100.0 mLとし，これを標準溶液とする（NO$_2^-$濃度：0.6 μg/mL）．用時調製する．

④ 酢酸アンモニウム緩衝液：酢酸アンモニウム100 gをビーカーで水約900 mLに溶かし，10％アンモニア水でpH 9.0に調整したのち，水を加えてメスフラスコで1000 mLとする．

⑤ 200 mLメスフラスコ：口が狭いと試料を入れにくいため，短形メスフラスコがよい．また，200 mLに定容できる他の容器を用いてもよい．

| 試験溶液の調製 | **食肉製品および魚肉製品：**① 細切した試料10.0 gをと |

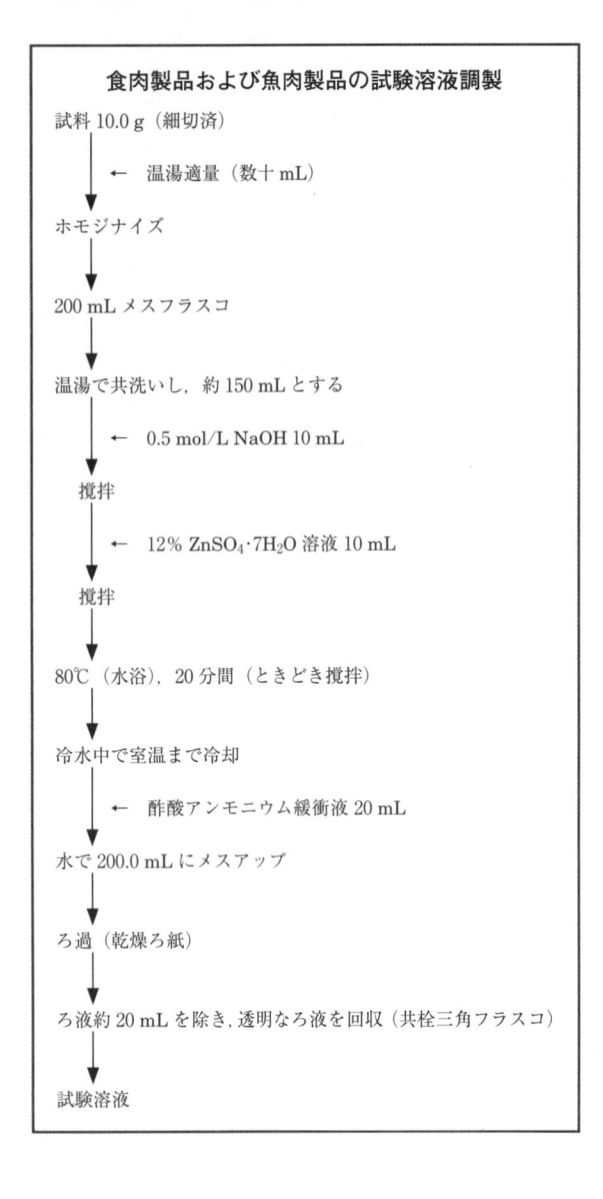

食肉製品および魚肉製品の試験溶液調製

試料 10.0 g（細切済）

← 温湯適量（数十 mL）

ホモジナイズ

200 mL メスフラスコ

温湯で共洗いし，約 150 mL とする

← 0.5 mol/L NaOH 10 mL

撹拌

← 12% $ZnSO_4 \cdot 7H_2O$ 溶液 10 mL

撹拌

80℃（水浴），20 分間（ときどき撹拌）

冷水中で室温まで冷却

← 酢酸アンモニウム緩衝液 20 mL

水で 200.0 mL にメスアップ

ろ過（乾燥ろ紙）

ろ液約 20 mL を除き，透明なろ液を回収（共栓三角フラスコ）

試験溶液

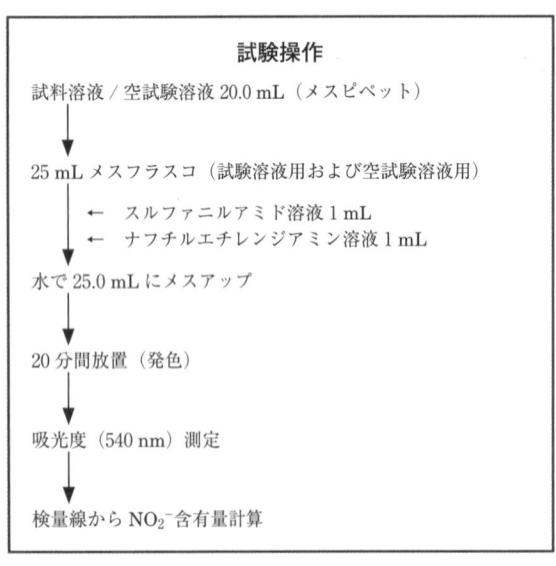

試験操作

試料溶液 / 空試験溶液 20.0 mL（メスピペット）

25 mL メスフラスコ（試験溶液用および空試験溶用）

← スルファニルアミド溶液 1 mL
← ナフチルエチレンジアミン溶液 1 mL

水で 25.0 mL にメスアップ

20 分間放置（発色）

吸光度（540 nm）測定

検量線から NO_2^- 含有量計算

り，約80℃の温湯[1]を適量加えてホモジナイズする．

②200 mL メスフラスコに移す．試料の容器を温湯で数回洗ってメスフラスコに加える．このときメスフラスコ中の液量は約150 mL とする．

③0.5 mol/L NaOH溶液 10 mL を加えてよく振り混ぜる．

④12% $ZnSO_4 \cdot 7H_2O$ 溶液 10 mL を加えてよく振り混ぜる[2]．

⑤80℃の水浴中で20分間加熱する．ときどき振り混ぜる．

⑥冷水中で室温まで冷却したのち，酢酸アンモニウム緩衝液20 mL を加える[3]．

⑦水を加えて200.0 mL とする．よく混和し，約10分間放置する．

⑧乾燥ろ紙を用いて共栓三角フラスコ中へろ過し，最初のろ液約20 mL を捨て，澄明なろ液を試験溶液とする．

⑨試料のかわりに水150 mL を用い，③以降の操作を行った液を空試験溶液とする．

チーズ，魚卵：食肉製品の場合と同様に操作する．ただし，以下を変更する．

③0.5 mol/L NaOH 溶液 10 mL → 20 mL

④12% $ZnSO_4 \cdot 7H_2O$ 溶液 10 mL → 20 mL

| 試験操作 | ①試験溶液および空試験溶液を，メスピペットでそれぞれ20.0 mL ずつとり，25 mL メスフラスコにそれぞれ加える．

②両フラスコにスルファニルアミド溶液を1 mL ずつ加えて混和する．

③両フラスコにナフチルエチレンジアミン溶液を1 mL ずつ加える．

④両フラスコに水を加えて全量を25.0 mL とする．

⑤よく混和し，20分間放置して発色させる．

⑥水を対照として，波長540 nm における吸光度をそれぞれ測定する．試験溶液の吸光度をA_a，空試験溶液の吸光度をA_bとする．

⑦試験溶液が着色しているときは同量（20.0 mL）の試験溶液を25 mL メスフラスコにとり，1 mL の6 mol/L HCl を加えて，水で全量を25.0 mL とする．水を対照としてこの吸光度（A_cとする）を測定する．

⑧吸光度の差$A_a - A_b$または$A_a - (A_b + A_c)$を求め，別に作成した検量線から試験溶液20.0 mL中のNO_2^-量A（μg）を求め，下式から試料中のNO_2^-含有量を計算する．

$$亜硝酸イオン NO_2^- (g/kg) = 0.01 \times \frac{A}{W}$$

W：試料採取量（g）

検量線の作成：① 亜硝酸イオン標準溶液2.5, 5, 10, 15, 20 mLをメスピペットでメスフラスコにとる.

　② それぞれ水で全量を20.0 mLとし, 検量線用標準溶液とする.

　③ 検量線用標準溶液を20.0 mLずつ正確に量り, それぞれ25 mLのメスフラスコに入れる.

　④ 試験溶液と同様に操作し, それぞれの吸光度を求めて検量線を作成する.

廃 液	終了後の廃液は, 金属廃液として所定の手続きを行い廃棄する.

注釈

1）試料中の酵素反応を停止するために温湯を用いる.

2）次式で示すZn(OH)₂のコロイドを用いて除タンパクするための操作である.

$$2NaOH + ZnSO_4 \longrightarrow Zn(OH)_2\downarrow + Na_2SO_4$$

　この条件でpHは約8.3になり, Zn(OH)₂の沈殿は完全となる. またZn(OH)₂は液中の微粒子をよく吸着するので, 澄明な試験液が得られる.

3）酢酸アンモニウム緩衝液のかわりに0.5 mol/L NaOH溶液でpH 9.5に調整してもよい.

2）硝　酸

⑴ 高速液体クロマトグラフィーによる定性および定量

　本法は, 食肉製品, 魚肉製品, 魚卵, チーズおよび農作物全般に適用できる.

　本法は, 試料を透析後, 透析外液中のNO₃⁻をUV検出器付きHPLCにより定性, 定量分析する方法であり, 操作が簡単である.

　本法の試験溶液の調製法のかわりに, 市販の遠心式限外ろ過器を用いても同様の結果が得られる.

試薬・器具	① リン酸緩衝液（pH 3.0）：0.05 mol/L KH₂PO₄溶液に0.05 mol/L H₃PO₄溶液を加えてpHを3.0に調整する.

　② NO₃⁻標準溶液：KNO₃を110℃で4時間乾燥したのち, 1.631 gを量り, 水に溶かしてメスフラスコで1000 mLとし, 標準原液とする（NO₃⁻濃度：1000 µg/mL）. 標準原液1.0 mLをとり, リン酸緩衝液（pH 3.0）を加えてメスフラスコで100.0 mLとし, 標準溶液とする（NO₃⁻濃度：10 µg/mL）. 用時調製する.

　③ 透析補助液：0.8 gのNaOHを水に溶かし, メスフラスコで1000 mLとする.

　④ 透析チューブ：Viskase社の透過分子量14000, 直径28 mmのものなどを用いる. 一端を閉じ, 水洗後使用する.

　⑤ 高速液体クロマトグラフ：UV検出器付き.

試験溶液の調製	① 試料5.0 gを透析チューブに入れる[1].

　② 透析補助液約15 mLを加えてよく混和したのち, チューブの端を密封する[2].

　③ このチューブをあらかじめ透析外液として透析補助液約150 mLを入れた容器に投入する.

　④ 透析外液に透析補助液を加えて全量を200 mLとする（図Ⅱ-2-5）.

　⑤ ときどき揺り動かしながら, 室温で15～24時間放置する.

　⑥ 透析外液をよく振り混ぜ試験溶液とする.

試験操作

HPLCの条件：

　カラム：全多孔性シリカゲルに四級アンモニウム基を化学修飾したもの（4.0～6.0 mm i.d. ×150～250 mm）[3]

　移動相：リン酸緩衝液（pH 3.0）

　流　速：0.7～1.5 mL/min

　カラム温度：室温（保持時間は温度により変動する）

　検出器：UV検出器（210 nm）

定　性[4]：標準溶液および試験溶液を20 µLずつ注

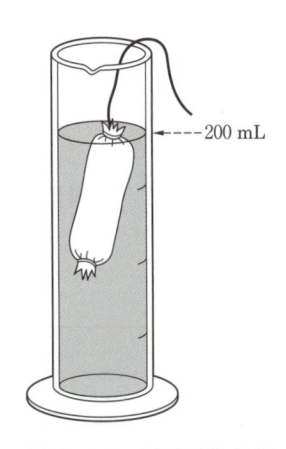

図Ⅱ-2-5　透析操作の例

200 mL

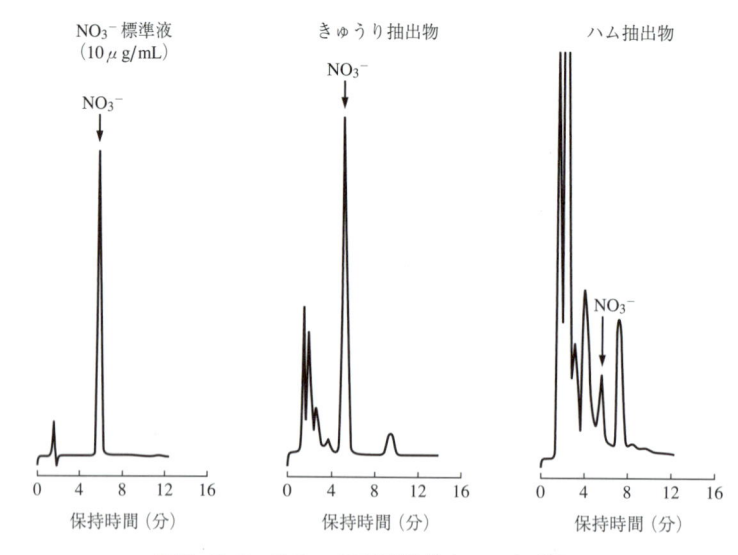

NO₃⁻ 標準液 (10 μg/mL)　　きゅうり抽出物　　ハム抽出物

図Ⅱ-2-6　NO₃⁻の高速液体クロマトグラム

カラム：Zorbax SAX（4.6 mm i.d.×150 mm），移動相：リン酸緩衝液（pH 3.0），
カラム温度：室温，流速：1.0 mL/min，検出器：UV 検出器（210 nm）

入してHPLCを行い，得られたピークの保持時間を比較して定性分析を行う．

定　量[5]：定性分析の場合と同じ条件でHPLCを行い，得られたピーク面積（またはピーク高さ）を測り，別に作成した検量線によりNO₃⁻の含有量を求める．

検量線の作成：標準溶液0, 2.0, 4.0, 6.0, 8.0および10.0 mLをとり，それぞれにリン酸緩衝液（pH 3.0）を加えて10.0 mLとし，試験溶液と同様にHPLCを行い，得られたピーク面積（またはピーク高さ）により検量線を作成する．

📝注釈

1) 細切またはフードプロセッサーで均一化した試料をそのまま用いる．また，試料に透析補助液を加えホモジナイズして透析チューブに入れてもよい．
2) 内容量は30～50 mLとする．
3) Zorbax SAX（アジレント・テクノロジー），Chemcosorb SAX（ケムコ），Shim-Pack WAX-1（島津製作所）などが使用できる．
4) NO₃⁻のクロマトグラムの例を**図Ⅱ-2-6**に示す．
5) 本法の定量限界は0.01 g/kgである．

H. 甘味料

甘味料とは，食品に甘味を与える目的で添加され

るものである．

わが国で甘味料として指定されている食品添加物は，アスパルテーム，アセスルファムカリウム，アドバンテーム，キシリトール，グリチルリチン酸二ナトリウム（グリチルリチン酸2Na），サッカリン，サッカリンカルシウム（サッカリンCa），サッカリンナトリウム（サッカリンNa），スクラロース，D-ソルビトール，ネオテームである．

アスパルテームは，L-アスパラギン酸とL-フェニルアラニンメチルエステルからなるジペプチドであり，砂糖の約200倍の甘味を有する．日本，米国のほか30カ国以上で使用が許可されている．卓上用甘味料，ヨーグルト，炭酸飲料，冷菓，粉末飲料などに低カロリー甘味料として使用されている．

アセスルファムカリウムは，EU，米国，カナダなど90カ国以上で甘味料として使用されている．

アドバンテームは，アスパルテームと3-ヒドロキシ-4-メトキシフェニルプロピオンアルデヒドとの還元アルキル化反応により合成されるジペプチドメチルエステル誘導体である．その甘味度は，使用する食品の種類や配合組成によって異なるが，ショ糖の14000～48000倍である．

キシリトールは，ショ糖と同程度の甘味があり口の中でそう快で清涼な冷感を与える．天然の果実や野菜にも含まれる．抗蝕食性を持つ．

グリチルリチン酸2Naは，遅効性の甘味料であり，みそおよびしょう油に使用されている．しかし，現

在ほとんどNa塩は使われておらず，甘草エキスまたは甘草を粉末にしたものが用いられている．

サッカリンは，水に溶けにくくチューインガムにのみ使用が許可されており，口中で唾液により徐々に溶けて，持続性の甘味を示す．酸またはアルカリにより分解されやすく，金属類と不溶性の塩をつくりやすい．また，塩化物やある種のフレーバーと併用すると，これらとの化合物をつくって甘味を低下させる．サッカリンCaおよびサッカリンNaは水溶性であり，それらの甘味度はショ糖の300〜500倍といわれている．さまざまな食品の甘味料として広く欧米諸国等で使用されており，糖尿病患者や肥満者向けの砂糖代替甘味料のほか，一般人向けの卓上甘味料，清涼飲料，冷菓，ダイエット食品などに用いることができる．また，サッカリンCaはナトリウムを含まないので減塩食摂取者向けの甘味料としても有用である．

スクラロースは，ショ糖の3つの水酸基が塩素に置換した構造を持ち，ショ糖のおよそ600倍の甘味度を有する．エネルギーがゼロの高甘味度甘味料である．砂糖によく似た甘味の質を持ち，水，エタノールに溶けやすく，熱に安定で食品に添加したときの安定性も高い．現在までに30カ国以上で認可されている．

D-ソルビトールは，そう快な甘味を有し，口の中で清涼な冷感を与える．その甘味度はショ糖の60%程度である．

ネオテームは，アスパルテームをN-アルキル化することにより得られたジペプチドメチルエステル誘導体である．その甘味度は，使用する食品の種類や配合組成によって異なるが，砂糖の7000〜13000倍である．アスパルテームに比べて安定性に優れ，通常の保存条件下ではフェニルアラニンを遊離しないとされている．19カ国で使用が許可されている．

定性・定量法

1）アスパルテーム

卓上甘味料，清涼飲料水，乳製品などの食品に適用可能な，HPLCによる定性および定量法が示されている〔注解2020・2.3.8 1）(1)，p.385-386〕．

本法は，食品中のアスパルテームを水で抽出し，クリーンアップ用カートリッジで妨害物質を除去したあと，HPLCにより定性，定量する方法である．

アスパルテームは，乾燥状態では安定であるが，水溶液中では条件によっては不安定で分解して甘味を失うことから，食品に添加されたアスパルテームを評価するにはアスパルテームとともに分解生成物も測定する必要がある．水溶液中でのアスパルテームは，強酸性（pH 2以下），アルカリ性（pH 7以上），高温条件下で不安定であることが知られており，中性〜アルカリ性食品中で長時間加熱された場合，アスパルテームは急激に分解する．また，安定性のよいpH 3〜5の条件下でも，短期間の保存では分解は少ないが，長期間の保存ではかなりの分解が起こる．

2）アセスルファムカリウム，アスパルテームおよびサッカリンNa

食品全般に適用可能なHPLCによる定性および定量法が示されている〔注解2020・2.3.8 2）(1)，p.386-389〕．

本法は，試料を透析後，透析外液中のアセスルファムカリウムおよびサッカリンNaを逆相系および強陰イオン交換型カートリッジカラムで，アスパルテームを強陽イオン交換型カートリッジカラムでそれぞれ精製し，UV検出器付きまたはフォトダイオードアレイ検出器付き高速液体クロマトグラフを用いて定性，定量する方法である．

3）グリチルリチン酸

食品全般に適用可能なHPLCによる定性および定量法が示されている〔注解2020・2.3.8 4）(1)，p.391-393〕．

4）サッカリンおよびサッカリンNa

食品全般に適用可能なHPLCによる定性および定量法が示されている〔注解2020・2.3.8 6）(1)，p.395-397〕．

本法は，試料を透析後，透析外液中のサッカリンNaを，UV検出器付き高速液体クロマトグラフを用いて定性，定量する方法である．

5）スクラロース

食品全般に適用可能なHPLCによる定性および定量法ならびにイオンクロマトグラフィーによる定性および定量法が示されている〔注解2020・2.3.8 7）

アスパルテーム　　　　アセスルファムカリウム　　　　アドバンテーム　　　　　　　　　　　　ネオテーム

キシリトール　　　　　　　D-ソルビトール　　　　　　サッカリン

スクラロース　　　　　　　　　　　　　　　　　　サッカリンカルシウム

サッカリンナトリウム
n=2または0

グリチルリチン酸二ナトリウム

(1)(2)，p.397-400〕．

　本法は，試料を透析後，逆相系ポリマーを充てんしたカートリッジで精製し，RI検出器付き高速液体クロマトグラフを用いて定性，定量する方法である．また，同一の試験溶液を用いてイオンクロマトグラフィーによる定性，定量分析も可能である．

Ⅰ. 着色料

　着色料とは，食品に好ましい色調を与えるために添加される，化学的合成品（以下「合成色素」）あるいは天然物から抽出された物質（既存添加物名簿収載の着色料であり，以下「天然色素」）である．

　合成色素の大半は**タール色素**である．タール色素は，化学構造からはアゾ，トリフェニルメタン，キサンテン，インジゴイド系などに，また染色的性質からは酸性，塩基性，直接性などに分類される．1960年に第一版食品添加物公定書が出版された当時，わ

が国では24種類のタール色素が許可されていた．その後，動物試験における肝毒性や発がん性の疑い，また，あまり使用されていないなどの理由で，いくつかが指定外となった．現在，指定されているタール色素は**食用赤色2号**（アマランス），**食用赤色3号**（エリスロシン），**食用赤色40号**（アルラレッドAC），**食用赤色102号**（ニューコクシン），**食用赤色104号**（フロキシン），**食用赤色105号**（ローズベンガル），**食用赤色106号**（アシッドレッド），**食用黄色4号**（タートラジン），**食用黄色5号**（サンセットイエローFCF），**食用緑色3号**（ファストグリーンFCF），**食用青色1号**（ブリリアントブルーFCF），**食用青色2号**（インジゴカルミン）の12種類である．これらの性質を**表Ⅱ-2-4**に示す．その他の指定された着色料は，β-カロテン，三二酸化鉄，二酸化チタン，ノルビキシンカリウム，ノルビキシンナトリウム，鉄クロロフィリンナトリウム，銅クロロフィリンナトリウム，銅クロロフィルおよびβ-アポ-8′-カロテナールである．

　一方，**天然色素**はタール色素が出現する以前には広範囲の食品に使用されていたが，多くはタール色

素の発展により市場から姿を消していった．しかし，いくつかのタール色素が使用禁止になると，消費者からもタール色素が敬遠され，天然色素が好んで使用されるようになった．ただし，天然色素は天然物から抽出したものであるという感覚的な安心感はあるものの，タール色素と比較して値段が高く，同程度の色調を得るには多量を必要とし，また染色方法が難しく，安定性の問題のあるものが多い．また，毒性試験データが比較的少ないものもある．

1995年に食品衛生法が改正され，化学的合成品と化学的合成品以外の添加物（いわゆる「天然添加物」）の区別が行われないこととなり，天然添加物に対しても指定制度が導入された．同時に，それまで使用されていた天然添加物は，既存添加物として引き続き販売などを認めることとし，その範囲を示した「既存添加物名簿」が告示された．2024年6月現在，既存添加物名簿収載の着色料は47種である．

塩基性タール色素は，助色団としてアミノ基やその置換体を持つもので，染料のほか，生物体染色用色素，比色および蛍光分析用試薬などとして使用されているものもあるが，食品への使用は海外でも禁止されている．

天然色素は，既存添加物（既存）または一般飲料物添加物（一般）に分類される．原料が天然物であるため，原動植物，品種，産地，収穫時期，製造方法などによって成分組成や含有量が一定でないものが多い．また，色素成分の組成が複雑で，単一成分からなるものは少なく，単離，精製，構造決定が難しい．光，熱，酸などに対して不安定なものも多い．これらのことは，天然色素の特徴であるとともに分析上の問題点でもある．しかし，近年の製剤はこれらの点がかなり改善され，また，天然色素製剤の規格化，安全性のデータの整備作業も進められている．

アントシアニン系色素は，赤〜紫〜青色を示し，花および果実の色の発現に大きく関与している．発色団は基本骨格のアントシアニジンであり，結合する水酸基，メトキシ基の数，位置によって多種多様な色調を示す．アントシアニン系色素の最も大きな特徴は，pHの変動によって色調および安定性が大きく変化することであり，アントシアニンの化学構造の変化による．アントシアニン系色素は，色調では優れているが，光，熱，酸素などに対して不安定であるため，食品への応用範囲が限定されている．なお，アントシアニン系色素は化学構造上の分類ではフラボノイド系色素に属するが，分析法上の操作面など

表Ⅱ-2-4　酸性タール色素の性質

色素名	水溶液の色	水溶液にHClを加えたときの変化	水溶液に10%NaOH溶液を加えたときの変化
食用赤色2号	帯紫赤色	ほとんど変化なし	暗赤色
食用赤色3号	帯青赤色	赤色沈殿（色素酸）	変化なし
食用赤色40号	赤色	暗橙赤色	帯褐赤色
食用赤色102号	赤色	変化なし	褐色
食用赤色104号	橙赤色（緑黄色蛍光）	淡赤色沈殿蛍光消失	わずかに赤味
食用赤色105号	帯青赤色	帯赤色沈殿	変化なし
食用赤色106号	帯青赤色（淡黄色蛍光）	赤色蛍光変化なし	変化なし
食用黄色4号	黄色	変化なし	わずかに赤味を増す
食用黄色5号	橙色	変化なし	帯褐色
食用緑色3号	青緑色	褐色	青紫色
食用青色1号	青色	暗黄緑色	徐々に赤紫色
食用青色2号	紫青色	変化なし	黄緑色

を考慮して区別して記載した．

アントシアニン系色素には次の色素がある．**アカキャベツ色素**（別名：ムラサキキャベツ色素）はキャベツの赤い葉より抽出して得られたもので，主色素はシアニジンアシルグリコシドである．酸性で紫赤色，中性で紫〜紫青色，アルカリ性で青緑色を呈する．飲料，氷菓，キャンデー，チューインガム，デザート，錠菓，梅漬け，さくら漬け，生姜漬けなどに使用される．**エルダーベリー色素**はエルダーベリーの果実より搾汁または抽出して得られたもので，主色素はシアニジングリコシドおよびデルフィニジングリコシドである．酸性で赤色，中性で赤色〜暗赤色，アルカリ性で赤紫色〜暗藍色を呈する．熱，光に対してはアントシアニン系色素のうちでも比較的安定である．飲料，氷菓，キャンデー，デザート，錠菓などに使用される．**シソ色素**はシソ科赤ジソの葉より抽出して得られたもので，主色素はシソニンおよびマロニルシソニンである．酸性で赤色，中性で紫色，アルカリ性で青色に変色し，中性，アルカリ性では不安定で短時間に褐変する．漬け物，菓子，シャーベット，ガムなどに使用される．**ストロベリー色素**はオランダイチゴの果実より搾汁または抽出して得られたもので，主色素はシアニジングリコシドおよびペラルゴニジングリコシドである．酸性で赤

色～橙赤色，中性で紫色，アルカリ性で青色に変色し，中性，アルカリ性では不安定で短時間に褐変する．**ブドウ果皮色素**（別名：エノシアニン）はアメリカブドウまたはブドウの果皮より抽出して得られたもので，主色素はマルビジン3-グルコシドなどである．酸性で赤色，中性で赤色～暗赤色，アルカリ性で暗藍色を呈する．飲料，菓子，デザート，冷菓などに使用される．**ブドウ果汁色素**はアメリカブドウまたはブドウの果実より搾汁し，沈殿を除去して得られたもので，主色素はマルビジン3-グルコシドなどである．酸性で赤色，中性で赤色～暗赤色，アルカリ性で赤紫色～暗藍色を呈する．氷糖蜜，キャンデー，乳酸菌飲料，果実酒，ねりあんに使用される．**ボイセンベリー色素**はエゾイチゴの果実より搾汁または抽出して得られたもので，主色素はシアニジン3-グルコシドなどである．酸性で橙赤色，中性で赤色～暗赤色，アルカリ性で赤紫色～暗藍色を呈する．飲料，氷菓，キャンデー，デザートなどに使用される．**ムラサキイモ色素**はサツマイモの紫色の塊根より乾燥，粉砕して，あるいは抽出して得られたもので，主色素はシアニジンアシルグルコシドおよびペオニジンアシルグルコシドである．酸性で紫赤色，中性で紫色～紫青色，アルカリ性で青緑色を呈する．飲料，菓子，冷菓，漬け物などに使用される．**ムラサキトウモロコシ色素**はトウモロコシの紫色の種子より抽出して得られたもので，主色素はシアニジン3-グルコシドなどである．酸性で赤色，中性で赤色～暗赤色，アルカリ性で赤紫色～暗藍色を呈する．飲料，菓子，デザート，冷菓などに使用される．

カロテノイド系色素にはアナトー色素，トウガラシ色素およびクチナシ黄色素がある．**アナトー色素**はベニノキの種子の被覆物から抽出または加水分解して得られたもので，主色素はビキシンおよびノルビキシンである．黄色～橙色を呈し，農産加工品，水産加工品，菓子などに使用される．**トウガラシ色素**（パプリカ色素）はトウガラシの果実から抽出して得られたもので，主色素はカプサンチン類である．橙色～赤色を呈し，液性による変色はない．飲料，製菓，一般食品などに使用される．**クチナシ黄色素**はクチナシの果実から抽出もしくは加水分解して得られたもので，主色素はクロシンおよびクロセチンである．天然には珍しい水溶性のカロテノイド系色素で，非常に美しい黄色を呈するが，光および酸に弱い．中華麺，菓子，水産加工品などに使用される．

キノン系色素にはアカネ色素，コチニール色素およびラック色素がある．**アカネ色素**はセイヨウアカネの根から抽出して得られたもので，主色素はアントラキノン系のルベリトリン酸などである．既存添加物であったが，遺伝毒性および腎発がん性が認められ，2005年に既存添加物名簿から消除された．酸性で黄色，中性で赤色を呈する．**コチニール色素**（別名：カルミン色素）はベニコイチジクなどに寄生するエンジムシの乾燥体から抽出して得られた色素で，主色素はアントラキノン系のカルミン酸である．酸性で赤橙色，中性で赤色，アルカリ性で赤紫色を呈し，熱，光および発酵に強い．飲料，菓子，デザート，あん，乳飲料，畜産加工品などに使用される．**ラック色素**（別名：ラッカイン酸）はラックカイガラムシの分泌するセラック樹脂から抽出して得られたもので，主色素はアントラキノン系のラッカイン酸である．酸性で橙色，中性で赤色を呈する．耐熱，耐光性が非常に優れ，飲料，ジャム，ゼリー，キャンデー，あんなどに使用される．

フラボノイド系色素にはベニバナ黄色素およびベニバナ赤色素がある．**ベニバナ黄色素**（別名：カーサマス黄色素）はベニバナの乾燥花冠を水抽出して得られる水溶性黄色色素で，主色素はカルコン類のサフロミン（カーサマスイエロー）である．pH2～7で黄色を呈し，ほとんど色調変化しないが，アルカリ性でわずかに赤味を増す．飲料，冷菓，菓子，デザート類，麺類などに使用される．**ベニバナ赤色素**（別名：カーサマス赤色素）はベニバナの花から黄色色素（ベニバナ黄色素）を除去したのち，弱アルカリで抽出して得られたもので，主色素はカルコン類のカルタミンである．清涼菓子，口紅，乳液，リップクリームなどに使用される．

その他には，ウコンの根茎から抽出して得られるウコン色素やビートの赤い根から抽出して得られるビートレッドがある．**ウコン色素**の主色素はクルクミンであり，酸性～中性で黄色，アルカリ性で赤褐色を呈する．熱に比較的安定であるが，光に不安定性である．菓子，農産加工品（漬け物），水産加工品などに使用される．**ビートレッド**の主色素はベタニンおよびイソベタニンである．鮮明な赤色色素で，pHによる色調変化が少ないが，pH9以上で黄変する．冷菓，乳飲料，チョコレート，粉末食品，明太子などに使用される．

定性・定量法

1）酸性タール色素

(1) 薄層クロマトグラフィーによる定性

本法は，食品中の酸性タール色素を水またはアンモニア水で抽出し，毛糸染色法またはポリアミド染色法により精製したのち，薄層クロマトグラフィー（TLC）により確認する方法である．セルロース薄層板のかわりにろ紙を用いたペーパークロマトグラフィー（PC）による確認も可能である．

試薬・器具 ① 脱脂羊毛（市販の純毛で蛍光染料を含まない脱脂した白色羊毛）に次のいずれかの処理を行う．

i）脱蛍光染料法：脱脂羊毛100 gにつき強アンモニア水1〜4 mLを用い，適当に水でうすめた溶液中に浸し，ときどきかき混ぜながら45℃で30〜60分間放置したのち，取り出して軽く絞り，次に1％アンモニア水の中にしばらく放置し，取り出して温湯，冷水で洗い，軽くしぼって風乾する．

ii）脱脂法：ソックスレー抽出器を用いて石油エーテルで十分に脱脂したのち，エーテルを室温で蒸発させ，水で十分に洗い，軽くしぼって風乾する．

② ポリアミド：カラムクロマトグラフィー用ポリアミド（60〜80 mesh）．カラムクロマトグラフィー用ポリアミドC-100（富士フイルム和光純薬）がよい．使用前に，水に浸してゆっくりと撹拌したのち静置し，上清を捨て，ゴミを取り除く．この含水ポリアミドを約2 g用いる．

③ クロマト管：Bio-Rad Laboratoriesのフィルター付きカラム（0.8 cm i.d. × 4 cm）など．

④ 薄層板：セルロース薄層板（HPTLCセルロース，セルロース薄層板（以上Merck），フナセルSF薄層板（フナコシ）など），シリカゲル薄層板（HPTLCシリカゲル，シリカゲル60薄層板（以上Merck）など），またはODS薄層板（HPTLC RP-18 F_{254}s，RP-18 F_{254}s薄層板（以上Merck）など）

⑤ 展開溶媒：表II-2-5のとおり．

⑥ 酸性タール色素標準溶液[6]：食用赤色2号，食用赤色3号，食用赤色40号，食用赤色102号，食用赤色104号，食用赤色105号，食用赤色106号，食用黄色4号，食用黄色5号，食用緑色3号，食用青色1号または食用青色2号[7]）を100 mgずつ量りとり，水に溶かして全量を100 mLとする．

試験溶液の調製 抽出：

① 油脂の少ない液体食品：試料10 g（着色の程度に応じて100 gまで増やす）をビーカーにとり，水50 mLを加えて混和する．必要が

$C_{20}H_6I_4Na_2O_5 \cdot H_2O$
$(C_{20}H_6I_4Na_2O_5 : 879.86)$

食用赤色3号

$C_{20}H_{11}N_2Na_3O_{10}S_3 \cdot 1\frac{1}{2}H_2O$
$(C_{20}H_{11}N_2Na_3O_{10}S_3 : 604.47)$

食用赤色102号

$C_{20}H_2Cl_4I_4Na_2O_5 : 1017.64$

食用赤色105号

$C_{27}H_{29}N_2NaO_7S_2 : 580.65$

食用赤色106号

$C_{16}H_9N_4Na_3O_9S_2 : 534.36$

食用黄色4号

$C_{37}H_{34}N_2Na_2O_9S_3 : 792.85$

食用青色1号

表Ⅱ-2-5　薄層板と展開溶媒

薄層板	展開溶媒
セルロース[1]	ⅰ）アセトン・3-メチル-1-ブタノール・水（6：5：5）[2] ⅱ）1-ブタノール・エタノール・1％アンモニア水（6：2：3）[3] ⅲ）水・エタノール・5％アンモニア水（3：1：4）[4]
シリカゲル	ⅰ）酢酸エチル・メタノール・28％アンモニア水（3：1：1または4.5：1：1）[5]
ODS	ⅰ）メタノール・アセトニトリル・5％ Na_2SO_4（3：3：10） ⅱ）エチルメチルケトン・メタノール・5％ Na_2SO_4（1：1：1）＊

＊混合して約1時間放置したのち，上清を用いる.

あればろ過して不溶物を除き，色素抽出液試料とする.

②**油脂の少ない半流動状または固形食品**：試料[8]10 g（着色の程度に応じて100 gまで増やす）をビーカーにとり，水50 mLを加え，加温しながら撹拌して色素を溶出したあと，遠心して上清[9]を分取する．色素の溶出が十分でないときは，固形物にさらに0.5％アンモニア水20〜50 mLおよびエタノール20〜50 mLを加えて撹拌したのち[10]，遠心し，ふたたび上清を分取し，先の上清と合わせてこれを色素抽出液試料とする．なお，エタノールは毛糸染色に支障を与えるので，エタノールを加えた場合は水浴上で蒸発させ，除去する.

③**油脂の多い食品**：試料10 g（着色の程度に応じて100 gまで増やす）をとり，必要があれば加温して溶かし，50 mLのエーテル[11]を加える．これに0.5％アンモニア水50 mLを加えて振り混ぜ，水層を分取して色素抽出液試料とする.

精　製：以下の毛糸染色法またはポリアミド染色法を用いて精製する.

①**毛糸染色法**[12]：ⅰ）色素抽出液に20〜50 mLの水を加え，10％酢酸でpH 3〜4とする[13].

ⅱ）5 cm程度に切った脱脂羊毛を約4〜5本加え，沸騰水浴上で30分間時々撹拌しながら加温する.

ⅲ）着色した毛糸を取り出して水洗する[14].

ⅳ）0.5％アンモニア水10〜20 mLに毛糸を入れる.

ⅴ）沸騰水浴上で15分間加温し，色素を溶出する.

ⅵ）毛糸を取り除いたのち，溶出液を減圧下で濃縮乾固する.

ⅶ）残留物に0.5 mLの水または50％エタノールを

加えて溶かし[15]，試験溶液とする.

②**ポリアミド染色法**[16]：ⅰ）色素抽出液に約50〜100 mLの水を加え，10％酢酸でpH 3〜4とする[17].

ⅱ）ポリアミド0.5〜1 gを加え，ポリアミドが着色するまでゆっくり撹拌する.

ⅲ）しばらく静置したのち，上清を捨てる.

ⅳ）これに水200 mLを加えて撹拌したのち，ふたたび静置し，上清を捨てる.

ⅴ）ⅳ）の洗浄操作を，上清が透明になるまで繰り返す.

ⅵ）着色したポリアミドを，水を用いてクロマト管に流し込む[18].

ⅶ）メタノール50 mLでカラムを洗浄する[19].

ⅷ）2％アンモニア水・エタノール（1：1）20〜30 mLで溶出する[20].

ⅸ）溶出液を減圧下で濃縮乾固する.

ⅹ）残留物に0.5 mLの水または50％エタノールを加えて溶かし[15]，試験溶液とする.

| 試験操作 | ①薄層の下端より1.5 cmの位置に，試験溶液および色素標準溶液を直径 |
約3 mm以下になるように1 cm間隔で塗布し，風乾する[21].

②**表Ⅱ-2-5**に示す各薄層板に対応する展開溶媒を選び，薄層の下端0.5〜1 cmを展開溶媒に浸し，展開する[22].

③展開終了後，試験溶液および色素標準溶液それぞれから得られたスポットの位置と色を自然光および紫外線照射下で比較する[23]〜[25]．巻頭カラー頁ⅳ，**写真Ⅱ-5**参照.

| 廃液・廃棄物 | 展開層に用いた有機溶媒は，指定の廃液タンクに一時保管し，
所定の手続きを行い廃棄する．TLCプレートは，不燃物として所定の手続きを行い廃棄する.

✏️**注釈**

[1]セルロース薄層版を用いる際には，**表Ⅱ-2-6**の展開溶媒ⅰ）およびⅱ）を併用して展開し，両クロマトグラムを比較して判定するとよい．またキサンテン系色素を含有する可能性のある場合は，同時に展開溶媒ⅲ）で展開して総合判定するとよい.

[2]本展開溶媒は酸性基，特にスルホン基の有無またはその数によって水溶性色素を分類するものである．スルホン基のない色素は溶媒先端近くに上昇し，スルホン基の数が増加するにしたがって原点に近づく．このこ

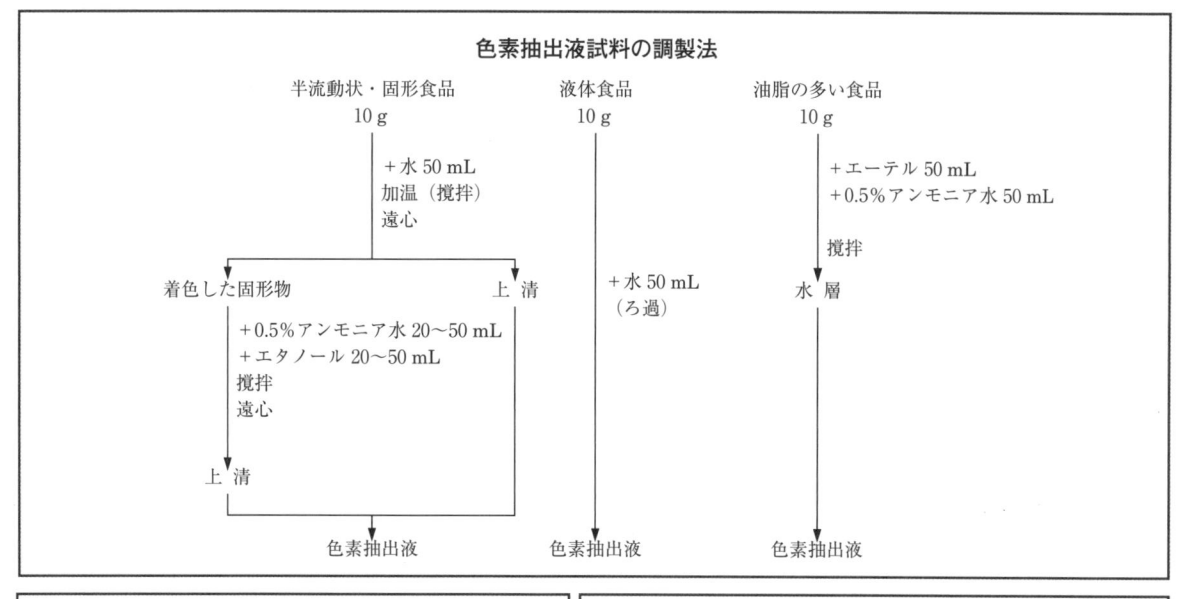

色素抽出液試料の調製法

```
半流動状・固形食品          液体食品          油脂の多い食品
    10 g                  10 g                10 g
     │                     │                   │
  +水 50 mL                                  +エーテル 50 mL
  加温（撹拌）                                 +0.5%アンモニア水 50 mL
  遠心                                          │
     │                                        撹拌
着色した固形物    上清        +水 50 mL          水層
     │                      （ろ過）             │
  +0.5%アンモニア水 20～50 mL                     │
  +エタノール 20～50 mL                            │
  撹拌                                            │
  遠心                                            │
     │                                           │
    上清                                          │
     │                                           │
  色素抽出液           色素抽出液            色素抽出液
```

毛糸染色法

```
色素抽出液
  │
  +水 20～50 mL
  10%酢酸で pH 3～4 に調整
  +脱脂羊毛（長さ 5 cm, 4～5 本）
  沸騰水浴上で加温 30 分
  │
染色毛糸
  │
  水洗
  +0.5%アンモニア水 10～20 mL
  沸騰水浴上で加温 15 分
  │
色素溶出液
  │
  毛糸を除去
  │
濃縮（乾固）
  │
  +水または 50%エタノール 0.5 mL
  │
試験溶液
  │
  毛細管により薄層板にスポット
  風乾後展開
  │
定性および確認
```

ポリアミド染色法

```
色素抽出液
  │
  +水 50～100 mL
  10%酢酸で pH 3～4 に調整
  +ポリアミド 0.5～1 g
  撹拌 5～20 分
  静置後上清を除去
  │
ポリアミド
  │
  +水 200 mL ◄─────┐  上清が透明に
  撹拌              │  なるまで繰り返す
  静置後上清を除去 ─┘
  │
  クロマト管にポリアミドを充てん
  │
ポリアミドカラム
  │
  メタノール 50 mL で洗浄
  2%アンモニア・エタノール（1:1）20～30 mL
  で色素を溶出
  │
溶出液
  │
  濃縮（乾固）
  +水または 50%エタノール 0.5 mL
  │
試験溶液
  │
  毛細管により薄層板にスポット
  風乾後展開
  │
定性および確認
```

とはアゾ系色素（食用赤色 2 号，食用赤色 40 号，食用赤色 102 号，食用黄色 5 号など），トリフェニルメタン系色素（食用青色 1 号，食用緑色 3 号など）などについて共通している．試料中に含まれる色素を推定するうえで非常に優れている．

3）展開溶媒 i）と比較して着色羊毛の水洗が若干悪い場合でもスポットのまとまりがよい．R_f 値の再現性がよ

く青色系色素の分離がよいなどの利点を有する．

4）キサンテン系色素（食用赤色 3 号，食用赤色 104 号，食用赤色 106 号など）の分離によい．

5）酢酸エチルの混合割合を 3 から順次増加させて 4 および 5 にするにつれて，各色素の R_f 値は相対的に低下するので，色素標準溶液についてあらかじめ分離の良好な条件を選定するとよい．酢酸エチル混合比が 4 およ

び5のときはキサンテン系色素の分離がよく，またその比が3付近のときはそのほかの色素の分離が良好である．さらにその比が3以下のときは原点近くに分布しやすい色素の分離がよい．

6）色素標準品は食品添加物公定書標準品を用いれば精製の必要がない．色素標準溶液として許可酸性タール色素の混液を使用することにより，各色素は相対R_f値で判定できる．判定の際色調も比較できる．また展開溶媒比がチェックできるなどの利点を有する．色素標準溶液として，i）食用赤色2号，食用赤色40号，食用赤色102号，食用黄色5号を含む混液，ii）食用黄色4号，食用緑色3号，食用青色1号を含む混液，iii）食用赤色3号，食用赤色104号，食用赤色105号，食用赤色106号を含む混液をあらかじめ調製しておくと便利である．

7）食用青色2号は紫外線などで分解しやすいため，標準溶液は用時調製するのが望ましい．

8）食品の着色部分をとり，細切して混合したものを試料とする．飴菓子，ゼリー菓子，アイスクリームなど大部分の固形試料は，約5倍量の水で加温して溶かし，液状試料と同様に操作する．

9）魚肉加工品，魚卵製品，畜肉加工品，穀類加工品など，タンパク質やデンプンを多く含む試料では抽出液にタンパク質やデンプンが混入し，上清が混濁する．これらの混入は次の精製操作に悪影響を及ぼすため，エタノールにより沈殿させ除去する．一度にエタノールを加えると食品成分が急激に固化し，色素が固形物に再吸着して抽出ができないことがあるので注意する．

10）固形試料は通常水で抽出できるが，かまぼこ，なると，ソーセージなどの場合は，水では抽出が困難なため，1％アンモニア水を加え，さらに同量のエタノールを加えて加温抽出を行う．あるいはホモジナイズによる抽出でもよい結果が得られる．キサンテン系色素の場合はエタノールに溶けやすいので，エタノールの量を多くするとよい．

11）脱脂のために用いる（油脂はあとの操作の障害となるので，あらかじめ除く）．エーテル層が着色する場合は，1％アンモニア水で抽出し，水層と合わせて試験溶液とする．試料に水を加え加温すると，油が水面に浮上してくることがある．この場合は浮上した油をピペットでとり除くだけで，エーテル抽出を省略できる．最近は食品中に多量の乳化剤を使用しているので，脂溶性色素が水に溶けたり，水溶性色素が油脂に溶けたりすることがある．乳化剤が多量に使用されている食品は乳濁状態のままで毛糸染色法を行う．

12）毛糸染色法では食品成分と色素との分離が行えるほか，染色に基づく色素の分類が容易である．すなわち，スルホン基，水酸基，カルボキシ基を持つ酸性色素は，酸性で羊毛に染着する．毛糸染色法は多検体，多種の食品に使用でき，操作が簡便でかつ安価に分析できる

優れた方法であるが，酸性タール色素の吸着，溶出に加熱操作が必要であるため，加熱で分解しやすい色素（食用青色2号など）の分析には注意が必要である．

13）エタノール，塩類，糖類などの濃度が低くなるため色素が毛糸に吸着しやすくなる．ただし，酸が過剰になると色素は吸着しにくくなる．

14）毛糸に付着している種々の妨害物を十分に洗い流すことにより良好なクロマトグラムが得られる．中性洗剤や温水で洗浄することにより効果が上がる．

15）色素の濃度により適宜増減する．キサンテン系色素の場合は，水には溶けないので，50％エタノールを用いる．

16）本法では酸性タール色素の吸着，溶出を常温で行えるため，加熱に弱い色素も分析が可能であり，ほぼ定量的に回収できることから，色素濃度がうすい食品にも十分応用ができる．また，本法は一部の天然色素（コチニール色素，ラック色素，ベニバナ黄色素，カラメル，ノルビキシン，銅クロロフィリン，鉄クロロフィリン，ベニコウジ色素，ウコン色素，アナトー色素）にも適用できる．

17）抽出液に水を十分量加えて希釈することにより，ポリアミド吸着の妨害となるアルコール，塩類，糖類などの影響が少なくなる．また，pHを約3〜4とすることでポリアミドへの吸着率が高まる．

18）ビーカー内でバッチ法により十分洗浄したのち，ロートや注射筒にグラスウールを詰め，同様に操作してもよい．

19）カロテン，クロロフィル，銅クロロフィル，パプリカ色素は，メタノールで完全に溶出できる．

20）ポリアミドから色素が溶出しなくなるまで2％アンモニア水・エタノール（1:1）を流す．酸性タール色素のほか，コチニール色素，ラック色素，ベニバナ黄色素，カラメル，ノルビキシン，銅クロロフィリン，鉄クロロフィリン，ベニコウジ色素，ウコン色素，アナトー色素などが溶出する．

21）ODSおよびセルロースHPTLCの場合は，2mm以下が望ましい．スポットの大きさはできるだけ小さいほうがよい．試験溶液をあまり多量につけるとテーリングが起こり，R_f値の近接している色素が重なるおそれがある．風乾はドライヤーを使用するとよい．

22）ODSおよびセルロースHPTLCの場合は，薄層板の下端より0.5cm，従来型シリカゲルおよびセルロースの場合は1cmを展開溶媒に浸す．ODSおよびセルロースHPTLCの場合は5cm，従来型シリカゲルおよびセルロースの場合は8〜15cm展開する．R_f値の接近している色素を分離するためには展開距離を大きくする．

23）紫外線の波長は一般に365nmが用いられるが，254nmでもよい．特にキサンテン系色素は365nmの照

a.

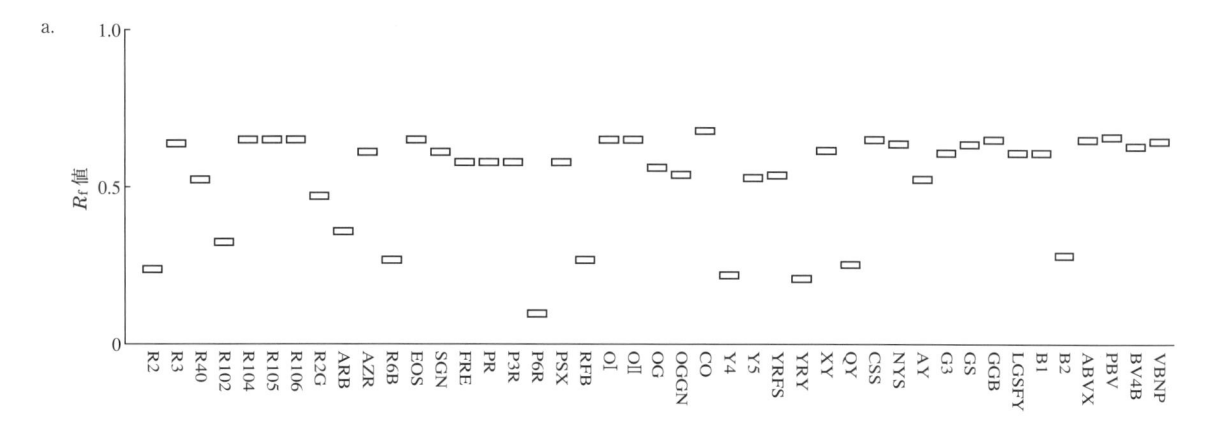

b.

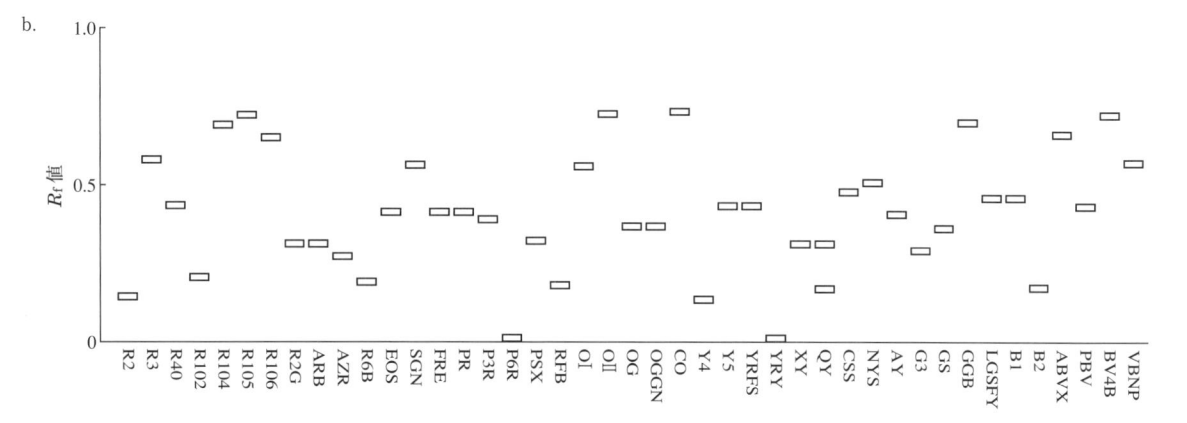

c.

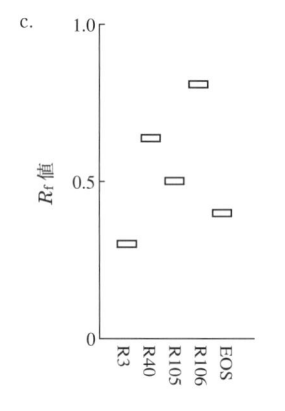

〈略語一覧〉
R2：食用赤色2号，R3：食用赤色3号，R40：食用赤色40号，R102：食用赤色102号，R104：食用赤色104号，R105：食用赤色105号，R106：食用赤色106号，R2G：レッド2G，ARB：アセチルレッドB，AZR：アゾルビン，R6B：レッド6B，EOS：エオシン，SGN：スカーレットGN，FRE：ファーストレッドE，PR：ポンソーR，P3R：ポンソー3R，P6R：ポンソー6R，PSX：ポンソーSX，RFB：レッドFB，OⅠ：オレンジⅠ，OⅡ：オレンジⅡ，OG：オレンジG，OGGN：オレンジGGN，CO：クロセインオレンジ，Y4：食用黄色4号，Y5：食用黄色5号，YRFS：イエローRFS，YRY：イエローRY，XY：キシレインイエロー，QY：キノリンイエロー，CSS：クリソインS，NYS：ナフトールイエローS，AY：アシッドイエロー，G3：食用緑色3号，GS：グリーンS，GGB：ギネアグリーンB，LGSFY：ライトグリーンSF黄色，B1：食用青色1号，B2：食用青色2号，ABVX：アズールブルーVX，PBV：パテントブルーV，BV4B：ベンジルバイオレット4B，VBNP：バイオレットBNP

図Ⅱ-2-7 セルロース薄層クロマトグラフィーによる酸性タール色素の展開例

a. 展開溶媒　アセトン・3-メチル-1-ブタノール・水（6：5：5）
b. 展開溶媒　1-ブタノール・エタノール・1%アンモニア水（6：2：3）
c. 展開溶媒　水・エタノール・5%アンモニア水（3：1：4）

射により蛍光（エオシンは橙黄色蛍光，食用赤色3号，食用赤色104号および食用赤色106号は赤色蛍光）を発するので判別に有効である．

24）食用青色2号は展開溶媒によっては展開中に退色する場合があるため，展開中に適宜観察する．

25）セルロース薄層クロマトグラムを図Ⅱ-2-7 a,b,cに，シリカゲル薄層クロマトグラムを図Ⅱ-2-8および巻頭カラー頁iv，**写真Ⅱ-5**に，ODSの薄層クロマトグラム（展開溶媒ii）を図Ⅱ-2-9に示す．

2）塩基性タール色素（オーラミンO，パラローズアニリンおよびローダミンB）

食品全般に適用可能な薄層クロマトグラフィーによる定性法〔注解2020・2.3.9 2）(1)，p.411-414〕ならびにHPLCによる定性法が示されている〔注解2020・2.3.9 2)(2)，p.414〕．

前者は，食品中の塩基性タール色素を酸性下で溶媒抽出し，前処理用カートリッジカラムで精製後，薄

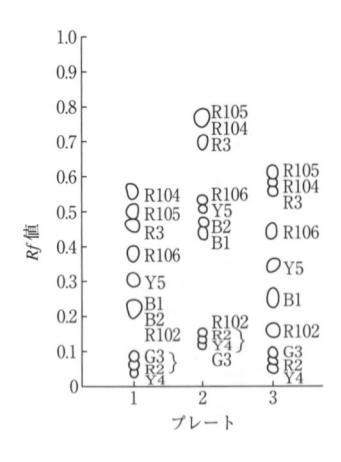

**図II-2-8　シリカゲル薄層クロマトグラフィーによる
酸性タール色素の展開例**

展開溶媒　酢酸エチル・メタノール・28%アンモニア水（3.3：1：1）
　　1．スポットフィルム（東京化成工業）
　　2．ワコーゲルプレート（富士フイルム和光純薬）
　　3．シリカゲル60（Merck）

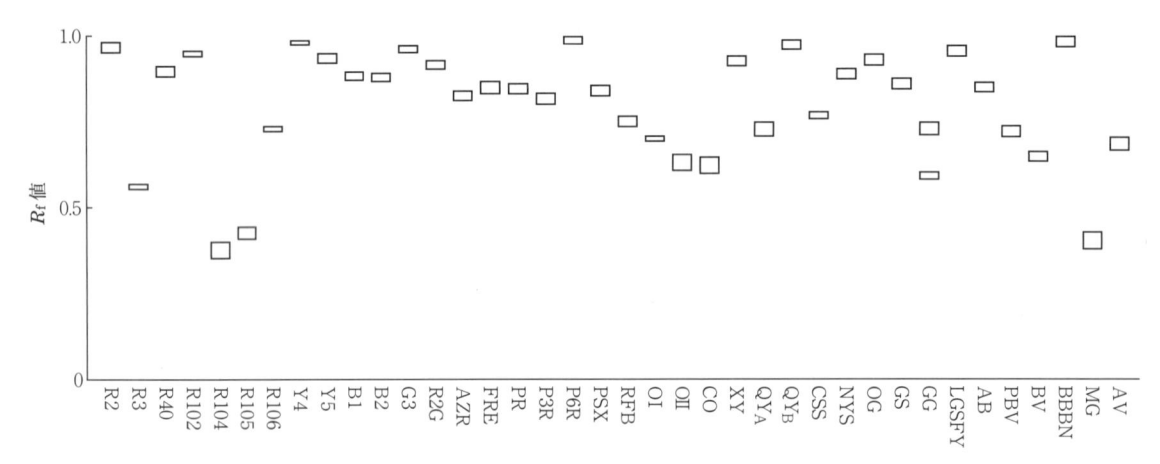

図II-2-9　ODS薄層クロマトグラフィーによる酸性タール色素の展開例

展開溶媒　エチルメチルケトン・メタノール・5%無水 Na_2SO_4（1：1：1）
薄　層　板　RP-18 F_{254S}
略語一覧　QY_A：キノリンイエロー（シグマ），QY_B：キノリンイエロー（クロマ），BBBN：ブリリアントブラックBN，MG：マ
　　　　　ラカイトグリーン，AV：アシッドバイオレット，その他は図II-2-7参照

層クロマトグラフィーにより定性分析する方法であり，後者は，食品中の塩基性タール色素を抽出，精製後，UV検出器またはフォトダイオードアレイ検出器付き高速液体クロマトグラフを用いて定性分析する方法である．

3）天然色素

（1）アントシアニン系色素

　加工食品中のアントシアニン系色素（アカキャベツ色素，エルダーベリー色素，シソ色素，ストロベリー色素，ブドウ果汁色素，ブドウ果皮色素，ボイセンベリー色素，ムラサキイモ色素，ムラサキトウモロコシ色素）に適用可能な薄層クロマトグラフィー（TLC）による定性法が示されている〔注解2020・2.3.9 3）(1)−1，p.422−423〕．

　本法は溶媒抽出法，固相抽出法による精製法およびTLCを組み合わせた方法である．TLCのほかにHPLCおよびHPLC/質量分析法による方法も用いられている．

パラローズアニリン　　　　　　オーラミンO　　　　　　　　　　ローダミンB

(2) カロテノイド系色素

　加工食品中の天然着色料のうち，カロテノイド系色素（アナトー色素，トウガラシ色素）に適用可能な薄層クロマトグラフィーによる定性法が示されている〔注解2020・2.3.9 3)(1)－2，p.423－424〕．ほかにHPLCによる方法も用いられている．

(3) キノン系色素およびフラボノイド系色素

　加工食品中の天然着色料のうち，キノン系色素（アカネ色素，コチニール色素，ラック色素）およびフラボノイド系色素（ベニバナ黄色素，ベニバナ赤色素）に適用可能な薄層クロマトグラフィーによる定性法が示されている〔注解2020・2.3.9 3)(1)－3，p.424－426〕．ほかにHPLCによる方法も用いられている．

(4) その他の天然色素（ウコン色素，ビートレッドおよびクチナシ黄色素）

　加工食品中の天然着色料のうち，ウコン色素，ビートレッドおよびクチナシ黄色素などに適用可能な薄層クロマトグラフィーによる定性法が示されている〔注解2020・2.3.9 3)(1)－4，p.426－429〕．ほかにHPLCによる方法も用いられている．

【実験操作Q&A】

　Q1　薄層板には複数の種類がありますが，違いはなんですか？

　A　薄層板の種類により分離の原理が異なります．セルロース薄層板では順相クロマトグラフィー，シリカゲル薄層板では吸着クロマトグラフィー，ODS等の化学修飾シリカゲル薄層板では逆相クロマトグラフィーにより試料が分離されます．そのため，用いる薄層板の種類により試料の移動度（R_f値）が異なるため注意が必要です．

　Q2　着色料の試験で，展開溶媒はどのように使い分ければよいですか？

　A　セルロース薄層板の場合，**表Ⅱ-2-5**（p.86）のⅰ）とⅱ）を併用して使用し，クロマトグラムを比較すると間違いなく判断できると思います．食用赤色3号，食用赤色104号，食用赤色105号，食用赤色106号などのキサンテン色素の場合には，ⅲ）の展開溶媒も併用すると判断しやすいです．

　Q3　薄層板に試料を塗布する際に注意することはありますか？

　A　まず，すべての試料を端から一定の距離に塗布することが大事です．鉛筆で端から1.5cmのところに線を引いてその線上に1cm間隔で塗布位置をマークし，それを参考にするときれいに塗布できます．また，塗布した試料が拡散してサイズが大きくなると，きれいに分離することができません．試料の量が多い際は，一部を塗布してドライヤーで風乾し，また塗布する，というように何度かに分けて塗布すると，サイズが大きくならずに，きれいな分離ができます．

3 ｜ 食品汚染物試験法

A. 無機化合物

　日常食品や環境中にはほとんどすべての有害元素が微量に検出されるが，これらが自然現象的なものであれば，一般には生物にとって無害であろう．しかし環境汚染の結果，農畜産物や海鮮魚介類等におけるこれらの含有量が増加した場合，健康影響がどの程度で現れるかは食品衛生において重要な課題である．

　元素の毒性は，それらの化学形や化合物としての種類，共存塩類，共存有機化合物の種類と量によって異なり，また一時に大量を与えるか，微量ずつ長期間に与えるかなどによっても大きく違ってくる．さらに曝露経路によってもその毒性は異なるが，ここでは食品汚染物としての毒性を想定して，経口摂取による毒性を中心に取り上げる．

　比較的微量を摂取することによって人体に危害を及ぼす無機化合物の種類は多いが，日常食品において，農薬処理，加工，環境汚染あるいは不衛生な取り扱いなどの結果，食品中に混入して衛生上の問題を起こすおそれのあるものを表Ⅱ-3-1に挙げた．生体蓄積性が強く，慢性毒性の危険が大きい元素としては，Hg, Cd, Pb, Tl, Pu などが挙げられ，またAs, Be, Cr, Ni なども発がん性元素として知られる．

　表Ⅱ-3-2に有害元素の経口摂取時における中毒量と致死量を示す．金属の相互作用と毒性に関する研究の一例として，Se の存在が Hg の毒性を低下させることが知られている．このことは有害元素単独の含有量だけでなく，共存元素との相関においてその毒性を考える必要があることを示しており，多元的な分析が要求されている．

　また，食品中に存在する有害元素の存在形態も健康影響を考えるうえで重要である．As の例を挙げてみると，無機 As 化合物では調製粉乳中に20 ppm程度の混入によって悲惨な乳児の中毒事件が起こったが，有機 As 化合物では100 ppm を超える量を含有する海藻類を常食しても As 中毒にはなっていない．これは有機 As 化合物の毒性が，無機 As 化合物と比較してはるかに低いことに起因しており，有害元素の分析にはこうした背景のあることを十分認識して分析を行う必要がある．

表Ⅱ-3-1　有害元素の急性毒性（経口）

Ⅰ	高度毒性 LD_{50} (mg/kg) 1〜10	As^{3+}, P_4（黄リン）, $Pu^{4+,6+}$, Se^{4+}, Te^{4+}, Tl^+
Ⅱ	中等度毒性 10〜100	Cd, Cu, F, Hg, Pb, Sb, U, V
Ⅲ	わずかな毒性 100〜1000	Al, B, Ba, Fe, In, Mo, Ta, Th, W, Zn, Zr
Ⅳ	比較的無害 >1000	Br, Cl, Cs, I, Na, Rb, Ca, K, La, Re^{7+}

表Ⅱ-3-2　有害元素の中毒量と致死量

元　素	ヒト（体重 70 kg）		ラット（体重 300 g） 食餌 10 g/day	
	中毒量 (mg)	致死量 (mg)	中毒量 (mg)	致死量 (mg)
$As^{3+,5+}$	5〜50	100〜300	0.6	1.3〜5
B（塩）	4000	(20000)	0.15	130〜270
Ba^{2+}	200			70〜100
Bi^{2+}			1.5	(160)
Cd^{2+}	3		0.5	16
Co^{2+}	500		0.7	
Cr^{6+}	200	3000	5	
Cu^{2+}	250〜500			20
F^-	20	2000	0.1	30
Hg^{2+}	5	150〜300		8
Mn^{2+}				
Mo^{6+}			5	50
Pb^{2+}	1〜5	10000		270
$Sb^{4+,5+}$	100			11〜75
Se^{4+}	5		0.06	1〜2
Sn^{2+}	2000			
Te^{6+}		2000	0.25	1〜9
Tl^+		600		7.5
$U^{6+} UO_2^{2+}$				36
V^{5+}			0.5	1.5
Zn^{2+}			50	150

（　）内は Bowen による推定
（出典：Bowen, H.J.M. Trace Elements in Biochemistry. Academic Press, 1966）

さらに動植物の中には，一部の組織が任意の元素に対して著しい選択的蓄積性を示す場合がある．生物濃縮等により汚染した動植物のこのような部位を食品として摂取すると健康被害をもたらす可能性があるので，このような点も考慮して分析を行う必要がある．

1 試料の採取および前処理

試料の均一化のための方法としては，ナイフ，包丁による切断，乳鉢，ボールミルによる粉砕，ホモジナイザーによる均一化，ふるいによる混合などがある．ホモジナイザーを用いて粉砕したものは，比較的固形分と液分が分離しやすいので，その一部を採取する場合は十分に混合後速やかに一定量を採取する必要がある．

また，器具の材質によっては，分析値に影響を与えることがあるので注意が必要である．

2 試験溶液の調製

試験溶液の分析は，食品および対象元素の種類により，それぞれの目的に最も適した前処理法（灰化法）と検出法を，表Ⅱ-3-3 に示す中から選んで行う．また調製は以下の点に注意して行う．
① 試料中対象元素の総含量を試験する場合は，有機物などを分解除去する．
② 同じ試料でも前処理法によって元素の測定値が異なることがあるので，対象元素の種類および要求される分析の条件に応じて適当な方法を選ぶ．

表Ⅱ-3-3　食品中の各種元素の分析に適した試料溶液の調製法と検出法の一覧

（各セルは左から Ⅰ・Ⅱ・Ⅲ の食品群を示す）

検出法（分類 / 調製法）	Cr, Cu, Zn, Cd 原子吸光（フレーム・電気加熱）ICP発光分光	Pb	V	Sb 原子吸光 ICP 比色a)	Sn 原子吸光（還元気化）	Hg	As 原子吸光（水素化物）比色b)	B ICP 比色c)	Fd) 比色	Bi, Bae)	Sef) 蛍光
湿式灰化法 硫酸−硝酸法	○●●	○○○	○○○	●●●	●●○		●●●				
硫酸−硝酸還流法						●○○					
硝酸−過酸化水素法	○○○	○○○	－●●								
ニッケルイオン添加硫酸−硝酸−過塩素酸法							○○○				
硫酸−過塩素酸法	●○○	●●○	○○○								●●●
前処理法（乾式灰化法） 無添加・電気炉法	○○○ (1)2))	○○○ (1)2))	○○○ (1)2))		○○○ (1)2))	●●● (4)4)4))					
酸化マグネシウム添加・電気炉法				○○○			○○○				
酸化カルシウム添加・電気炉法									●●●		
低温灰化法	○○○ (3)2))	○○○ (3)2))	○○○ (3)2))					○○● (3)2))			
水酸化ナトリウム添加・電気炉法										●●●	
炭酸ナトリウム添加・電気炉法								●●○			

●：最も適した方法　○：測定可能な方法　Ⅰ：油脂性食品（油脂類，乳類），Ⅱ：繊維性食品（野菜類，きのこ類，海藻類），Ⅲ：その他の食品（穀類，いもおよびデンプン類，砂糖類，菓子類，種実類，豆類，果実類，調味嗜好類，魚介類，獣鶏鯨肉類，卵類，調理加工食品類）

1) 硫酸であらかじめ炭化しておく．2) 繊維が多いので灰化に長時間要する．3) コーンスターチなどの灰化補助剤が必要である．
4) 揮散した水銀を捕集する装置が必要である．
a) SATP法，b) ジエチルジチオカルバミン酸銀法，c) クルクミン法，d) ランタン・アリザリンコンプレクソン法，e) フルオレセイン法，f) 2,3-ジアミノナフタレン法

③ 別に，試験溶液の調製と同時に，試料の代わりに水などを用い，試験溶液の調製法と同様の操作を行って空試験溶液を調製する．

灰化法によって分解したあと，残留する無機成分の抽出を行う場合はDDTC–MIBK法を用いる．食品を分解して得られた試験溶液中には通常Ca^{2+}，K^+，Na^+，Mg^{2+}，Cl^-，SO_4^{2-}，PO_4^{3-}，SiO_2などが大量に存在し，目的元素の分析を阻害する．本法は，キレート剤としてジエチルジチオカルバミン酸ナトリウム（DDTC）を用い，金属をキレート錯体として抽出溶媒であるメチルイソブチルケトン（MIBK）に溶かして測定する方法である．本法には以下の特徴がある．

① 直接法に比べて感度が高い．

② DDTCと結合せず，MIBK層に抽出されない共存物質の影響を除去できる．

③ Zn，Cd，Cu，Pb，Mn，Ni およびFe などの定量に用いられる．

水，酸あるいはアルカリなどに可溶性の元素のみを試験する場合には，各個試験またはほかの試験法に示す．

以下，各灰化法について概説する．具体的な試験操作法は，注解2020・2.4.1.2（p.436）の項目を参照されたい．

1）湿式灰化法

本法は，HNO_3，H_2SO_4，H_2O_2などの強酸化剤で加熱分解する方法で，比較的低温で酸化分解する．分解温度が低いため，高温灰化のように無機成分の揮散損失がほとんどなく，特に，Hg，Pb，Cdなど比較的低沸点化合物の前処理法に適している．

最もよく用いられる酸化剤の一つであるHNO_3は，酸化作用が強く，タンパク質の分解に適しているが，炭水化物の分解はやや弱いという欠点を有している．単独で用いることもあるが，通常，H_2SO_4やH_2O_2，$HClO_4$とともに用いる．

H_2SO_4は，主として試料中水分の脱水とそれに伴って生じる高熱を利用する．またアルカリ土類金属が多量に存在する場合は硫酸塩として析出する．微量金属，特にPb は$PbSO_4$として沈殿し，さらに$CaSO_4$析出の際に共沈するので注意を要する．

(1) 硫酸—硝酸法

最も代表的な湿式灰化法である．多くの試料に共通して適用できる一般的方法であり，Zn，Cd，Cr，Sn，Cu，As，Sb，V などの試験に適する．HNO_3の強力な酸化作用に加え，H_2SO_4による試料中水分の脱水とそれに伴って生じる高熱を利用して分解する．回収率はよいが，試薬中に存在する元素による汚染に注意する必要がある．

(2) 硫酸—硝酸還流法

Hg の試験に適する．通常の硫酸–硝酸法は，Hgの揮散を伴うためHgの試験には使用できない．

(3) 硝酸—過酸化水素法

有機質を含む土壌中のZn，Cd，Cu，Pb，Cr，Fe，Mn，Ni などの試験に適する．

(4) ニッケルイオン添加硫酸—硝酸—過塩素酸法

食品中のAs の試験に適する．食品中には無機のヒ素のほかにカコジル酸（ジメチルヒ酸），モノメチルヒ酸などが含まれており，通常の硫酸–硝酸法および硫酸–硝酸–過塩素酸法ではAsの揮散が認められる．NiはAs と難解離物質をつくることから，これを添加することによりAs化合物の揮散を防止することができる．

(5) 硝酸—過塩素酸法

回収率および分解速度において優れた方法であり，脂肪の少ない動植物組織，タンパク質，炭水化物中の微量元素分析の前処理法として適している．V，Cr，Cu，Zn，Se，Cd およびPb などの試験に適しており，Ca を多量含有する試料の分解にも適している．

2）乾式灰化法

(1) 一般的な乾式灰化法（無添加・電気炉法）

試料を強熱して有機物を空気酸化し，分解させる方法であり，Zn，Cd，Cr，Co，Cu，Pb，および缶詰食品中のSn の試験に適する．操作の管理が湿式灰化法のように煩雑でないので，比較的多数の試料を同時に操作できるうえ，大量の試料を逐次追加して灰化することもできる．また酸化剤（分解剤）を用いないので，これら試薬からの汚染の危険が少ない利点を有する．しかしその一方で，灰化温度が高すぎると回収率が低下するおそれがあるので注意が

必要である.

灰化補助剤としての硝酸塩またはHNO₃は，Snの試験には用いない．またほかの元素の場合でも，後の試験操作に影響しないときにのみ用いる.

(2) 酸化マグネシウム添加による乾式灰化法（酸化マグネシウム添加・電気炉法）

As, Sbなどの試験に適する．一般的にAs試料の処理には湿式法が用いられるが，多数の試料を処理する場合には，乾式法が便利である．またAsの灰化補助剤としては，HNO₃はあまり向いていない．一方でMg(NO₃)₂は，Asと反応してMg₂As₂O₇を形成するため，Asを揮散させない利点を有する.

(3) 低温灰化法

低温灰化装置を用いる方法で，Cd, Cu, Pb, Zn, Fe, Mn, Ni, Coなどの試験に応用できる．減圧下で高周波エネルギーによって原子状酸素を発生させ，これを試料と接触させることにより，低温下で試料を酸化し，灰化することができる．試料は一般に炭化を経ないで灰化される．また目標元素の揮散および不溶性化による損失がほとんどなく，また試薬や外部からの汚染のおそれがない利点を有する．ただしHgは揮散するので捕集装置を付属する必要がある.

3 　一斉分析法

(1) 誘導結合プラズマ（ICP）発光分光分析法による定量[1]

この方法は食品中のB, V, Cr, Cu, Zn, Cd, Sn, SbおよびPbの同時定量に適する．具体的な試験溶液の調整法や試験法は，I-1-D. 誘導結合プラズマ発光分光分析法（p.16）および注解2020・2.4.1.3（p.443）参照.

📝 注釈

1）誘導結合プラズマ発光分光分析法はフレーム原子吸光法より一般的に感度がよく，さらに検量線の直線範囲（通常4〜5桁）も広い．また，共存成分による干渉も少ない．したがって，濃度範囲が大きく異なる元素が存在する試料においても，希釈や分離操作なしにこれらの元素の多元素同時分析が可能である.

4 　各個試験

各試験における試験溶液の調整および試験の詳細は，注解2020・2.4.1.4（p.444〜）の項目を参照されたい.

1）カドミウム

(1) 自然界における所在と使用状況

カドミウム（Cd）は亜鉛（Zn）の鉱石中に含まれて産出し，Znとともに自然界に広く分布する．地表水や地下水中には，Zn含量の1/150〜1/100のCdが含まれている.

用途は顔料，塩化ビニル安定剤，メッキへの応用で，全体の70％を占めている．これらはすべて回収不能であり，環境の汚染原因となっている.

(2) 食品汚染状況と基準値

食品中にはすべてCdが検出されるが，植物性食品の中では穀物類に多く，玄米で0.06〜0.2μg/gと高い．このほかの穀類では0.02〜0.14μg/g，野菜類では<0.01〜0.31μg/gである．動物性食品では，魚介類の可食部は<0.01〜0.04 μg/gと低いが，魚介類，特に軟体動物の内臓にはかなり多く含まれている.

食品中のCdの存在形態は，米では中性でフィチン酸やタンパク質と結合し，アルカリ性では米の主要タンパク質であるグルテリンと結合している．大豆での存在形態に関しては，Cd汚染大豆では約9割が大豆グロブリンと考えられる高分子タンパク質と結合している.

カキ中のCdに関しては，実験的にCdに曝露したものでは，メタロチオネイン様タンパク質と結合している．バイ貝（*Babylonia Japonica*）では21〜38μg/gと著しく高い濃度のものがみられるが，この種の生物では特異的にCdを濃縮する機構を有していると考えられ，バイ貝の場合には中腸腺に集中（70〜201μg/g）していて，タンパク質結合体となっている.

2011（平成23）年2月に，食品のCdの基準値が以下のように見直された.

玄米0.4μg/g

精米0.4μg/g

清涼飲料水（ミネラルウォーター類）0.003μg/mL

(3) カドミウムの吸収と栄養因子

Cd の消化管吸収に影響を及ぼす因子としては，栄養的因子と生理的因子がある．栄養的因子に関しては，Cd の消化管吸収，組織蓄積および毒性作用に種々の因子が著しく影響を及ぼすことが知られている．Ca，P，タンパク質，ビタミン D などの栄養素が食物摂取によって不足する（低栄養状態）と，Cd による毒性作用が強く現れるので，Cd 代謝に対する動物の栄養状態は最も重要であると考えられる．

(4) 測定法

① 原子吸光光度法による定量

I-C.原子吸光光度法（p.15）による．

2）水　銀

(1) 自然界における所在と存在形態

水銀（Hg）とその化合物は無機水銀と有機水銀に大別される．前者には Hg^0，Hg_2^{2+} および Hg^{2+} の種々の塩類があり，後者は Hg に有機炭素が直接結合したものの総称で有機炭素の種類によりアルキル Hg，アリル Hg，アルコキシアルキル Hg などに分類される．一般的な自然環境における Hg 濃度は土壌，底質で $100\,\mu g/kg$，海水中 $0.005\,\mu g/L$，大気中 $0.003\sim0.01\,\mu g/m^3$ とされ，魚介類はおおむね $100\,\mu g/kg$ 程度で，まぐろ，かじきなど大型魚には $500\sim2000\,\mu g/kg$ の水銀が含まれる．

(2) 食品からの摂取状況

食品からのヒトの1日 Hg 摂取量は，魚介類の摂取量の多少によって大きく左右される．外国では魚介類を摂取しない場合には $5\sim20\,\mu g/day$ であり，日本人では平均的な魚介類を摂取した場合には数十 $\mu g/day$ と報告されている．

(3) 体内動態

Hg 化合物の生体影響は，体内に吸収されて蓄積された Hg 化合物の質および量により左右される．金属 Hg は経口摂取しても体内に吸収されず毒性は極めて弱い．また，金属 Hg は揮発性が高く，これを吸入した場合には容易に肺に達し，そこで吸収され，酸化される．

体内において金属 Hg は酸化された無機イオン型 Hg として作用するが，酸化が遅れて残っている金属 Hg はイオン型水銀に比べて脂溶性が高く，比較的容易に血液―脳関門を通過し脳内へも移行する．一方，無機イオン型 Hg は血液―脳関門を通過しにくく，母体から胎児への胎盤通過性もほとんどない．

(4) 測定法

① 還元気化原子吸光光度法による定量

金属 Hg は本来蒸気圧が高く，低温でも容易に気化し原子状の Hg 蒸気を得ることができる．この Hg 蒸気を吸光セルに導入して吸光度を測定するフレームレス―原子吸光光度法（冷原子吸光光度法）はフレームを用いる方式に比べて著しく感度が高い．

高価な原子吸光光度計を用いる必要はなく，Hg ランプを装着した UV 分光光度計または簡易な Hg 分析計を用いて測定できるなどの利点があり，総 Hg の分析にはこの方式が広く採用されている．原子吸光光度法による金属分析では試料溶液をフレーム中に直接噴霧して原子化する方式が一般的であるが，Hg の場合，この方式では検出感度が極めて低く実用的ではない．

② 金アマルガム原子吸光光度法による定量

本法は試料を燃焼させたときに発生する Hg 蒸気をいったん金アマルガムとして捕集し，次いでこのアマルガムを加熱して遊離してくる Hg 蒸気を原子吸光光度法により測定する方法であり，感度が高く（検出限界 5 ng 程度），試料をそのまま測定に用いることができ，測定が 10～15 分で完了するなどの利点がある．

3）ヒ　素

(1) 自然界における存在形態とその毒性

ヒ素（As）は金属と非金属の中間的性質を持つメタロイド（亜金属または類金属）に属し，鉱物中に硫化物として，あるいは硫化物がさらに各種金属と結合した形で広く存在しており，多くの金属またはその塩に不純物として含まれることが多い．As の毒性はその化学形によって大きく異なる．無機 As 化合物の場合，3価のものの毒性が5価のそれよりかなり高い．

食品中の As の分布に関しては，海藻類，特にこんぶ，わかめ，ひじきなどは As 含量が高く，こんぶ $50\sim60\,\mu g/g$，わかめ，ひじき $12\sim40\,\mu g/g$ である．また，魚介類も $0.2\sim18\,\mu g/g$ と比較的高い．このほか，穀類は $<0.01\sim0.2\,\mu g/g$，野菜類は $<0.01\sim0.5\,\mu g/g$，肉類は $0.01\sim1.0\,\mu g/g$ と低い．

As の人為的汚染とは別に，海産生物は陸上生物に

比べてはるかに高濃度のAsを体内に蓄積しており，$100\,\mu g/g$を超える例も知られている．三酸化ヒ素のヒトに対する致死量が$70\sim180\,mg$であることを考慮すると，海産食品を多食している人々に中毒が起こっても不思議ではない．しかし，海産食品摂取によるAs中毒例は報告されていない．

Asの毒性は化学形態によって大きく異なるが，海産食品中のAsは有機As化合物であるジメチルアルシン酸やトリメチルアルシンなどであった．また，ロブスターからさらに高度に代謝された産物であるアルセノベタイン〔$(CH_3)_3As^+CH_2COO^-$〕がみつけられ，相次いで甲殻類，魚介類に広く分布していることが確認されている．さらに，褐藻類からジメチルAsが糖と結合したアルセノシュガーが見出されている．

メチルAs化合物の毒性は無機Asに比較して低く，ジメチルアルシン酸のLD_{50}値は三酸化ヒ素の約100倍，トリメチルアルシンでは約290倍であり，アルセノベタインのLD_{50}値は$10\,g/kg$（マウス経口）であったと報告されている．このような自然界における無機Asの有機化過程はAsの解毒過程であると考えられている．

4）セレン

(1) 自然界における存在形態

セレン（Se）は環境中に無機および有機Se化合物として存在している．無機Se化合物には，金属Se，亜セレン酸（H_2SeO_3），セレン酸（H_2SeO_4）などがある．亜セレン酸やセレン酸は土壌や家畜飼料への添加時に使用される．

有機Se化合物には，セレノメチオニン（Se−Met）やセレノシステイン（Se−Cys）などのセレノアミノ酸（含硫アミノ酸の硫黄原子がSeに置き換わったもの）がある．一般に，植物性食品ではSe−Metが，動物性食品ではSe−Cysが主要な化学形態であると考えられている．

(2) 食品中の存在形態と生物学的利用

Seは，植物性食品，動物性食品のいずれからも供給される．Seの含有量が高く，良い供給源となる食品として，魚介類などの海産物がまず挙げられ，次いで穀類，肉類，乳・卵類，野菜，果実の順にSe含有が少なくなる．

食物中のSeはさまざまな形態をとっており，それぞれ生体内での代謝が異なるため，化学形態別あるいは食品別のSeの生物学的利用能（bioavailability）が問題となる．Seの生物学的利用能は，Se欠乏症状の改善，組織中Se濃度の保持，グルタチオンペルオキシダーゼ（GSHPx）活性の保持のいずれかの指標に対する効果として評価され，亜セレン酸の効果を100%として表現されることが多い．

Seの化学形態別では，金属Seやセレナイドを除けば無機Seもセレノアミノ酸も利用能が高い．由来する食物の中では，一般に小麦中のSeの利用能が高く，魚介類のSeは低い．まぐろのような食物連鎖の上位にある大型魚ではHgの蓄積量が高く，そのためにSeが利用されにくいのではないかと考えられている．

(3) 測定法
① 蛍光光度測定法による定量

本法の原理は，試料をHNO_3と$HClO_4$で湿式分解し，Seを揮散性の低いH_2SeO_4に酸化後，HClと加熱することによってH_2SeO_3に還元する．次いで酸性溶液中の$Se(IV)$と2,3−ジアミノナフタレンが特異的に反応して，発蛍光性の4,5−ベンゾピアセレノールを生成するので，酸性（pH 1.5）でシクロヘキサンに転溶させて蛍光強度を測定する．

$$\text{2,3-diaminonaphthalene} + H_2SeO_3 \xrightarrow[50\,{}^\circ C,\,30\,min]{pH\,1.5} \text{4,5-benzopiaselenol} + 3\,H_2O$$

2, 3-diaminonaphthalene　　　　　　4, 5-benzopiaselenol

5）ホウ酸およびその塩類

(1) 食品汚染の現状と規制

食品衛生法によりホウ酸（H_3BO_3）およびその塩類を食品に添加することは禁止されているが，植物中にはホウ素（B）化合物が広く分布しており，特に海藻類には多く含まれている．したがって食品の種類によってはその量も多く，クルクマ試験紙による定性試験で検出されてしまうため，食品中に含まれるH_3BO_3が天然に由来するものか否かを判定する必要がある．

食品衛生法では，寒天の成分規格を定めており，寒天は，その1kgにつき，B化合物の含有量がH_3BO_3として1g以下でなければならないと規定している．

6）フッ素

(1) 食品への使用と食品汚染の現状

　フッ化物はかなり一般的に存在する元素で，岩石に含まれている．フッ化物を含有する鉱石は，アルミニウムの精錬や過リン酸塩，タイルあるいは陶器などの製造に使用される．これらの製造工場からフッ化物が飛散し，農作物に被害を与えた例がみられる．

　食品中のフッ素（F）含量が特に多い食品は魚である．また緑茶の乾燥物にかなり高濃度のFを含み，$100\,\mu g$ にも達するものがある．

　フッ化物は歯みがき粉，チューインガムなどに無機の形態で，溶解性フッ化物が添加されている．歯みがき粉に1 kg 当たり1 gのフッ化物が添加されている．

B. 有機化合物

1　試料の採取および前処理 [1]

　試料の採取や前処理は以下のことに注意して行う．

① 被験試料は原則として，日常の食習慣において食用に供される部分を使用する．

② 試料の採取量を決定するには，分析試験の目的，分析法の感度を考慮する必要がある．

③ 分析結果の精度は採取された試料の均一性に負うところが極めて大きいので，全体を代表しうる試料の採取を常に心がけるべきである．

④ 試験に用いる試薬，器具，容器類あるいは操作過程において，測定を妨害するような物質による汚染が生じることがあるので十分な注意を要する [2]．

⑤ 有機化合物は一般に変化しやすいものが多いので，試料の採取後はできるだけ速やかに，前処理などの操作を行うのが望ましい [3][4]．

注釈

1) A-①試料の採取および前処理（p.93）に，無機化合物試験についての試料の採取数および採取量，試料の採取方法，試料の均一化に関して記載されているが，有機化合物についても共通する部分が多くある．

2) 汚染が広い範囲にわたっている化合物（フタル酸エス

テル類など）を対象にするときには，試薬，器具，容器類および試験室の環境からのコンタミネーションに十分留意し試験を行う．

3) 農薬など有機化合物の中には不安定な物質が多いので試料の前処理後，速やかに分析するのが望ましい．やむを得ない事情で後日分析をする場合には，冷凍下で保管する．

4) 保管試料の一部を分けとり，そこに既知濃度の測定目的物質を添加し，同様に保管および分析を行い，保管期間中の目的物質の消失の有無を確認することが望ましい．

2　農　薬

1）一斉分析法

(1) 農薬の残留基準

　食品中の残留農薬については，かつては食品から残留基準のない農薬が検出されても原則食品の流通などを止めることができないネガティブリスト制度で規制されてきたが，2003年5月に食品衛生法が改正され，2006年5月29日からポジティブリスト制度で規制されることになった．ここでいう農薬等とは農薬のほかに動物用医薬品と飼料添加物を含む．

　本制度では，0.01 ppm を超える農薬等が残留している食品は流通などが禁じられている．ただし，残留基準が設定されている農薬等（2020年3月現在747品目）についてはそれらの基準値で規制される．

　本制度による残留農薬の規制対象は従来の農産物に加えて，肉，卵，魚などの畜水産物，ミネラルウォーター，加工食品などすべての食品に拡大されている．したがって，現在はすべての農薬等がすべての食品において規制されているといえる．

(2) 測定法

　ポジティブリスト制度の導入に伴って残留基準対象となる農薬が大幅に増加し，残留農薬検査では多くの場合，農薬使用歴不明の試料を対象とするので，検査の効率化のために質量分析計による以下の一斉分析法が用いられている [1]．これらは米，野菜類，果実類に適用できる．

① ガスクロマトグラフィー（GC）/質量分析（MS）法による定性および定量

　対象となる農薬が揮発性を有し，熱安定性が高いものに制限される．

② 高速液体クロマトグラフィー（HPLC）/質量分析（MS）法による定性および定量

　尿素系農薬のように分解性が高く，また多くの除草剤のように水溶性が高く難揮発性の農薬の多くはGCによる分析では対応できず，HPLCによる一斉分析法が適用されている．しかしこの分析法も，類似構造を持つ，物理化学的性質が似た農薬をグループ化して分析する選択的一斉分析法であるため，系統に応じた前処理法が必要となり，HPLC分野における効率化はまだまだ進んでいない．

注釈

1）異なる物性の農薬を同時に分析しようとする場合，選択的な抽出・前処理方法は用いることができないため，分析の妨害となる夾雑物が十分除去できない可能性が高い．また多種多様な農作物にその方法を適用しようとした場合，農作物ごとの夾雑物の影響を十分に考慮する必要がある．

2）有機塩素系農薬

(1) 環境汚染問題と使用の規制

　有機塩素系農薬は化学的に非常に安定で，かつ脂溶性が高いため，かつて散布された農作物中への残留および環境汚染が社会問題となった．特に，動植物プランクトン→水生昆虫→魚→鳥といったいわゆる食物連鎖を経ることにより，魚類や肉食性鳥類のへい死が各地で多発し，さらに食物連鎖の最高位にある人体が，濃厚な汚染を受けていることが判明した．その結果，1960年代後半より，先進国では有機塩素系農薬の使用を厳しく規制，あるいは禁止するに至った．

　わが国では1969年にDDT，HCH原体の製造を中止し，1971年に農薬取締法が改正され，DDT，HCHは全面使用禁止になり，アルドリン，ディルドリン，エンドリンおよびDDTは1981年に化学物質の審査及び製造等の規制に関する法律（化審法）で第一種特定化学物質に指定され，すべての用途で製造，販売，使用ができなくなった．その後，クロルデン類が1986年に，ジコホールが2005年に第一種特定化学物質に指定された．エンドスルファンは水質汚濁性農薬に指定され，使用が厳しく規制されている．それにもかかわらず，現在まで環境中に有機塩素系農薬が残留していること，および使用が禁止されていない国で使用された有機塩素系農薬がさまざまな経路でわが国にも運ばれる可能性があること，などの理由によりいまだに魚介類などの動物性食品からは有機塩素系農薬が検出される．

(2) 測定法

① GCによる定性および定量

　本試験法は2008年8月現在食品衛生法で残留基準値が定められている有機塩素系農薬を主な分析対象とする．果実・野菜類，穀類，豆類および茶に残留する以下の有機塩素系農薬を一斉に分析することが可能である．

　対象農薬：

α-HCH，β-HCH，γ-HCH，δ-HCH，p,p'-DDD，p,p'-DDE，o,p'-DDT，p,p'-DDT，アルドリン，α-エンドスルファン（ベンゾエピン），β-エンドスルファン，エンドスルファンサルフェート，エンドリン，クロロベンジレート，ジコホール（ケルセン），ディルドリン，テトラジホン，フルフェノクスロン，ブロモプロピレート（フェニソブロモレート），ヘプタクロール，ヘプタクロールエポキシド（以上殺虫剤），エトリジアゾール（エクロメゾール），カプタホール（ダイホルタン），キャプタン，キントゼン（PCNB），クロロタロニル（TPN），ジクロフルアニド，ジクロラン（CNA），ピリフェノックス（E体），ピリフェノックス（Z体），フルアジナム（以上殺菌剤），アラクロール，クロルニトロフェン（CNP），ジクロベニル（DBN），トリフルラリン，ニトロフェン（NIP），ビフェノックス，ピラゾキシフェン，プロパニル（DCPA），プロピザミド（以上除草剤）

3）有機リン系農薬

(1) 物理化学的性質

　有機リン系農薬は一般に光や熱に不安定であり，また，アルカリにより加水分解されやすい．多くの有機リン系農薬は親油性で，浸透性に富み，浸透移行性殺虫剤に分類されるものもある．殺虫力は主に接触毒で，食毒，ガス毒の作用も併せ持つ．作用は速効的，かつ強力で，害虫の適用範囲は広いが，人畜にも強い毒性を示すのが欠点である．

(2) 測定法

① GCによる定性および定量

　野菜類，果実類などに適用できる．

4）カルバメート系農薬

(1) 開発の経緯

　殺虫剤として最初に登場したのはカルバリルで, 米国で開発された優れたカルバメート系殺虫剤である. カルバメート系殺虫剤は哺乳動物に対して有機リン系殺虫剤と類似の作用を示し, コリン作動性神経系に影響を与える.

　殺虫剤以外にも, カルバモイル基に種々のアルキル基, 芳香環あるいは複素環の導入したカルバメート系化合物が除草剤, 殺菌剤として用いられている.

(2) 測定法

① GCによる定性および定量

　本試験法で分析対象とするカルバメート系農薬は, イソプロカルブ, カルバリル, カルボフラン, キシリルカルブ, フェノブカルブ, プロポキスル, ベンダイオカルブ, メチオカルブ, メトルカルブ, XMC, エスプロカルブ, クロルプロファム, ジエトフェンカルブ, スウェップ, チオベンカルブ, ピリミカーブである.

　野菜類, 果実類, 穀類, 豆類などに適用できる.

5）ジチオカルバメート系農薬

(1) 分　類

　ジチオカルバメート化合物は1930年代に米国で殺菌活性が見出され, その後, 低毒性で抗菌スペクトルの広い農薬（殺菌剤）として開発された.

　ジチオカルバメート系農薬は, ジネブやマンネブに代表されるエチレンビスジチオカルバメート剤（プロピレンビスジチオカルバメートといえるプロピネブも含む）と, チウラムに代表されるジメチルジチオカルバメート剤に分けられる.

(2) 測定法

① HPLCによる定性および定量

　ジチオカルバメート系農薬は, 一般に水にも有機溶媒にも溶けにくいので, アルカリ性エチレンジアミン四酢酸（EDTA）溶液でナトリウム塩として水溶性を高め水抽出をしたあと, イオンペア剤として第四級アンモニウム塩を加え有機溶媒へ移行させ, ヨウ化メチルでメチル化後, HPLCで測定する.

　本試験法は野菜類, 果実類, 穀類, 豆類, 茶葉などに適用できる.

6）ピレスロイド系農薬

(1) 測定法

① GCによる定性および定量

　本試験法は, 一般の有機塩素系農薬の分析法にほぼ準じる. 有機塩素系農薬およびピレスロイド系農薬をフロリジルミニカラムにより2分画に分けながら精製し, GCにより両者を同時に定性, 定量することもできる.

　また本試験法は, 穀類, 豆類, 野菜類, 茶葉などに適用でき, 天然系ピレスロイドのピレトリン剤と合成系ピレスロイドのペルメトリン, シペルメトリン, フルシトリネート, フェンバレレート, フルバリネート, トラロメトリンを分析対象としている.

3　動物用医薬品

1）合成抗菌剤

(1) 食品汚染の現状と規制

　1970年代以降, わが国の食生活は非常に豊かになり, なかでも畜水産物の需要は年々増加している. しかし, その結果として, 抗菌性物質（合成抗菌剤および抗生物質）の畜水産物への移行・残留が懸念され, 実際に畜水産物中にその残留がみられるようになった. 現在, わが国で飼料添加物および動物用医薬品として使用されている合成抗菌剤は, サルファ剤, フラン剤, キノロン剤, その他の薬剤に分類される.

　FAO/WHOでは動物用医療品の残留規制の方法として, 畜水産食品中の最大残留基準値（maximum residue limit；MRL）を設定している. これは, 毒性試験によって算出された許容1日摂取量（acceptable daily intake；ADI）に基づいて設定され, 食品中に含有されても許容できる最大残留濃度である. わが国においても1995年より, 動物用医薬品のMRLを基に残留基準値が設定されたが, 現在は食品衛生法が改正され, 食品中に残留する飼料添加物, 動物用医薬品および農薬などのポジティブリスト制度により, 合計747品目（2020年3月現在）の残留基準値が設定されている. その中には, 200品目以上の動物用医薬品が含まれている.

(2) 測定法

① HPLCによる定性および定量

本試験法で分析対象とする合成抗菌剤は，カルバドックス，クロピドール，ジフラゾン，フラゾリドン，クエン酸モランテル，ナリジクス酸，ナイカルバジン，オキソリン酸，ピロミド酸，スルファジアジン，スルファジメトキシン，スルファジミジン，スルファメラジン，スルファメトキシピリタジン，スルファメトキサゾール，スルファモノメトキシン，スルファキノキサリン，スルフイソミジン，スルフイソゾール，スルファチアゾール，チアンフェニコールである．

鶏肉，豚肉，牛肉，魚介類に適用される．

4 その他

1）ホルムアルデヒド

(1) 食品汚染の現状と規制

くん製品，たら肉，干ししいたけは，天然成分に起因するホルムアルデヒド（HCHO）がごく微量検出されることがある．干ししいたけには100〜300 μg/g，生しいたけには6〜30 μg/g 含まれる．その他，なめこ，ひらたけ，ならたけからはそれぞれ平均7.5，34.5，13.2 μg/g 程度検出されている．たらの筋肉中含量は個体差が大きく，背肉部については13〜48 mg/kg，すけそうだらでは同部で37〜57 mg/kg 含まれる．また，いずれも背肉部に比べて皮および血合肉部に多い．

食品衛生法ではHCHOまたはこれを含む化合物を食品添加物として使用することを禁止している．また現在，これらの物質が添加物として使用されることはほとんどないことから，これらについては人為的なものか否かの区別をする必要がある．

フェノール樹脂，尿素樹脂，メラミン樹脂などHCHOを原料とする合成樹脂製食器についても，定められた試験操作でこれを検出してはならない規定が設けられている．

(2) 測定法

① AHMT 法による定量

本法は食品，器具，玩具，飲料水，下水，汚水，産業排水および空気の試験に適用できる．

本法の原理は4-アミノ-3-ヒドラジノ-5-メルカプト-1,2,4-トリアゾール（AHMT）とHCHOが下図のように反応し，生成物がKIO$_4$で酸化されて赤色を呈することに基づいている．

2）メチル水銀

(1) 物理化学的性質

有機水銀化合物は，水銀に有機炭素が直接結合（共有結合）した化合物の総称である．一般的には，R-Hg-X型とR-Hg-R′型の2種がある．R，R′はアルキル基，アリル基またはアルコキシアルキル基，Xはハロゲン，水酸基およびアセチル基などである．なお，R-Hg-Xは常温で固体であるが一般に気体になりやすい性質がある（R-Hg-R′の型は常温で液体）．

有機水銀化合物のうち，メチル水銀をはじめとする低級アルキル水銀化合物は脂溶性で，C-Hg結合の開裂が起こりにくい難分解性の化合物であるが，アリル水銀やアルコキシアルキル水銀は比較的不安定である．メチル水銀は，硫黄との親和性が高く，タンパク質構成アミノ酸のうちSH基を持つシステインとの親和性が極めて高いため，血液中のメチル水銀は大部分が赤血球中のヘモグロビンとグルタチオンに結合して存在していると考えられる．また，毛髪，肝臓，腎臓などSH基の豊富な組織にも高濃度のメチル水銀が認められている．

(2) わが国における食品汚染事故

わが国における食品汚染事故としては，1953年頃から熊本県水俣湾周辺で発生した「水俣病」が挙げられる．水銀触媒を用いたアセトアルデヒド製造工程中にメチル水銀が副生し，これが海水中に流出することで魚介類が汚染し，長期，多量に摂取した多数の住民が神経毒性症状を示すなどの被害を受けた．

同様の事例が，1964年頃から新潟県阿賀川流域でも発生し，「第二水俣病」として知られている．

このような背景のもとで各国においても環境汚染防止対策として水銀の使用禁止，制限などの措置がとられるようになり，わが国では，1973年以降水銀農薬の使用が全面的に禁止された．

水中に溶け出したメチル水銀は，主として食物連鎖を通じて魚介類で，1000〜100000倍にも濃縮されることから，食品汚染物として特に注意が必要なものの一つとなっている．

(3) わが国における食品汚染の現状と規制

食生活における主な水銀源は魚介類であり，その肉質部の水銀の化学形については，大部分がメチル水銀であることが認められている．一般に，まぐろ類（まぐろ，かじき，かつお）や深海性魚介類〔めぬけ（類），きんめだい，ぎんだら，べにずわいがに，えっちゅうばい貝，さめ類など〕は，水銀濃度が高いことが知られている．また，水銀濃度は，海産魚，淡水魚にかかわらず成長とともに増加し，魚体の大きさと正の相関がある．

現在，魚介類の水銀の暫定的規制値は，総水銀として0.4 ppm，メチル水銀0.3 ppm（水銀として）となっている．これは，厚生労働省の魚介類の水銀に関する専門家会議が，総量規制値として成人（体重50 kg）の1週間のメチル水銀の暫定的週間摂取量限度を0.17 mgと決め，これを前提として国民の平均最大魚介類摂取量（108.9 g/day）を基にして定めたものである（なお，魚介類中メチル水銀の総水銀に対する割合を平均75％とみなし，総水銀として0.4 ppmとしている）．また妊婦等への摂食制限の啓蒙や規制強化が行われている．ただし，この規制値は，まぐろ類および内水面水域の河川産の魚介類（湖沼産の魚介類は含まない）ならびに深海性魚介類については適用しないとされている．

セレンは，哺乳動物のメチル水銀中毒を軽減させる作用を有することが報告されており，セレン化合物はメチル水銀毒性軽減因子であると考えられている．

(4) 測定法
① GCによる定性および定量

本法は低級アルキル水銀に対する感度が極めて高く（検出限界10^{-11}g），食品をはじめ生体試料，環境試料中に含まれる低級アルキル水銀，特にメチル水

銀の分析に広く利用されている．

3) 有機スズ化合物〔ジブチルスズ（DBT），トリブチルスズ（TBT），ジフェニルスズ（DPT）およびトリフェニルスズ（TPT）〕

(1) 使用状況

トリブチルスズおよびトリフェニルスズ化合物は船底あるいは養殖魚網への甲殻類，貝類，海藻の付着防止を目的とした防汚塗料として使用されてきたが，海洋汚染や魚介類への残留が問題となった．また近年，社会問題となった内分泌かく乱化学物質（環境ホルモン）問題においても，イボニシなどの巻き貝類に対しての雌の雄性化現象が確認され，実験的に有機スズ化合物が原因であると実証されたこともあり，日本においてはほぼ全面的に使用禁止となっている．

ジブチルスズは，プラスチックの安定剤や樹脂合成の触媒などに利用されてきたが，現在では食品衛生法に基づき，ポリ塩化ビニルを主成分とする合成樹脂製の器具または容器包装および乳等の販売用の金属缶に関して規格基準が定められている．

(2) 測定法
① GC-MSによる定性および定量

アルキルスズおよびフェニルスズ化合物を同時に定量する方法は次の4つに大別される．

ⅰ）直接法：あらかじめ酢酸溶液をカラムに注入し，カラムを不活性化，一定の状態としたあと，抽出クリーンアップした試料をガスクロマトグラフに注入して定量する．

ⅱ）還元法：試料溶液中のスズ化合物のハロゲンを$NaBH_4$で還元したあと，ガスクロマトグラフで定量する．

ⅲ）グリニャールアルキル化法：試料溶液中のスズ化合物のハロゲンをグリニャール試薬によりアルキル化したあと，ガスクロマトグラフで定量する．

ⅳ）エチル化法：試料溶液中のスズ化合物のハロゲンをエチル化試薬によりエチル化したあと，定量する．

以上の方法で共通していることは，ガスクロマトグラフ（またはガスクロマトグラフ／質量分析計）で測定するに当たって，カラムの不活性化あるいはスズ化合物分子の吸着部位を誘導体化することによりカラムへの吸着を防いでいること，また生体中ある

いは環境中でスズ化合物の化学形は一定していないと考えられるが，いずれも抽出時に塩酸（または臭化水素酸）処理をすることにより，化学形の統一をはかっていることである．

4）プラスチック可塑剤

(1) 食品の容器・包装への使用状況

プラスチック可塑剤（plasticizers）はポリ塩化ビニル（PVC）やポリ塩化ビニリデン（PVDC）に柔軟性を付与して成形を容易にしたり，利用しやすくするため加えられるものである．したがって元来，食品に直接添加されるものではないが，食品がこのようなプラスチック製品と接触する際に汚染が起こる．可塑剤が入ったプラスチックが食品と接触する場合の用途は多様であるが，包装フィルム，ボトル，チューブ，食品調理用具，缶のコーティングおよびボトルやジャーのクロージャーなどがある．

可塑剤のわが国の年間生産量は，フタル酸エステル類（PAE）が約80％と最も多く，このほかアジピン酸エステル類，脂肪酸エステル類，リン酸エステル類，ポリエステル類，エポキシ類などがある．しかしPAEの中で最も使用量が多いdi-(2-ethylhexyl)phthalate（DEHP）においては，動物実験で発がん性，催奇形性，胎仔毒性が明らかにされたことから，日本では食品用途のPVCには用いられなくなった．その一方で，一般用や医療用には利点が大きいことから依然として用いられている．

食品の容器・包装に用いられるプラスチックの可塑剤は，わが国では現在，オクチル（2-エチルヘキシル）基を含まないアジピン酸エステル系，セバシン酸エステル系およびその他の可塑剤が用いられている．欧米からの輸入食品の場合にはdi-(2-ethylhexyl)adipate（DEHA）が主要可塑剤として用いられ，制限付きながらフタル酸系の可塑剤も使用されている．DEHPの食品用途の代替品として登場したDEHAも同様の理由から日本では食品用には用いられなくなったが，欧米では使用されている．

(2) 生態影響・毒性

DEHPなど一部の可塑剤にエストラジオール様の内分泌かく乱化学物質としての作用も疑われ，ヒトに発生異常などの影響を及ぼす可能性が指摘されている．一方で，アジピン酸エステル系やセバシン酸エステル系の可塑剤の毒性はフタル酸系と比べて一般的に低いといわれている．しかし，発がん性や生殖毒性に関しては，評価できる十分なデータが得られていないのが現状である．

(3) 測定法

① GCによる定性および定量[1]

農・水産物および加工食品全般に適用できる．

> **✎注釈**
>
> **1）** 可塑剤の食品汚染は，食品用容器・包装材料などからの直接的なものと，環境汚染に起因する間接的なものが考えられることから，食品汚染物における可塑剤分析法の重要性は高い．食品から検出されるフタル酸系以外の可塑剤は，そのほとんどが容器・包装から移行したものである．

5）ポリ塩化ビフェニル

(1) 物理化学的特性

ポリ塩化ビフェニル（PCB）は**図Ⅱ-3-1**に示すようにビフェニルに塩素が1〜10個置換されたものの総称で，理論上209種の異性体および同族体の存在が可能である．世界各国で製造，販売されたPCB製品の主なものとしては，アロクロール（米国），フェノクロール（フランス），クロフェン（ドイツ），カネクロール（日本）などが知られている．これらの各製品は，いずれも多数のPCB異性体および同族体混合物であり，通常塩素含量の差で製品の種類を区別している．

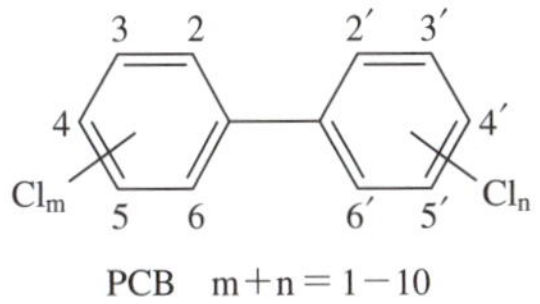

$$PCB \quad m+n = 1-10$$

図Ⅱ-3-1　PCBの化学構造とナンバリングシステム

PCBの中には共平面性（coplanarity）を持つ成分があり，コプラナーPCBと呼ばれている．立体的に二つのフェニル基が互いに同一平面内にある構造であり，ビフェニル骨格にはオルト位（2,2'，6および6'位）に置換基を持たない20種と，一部のオルト位置換体がそれに該当する．共平面性があり，かつメタ位とパラ位の両方に4つ以上の置換塩素を持つ成分は2,3,7,8-四塩化ジベンゾ-p-ジオキシン（2,3,7,8-TCDD）と同じ生物学的影響を示す．WHO（1998

年）はこれらのコプラナー PCB のうち，ノンオルト PCB 4 種類とモノオルト PCB 8 種類の合計 12 種類について，ダイオキシン類と同様に 2,3,7,8 - TCDD 毒性等価係数（toxic equivalent factor；TEF，次項 6）ダイオキシン類参照）を提唱している．

　PCB 製品は，化学的安定性，高脂溶性，不燃性，高絶縁性，粘着性などの優れた物性を有するため，工業的用途も非常に広く，トランス，コンデンサーなどの電気機器などの絶縁油，熱媒体，特殊用途の潤滑油，塗料，複写紙および可塑剤などとして多方面に使用されてきた．このような広範な使用は，その化学的，生化学的安定性とも相まって広く環境を汚染することとなり，欧米では 1966 年頃から環境汚染物質として注目され始め，今日の規制に至っている．

(2) わが国における食品汚染

　1968 年に，西日本一帯に発生したカネミ油症は，PCB による食品汚染事故としてよく知られている．熱媒体として使用されていたカネクロール 400（KC -400）が，誤って多量にライス油（原因油）へ混入し，これを摂取することにより起こった．1971 年には油症とは別に，わが国において牛乳や母乳をはじめとする食品一般が PCB に汚染されていることが明らかになった．1973 年に化学物質の審査及び製造等の規制に関する法律（化審法）が公布され，1974 年に PCB が第一種特定化学物質（蓄積性があり，生分解性に乏しく，しかも連続的に摂取された時，ヒトの健康を害するおそれがあると判断されたもの）の第 1 号として指定を受け，一部の密閉系で使用が認められているだけで，使用，廃棄が厳しく規制された．

　PCB は有機塩素系化合物の中でも特に安定で，非常に分解消失しにくいため，食物連鎖を通じて濃縮され，その最上位に位置するヒトを高濃度に汚染する．日本では，1971 年の魚介類汚染の発見に続いて，1972 年の初めに高濃度母乳汚染が発見された．当時カネミ油症の原因物質が PCB であると思われていたことから，食品の PCB 汚染が深刻化し，1972 年に厚生労働省の局長通知として **表 II-3-4** に示すような暫定的規制値が発表された．これらの値は，ヒトの暫定的摂取許容量を 5 μg/kg/day とし，これにその時点までに得られた調査結果による食品の PCB 汚染の実態を勘案して定められたものである．

表 II-3-4　食品中の PCB の暫定的規制値（単位：ppm）

食品中	規制値
遠洋沖合魚介類（可食部）	0.5
内海内湾（内水面を含む）魚介類（可食部）	3
牛乳（全乳中）	0.1
乳製品（全量中）	1
育児用粉乳（全量中）	0.2
肉類（全量中）	0.5
卵類（全量中）	0.2
容器包装	5

(3) 測定法

① GC-MS による定性および定量[1]

　本試験法は，キャピラリーカラムを装着したガスクロマトグラフ/質量分析計を用いた PCB 異性体の分別定量法であり，魚介類，肉類，卵類，牛乳・乳製品類に適用できる．

注釈

[1] 従来から，PCB の定量は，主としてパックドカラムを用いたピークパターン法や係数法を用いて行われている．しかし，これらはいずれも総 PCB 量は算出できるが，個々の異性体の正確な分別定量は不可能である．AHH（arylhydrocarbon hydrogenase）および EROD（ethoxyresorufin deethylase）誘導能，急性毒性，免疫毒性，変異原性などの研究成果を基にしてコプラナー PCB 異性体の TEF が提案され，この TEF を用いて毒性評価が行われている．したがって，従来行われてきた総残留濃度だけから PCB 汚染をとらえるのではなく，個々の PCB 異性体残留濃度を明らかにするとともに，それに基づいた汚染 PCB の毒性評価を行うことが重要である．

6) ダイオキシン類（ポリ塩化ジベンゾ-p-ジオキシンおよびポリ塩化ジベンゾフラン）

(1) 物性と毒性評価

　ダイオキシン（ポリ塩化ジベンゾ-p-ジオキシン，〔(PCDDs)およびポリ塩化ジベンゾフラン（PCDFs）〕は 3 環の塩素化合物であり，生物学的作用，物理化学的性質が類似しているためにダイオキシン類と総称される．2000 年 1 月に施行されたダイオキシン類対策特別措置法では，さらにコプラナー PCB をも含めてダイオキシン類と規定しているが，本書ではコプラナー PCB は区別して扱うこととする．

　ダイオキシン類の発生原因としては，従来より，塩素系農薬中の不純物，パルプの塩素漂白，金属精錬，

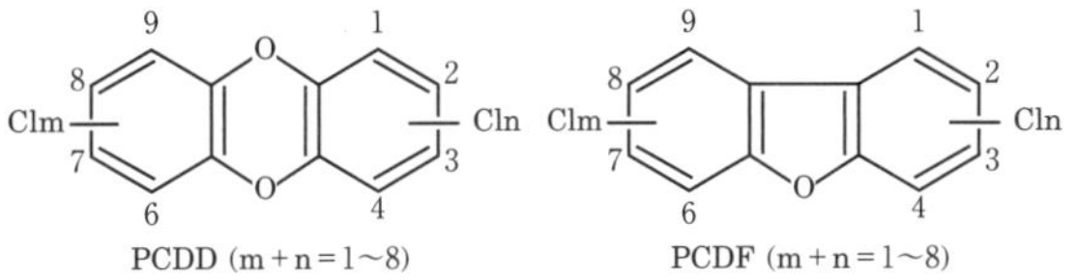

図Ⅱ-3-2　ポリ塩化ジベンゾ-p-ジオキシン（PCDDs）およびポリ塩化ジベンゾフラン（PCDFs）の構造

表Ⅱ-3-5　市販魚および沿岸魚中のダイオキシン類濃度

	魚　種	ダイオキシン類 （pg-TEQ/g）
市販魚	いさき	0.2
	きはだまぐろ	0.01
	まいわし	0.47
	うなぎ	0.1
	養殖はまち	0.86
	天然はまち	0.37
	養殖まだい	0.42
	天然まだい	0.26
	平均値	0.34
沿岸魚	はぜ	0.74
	まこがれい	0.72
	いしもち	0.63
	このしろ	0.85
	さっぱ	1.4
	平均値	0.87

（出典：高山幸司ら，衛生化学，37, 125（1991）；松田ら，環境化学会1996年会（東京）要旨集）

有害物質の廃棄，農薬工場の事故などが注目されてきたが，近年では，生活廃棄物を含む廃棄物の焼却を発生源とする非意図的産物として発生していることが明らかとなっている．

図Ⅱ-3-2に示すように，両化合物ともに塩素が最大8個まで置換可能であるため，置換塩素の数や位置の違いにより，それぞれ75種類および135種類の構造異性体が存在する．しかし，各異性体間の毒性は大きく相違するために，PCDDsで7種類およびPCDFsで10種類の毒性の強い異性体を対象として毒性評価が行われる．

各異性体には，ダイオキシン類の中で最も強い毒性を有する2,3,7,8-TCDDの毒性を1とした時の相対毒性，すなわちTEFが定められており，各異性体の実測濃度にTEFを乗じた値の総和を2,3,7,8-TCDD毒性等価量（toxic equivalent quantity；TEQ）とし，これを用いて毒性評価が行われる．

(2) わが国における食品汚染と曝露状況

大気，土壌，飲料水，食事などの媒体を通して人体汚染が引き起こされるが，その96％以上が食事を通じて体内に取り込まれたものと推定されている．

食品のダイオキシン類汚染としては，食物連鎖を通じての魚介類の汚染，飼料を通じての家畜の汚染，汚染家畜からの牛乳や卵などが問題となる．一方で，ダイオキシン類およびコプラナーPCBは，水に対する溶解性が極めて低いため土壌から地上部への吸収はほとんどないとされており，一般的に農産物のダイオキシン類の汚染レベルは低いと考えられている．

魚からの摂取量を考える場合，一般的に湾，内海，沿岸などで漁獲された魚は外洋で漁獲された魚よりもダイオキシン類濃度が高く，魚種ではなく漁獲海域が重要である（表Ⅱ-3-5）．また，ダイオキシン類濃度が高いものは，総ダイオキシン類濃度の70～90％をコプラナーPCBが占めることが多い．

厚生労働省により行われた2018（平成30）年度の調査では，ダイオキシン類の1日摂取量は平均0.51 pg-TEQ/kg/dayであり，わが国におけるダイオキシン類の1日摂取量は耐容1日摂取量（tolerable daily intake；TDI）の4 pg-TEQ/kg/dayを下回っている．また，ダイオキシン類の1日摂取量は過去20年間で約70％減少している．

日本人と欧米人のダイオキシン類摂取量を比較すると，明らかに食生活の相違がダイオキシン類摂取量に影響を及ぼしている．日本人はその90％以上を魚介類より摂取しているのに対して，欧米では畜産食品からの摂取が多い．

1999（平成11）年に厚生省（現厚生労働省）から公開された調査結果では，日本における母乳脂肪中のダイオキシン類の濃度は平均22.2 pg-TEQ/g fatであり，2004（平成16）年の大阪府在住者を対象とした母乳中のダイオキシン類（コプラナーPCBを含む）濃度は，11.3 pg-TEQ/g fatであった（小西良昌ら，環境化学，16, 677, 2006）．また，諸外国における母乳脂肪中のダイオキシン類濃度は，英国29～37 pg-TEQ/g fat，ドイツ28～37 pg-TEQ/g fat，カナダ16～23 pg-TEQ/g fatであり，日本を含めた先進国での母乳脂肪中のダイオキシン類濃度は同程度と考えられる（平成6年度および7年度報告，厚生省）．

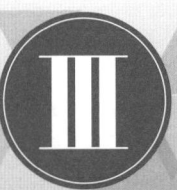

III

環境試験法

1 | 水質試験法

　水質試験法の目的は，環境水，公共浴用水，人為的に汚染された水やその処理後の放流水などに対して，水の清浄さや水質汚濁の程度，汚濁物質の種類や量などを調べてその水質を把握することである．それによって飲用，水泳その他各種の用水としての安全性や利用目的に対する適否の判断，必要な処理方法の決定および水質汚濁防止対策などに役立てる．試験対象となる水は，次のように分類される．

① 水の使用目的による区分：飲料水，公共浴用水（プール水，公衆浴場水，水泳場水）
② 水の自然界における存在状態による区分：河川水，湖沼水，地下水，海水，降水
③ 汚染の原因または汚染度による区分：下水・汚水，産業排水

　本試験法では，飲料水，公共浴用水，下水・汚水および産業排水に分類して収載している．これらの試験法のうち，最も適切な項目と方法を選択するには，試料の採取方法，試料の処理方法，試験項目の選定，試験方法の適用などに次のような点を考慮することが必要である．

① 水の汚濁の状態と程度
② 測定上の妨害物質など試験実施上で配慮する必要のある成分の有無および含量
③ 水の用途あるいは試験の目的
④ 水の存在状態および環境の良否

　本試験法は，理化学的試験法および細菌試験法から構成されている．

A. 飲料水

　この試験法は，環境調査と水質試験からなる．主として，飲料に用いる水について飲用の適否を試験する方法であるが，次に示すような目的で環境水などにも適用できる．

- 飲料水の適否試験
- 飲料水の水質異常や細菌汚染を示した場合の原因調査
- 浄水方法の確立や浄水処理施設の維持管理
- 地下水，河川水，海水などの水質調査
- 地下水，河川水，海水などへの下水，工場排水，鉱山排水の流入汚染調査

1）水質試験の種類，試験項目，時期および回数

　水質試験を試験方法によって分類すると，次のようになる．

a）理化学的試験：
- 水の性質，状態を表すもの
- し尿汚染に関係ある化合物，有毒・有害物質，不快物質，一般無機および有機物質の定性および定量を行うもの

b）細菌試験：
- 病原微生物の存在，またはその危険性を間接的に表すもの

　飲料水の水質試験は，その目的により衛生試験と水質管理試験に分かれる．

(1) 衛生試験

　し尿汚染や化学的汚染を試験するものであり，上水，井戸水などの飲用適否，食料品工場用水などの細菌汚染や化学的汚染の有無などを把握するために行う．なお，「アンモニア態窒素，亜硝酸態窒素及び硝酸態窒素」は，それぞれ「アンモニア性窒素，亜硝酸性窒素及び硝酸性窒素」と飲料水と下水で異なる語句が用いられているが，同じ意味であり各基準などに準じて記述している．

a）し尿汚染の試験：
- 理化学的試験：アンモニア態窒素（アンモニア性窒素），亜硝酸態窒素（亜硝酸性窒素），硝酸態窒素（硝酸性窒素），塩化物イオン，全有機炭素（TOC），過マンガン酸カリウム（$KMnO_4$）消費量など

- 細菌試験：大腸菌
b) 化学的汚染の試験：
- 理化学的試験：外観, 臭味, 工場排水などに原因する有毒・有害物質試験

(2) 水質管理試験

水質管理のために行う試験であり, 水の純度試験, 工業用水適否試験, 塩素消毒, 凝縮沈殿処理, 軟化処理などの浄水処理方法の決定とそれらの作業管理あるいは地質学的調査などに適用される.

水質管理試験では環境調査の結果を参考にしながら, 試験の目的と必要に応じて次のように試験項目を選択する. また, 水質は経時的にたえず変化していることに留意し, 試験の時間, 回数を定めなければならない.

a) 平常試験：
飲用の適否を判定するために常時行うものであり, 主として汚物の汚染を疑わせるような物質に関する理化学的試験および細菌試験
- 試験項目：温度, 外観, 濁度, 色度, 臭気, 味, pH, アンモニア態窒素, 亜硝酸態窒素, 硝酸態窒素, 塩化物イオン, TOC, KMnO₄消費量, 硬度, 一般細菌, 大腸菌(定性)など
- 時期および回数：水質の月変動が少ない場合, 四季ごとに年4回行う. 流量や汚濁負荷量など水質変動が大きい場合, 1カ月または隔月に1回行う. 水質事故などに対処するために水質変動を常時監視調査する場合, 日単位, 時間単位で行う.

b) 精密試験：
水の理化学的性質および汚物による汚染を疑わせるような物質に関する精密な理化学的試験および細菌試験
- 試験項目：揮発性有機化合物, 鉄, フッ化物イオン, 大腸菌(定量)など
- 時期および回数：原則として定期的に, また水質に変化の疑いを生じた時などに行う.

c) 特殊試験：
水の異常成分および常時は試験の必要性が比較的少ない常成分などに関する試験
- 試験項目：カドミウム, 水銀, ヒ素, クロム, シアン化合物, フェノール類, 陰イオン界面活性剤, 非イオン界面活性剤, 臭気物質, 塩素要求量など
- 時期および回数：水が異常成分に汚染された疑いを生じた場合, その他試験の必要を認めた場合に, 必要な試験項目について行う.

2) 試験の順序

試料を採取し, ただちに現場で行う試験を行ったのち, 試験室で採水当日中に着手すべき試験から行う. 試料中の対象成分が変化しやすいものから順次試験に着手しなければならない.

a) ただちに(現場試験)：
温度, 外観, 残留塩素
b) 採水当日中に着手すべき試験：
濁度, 色度, 臭気, 味, pH値, 塩素要求量および塩素消費量, 一般細菌, 大腸菌
c) 採水後24時間以内に着手すべき試験：
硬度, KMnO₄消費量, アンモニア態窒素量, 亜硝酸態窒素, 硝酸態窒素, リン酸イオン, 総リン, 塩化物イオン, シアン化合物, 陰イオン界面活性剤, 揮発性有機化合物, 全有機炭素, 臭気物質, トリハロメタン生成能, 農薬類, 非イオン界面活性剤, フェノール類

【実験操作Q&A】

Q1 温度, 外観, 残留塩素はなぜただちに現場で試験を行う必要があるのでしょうか？

A 温度は採水時の水温を確認するためであり, 外観は濁度, 色度などの予試験として水温と同様に採水時に確認する項目であるためです. 残留塩素は, 紫外線や試料中の被酸化性物質などにより分解しやすく不安定であり, 採水後ただちに測定しないと正確な値が得られません.

Q2 濁度, 色度, 臭気, 味, pH値, 塩素要求量および塩素消費量, 一般細菌, 大腸菌が採水当日中に着手すべき試験となっているのはなぜですか？

A いずれの試験項目においても, 試料採取後の時間経過とともに測定値が変動しやすいためです. 濁度や色度では, 地下水などで試料が空気に触れることにより, 徐々に酸化されて濁ったり着色したりする場合があります. また, このような変化は味やpH値にも影響します. 臭気は, その原因となる揮発性物質が揮散する前に測定する必要がありますし, 水道水中の塩素消費物質量や塩素抵抗性細菌数, し尿汚染による大腸菌の混入なども時間経過とともに測定結果に影響を受けやすいと考えられます.

1　試料の採取および保存

　試料の採取は，水質試験の第一歩であり，試験者自らが行うことが望ましい．自然水域の水質は，物理学的，化学的および生物学的に，また時間的にも常に変動している．一般に，採取した試料はその水域の極小部分を示すだけであり，その水質試験の結果は採取時のある地点の限られた一断面を示すにすぎない．試料の採取において重要な点は，その水域の代表試料となるよう最も適切な方法を選択することであり，できるだけ数多くの試料を採取することである．

1）理化学的試験用試料

(1) 採　水

器　具

　① 採水瓶[1]：容量約1～2Lの清浄な無色共栓硬質ガラス製またはポリエチレン製の瓶をよく洗って使用する．
　② 採水器[2]：河川，湖沼，貯水池の水や地下水を採水するにはハイロート採水器や中層採水器を用いる．
　③ 採水装置[3]：水質監視地点などで連続的に揚水して試料容器に採取するもので，間欠採取装置と混合採取装置（コンポジットサンプラー）がある．試料採取採水瓶を試料で3～4回洗浄したのち，容器を静かに満水させ，密栓して試験に供する[4]．ポンプを有する井戸から試料を採取する場合は，その前に吸上げ管内の水が新しい水で完全に入れ換わるまで汲み出す．給水栓から試料を採取する場合は[5]，その前に給水管の容量に相当する以上の水を放流する．

(2) 保存および使用[6]

　試料は冷暗所に保存し，できるだけ早く試験する．
　各項の試験を行うために，必ず瓶をよく振ってから試料をとる．

📝注釈

1）理化学的試験用試料として精密な試験が求められる場合には，試料容器としては，その容器からの重金属の溶出を避けるために，最初に希釈したHNO_3を入れて一夜放置する．次いで，精製水で十分洗浄したのち，使用に供する．
　　硬質ガラス瓶を使用した場合，Al，Si，Na，K，B

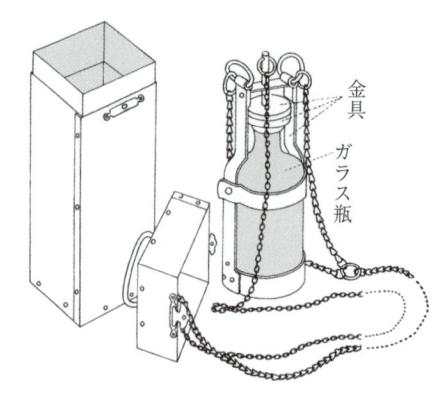

図Ⅲ-1-1　細菌試験用ハイロート採水器

などが溶出するおそれがあるので注意する必要がある．また，ポリエチレン瓶は通気性があるので，長期保存中に藻類が繁殖することがある．

2）採水器は，油脂類などの付着物などで汚れやすいので毎回合成洗剤などでよく洗ったのち，精製水で十分洗浄したものを使用する．また，著しい汚染に備えて予備の採水器を用意しておくとよい．現地では試料水で洗浄してから使用する．
　　試料としては任意の深度の水を汲みとるには，C-②-1）理化学的試験用試料（p.149）に示すような各種の中層採水器（図Ⅲ-1-17，18など）または細菌試験用ハイロート採水器（図Ⅲ-1-1）が使用できる．

3）採水装置は採水瓶や採水器を用いて採取する単独試料（グラブサンプル）とは異なり，試料を自動的に採取したり，一定比率で混合したりすることによって，水質の変動パターンや平均値などを容易に得ることができ，個別に分析するより省力化できる．間欠採取装置は水位レベル，水質異常などを検出することにより，あるいは設定時刻に応じて一定量の試料を自動的に採取する．
　　混合採取装置はコンポジットサンプラーとも呼び，時間，流量，流速，地点などに対して一定比率で採水したものを混合する．これらの装置は必要に応じて低温保存装置が付属する．

4）河川や流水路を調査する場合には，流心部と思われる地点を選んで採水する．湖沼や貯水池では，成層状態を水温や導電率などの連続測定を行って確かめたのち，成層の状況に応じて層別の採水を行うのがよい．河川や湖沼の表層採水では，数cm以下の位置で採水するが，この際じんあいや泥土などの混入を避けるように注意する．
　　地下水の採水には，つとめて新鮮な状態にしてから採水する．汲み上げ井戸では，汲み桶で数回汲み出したのち採水する．ポンプ井戸では約10分間ポンプを使用して揚水管内の水を入れ換えたのち採水する．必

要があれば，井戸の表層，中層，底層などに分けて採水する．また，トリクロロエチレンなどの揮発性有機塩素化合物に汚染しているような場合には，はじめに揚水管の滞留水や揚水はじめの水を採水して測定することが，これら化合物の汚染の有無を知るために必要である．

5）一般的に水道水を調査するには開栓後蛇口から数分間放水したのち採水するが，給水管からの鉄や鉛などの溶出の有無や，トリハロメタンの存在を知るのには開栓直後の水を採水する．

6）試料瓶には，ただちに整理番号，採水場所，日時および採水時の気温，水温，採水者名，そのほか現場で検査した事項などを記載したラベルを新たに貼付する．

　試料の整理に当たっては，なるべく冷暗所に清潔に保存する（ただし，凍結を避けること）．試料は試験終了後もデータの再確認など万一に備えて，しばらく保存するのが望ましい．

2）細菌試験用試料

(1) 採　水

器具 　① 採水瓶[1]：容量約 200 mL 以上で洗浄，滅菌ができ，かつ試験終了まで汚染せずに保存できる良質の共栓ガラス瓶を用い，その栓と首部をアルミ箔または適当な紙で覆い，乾熱滅菌あるいは高圧蒸気滅菌を行う．滅菌した採水瓶を運搬するには容器に入れて外部からの汚染を防ぐようにする．残留塩素を含む試料を採取する時には，あらかじめ試料 100 mL 当たり $Na_2S_2O_3$ 粉末 0.02〜0.05 g を入れて高圧蒸気滅菌した採水瓶を用いる．

　② 採水器：ハイロート採水器は図Ⅲ-1-1のようなもので，採水瓶つり下げ用鎖，開栓用鎖，金属製携帯箱からなる．全部を携帯箱に収めて滅菌することができる．これを使用する場合は，水中に沈めてから，開栓用鎖を引いて開栓し採取する．

試料採取[2] 　① 井戸，河川および湖沼などにおける上層の水を採取するには，手まからはひもなどで滅菌採水瓶を沈めて採水してもよいが，採取操作中に汚染された試料が容器内に入らないように注意する．一定の深さからの採水には，ハイロート採水器を用いる．

　② 汲み上げポンプから採取する時は，汲上管中の水を十分放出させてから採取する．

　③ 給水栓口および流出口などから採取する時は，あらかじめ栓口を火炎その他，適当な方法で滅菌してから開栓し給水管内の水を十分放流してから採取する．

(2) 貯蔵および運搬

　試料は，採取後速やかに試験に供することを原則とする．運搬を必要とする場合には，採水瓶は必ず氷冷し，できるだけ早く試験に供する．やむを得ない場合でも汚染度の高いものは9時間以内に，汚染度の低い試料でも12時間以内に試験に供し，試料採取後の経過時間を成績に付記する．

📝注釈

1）使用目的に合致した信頼できる滅菌済みの製品が市販されている場合，ガラス製，プラスチック製などの市販品を用いてもよい．$Na_2S_2O_3$ 粉末が入っている滅菌済みの製品もある．採水瓶の口部，栓の内側に，手指そのほか採水する水以外のものが触れた場合は，その採水瓶は使用しない．

2）試料の採取量は，試料を振りやすくするために，採水瓶の肩口くらいまでにとどめる．残留塩素を含む試料を採取した時は，採取直後に十分振り混ぜ，添加してある $Na_2S_2O_3$ の濃度を均一にする．細菌試験用の採水では試料水による「共洗い」を行ってはならない．

　水道水質基準の大腸菌試験に要する試料の最少量は 100 mL であるから，一般細菌試験用と合わせて少なくとも 110 mL 以上を採取する．あるいは行おうとする試験法の検水量に応じて，200〜500 mL またはそれ以上の試料を滅菌した大型のハイロートあるいは大型の共栓瓶に採取する．

2　理化学的試験

1）温　度

　地表水は気温や日光の影響を受け，夏季と冬季では水温に大きな差を生じる．湖沼，海域などにおける停滞水域での夏季の垂直および水平の温度分布は，微生物の状態や水質の状態などの富栄養化現象を調査するうえで重要である．一方，地下水では年間の温度差は少なく，深井戸ではほとんど一定している．

器具 　① 棒状温度計：0.5℃目盛り
　② ペッテンコーヘル（Pettenkofer）水温計：図Ⅲ-1-2
　③ エクマン（Ekman）転倒式水温計：図Ⅲ-1-3

試験操作 　気温は棒状温度計を用い，採水現場で日光の直射を避けて測定する．

　水温はペッテンコーヘル水温計を用いて測定する．任意の深さの水温は，中層採水器中に装置した温度

計またはエクマン転倒式水温計，サーミスター温度計などを用いて測定する.

2）外　観

外観は，濁度，色度，浮遊物あるいは沈殿物などの予試験となる．外観は日光，振動，撹拌，温度などによって変化するので，試料採取してただちに試験する.

試料を無色のガラス瓶に入れ，沈殿物の有無，濁り，色，その他の状態を観察する.

濁度が高い場合，上清の色と程度，浮遊物，泡立ちあるいは沈殿物の色調についても観察する.

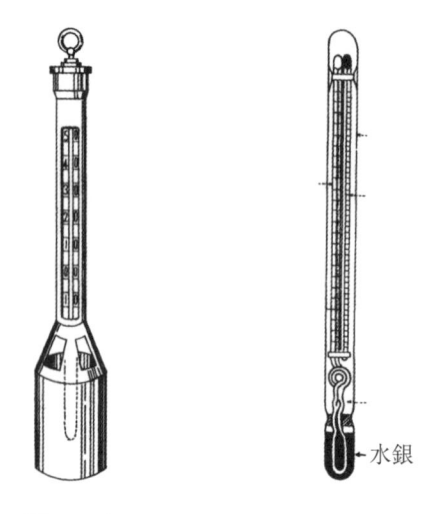

図Ⅲ-1-2　　　　　　図Ⅲ-1-3
ペッテンコーヘル水温計　　エクマン転倒式水温計

3）残留塩素

残留塩素とは，水中に溶存する遊離残留塩素およびクロラミンのような結合残留塩素をいう．遊離残留塩素は主に次亜塩素酸（HClO）および次亜塩素酸イオン（ClO⁻）である.

Cl_2 が水に溶けると式(1)のように平衡が保たれ，HCl と HClO を生成する．HClO は弱酸であり，式(2)のように解離する.

$$Cl_2 + H_2O \rightleftharpoons HCl + HClO \quad \cdots\cdots\cdots\cdots (1)$$
$$HClO \rightleftharpoons H^+ + ClO^- \quad \cdots\cdots\cdots\cdots (2)$$

これらの平衡関係はpHに依存し，分子状塩素 Cl_2, HClO, ClO⁻ の3種類の形態をとる（図Ⅲ-1-4）．これらはいずれも遊離残留塩素である.

遊離残留塩素のうち，HClO は ClO⁻ に比べては

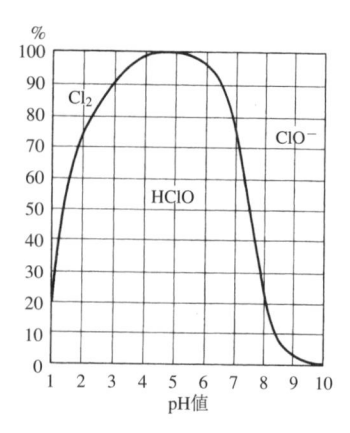

図Ⅲ-1-4　水中遊離有効塩素の形に対するpHの影響

るかに殺菌力が強く，同じ殺菌速度を得るための濃度比で約80倍といわれる．したがって水のpHが高くなると塩素の殺菌・消毒力は弱くなる.

水中にアンモニア，アミン類，アミノ酸などの窒素化合物が存在すると，塩素と反応してクロラミンを生成する．これらのクロラミン類を結合残留塩素という.

$$RNH_2 + HClO \rightleftharpoons RNHCl（モノクロラミン）+ H_2O$$
$$RNHCl + HClO \rightleftharpoons RNCl_2（ジクロラミン）+ H_2O$$

結合残留塩素は一般に遊離残留塩素より殺菌力が弱く，同じ殺菌速度を得るための濃度比で数十倍を要するといわれている．両者の殺菌力を比較した米国公衆衛生局の研究結果において「作用時間を等しくした場合，結合残留塩素は遊離残留塩素の25倍の濃度を要し，また同一濃度の場合は，遊離残留塩素の100倍の作用時間を要する」と報告されている．そのため，殺菌力を残留塩素濃度（C）と作用時間（T）の積CT値で表すことが多い.

水道法における水道水の残留塩素の規定も，遊離残留塩素と結合残留塩素の作用の差を考慮して定められている．アンモニアの場合は，モノクロラミン NH_2Cl，ジクロラミン $NHCl_2$ のほかにトリクロラミン NCl_3（三塩化窒素）を生成する．これらのクロラミンの生成量は $NH_3 : HClO$ 比とpH値によって左右されるほか，反応温度の影響を受け，しかも時間経過に伴って変化する.

$$NH_3 + HClO \rightleftharpoons NH_2Cl + H_2O \quad \cdots\cdots\cdots\cdots (3)$$
$$\text{モノクロラミン}$$

中性付近のpHではモノクロラミンの生成反応は速やかに完結し，NH_3 に対して過剰の HClO が存在しなければ NH_2Cl は安定で，ほかの要因が加わら

なければ長時間変化しない.

NH₃に対して等モルを超えるHClOが加えられると，引き続いてジクロラミンの生成反応が起こるが，この反応はモノクロラミンの生成反応式(3)より遅く，通常数分を要する．この反応は酸性域で反応が速く，アルカリ性域になると著しく遅くなる.

$$NH_2Cl + HClO \rightleftarrows NHCl_2 + H_2O \quad \cdots\cdots\cdots\cdots (4)$$
$$\text{ジクロラミン}$$

$$2\,NHCl_2 + H_2O \longrightarrow N_2 + HClO + 3\,HCl \quad \cdots\cdots\cdots (5)$$

ジクロラミンはN₂を生成する分解反応を起こして消失していくが，この反応もpHの影響を強く受け，酸性域で反応が遅く，アルカリ性域では速やかに分解する．式(4)と式(5)の反応についてのpHの影響の違いの結果として，高いpH域（たとえばpH 8以上）では主としてモノクロラミンが，低いpH域（たとえばpH 7以下）では主としてジクロラミンが検出されることになる.

$$NHCl_2 + HClO \rightleftarrows NCl_3 + H_2O \quad \cdots\cdots\cdots\cdots (6)$$

トリクロラミンの生成は，式(6)のようにNH₃に対して十分量のHClOが加えられた場合に認められ，特に酸性域（たとえばpH 5以下）で生成量が増加する．NCl₃も概念的には結合残留塩素であるが，通常NH₂ClとNHCl₂の合計量を結合残留塩素という.

NH₂ClとNHCl₂は加水分解によってHClOを生成するが，分解定数は著しく小さく，〔HClO〕・〔NH₃〕／〔NH₂Cl〕の値は2.8×10^{-10}と報告されている.

水系感染症の予防のために塩素消毒を行うと，水中溶存物質と反応して塩素は消費されて減少する．塩素消毒における塩素注入量は塩素注入後一定時間（たとえば1時間）を経過したのちの残留塩素濃度を基準にして定められている.

遊離残留塩素は，「飲料水等の水質及び施設・設備に係る学校環境衛生基準」（巻末資料4，p.264）において，専用水道を除く水道水を水源とする飲料水と，専用水道に該当しない井戸水等を水源とする飲料水の検査項目となっている．水道水の残留塩素に関して，水道法における施行規則および水質管理目標設定項目の目標値として，次のように定められている.

水道法施行規則：
- 給水栓における水が遊離残留塩素を0.1 mg/L（結合残留塩素の場合は0.4 mg/L）以上保持するように塩素消毒すること

- 供給する水が病原生物に著しく汚染されるおそれがある場合，または病原生物に汚染されたことを疑わせるような生物もしくは物質を多量に含むおそれがある場合，給水栓における水の遊離残留塩素は0.2 mg/L（結合残留塩素の場合は1.5 mg/L）以上とすること

水道水質管理目標設定項目：残留塩素　1 mg/L以下

残留塩素の測定法として，ヨウ素滴定法，電流滴定法，ポーラログラフ法，ジエチル-p-フェニレンジアミン法（DPD法）などがある．これらの測定法のうち，残留塩素は採水現場で測定することが多いので，DPD法が用いられることが多い.

残留塩素は分解を受けやすいので，採水後ただちに測定しなければならない.

(1) ジエチル-p-フェニレンジアミン（DPD）法による定量

遊離残留塩素および結合残留塩素をそれぞれ分けて定量する方法である.

DPD試薬は，残留塩素により酸化されてセミキノン中間体となり，橙赤色を呈する．この呈色物質は510 nmおよび550 nmの双峰性の吸収極大を示す．DPD酸化反応は定量的に起こる〔下図反応式(1)〕．生成したキノンジイミンは，残りの過剰のDPDと反応して，呈色物質のセミキノン中間体を生成する〔下図反応式(2)〕.

DPD試薬は中性で遊離残留塩素と反応してただちに発色するが，結合残留塩素による呈色反応速度は遅いので，実質的に結合残留塩素による正の妨害を避けて，遊離残留塩素の測定値が得られる．これに少量のKI，本法の条件でいえば試料10 mLにつき0.1 mg程度のKIを加えると，アンモニアモノクロラミンに

よる呈色がただちに起こる.また,さらにKIを0.1g程度追加するとアンモニアジクロラミンによる呈色が起こるが,この呈色の完結には2分ほどの時間を要する.

　DPD試薬は溶液として用いるほうが一定の吸光度を得やすいが,溶液中でのDPDの安定性はよくない.DPD溶液にCyDTA(1,2-シクロヘキサンジアミン四酢酸)を加えると試薬の安定性が増す.DPD粉末試薬は湿気を避けて保存すれば,安定性がよい.粉末試薬も溶液も着色したものは使用できないので,無色の透明瓶中に貯え,使用に際しては着色の有無を観察する.保存場所は冷暗所がよい.

　DPD法の特色は,呈色が橙赤色の色調で識別しやすいこと,結合残留塩素の影響が少なく遊離残留塩素が測定できること,試料のpHを中性に保ったままで,ジクロラミンまでの結合残留塩素の測定ができること,などを挙げることができる.

(1)-1　DPD酸化比色法

試薬　①DPD粉末試薬:N,N-ジエチル-p-フェニレンジアミン硫酸塩0.1gを無水Na_2SO_4 9.9gに混和し,湿気を避けて貯蔵する.混和物に淡赤色の着色を認めたら新たに調製する.

　②DPD溶液:N,N-ジエチル-p-フェニレンジアミン硫酸塩0.11g(5水塩の時は0.15g)を精製水に溶かし,メスフラスコで全量100mLとしたものにCyDTA 0.01gを加え,褐色瓶に密栓して保存する.溶液に淡赤色の着色を認めたら新たに調製する.

　③CyDTA含有リン酸塩緩衝液:0.2mol/L KH_2PO_4溶液50mL,0.2mol/L NaOH溶液15.2mLの割合で混和し,pH6.5に調整しながら精製水を加えてメスフラスコで全量100mLとし,CyDTA 0.1gを溶解する.褐色瓶に密栓して保存する.

　④標準比色液調製用塩素水:次項14)〔試薬〕①塩素水(p.117)の項に準じて調製し,これを希釈して,それぞれ0.5,1,2,4mg/Lの塩素水とする.用時調製.

　⑤標準比色液調製用$KMnO_4$溶液[1]:$KMnO_4$ 0.891gを精製水に溶かしてメスフラスコで全量1000mLとし,原液とする.褐色瓶に密栓して保存する.用時,これを0.25,0.5,0.75,1mLとり,それぞれ別のメスフラスコで全量1000mLとする.これらの溶液は,それぞれ0.25,0.5,0.75,1mg/L塩素溶液のDPD呈色に相当する標準比色液である.

試験操作

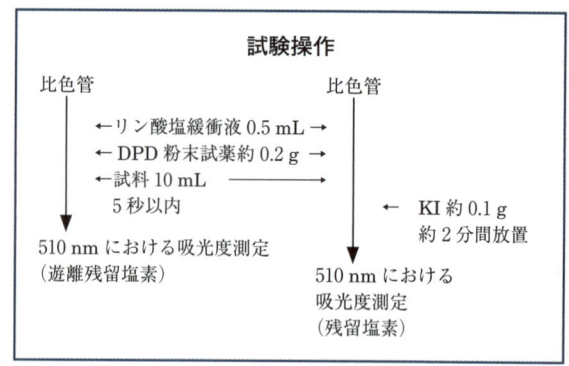

　2本の比色管にそれぞれCyDTA含有リン酸塩緩衝液0.5mLをとり,DPD粉末試薬約0.2gまたはDPD溶液0.5mLを加えて混和する.これに試料10mLを加えて混和し[2],1本の比色管について速やかに[3]510nm付近の吸収極大[4]における吸光度を測定し,検量線から遊離残留塩素mg/Lを求める.

　別の1本の発色した液にKI約0.1gを加えて溶解し,約2分間放置後,510nm付近の吸収極大における吸光度を測定し,検量線から試料の残留塩素mg/Lを求める[5].

　残留塩素mg/Lと遊離残留塩素mg/Lとの差から結合残留塩素mg/Lを求める.

検量線の作成:数本の比色管にCyDTA含有リン酸塩緩衝液0.5mLをとり,DPD粉末試薬約0.2gまたはDPD溶液0.5mLを加えて混和する.これに各濃度の標準比色液調製用塩素水または各濃度の標準比色液調製用$KMnO_4$溶液を10mLずつ加えて混和し,速やかに510nm付近の吸収極大における吸光度を測定して検量線を作成する.

注釈

1)$KMnO_4$溶液は,酸化当量濃度の等しい塩素水とまったく同じ呈色をするので,調製が難しい塩素水のかわりに$KMnO_4$溶液を標準比色液の調製に使用することができる.

2)リン酸緩衝液とDPD試薬を混和したものに試料を加える.順序を逆にして試料にリン酸緩衝液とDPD試薬を加えると,呈色のばらつきが大きく正確な測定ができない.

3)遊離残留塩素測定に対する結合残留塩素の妨害はさほど著しいものではないが,遊離残留塩素に比べて結合残留塩素の濃度が高い場合には,結合残留塩素による発色も起こって正の誤差を生じるので必要があれば速やかに5秒以内に比色する.

4）510 nmの吸光度値は550 nmよりわずかに小さいが，510 nmのほうが経験的に測定精度がよいとされている．

5）ここで得られる吸光度値は，遊離残留塩素とモノクロラミンおよびジクロラミンを含む残留塩素に対応している．NCl_3が生成している時にはその影響も加わったものとなっている．

(1)-2　DPD目視法[1]

試薬

① DPD粉末試薬：N, N-ジエチル-p-フェニレンジアミン硫酸塩0.1 gを無水 Na_2SO_4 9.9 gに混和し，湿気を避けて貯蔵する．混和物に淡赤色の着色を認めたら新たに調製する．

② CyDTA含有リン酸緩衝液：0.2 mol/L KH_2PO_4 溶液50 mL，0.2 mol/L NaOH溶液15.2 mLの割合で混和し，pH 6.5に調整しながら精製水を加えてメスフラスコで全量100 mLとし，CyDTA 0.1 gを溶解し，褐色瓶に密栓して保存する．

③ 残留塩素標準比色列：あらかじめ105～110℃で3～4時間乾燥し，硫酸デシケーター中で放冷した標準試薬C.I.アシッドレッド265（N-p-トリルスルホニルH酸，$C_{24}H_{19}O_9N_2S_3Na_2$）[2] 0.329 gを精製水に溶かしてメスフラスコで全量1000 mLとし，C.I.アシッドレッド265標準原液とする．C.I.アシッドレッド265標準原液100 mLを別のメスフラスコにとり，精製水を加えて全量1000 mLとし，C.I.アシッドレッド265標準溶液とする．C.I.アシッドレッド265標準溶液および精製水を表Ⅲ-1-1に従って25 mL共栓付比色管にとり，よく混和する．本標準比色列は密栓して暗所に保存する．

試験操作

試験操作

25 mL 共栓試験管
- ← リン酸塩緩衝液 0.5 mL
- ← DPD 粉末試薬約 0.2 g
- ← 試料，全量 25 mL
　　5 秒以内

↓

遊離残留塩素測定（残留塩素標準比色列と比較）
- ← KI 約 0.1 g
　　約 2 分間放置

↓

残留塩素測定（残留塩素標準比色列と比較）

CyDTA含有リン酸緩衝液0.5 mLを25 mL共栓試験管にとり，これにDPD試薬約0.2 gを加える．次に，試料を加え25 mLとし，混和後，速やか（約5秒以内）に残留塩素標準比色列と比較して検水の遊離残留塩素濃度を求める（巻頭カラー頁ⅴ，**写真Ⅲ-1**参照）．

この発色した液にKI約0.1 gを加えて溶解させ，約2分間放置後，ふたたび呈色を残留塩素標準比色列と比較して検水の残留塩素濃度を求める．残留塩素濃度と遊離残留塩素濃度の差から，結合残留塩素濃度を算出する．

表Ⅲ-1-1　DPD法残留塩素標準比色列

残留塩素（mg/L）	C.I.アシッドレッド265標準液（mL）	精製水（mL）
0	0	25.0
0.05	0.25	24.75
0.1	0.5	24.5
0.2	1.0	24.0
0.3	1.5	23.5
0.4	2.0	23.0
0.5	2.5	22.5
0.6	3.0	22.0
0.7	3.5	21.5
0.8	4.0	21.0
0.9	4.5	20.5
1.0	5.0	20.0

注釈

1）本法は，DPD試薬を酸化して生成するセミキノン中間体による橙赤色の呈色について，残留塩素標準比色列と比較することによって遊離残留塩素および残留塩素を定量する方法である．DPD酸化比色法で調製する標準比色液は変色しやすく，試験操作のたびに調製する必要があるため，これにかわる簡易法として，残留塩素標準比色列による目視法は手軽に頻繁に残留塩素を測定するのに適している．

本法ではC.I.アシッドレッド265標準溶液を用いて各残留塩素濃度に相当する残留塩素標準比色列を作製するが，この標準比色列に比色板や比色窓を用いる残留塩素簡易測定キットが各社から販売されている．残留塩素測定器DPD法（柴田科学）は0.05～2.0 mg/L 残留塩素に相当する標準比色窓を有する残留塩素測定器（**図Ⅲ-1-5**，巻頭カラー頁ⅴ，**写真Ⅲ-2**参照）を用いる．この測定器で用いるDPD法粉体試薬には，溶解したときにpH 6.5となるようpH緩衝材が含まれているため，リン酸緩衝液を添加する必要がない．この場合の試験操作は以下のとおりである．

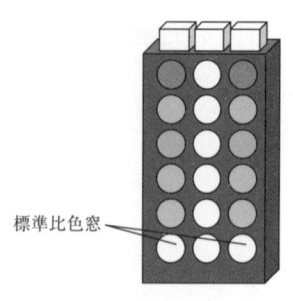

図Ⅲ-1-5　残留塩素測定器DPD法（柴田科学）

　2本の角形試験管に検水を8分目まで入れ，残留塩素測定器の両端の孔に挿入する．別の角形試験管に10 mLのレベルまで試料を入れ，DPD粉体試薬1袋（約0.1 g）を加えて振り混ぜたのち，速やか（5秒以内）に中央の孔に挿入し，残留塩素標準比色窓と比較して遊離残留塩素濃度を求める．この発色した液にKI 0.1〜0.5 g（付属のさじ1杯分）を加えて溶解させ，約2分間放置したのち，ふたたび呈色を残留塩素標準比色窓と比較して検水の残留塩素濃度を求める．残留塩素濃度と遊離残留塩素濃度の差から，結合残留塩素濃度を算出する．

2）C.I.アシッドレッド265は，510 nm付近と550 nm付近に二峰性の極大吸収を示す赤色色素であり，その吸収スペクトルはDPD試薬の呈色で得られるセミキノン中間体に類似しており，色調が似ている．

【実験操作Q&A】

　Q3　DPD試薬と試料を混和したのち，すぐに（約5秒以内に）測定できませんでしたが，そのまま続けても大丈夫でしょうか？

　A　DPD試薬は，遊離残留塩素とはただちに反応しますが，結合残留塩素とはKIを入れないと反応しにくいです．DPD法では，その反応時間の差を利用し両者を分別して定量しています．したがって，測定に時間を要すると，結合残留塩素を遊離残留塩素として測定してしまうおそれがあります．DPD試薬を混和後，速やか（なるべく5秒以内）に測定できなかった場合，もう一度測定をやり直してください．

　Q4　測定後の検水は，淡赤色をしていますが，重金属廃液として捨てればいいですか？

　A　過マンガン酸カリウム溶液の色と似ていますが，DPD試薬やKIには重金属は含まれていませんので，そのまま流しに捨ててください．

4）塩素要求量および塩素消費量

　塩素消費反応は，水道水の塩素処理にとって重要な意義がある．塩素要求量とは，水に塩素を注入して所定時間接触後において遊離残留塩素が残留するのに必要な塩素量をいう．一方で塩素消費量とは，初めて残留塩素を認めるのに必要な塩素量をいう．塩素要求量および塩素消費量は，水道の浄水処理工程を管理するための重要な指標値である．例えば，塩素要求量の測定は，フェノール臭，Fe，Mnの除去，その他の物質の酸化分解を行うなどの際の塩素注入量を定めるための基礎資料となる．浄水過程の前段階で水質改善のために加える塩素を前塩素といい，浄化後殺菌のために加える塩素を後塩素という．

　以下に，試料水中の各汚染状況における塩素注入量と残留塩素濃度との関係について解説する．

① 塩素消費物質を全く含まない場合（図Ⅲ-1-6のⅠ型）

　この場合，試料に注入した塩素量と試料中の残留塩素量は等しくなる．また塩素注入開始時から遊離残留塩素を生じることから，塩素消費量，塩素要求量ともに0 mg/Lとなる．このような水は，自然には存在しないものと考えてよい．

② 結合残留塩素を生成しない還元性物質のみを含む場合（図Ⅲ-1-6のⅡ型）

　試料水中の塩素消費物質は，還元性無機物質や窒素を含まない有機物であり，その被酸化反応に応じて残留塩素が減少する．したがって，試料に塩素水を注入しても，還元性無機物質に塩素が消費されている間は残留塩素が0であるが，注入塩素量がa mg/L以上で初めて残留塩素が検出されるようになる．ここで検出される残留塩素はすべて遊離残留塩素であり，塩素消費量，塩素要求量ともにa mg/Lとなる．

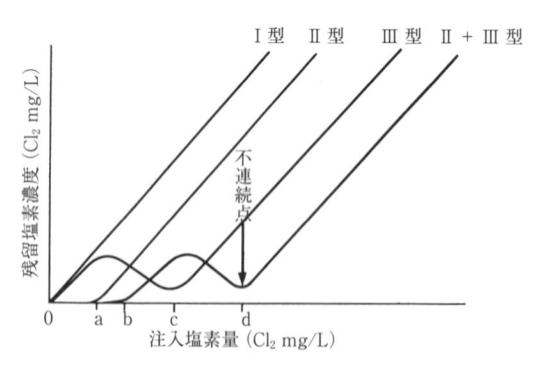

図Ⅲ-1-6　注入塩素量に対する残留塩素曲線

③ 結合残留塩素を生成する窒素化合物のみを含む場合（図Ⅲ-1-6のⅢ型）

試料中にアンモニアやアミノ酸等の窒素化合物を含む場合，塩素注入開始時から結合残留塩素を生じる．また塩素を注入し続けると，その結合残留塩素が塩素消費反応を起こして分解される．その結果，注入塩素量が増えるにしたがい残留塩素が少なくなる逆の現象が認められる．さらに塩素注入量を増加させると，ふたたび残留塩素量が増加する変曲点を生じる．この変曲点を不連続点（break point）と呼び，これ以上に塩素注入量を増加させれば遊離残留塩素だけが増加することになる．このような反応系全体を不連続点反応，この反応系を利用した処理を不連続点塩素処理という．またこの場合，初めて残留塩素（この場合は結合残留塩素）が検出される注入塩素量（塩素消費量）は0 mg/L，結合残留塩素が分解して遊離残留塩素が認められるのに必要な注入塩素量（塩素要求量）はc mg/Lとなる．

④ 結合残留塩素を生成しない還元性無機物質と結合残留塩素を生成する窒素化合物の両方を含む場合（図Ⅲ-1-6のⅡ＋Ⅲ型）

この場合は，②と③の反応が複合したような反応を示す．まず結合残留塩素を生成しない還元性物質によって塩素が消費され，これらの還元性物質が完全に酸化されたあとも塩素を注入し続けるとやがて結合残留塩素が生じ，その後は③と同様の反応を示す．この場合の塩素消費量はb mg/L，塩素要求量はc mg/Lとなる．

⑤ アンモニアを含む場合の反応例

水の汚染物質のうち代表的な窒素化合物であるアンモニアについて，クロラミン形成および塩素消費反応をまとめると次のようになる．

アンモニアに塩素水を加えると，アンモニアの塩素化が起こってただちにモノクロラミンNH_2Clを生成する．塩素水をアンモニアに対して過剰に加えると，NH_2Clがさらに塩素化されてジクロラミン$NHCl_2$を生じ，この段階ではNH_2Cl，$NHCl_2$，$HClO$の共存状態となり，続いてクロラミンの分解による消失反応により，見かけ上$NHCl_2$と$HClO$が消失することになる．しかし，これらの反応速度はpHによって著しく異なり，またアンモニアと$HClO$のモル比のわずかな差異によって反応経過が大きく異なるので，反応後の時間経過や温度条件の差によって，遊離残留塩素および結合残留塩素のパターンの多様な変化が起こる．これらの反応については前項3）残留塩素

（p.112）にも記載されているが，最も重要な反応は$NHCl_2$の分解反応であり，この分解はアルカリ性域で反応速度が速い．これらのことから主要な反応式を示すと次のとおりである．

$$NH_3 + HClO \longrightarrow NH_2Cl + H_2O \quad \cdots\cdots\cdots\cdots (1)$$
$$NH_2Cl + HClO \longrightarrow NHCl_2 + H_2O \quad \cdots\cdots\cdots (2)$$
$$2NHCl_2 + OH^- \longrightarrow N_2 + HClO + 2HCl + Cl^-$$
$$\cdots (3)$$

式(3)の反応はOH^-を消費してH^+を生成する反応であるから，緩衝力の少ない水では反応の進行に伴ってpHが低下して反応速度が遅くなるものと考えられる．また式(3)の反応は，水中の窒素化合物をN_2として消失させる反応であるとともに，結合残留塩素の分解消失に伴って遊離残留塩素を生成する反応でもある．その結果，注入塩素量が増えるにしたがい残留塩素が少なくなるという逆の現象が認められ，さらに塩素注入量を増加させると，ふたたび残留塩素量が増加するという不連続点反応を生じる．

不連続点におけるNH_3の完全分解に必要なCl_2量は，次式より$NH_3-N : Cl = 1 : 7.6 (w/w)$である．

$$2NH_3 + 3Cl_2 \longrightarrow N_2 + 6HCl$$

不連続点曲線の形は，試料中にNH_3-Nだけが存在する場合でもpH，温度，時間経過によって異なる（図Ⅲ-1-7）．

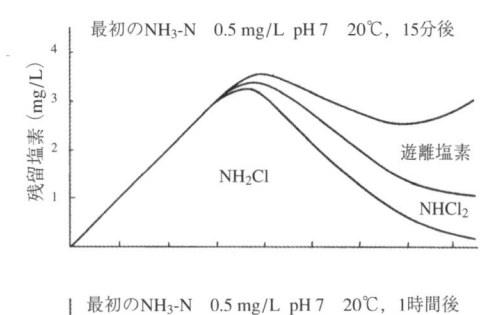

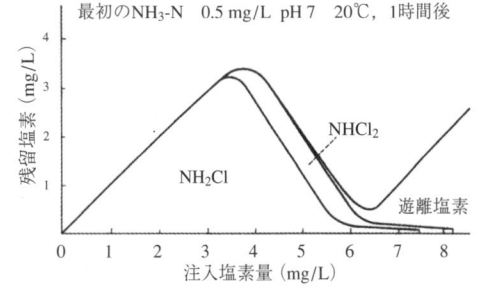

図Ⅲ-1-7　NH_3-N含有試料の注入塩素量に対する残留塩素曲線

試薬 ①塩素水：塩素処理に液体塩素を用いる場合は,洗浄精製した塩素ガスを精製水に吸収させた塩素水を,また次亜塩素酸塩を用いる場合はその次亜塩素酸塩の溶液を用いる.塩素水の希釈には希釈水を用いる.

塩素水の有効塩素は,使用前その一部をとって希釈水を用いてうすめ,前項3)残留塩素(p.112)に従って遊離残留塩素濃度を測定して,約100 mg/L に調製する[1].必要があれば使用のつど,その濃度をヨウ素滴定法によって測定する.すなわち,塩素水50 mLをとり,1 mol/L KI溶液5 mL,8 mol/L 酢酸5 mLを加えて混和し,デンプン試液3 mLを指示薬として0.025 mol/L $Na_2S_2O_3$ 溶液で滴定する.

0.025 mol/L $Na_2S_2O_3$ 溶液1 mL = 0.886 mg Cl_2

②希釈水：精製水1000 mLに塩素水3 mLを加えたのち,直火で煮沸して残留塩素を除く.

試験操作

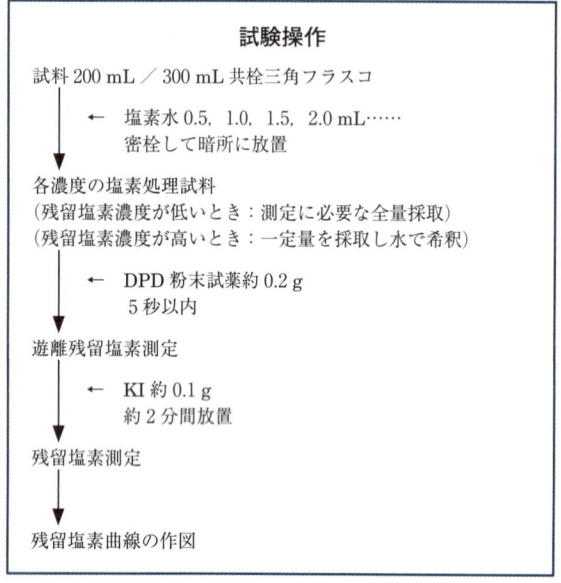

試験操作

試料200 mL ／ 300 mL 共栓三角フラスコ

　← 塩素水 0.5, 1.0, 1.5, 2.0 mL……
　　密栓して暗所に放置

各濃度の塩素処理試料
(残留塩素濃度が低いとき：測定に必要な全量採取)
(残留塩素濃度が高いとき：一定量を採取し水で希釈)

　← DPD 粉末試薬約 0.2 g
　　5 秒以内

遊離残留塩素測定

　← KI 約 0.1 g
　　約 2 分間放置

残留塩素測定

残留塩素曲線の作図

試料200 mL[2] ずつを数個の共栓三角フラスコ[3](300 mL)にとり,塩素水をビュレットからフラスコ内壁に付着しないように注意しながら,0.5, 1.0, 1.5, 2.0 mL……と順次加え[4],密栓して混和し暗所に静置し,一定時間後に[5]前項3)残留塩素(p.112)に従って試料の残留塩素濃度を測定する[6].

次に,方眼紙上の縦軸に残留塩素濃度を,横軸に注入塩素量をとり,それぞれの測定値を用いて図Ⅲ-1-11のように作図し,塩素要求量および塩素消費量を求める.結果を表示する場合は接触時間を併記する.

1)試料に加える塩素水の量が多くなる場合には,濃度計算の際に容量誤差補正を行う必要がある.日本水道協会上水試験方法では塩素水の残留塩素濃度を50 mg/Lとしているが,容量誤差補正の必要性を減じるためにここでは100 mg/Lとした.塩素要求量が5 mg/Lを超えるような試料では200 mg/Lの塩素水を使うこともある.

2)試料の量は適当に変えてもよいが,少ない時は誤差が大きくなる.

3)褐色瓶または褐色フラスコを用いると便利である.

4)加える塩素水の最少量を0.5 mLとしたが,試料の塩素消費量の大小によって添加量を加減し,最少の添加量で残留塩素がほとんど0になるようにする.

5)通常1時間程度反応させることによってほぼ一定の結果が得られるようになるが,塩素要求量は,温度,pH,接触時間などの影響を受けるので,実際の塩素処理における条件で行うことが望ましい.

6)塩素要求量を試験する際,あらかじめアンモニア態窒素を測定しておけば,概略の塩素要求量が推定でき,塩素水の注入量を定めるための参考になる.

5)濁　度

濁度とは,水の濁りの程度を示すもので,水1 L中にポリスチレン系粒子濁度標準1 mgを含む場合の濁りを3度とする.

水の濁りの原因物質として,無機,有機の浮遊物,微生物,泥土などがある.降雨時における地下水,地表水の濁度の増加は主として泥土によるものである.また,下水,工場排水,畜舎などからの汚物の混入を示す場合もある.

上水道において,原水の濁度は浄水処理に影響を与え,浄水の濁度は浄水処理の良否を示し,給水栓水の濁度は給配水施設の異常を示す指標として重要である.

濁度は,「飲料水等の水質及び施設・設備に係る学校環境衛生基準」(巻末資料4,p.264)において,専用水道を除く水道水を水源とする飲料水と,専用水道に該当しない井戸水等を水源とする飲料水の原水の検査項目となっている.水道水質基準等は,次のとおりである.

水道水質基準：濁度　2度以下
水道水質管理目標設定項目：濁度　1度以下

1996年埼玉県でのクリプトスポリジウムによる水

道水汚染に起因する集団下痢症の発生を契機に，厚生労働省では2007年「水道におけるクリプトスポリジウム等対策指針」を示し，予防対策としてろ過水の濁度0.1度以下に維持することとしている.

水に濁りを与える物質は，水の種類，状態によって種々雑多であり，これは時間とともに沈殿し，あるいは凝集したり，分散したりするので，同一試料であっても，時間の経過とともに変化することが多い. したがって，採水したのち，濁度はなるべく早く測定すべきである.

(1) 標準系列透視比濁法

本法は，試料の濁りを標準液と比較して測定する方法である.

| 器具 | ① 100 mL濁度用比色管：共栓平底無色のガラス管で底部から30 cmの高さに100 mLの標線をもうけたもの（図Ⅲ-1-8）

② 透視比濁用暗箱[1])：内面を黒色にしたもの，Aを閉じBより光を入れて白色板を照らし上部より比色管底をのぞいて比濁する（図Ⅲ-1-9）.

| 試薬 | ① ポリスチレン系粒子懸濁液：表Ⅲ-1-2の5種類の1%ポリスチレン系粒子懸濁液を十分に懸濁させたのち，速やかにそれぞれ1.000 gを別々のメスフラスコにとり，精製水を加えて全量100 mLとする. これらの溶液1 mLは，ポリスチレン0.1 mgを含む.

② 濁度標準溶液：5種類のポリスチレン系粒子懸濁液をよく振り混ぜながら表Ⅲ-1-3に示す量をメスフラスコにとり，精製水を加えて全量500 mLとする. 本溶液は濁度100度に相当する.

表Ⅲ-1-2 標準粒子（ポリスチレン系粒子）

種 類※	呼び径（μm）
No. 6	0.5
No. 7	1.0
No. 8	2.0
No. 9	5.0
No. 10	10.0

※印は JISZ 8901 による種類である.

表Ⅲ-1-3 濁度標準溶液（100度）調製時におけるポリスチレン系粒子懸濁液（0.1 mg ポリスチレン／mL）の混合比率および分取量

種 類	混合比率（%）	分取量（メスフラスコ500 mL に対して）（mL）
No. 6	6	10.0
No. 7	17	28.3
No. 8	36	60.0
No. 9	29	48.3
No. 10	12	20.0

| 試験操作 | 試料100 mL を濁度用比色管にとり，別に濁度標準溶液をよく振り混ぜながら，その適量（1.0～10 mL）を数個の同型比色管にとり，精製水を加えて100 mLとし，栓をして静かに振り混ぜ比較液とする. また，精製水100 mLを同型比色管にとり，空試験水とする.

次に，これらを黒紙上で比較するか，または透視比濁用暗箱に入れて上方から透視して，試料の濁りを標準液の濁りと比較して該当する濁度標準溶液のmL数aを求め，次式によって濁度を算定する[2).

$$濁度 = a \times \frac{1000}{試料量（mL）} \times 0.1$$

試料の濁度が，約10度以上の場合は，約10度以下になるように，試料を適宜希釈して試験する.

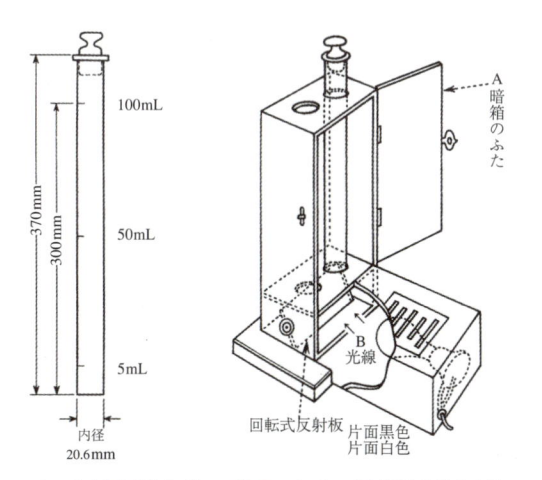

図Ⅲ-1-8 濁度用比色管　図Ⅲ-1-9 透視比濁用暗箱

注釈

1）この装置は，日本水道協会：上水試験方法（2011）およびJIS K0101工業用水試験法に採用している濁度測定装置と同じである. そのほか，クリプトスポリジウム暫定対策指針の0.1度以下を測定するために，レーザー濁度計が使用されている.

本法は試料にレーザーを照射し水中の粒子を干渉縞

としてとらえ計測するものであり，標準液としてポリスチレン，ホルマジンを使用し0.0001～2度の範囲で検出が可能である．

2）試験を行うときの明るさは，直射日光を避けた窓ぎわで1500±500 lxであればよい．

6）色　度

色度とは，水中に含まれる溶解性物質およびコロイド性物質による着色の程度を示すものであり，白金1 mgおよびコバルト0.5 mgを含む色度標準溶液を精製水1000 mL中に溶かした場合に呈する色相を1度とする．

自然水が着色する主な原因は，植物が微生物によって分解されて生じるフミン質（腐植質）を主とする溶解性あるいはコロイド性有機物によるものである．このほかに，コロイド性の鉄化合物やマンガン化合物によって着色する場合もある．

色度は，「飲料水等の水質及び施設・設備に係る学校環境衛生基準」（巻末資料4，p.264）において，専用水道を除く水道水を水源とする飲料水と，専用水道に該当しない井戸水等を水源とする飲料水の原水の検査項目となっている．水道水質基準は，次のとおりである．

水道水質基準：色度　5度以下

試　薬　① 色度標準溶液：塩化白金カリウム（K_2PtCl_6）2.49 g（Pt 1 gを含む）および$CoCl_2 \cdot 6H_2O$ 2.02 g（Co 0.5 gを含む）およびHCl 200 mL をとり，精製水に溶かしてメスフラスコで全量1000 mLとし標準溶液とする．

本溶液1.0 mLを精製水でうすめて1000 mLとした場合の色相は色度1度に相当する．

試験操作[1]　試料100 mL（濁っている場合は，遠心後[2]，その上清を用いる．また，着色が著しい場合はその適量をとり，精製水を加えて100 mLとする）を比色管にとり，別に数個の同型比色管に色度標準溶液0.1，0.3，0.5……1.5 mLを順次にとり，各管に精製水を加えてそれぞれ100 mLとし，これを比較液とする．

次によく振り混ぜたのち，白紙上に置くか，または暗箱に入れて上方から透視し[3]，試料の色相を比較液の色相と比較して，該当する色度標準溶液のmL数aを求め，次式によって色度を算定する[4]．

$$色度 = a \times \frac{1000}{試料量（mL）}$$

注釈

1）本法は溶解性物質およびコロイド性物質による真の色度，特にフミン質による淡黄色ないしは黄褐色の色相を対象にしたものである．したがって，懸濁物質による着色（見かけの色度）あるいは工場排水などの混入による特殊な着色に本法は適用できない．

染料，銅，クロムなどを含む工場排水の混入による場合には色度標準液とはまったく色相が異なる．

2）$1500 \times g$（約3200 rpm）で10分間の遠心を行う．ろ過によって懸濁物質を除去することもできる．

3）暗箱は反射板を白色にした透視比濁用暗箱（図Ⅲ-1-9）を用いる．

4）本法の定量範囲は0～20度であり，最小測定単位は1度である．

7）臭　気

臭気は汚水の混入，微生物の繁殖，塩素消毒，地質などに起因し，その種類を定性的に試験するものである．

水中に生息する微生物は，その種類によって芳香臭，青草臭，魚臭などの臭気を与える．*Oscillatoria*，*Phormidium*などのらん藻類や*Streptomyces*などの放線菌の中にはカビ臭物質2-メチルイソボルネオールおよびジェオスミンを産生するものがある．これらの物質の臭気閾値は0.01 μg/L程度である．そのほかに，細菌によるSO_4^{2-}の還元などによって生じたH_2Sが腐卵臭を発することがある．

塩素消毒は，トリクロラミンなどの消毒副生成物による臭気（カルキ臭）を水に与えるだけでなく，生物体を破壊して臭気物質を放出したりすることがある．また，水中に存在する微量のフェノール類やシクロヘキシルアミンなどが塩素と反応して，クロロフェノールやシクロヘキシルアミン塩素化物などの強い臭気物質を生成することもある．したがって，水道原水の臭気を試験する場合には，適量の塩素を添加したものについても調べておくとよい．

地質に起因する臭気の例として，フミン質（腐植質）による土臭，カビ臭がある．臭気物質の中には，GC/MS法などで定量できる物質もある．しかし，臭気物質の組成あるいは濃度によってにおいの質的変化を伴う場合もあり，感覚的な試験は欠かすことができない．

表Ⅲ-1-4　臭気の種類

臭気の区分	臭気の種類
(1) 芳香性臭気	芳香臭, 薬味臭, メロン臭, すみれ臭, にんにく臭, きゅうり臭
(2) 植物性臭気	藻臭, 青草臭, 木材臭, 海藻臭, わら臭
(3) 土臭・カビ臭	土臭, 沼沢臭, カビ臭
(4) 魚臭・生ぐさ臭	魚臭, 生ぐさ臭, はまぐり臭
(5) 薬品性臭気	フェノール臭, タール臭, 油様臭, 油脂臭, パラフィン臭, 硫化水素臭, 塩素臭(カルキ臭), クロロフェノール臭
(6) 金属臭	金気臭, 金属臭
(7) 腐敗性臭気	ちゅうかい臭, 下水臭, 豚小屋臭, 腐敗臭

臭気は,「飲料水等の水質及び施設・設備に係る学校環境衛生基準」(巻末資料4, p.264)において,専用水道を除く水道水を水源とする飲料水と,専用水道に該当しない井戸水等を水源とする飲料水の原水の検査項目となっている.水道水質基準等は,次のとおりである.

水道水質基準:臭気　異常でないこと
水道水質管理目標設定項目:
　臭気強度（Threshold Odor Number；TON）
　3以下

試験操作[1]　冷時臭:室温において検査する.試料約100 mLを内容約300 mLの共栓三角フラスコにとり,密栓し,室温で激しく振り混ぜたのち,開栓と同時に臭気の有無および種類を検査する[2].

温時臭[3]:試料約100 mLを内容約300 mLの共栓三角フラスコにとり,軽く栓をして,40〜50℃に温めたのち,開栓と同時に臭気の有無および種類を検査する.

注釈

1) 臭気試験を行う直前の喫煙,喫茶,食事などは避ける.また,手にせっけんあるいは香水などの香りが移らないように注意する.
2) 臭気の種類の表現は**表Ⅲ-1-4**に準じて行う.また,種類のほかににおいの程度を極微,微,やや著しい,著しい……などと記載する.
3) 冷時臭を感じない場合でも,微温を与えると臭気を感じることが多い.温時臭の強度を定量的に表現する方法として,臭気強度(Threshold Odor Number；TON),臭気度(pO)がある.これらはいずれも試料の臭気がほとんど感知できなくなるまで無臭味水で希釈し,その希釈倍数(臭気閾値希釈倍数)で臭気の強

さを表す方法である.

8) 味

水中に溶存する無機物は適度な量では水にこくのあるまろやかな味を与え,遊離炭酸はさわやかな味を与える.しかし,溶存無機物の量が多くなると苦味,渋味,塩味などが生じる.

水の異味は,微生物の繁殖,下水,工場排水などの混入によることが考えられ,臭気と密接な関連がある.特に,有機物による異味の場合は臭気を伴うことが多く,両者の区別は困難な場合がある.

味は,「飲料水等の水質及び施設・設備に係る学校環境衛生基準」(巻末資料4, p.264)において,専用水道を除く水道水を水源とする飲料水と,専用水道に該当しない井戸水等を水源とする飲料水の原水の検査項目となっている.水道水質基準は,次のとおりである.

水道水質基準:味　異常でないこと

試験操作　試料100 mLをビーカーにとり,まず室温で検査し,次に40〜50℃に温めて味の有無および種類を検査する.

9) pH

pHは水中の水素イオン濃度$[H^+]$の逆数の常用対数であり,下水や工場排水などの混入による水質変化の指標となる.また,Al塩を用いた凝集沈殿処理での薬品使用量の決定や水道器材に対する腐食性の指標(ランゲリア指数)にも用いられる.

自然水のpHは,一般に溶存する遊離炭酸と炭酸塩との濃度の割合によって定まる(下図).

$$CO_3^{2-} \underset{H^+}{\overset{H_2O \quad OH^-}{\rightleftharpoons}} HCO_3^- \underset{H^+}{\overset{H_2O \quad OH^-}{\rightleftharpoons}} H_2CO_3 \underset{H_2O}{\overset{H_2O}{\rightleftharpoons}} CO_2$$

自然水の炭酸および炭酸塩平衡

地表水はCO_2が少なく,pHは普通7.0〜7.2を示す.地下水では有機物の分解によって生じたCO_2のため,pH 6.0〜6.8の弱酸性を示す.日中の富栄養湖では,植物性プランクトンが光合成を行ってCO_2を消費し,平衡が右にずれてOH^-が産生されるため,pHが高くなる.夜間の富栄養湖および地下水では,生物が呼吸によりCO_2を放出し,平衡が左にずれて

A. 衛生試験法　Ⅲ. 環境試験法

H^+が産生されるため，pHは低くなる．また，下水や工場排水に原因する種々の酸類や塩類によっても影響される．このように，pHは汚染等による水質の変化を早期に知りうる指標であり，残留塩素の消毒効果にも影響を与える．

pH値は，「飲料水等の水質及び施設・設備に係る学校環境衛生基準」（巻末資料4, p.264）において，専用水道を除く水道水を水源とする飲料水と，専用水道に該当しない井戸水等を水源とする飲料水の原水の検査項目となっている．水道水質基準等は，次のとおりである．

> 水道水質基準：pH値　5.8以上8.6以下
> 水道水質管理目標設定項目：pH値　7.5程度

(1) ガラス電極法

試薬[1]　① フタル酸塩pH標準緩衝液：あらかじめフタル酸水素カリウムを120℃で1時間加熱し，デシケーター中で放冷したのち，その10.21gを精製水に溶かし，メスフラスコで全量1000mLとし，ポリエチレン製試薬瓶に密栓して保存する．このpH標準緩衝液は，25℃においてpH4.01を示す．

② 中性リン酸塩pH標準緩衝液：あらかじめリン酸二水素カリウムおよびリン酸水素二ナトリウムを110℃で5時間加熱し，デシケーター中で放冷したのち，そのリン酸二水素カリウム3.40gと，そのリン酸水素二ナトリウム（無水）3.55gを精製水に溶かし，メスフラスコで全量1000mLとし，ポリエチレン製試薬瓶に密栓して保存する．このpH標準緩衝液は，25℃においてpH6.86を示す．

③ ホウ酸塩pH標準緩衝液：四ホウ酸ナトリウム・10水和物をめのう乳鉢ですりつぶし，飽和臭化ナトリウム溶液を入れたデシケーター中に放置して恒量としたのち，その3.81gを無炭酸精製水に溶かし，メスフラスコで全量1000mLとし，ポリエチレン製試薬瓶に密栓して保存する．このpH標準緩衝液は，25℃においてpH9.18を示す．

ガラス電極pH計の校正　ガラス電極pH計の検出部は，あらかじめ水で3回以上繰り返し洗浄し，清浄な柔らかい紙で検出部の水をぬぐっておく．試料のpH値が7以下のときは中性リン酸塩pH標準緩衝液とフタル酸塩pH標準緩衝液を用い，7を超えるときは中性リン酸塩pH標準緩衝液とホウ酸塩pH標準緩衝液を用いてガラス電極pH計の2点校正を行う[2]．

試験操作　校正したガラス電極pH計の検出部を精製水で3回以上繰り返し洗浄し，検出部の水をぬぐったのち，試料を検出部に浸してpH値を読み取る．この操作を3回繰り返し，3回の測定値の幅が±0.1であれば，それらのpH値を平均して算出する[3]．

注釈

1）pH標準緩衝液は，日本工業規格（JIS）のものである．これとは別に，公的機関で検定を受け，合格した規格pH標準緩衝液が市販されている．調製したpH標準緩衝液および規格pH標準緩衝液の各温度におけるpH

表Ⅲ-1-5　調製pH標準緩衝液の各温度におけるpH値

温度（℃）	フタル酸塩pH標準緩衝液	中性リン酸塩pH標準緩衝液	ホウ酸塩pH標準緩衝液
0	4.01	6.98	9.46
5	4.01	6.95	9.39
10	4.00	6.92	9.33
15	4.00	6.90	9.27
20	4.00	6.88	9.22
25	4.01	6.86	9.18
30	4.01	6.85	9.14
35	4.02	6.84	9.10
40	4.03	6.84	9.07
45	4.04	6.83	9.04
50	4.06	6.83	9.01
55	4.08	6.84	8.99
60	4.10	6.84	8.96

表Ⅲ-1-6　規格pH標準緩衝液の各温度におけるpH値

温度（℃）	フタル酸塩pH標準緩衝液	中性リン酸塩pH標準緩衝液	ホウ酸塩pH標準緩衝液
0	4.00	6.98	9.46
5	4.00	6.95	9.40
10	4.00	6.92	9.33
15	4.00	6.90	9.28
20	4.00	6.88	9.22
25	4.01	6.86	9.18
30	4.01	6.85	9.14
35	4.02	6.84	9.10
40	4.03	6.84	9.08
45	4.04	6.83	9.07
50	4.05	6.83	9.04
55	4.06	6.83	9.01
60	4.08	6.83	8.98

値をそれぞれ表Ⅲ-1-5および表Ⅲ-1-6に示す.

2）温度補償機能を搭載しているpH計の場合は，試料の温度に合わせるか自動補償後のpH値を読み取る.

3）試料の緩衝性が低いため，遊離炭酸を多く含む場合やアルカリ度が高い場合などは容易にpH値が変化するので，pH値が±0.1の繰り返し性が得られない場合がある. この場合は，pH値が±0.2の範囲内にある測定値を平均してpH値を算出する.

10）硬　度

硬度とは水中のCa^{2+}およびMg^{2+}量を，これに対応する$CaCO_3$のmg/Lに換算して表すものをいう. 硬度には，次のように総硬度，カルシウム硬度，マグネシウム硬度，永久硬度および一時硬度の5種類がある.

> **総硬度**：水中のCa^{2+}およびMg^{2+}の総量によって示される硬度
> **カルシウム硬度**：水中のCa^{2+}の総量によって示される硬度
> **マグネシウム硬度**：水中のMg^{2+}の総量によって示される硬度
> **永久硬度**：硫酸塩，硝酸塩，塩化物のような煮沸によって析出しないCaおよびMg塩による硬度
> **一時硬度**：炭酸水素塩のような煮沸によって沈殿を析出するCaおよびMg塩による硬度
> **総硬度 ＝ Ca硬度 ＋ Mg硬度 ＝ 永久硬度 ＋ 一時硬度**

硬度は水中に含まれるアルカリ土類金属塩に基づくが，硬度を支配しているものはCa塩，Mg塩である. 地殻中のCa，Mgは比較的地質に多く含有する元素である. 水中のCa^{2+}，Mg^{2+}は主に地質由来のものであるが，海水，工場排水，下水などの混入に起因することもある. また，水道においては施設の

コンクリート構造物からの溶出，水の石灰処理などによって硬度が増加することがある.

わが国における自然水中Ca，Mg濃度の調査事例（表Ⅲ-1-7）が示されている.

硬度の大小は水の使用に当たって種々の影響を与えるので，水の特性を試験するうえで重要な項目の一つとなっている. 硬水中のCaおよびMgが炭酸水素塩の形で含まれる時，Caは煮沸によって炭酸が放出されると$CaCO_3$を析出する. Mgは煮沸によって炭酸が放出されると，いったん$MgCO_3$に変化し，さらに加水分解を受け，難溶性の$Mg(OH)_2$を析出して沈殿する.

$$Ca(HCO_3)_2 \longrightarrow CaCO_3 \downarrow + CO_2 + H_2O$$
$$Mg(HCO_3)_2 \longrightarrow MgCO_3 + CO_2 + H_2O$$
$$MgCO_3 + H_2O \longrightarrow Mg(OH)_2 \downarrow + CO_2$$

一時硬度は水に一時的に存在する硬度の原因が炭酸塩によるので，炭酸硬度とも呼ばれる. これに対し，永久硬度は炭酸塩以外のCa，Mgの硫酸塩，硝酸塩，塩化物に起因するので，非炭酸硬度とも呼ばれる.

WHOの飲料水水質ガイドライン（2011）においては，硬水，軟水を表Ⅲ-1-8のように分類している.

わが国の河川は距離が短く短時間で流下するため，それを原水とする水道水は総硬度が比較的低い. 一方，地下水は，地層の影響を受け，一般に河川水よりも総硬度が高い. このような観点から，わが国の水の多くは軟水であるが，ヨーロッパの水は硬水が多い.

硬度は日常生活に影響するところが大きい. 硬水による影響を分類すると，次のような特徴がある.

> **硬水による良い影響**
> ・日本酒の醸造に適している
> ・ミネラルの補給ができる
> **硬水による悪影響**
> ・せっけんを使用する場合，脂肪酸のCa塩の沈殿を生じて洗浄作用を失わせる
> ・調理に用いた場合，味をそこない，タンパク質食品の煮えを悪くする
> ・ボイラーに缶石（scale）を生じやすく，熱の伝導悪化や爆発の危険性を引き起こす
> ・紡績工業に用いると，染色に悪影響を与える

表Ⅲ-1-7　わが国の自然水中のCa および Mg 濃度

	Ca (mg/L)	Mg (mg/L)
河川水	10.4～13.0	3.8～4.8
地下水	17.6～22.0	6.1～7.3

表Ⅲ-1-8　硬水および軟水の分類

	総硬度（mg/L）
軟水	60未満
中程度の硬水	60以上120未満
硬水	120以上180未満
高硬水	180以上

わが国の水道水では，生活用水としての利用上の面から水道水質基準が設定され，おいしさの面から管理目標値が定められている.

> 水道水質基準：
>
> 　カルシウム，マグネシウム等（硬度）300 mg/L
> 以下（CaCO₃として）
> 水道水質管理目標設定項目：
>
> 　カルシウム，マグネシウム等（硬度）10 mg/L以上
> 100 mg/L以下（CaCO₃として）

(1) フレームー原子吸光光度法による定量

　本法はフレーム原子吸光光度計を用いて，マグネシウムおよびカルシウムの濃度（mg/L）を測定し，これらから硬度を算出する方法である．

(2) 誘導結合プラズマ（ICP）発光分光分析法による定量

　本法はICP発光分光分析装置を用いて，マグネシウムおよびカルシウムの濃度（mg/L）を測定し，これらから硬度を算出する方法である．

(3) イオンクロマトグラフィーによる定量

　本法はイオンクロマトグラフを用いて，マグネシウムおよびカルシウムの濃度（mg/L）を測定し，これらから総硬度を算出する方法である．

(4) EDTA滴定法による定量 [1]

　試薬　①0.01 mol/L MgCl₂溶液：あらかじめ700℃以上で1時間強熱してデシケーター中で放冷した酸化マグネシウム（MgO）0.432 gをビーカーにとり，精製水約10 mLを加えて混和したのち，時計皿で覆い，10% HClを滴下して溶かす．これを水浴上で蒸発乾固してHCl臭がなくなったならば，残留物を精製水に溶かし，メスフラスコで全量1000 mLとし，試薬瓶に密栓して保存する．

　②EBT試薬：エリオクロムブラックT（C₂₀H₁₂N₃O₇SNa）0.5 gおよび塩酸ヒドロキシルアミン（NH₂OH·HCl）4.5 gを95%（v/v）エタノール100 mLに溶かし，褐色瓶に入れて冷暗所に密栓して保存する（有効期間1カ月）．

　③アンモニア緩衝液：NH₄Cl 67.5 gに28% アンモニア水570 mLを加えて溶かし，精製水を加えメスフラスコで全量1000 mLとし，試薬瓶に密栓して保存する．

　④0.01 mol/L EDTA溶液：エチレンジアミン四酢酸二ナトリウム・二水和物 約3.8 gを精製水に溶かし，メスフラスコで全量1000 mLとし，ポリエチレン製試薬瓶に密栓して保存する．

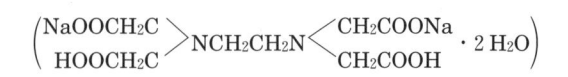

$$\left(\begin{matrix} NaOOCH_2C \\ HOOCH_2C \end{matrix} \right\rangle NCH_2CH_2N \left\langle \begin{matrix} CH_2COONa \\ CH_2COOH \end{matrix} \cdot 2\,H_2O \right)$$

　⑤10% KCN溶液：KCN 10.0 gを精製水に溶かし，メスフラスコで全量100 mLとし，試薬瓶に密栓して保存する．

　標定

```
                 標　定
0.01 mol/L EDTA溶液 10.0 mL ／三角フラスコ
          ←　精製水を加えて 100 mL
          ←　アンモニア緩衝液 2 mL
          ←　EBT 試液 7 ～ 8 滴
溶液の色相：青色
          ←　0.01 mol/L MgCl₂ 溶液（ビュレットで滴定）
終末点での溶液の色相：ぶどう赤色
```

　0.01 mol/L EDTA溶液10.0 mLを三角フラスコにとり，精製水を加えて100 mLとし，これにアンモニア緩衝液2 mLおよびEBT試液7～8滴を加えて混和し，溶液の色相が微紅色を呈するまで0.01 mol/L MgCl₂溶液で滴定する．ここに要した0.01 mol/L MgCl₂溶液のmL数aを求め，次式によってEDTA溶液のファクターfを算定する．

$$f = \frac{a}{10}$$

　0.01 mol/L EDTA溶液1 mL ＝1.0009 mg CaCO₃

　試験操作

```
               試験操作
試料 100.0 mL ／三角フラスコ
          ←　10% KCN 溶液数滴
          ←　0.01 mol/L MgCl₂ 溶液 1.0 mL
          ←　アンモニア緩衝液 2 mL
          ←　EBT 試液 5 ～ 6 滴
溶液の色相：ぶどう赤色
          ←　0.01 mol/L EDTA 溶液（ビュレットで滴定）
終末点での溶液の色相：青色
```

　試料（濁っている場合は，あらかじめろ過して澄明にする）100.0 mLを三角フラスコにとり，10%

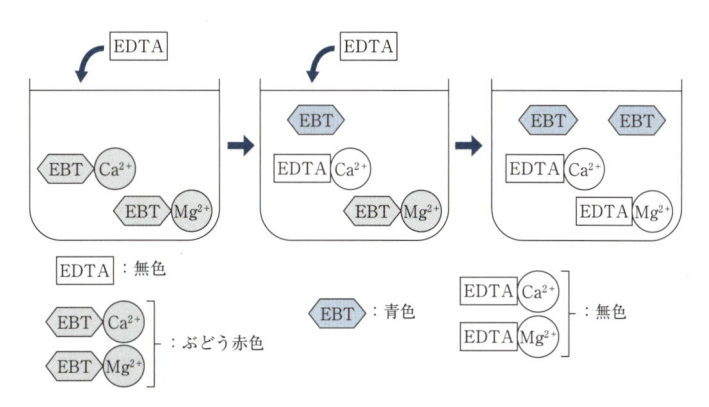

図Ⅲ-1-10　Ca²⁺およびMg²⁺とEBTおよびEDTAのキレート生成

KCN溶液数滴[2], 0.01 mol/L MgCl₂溶液1.0 mL[3], アンモニア緩衝液2 mL[4] およびEBT試液5〜6滴を加えて混和し, 0.01 mol/L EDTA溶液で試験溶液の色が青色を呈するまで滴定する[5]〜[7]（巻頭カラー頁ⅴ, **写真Ⅲ-3**参照）. ここに要した0.01 mol/L EDTA溶液（ファクターf）のmL数bを求め, 次式によって総硬度を算定する.

$$総硬度（CaCO_3 mg/L）=（bf-1）\times \frac{1000}{試料量（mL）}$$

| 廃液 | 滴定が終了した試験溶液は, シアンが含まれているため「シアン含有廃液」として |

ポリ容器に廃棄するとともに, 猛毒であるシアン化水素（HCN）が気体となって遊離しないようpH 10以上のアルカリ性にして保管する.

📝注釈

1) 本法の原理は次のとおりである. エリオクロムブラックT（EBT）は, アンモニア緩衝液（pH 10 ± 0.1）により青色を呈するが, Ca²⁺およびMg²⁺などの金属イオンが存在する場合には, キレート生成定数の大きさに従い, まず, Mg²⁺, 次いでCa²⁺と反応しキレート化合物（EBT-Mg²⁺, EBT-Ca²⁺）を生成し, ぶどう赤色を呈する.

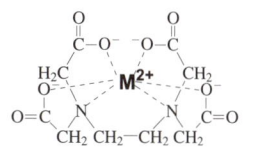

このキレート化合物を含む水溶液にEDTA・2Na水溶液を滴下すると, EDTAのほうがEBTよりもCa²⁺およびMg²⁺に対するキレート生成定数が大きいため, Ca²⁺, Mg²⁺の順にEDTAが反応し, 次に示す無色

のキレート化合物が生成する.

（M²⁺：Ca²⁺またはMg²⁺）

遊離のCa²⁺およびMg²⁺がすべてEDTAと反応すると, EBT-Ca²⁺, EBT-Mg²⁺中のCa²⁺, Mg²⁺はEDTAとキレート生成することにより, 液の色は遊離したEBTによって青色（滴定終末点）に変化する（図Ⅲ-1-10）.

反応の終末点は, 錯体安定度定数の関係から, EBT-Mg²⁺とEDTAの反応のほうがEBT-Ca²⁺とEDTAの反応よりも鋭敏で識別しやすく, また, 試料中にCa²⁺, Mg²⁺が共存する場合には反応の終末点付近ではEBT-Mg²⁺のみが存在することになる. そのため本法ではあらかじめ一定量のMg²⁺を加えて滴定終末点の識別を鋭敏にしている.

2) 本法においてCu²⁺, Fe²⁺, Co²⁺, Ni²⁺, Mn²⁺, Al³⁺などのイオンが存在すると, 滴定の終末点が不明瞭となるため, KCNはこれら金属イオンのマスキング剤として加えられている. すなわち, Mn²⁺ 50 mg/L, Al³⁺ 20 mg/L, Fe³⁺ 5 mg/L, Cu²⁺およびCo²⁺では1 mg/Lまで含まれてもKCN添加によって妨害を受けない.

3) 試料中にMg²⁺が存在すれば, 0.01 mol/L MgCl₂溶液を加える操作を省略してもよい. この場合は次式によって総硬度のmg/Lを算出する.

$$総硬度（CaCO_3 mg/L）=bf \times \frac{1000}{試料量（mL）}$$

4) 滴定の際の最適pHは10 ± 0.1と範囲は狭い. pH 10より酸性側ではMgと色素の錯塩は不安定になり, また, pH 10以上ではMg(OH)₂が沈殿するので, アン

A. 衛生試験法　Ⅲ. 環境試験法

モニア緩衝液が用いられる.

5) EDTA 溶液は, 軟質ガラス容器では硬度の原因となる陽イオンを溶出するので, 硬質ガラスあるいはポリエチレン製容器に保存する.

6) 0.01 mol/L EDTA 溶液25 mL を加えても青色を呈しない場合は, 改めて試料の少量をとり, 精製水を加えて100 mL にしたものについて試験する.

7) EDTA 溶液で滴定する場合は, 激しく撹拌しながら滴下し, 終末点に近づいたら3〜5秒間隔でEDTA 溶液を滴下する.

【実験操作Q&A】

Q5　KCN溶液の添加は省略してもよいのですか?

A　KCN溶液はEDTAやEBTと錯体を形成しやすいCa, Mg以外の金属イオンをあらかじめシアン錯体としてマスキングするためであり, このような金属イオンが試料中に多い場合は添加しないと滴定の終末点が不明瞭になる場合があります. しかし, 実習等で水道水やミネラルウォーターの硬度を測定する場合, このような金属イオン濃度はCa, Mgに比べて非常に低いと考えられ, また実際に妨害もみられないため, 有害性の高いKCN溶液の添加を省略してもかまいません.

Q6　EDTA溶液で滴定していくと, 液の色が滴定の終末点前に「赤紫色」になるのはなぜですか?

A　滴定の終末点前に「赤紫色」に見えるのは, $EBT\text{-}Mg^{2+}$(ぶどう赤色)と遊離のEBT(青色)が共存しているからだと考えられます. 終末点では, すべてのMg^{2+}がEDTAと錯体を形成するため「青色」になります. また, EBT試液は最初に5, 6滴入れますが, その添加量によって色調が異なりますので注意してください.

Q7　塩化マグネシウム溶液を正確に1.0 mL加えているのはなぜですか?

A　水道水中に含有されているMg量が少ないため, 滴定の終末点をわかりやすくするためです. したがって, 計算式では加えた塩化マグネシウムの1.0 mLを引いています.

Q8　アンモニア緩衝液はなぜ加える必要があるのですか?

A　EDTAによる滴定において, EBTの至適

pHが10 ± 0.1と狭いためであり, pH 10より酸性側では色素の錯塩が不安定になり, pH 10を超えると$Mg(OH)_2$となって沈殿しやすくなるからです.

Q9　試料をビーカーに取り, 試薬を加えて滴定を行っていたところ, 三角フラスコ(マイヤーフラスコ)を使うように指導されました. なぜビーカーではだめなのですか?

A　三角フラスコに似た口の広いコニカルビーカーであれば問題ないと思われますが, 普通のビーカーだと滴定の際にビーカーを振って滴定溶液と試料溶液をすばやく混和することができません. 口の細い三角フラスコを使用し, 手首を回して試料溶液をよく振り混ぜながら滴定作業を行ってください.

---

11) 過マンガン酸カリウム消費量

過マンガン酸カリウム($KMnO_4$)消費量とは, 水中の酸化されやすい物質によって消費される$KMnO_4$の量をいう.

有機物質, 鉄(Ⅱ)塩, 亜硝酸塩, 硫化物などが$KMnO_4$を消費する. したがって, $KMnO_4$消費量は下水, 工場排水, し尿などの混入によって増大する. $KMnO_4$消費量が$NH_3\text{-}N$, アルブミノイド窒素($Alb\text{-}N$)あるいはCl^-などとともに多量に検出された時には, し尿による汚染の疑いが濃くなる.

本法で用いた酸性酸化法では, 糖類やアルコール類などに比べて, タンパク質やアミノ酸などの含窒素有機化合物に対する酸化力が弱い. $KMnO_4$消費量の高い水を塩素処理すると, トリハロメタンが生成しやすい. $KMnO_4$消費量の高い水は味覚を悪くすることから, 水道水では有機物量の目標値として設定されている.

水道水質管理目標設定項目:
　有機物等($KMnO_4$消費量)　3 mg/L以下

(1) 逆滴定法による定量[1]

試薬　① 過マンガン酸カリウム処理硫酸溶液:精製水2容量にH_2SO_4 1容量を加えたのち, 水浴上で温めながら0.002 mol/L $KMnO_4$溶液を微紅色が消えずに残るまで滴加し, 試薬瓶に密栓して保存する.

② 0.005 mol/L シュウ酸ナトリウム（$Na_2C_2O_4$）溶液[2]：$Na_2C_2O_4$ 0.670g を精製水に溶かし，メスフラスコで全量1000 mLとし，褐色瓶に密栓して保存する．

本溶液は調製後1カ月以上経過したものを用いてはならない．

0.005 mol/L シュウ酸ナトリウム溶液1 mL
  = 0.3161 mg $KMnO_4$

③ 0.002 mol/L 過マンガン酸カリウム溶液[3]：$KMnO_4$：0.30～0.32 g を精製水に溶かし，メスフラスコで全量1000 mLとし，褐色瓶に密栓して保存する．

標 定

標 定

精製水 100 mL ／三角フラスコ

    ← $KMnO_4$ 処理硫酸溶液 5 mL
    ← 0.002 mol/L $KMnO_4$ 溶液 5 mL
    ← 沸騰石を入れて 5 分間煮沸
    ← 0.005 mol/L シュウ酸ナトリウム溶液 10 mL

溶液の色相：無色

    ← 0.002 mol/L $KMnO_4$ 溶液（60 ～ 80℃ を保ちながらビュレットで滴定）

溶液の色相：微紅色（15 秒間持続）

    ← $KMnO_4$ 処理硫酸溶液 5 mL
    ← 0.002 mol/L $KMnO_4$ 溶液 5.0 mL
    5 分間煮沸
    ← 0.005 mol/L シュウ酸ナトリウム溶液 10.0 mL

溶液の色相：無色

    ← 0.002 mol/L $KMnO_4$ 溶液（60 ～ 80℃ を保ちながらビュレットで滴定）※

終末点での溶液の色相：微紅色（15 秒間持続）

※標定の結果，0.002 mol/L $KMnO_4$ 溶液のファクター（f）が 1 以下となることを確認．

本溶液は使用のつどファクター（f）を定める．fを定めるには，精製水 100 mL を三角フラスコにとり，これに $KMnO_4$ 処理硫酸溶液 5 mL を加え，さらに0.002 mol/L $KMnO_4$ 溶液 5 mL を加えて混和し，沸騰石を入れて金網上で 5 分間煮沸する．加熱後, ただちに 0.005 mol/L シュウ酸ナトリウム溶液 10 mL を加え，混和して脱色したのち，ビュレットを用いて溶液の微紅色が消えずに残るまで0.002 mol/L $KMnO_4$ 溶液を滴加する[4]．

次にこの液に，$KMnO_4$ 処理硫酸溶液 5 mL を加え，

さらに0.002 mol/L $KMnO_4$ 溶液5.0 mL を正確に加えて混和し，5分間煮沸する．加熱後，ただちに0.005 mol/L シュウ酸ナトリウム溶液10.0 mLを正確に加え，混和して脱色したのち，ふたたびビュレットを用いて微紅色が消えずに残るまで0.002 mol/L $KMnO_4$ 溶液で滴定する．2回目において，はじめに加えた0.002 mol/L $KMnO_4$ 溶液5.0 mLと，滴定した0.002 mol/L $KMnO_4$ 溶液の合計mL数aを求め，次式によって0.002 mol/L $KMnO_4$ 溶液の f を算定する[5]．

$$f = \frac{10}{a}$$

試験操作[6]

試験操作

試料 100.0 mL ／三角フラスコ

    ← $KMnO_4$ 処理硫酸溶液 5 mL
    ← 0.002 mol/L $KMnO_4$ 溶液 10.0 mL
    ← 沸騰石を入れて 5 分間煮沸
    ← 0.005 mol/L シュウ酸ナトリウム溶液 10.0 mL

溶液の色相：無色

    ← 0.002 mol/L $KMnO_4$ 溶液（60 ～ 80℃ を保ちながらビュレットで滴定）

終末点での溶液の色相：微紅色（15 秒間持続）

試料100.0 mL を清浄三角フラスコにとり，これに$KMnO_4$処理硫酸溶液5 mL を加え，さらに0.002 mol/L $KMnO_4$溶液10.0 mL を正確に加えて混和し，沸騰石を入れて金網上で5分間煮沸する[7]．

次に火を消し，ただちに0.005 mol/L シュウ酸ナトリウム溶液10.0 mL を加え，混和して脱色させ，0.002 mol/L $KMnO_4$ 溶液を微紅色が消えずに残るまで滴定する[8]（巻頭カラー頁v，**写真Ⅲ-4**参照）．

このようにして前後に要した0.002 mol/L $KMnO_4$溶液の合計mL 数bを求め，次式によって過マンガン酸カリウム消費量を算定する[9]．

過マンガン酸カリウム消費量（mg $KMnO_4$/L）

$$= 0.316\,(bf - 10) \times \frac{1000}{試料量（mL）}$$

f：0.002 mol/L $KMnO_4$溶液のファクター

上記の試験で，試料に0.002 mol/L $KMnO_4$溶液を加えて所要時間加熱した時，紫紅色が消失する場合は$KMnO_4$の量が不足しているので，別に適量の試料をとり，精製水を加えて100 mL としたものについて再度試験を行う[10]．

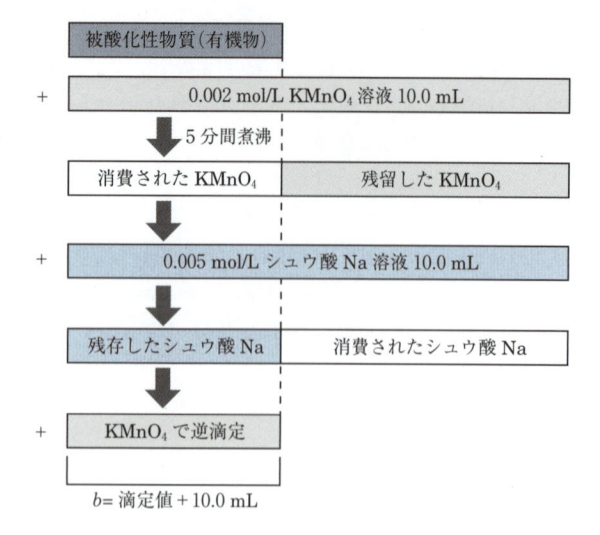

図Ⅲ-1-11 逆滴定法によるKMnO₄消費量の定量原理

廃 液 滴定が終了して，ビュレットに残った KMnO₄溶液は「一般重金属廃液」として ポリ容器に保管廃棄する.

注釈

1) 本法の測定原理は，酸性にした試験溶液に一定量の KMnO₄を加えて被酸化性物質を酸化し，

$$MnO_4^- + 8H^+ + 5e^- \longrightarrow Mn^{2+} + 4H_2O$$

未反応のMnO_4^-を一定過剰量の$Na_2C_2O_4$を加えて分解し，

$$2MnO_4^- + 5C_2O_4^{2-} + 16H^+ \longrightarrow 2Mn^{2+} + 10CO_2 + 8H_2O$$

さらに，残存する$C_2O_4^{2-}$をKMnO₄で逆滴定するものである（図Ⅲ-1-11）.

2) シュウ酸ナトリウムは150〜200℃で1〜2時間乾燥し，デシケーター中で放冷したものを用いる．溶液状態では貯蔵瓶のガラスを侵すので長期の保存には適さない.

3) KMnO₄溶液は酸性では不安定で，次式によって分解する.

$$4MnO_4^- + 4H^+ \longrightarrow 4MnO_2 + 3O_2 + 2H_2O$$

高純度の水溶液は安定で，長期間ファクターはほとんど変わらない．しかし，自己分解によって生じたMnO_2や光によって分解が促進され，特に希薄溶液の場合には分解が速い．したがって保存にはMnO_2を共存させないこと，清浄な褐色瓶に入れることが大切である.

MnO_2の共存を防ぐためには，0.002 mol/L KMnO₄ 溶液を1〜2時間静かに煮沸し，一夜暗所に放置したのち，上清をグラスフィルター（3G4）でろ過したもの

を用いる.

4) これはフラスコの洗浄操作で，容器や沸騰石に付着した被酸化物質を除くためのものである．試験操作で用いるフラスコも同様に洗浄し，内容物を捨てたものを用いる.

5) KMnO₄溶液のファクターは1以下でなければならない．ファクターが1以上であると，KMnO₄消費量の少ない試料ではシュウ酸ナトリウム溶液で脱色せず，滴定ができなくなる.

6) KMnO₄による被酸化性物質の酸化率は，酸化剤の濃度，反応時間あるいは反応温度などの因子によって影響を受けるので，これらの条件をできるだけ一定にしなければならない.

7) 金網上で加熱する場合は，加熱開始後5分程度の間に煮沸を始めるようにバーナーの火を調節するとよい.

8) KMnO₄で滴定する際には，温度を60〜80℃に保つようにして，短時間で終了しなければならない．温度が高すぎるとKMnO₄の自己分解が起こり，また低すぎるとシュウ酸との反応速度が遅くなる．反応の終末点の微紅色は少なくとも15秒以上持続することが必要である.

KMnO₄の酸化力は反応によってその濃度が減少すると低下するので，反応後に残存する過剰のKMnO₄が添加量の40％以上であることが望ましい．したがって，滴定に要する0.002 mol/L KMnO₄の量が5 mL以上となった時は，試料を精製水で希釈したものについて再度試験を行うとよい.

9) 本法とC．下水・汚水の項（p.165）にある酸性高温過マンガン酸法による化学的酸素要求量（COD）とは加熱条件は異なるが，原理的には同じである．KMnO₄消費量と酸素要求量との関係は，KMnO₄，O₂の1 g当量はそれぞれ31.6 g，8 gであることから，以下の式となる.

$$KMnO_4\,(mg/L) \times 0.253 = COD\,(mg/L)$$

10) 加熱中に試料中のKMnO₄の紫紅色が脱色した場合は試料をふたたび少量とり，精製水で100 mLとしたのちに再試験を行う．この時精製水で空試験を行い，結果を補正する.

【実験操作Q&A】

Q10 逆滴定法による定量で，硫酸を過マンガン酸カリウムで処理しなければならない（過マンガン酸カリウム処理硫酸溶液を用いる）のはなぜですか？

A 濃硫酸には過マンガン酸カリウムを消費する不純物が含まれています．使用する前に，その誤差となる不純物を酸化して除去するためです．

Q11 逆滴定法による定量で，シュウ酸ナトリウム溶液を加えても脱色しなかったのですが，どうしてですか？

A 試料中の有機物や還元性無機物質が少ないと，消費される過マンガン酸カリウム量が小さくなります．このとき，あらかじめ添加した過マンガン酸カリウム溶液が，そのファクターが1より小さくなるように調製されていないと，シュウ酸ナトリウム溶液を加えても脱色しません．シュウ酸ナトリウム溶液のファクターは1.000であり，過マンガン酸カリウム溶液のファクターが1未満であることを確認してから逆滴定法の実験操作に入りましょう．

Q12 逆滴定するのはなぜですか？

A シュウ酸ナトリウム溶液による滴定では，終末点（過マンガン酸カリウムの微紅色が透明になる点）の判定が難しいためです．逆滴定法であれば，終末点として微紅色が消えずに残るまで過マンガン酸カリウム溶液で滴定することで判定が容易となります．

12）アンモニア態窒素

アンモニア態窒素（アンモニア性窒素，NH_3-N）とは，アンモニウム塩をその窒素量で表したものである．

水中のNH_3-Nは，生物の死骸あるいは動物の排泄物中の有機物の分解過程で生成し，尿中の尿素からも直接生成することから，近い過去のし尿汚染の指標となる．溶存酸素の少ない深層水では，硝酸態窒素（NO_3-N）や亜硝酸態窒素（NO_2-N）が還元されてNH_3-Nが検出されることもある．

NH_3-Nを含む水に塩素処理を行うと，クロラミンが生じる．NH_3-N自体は衛生上無害であることから，水道水の水質基準には含まれていない．

(1) インドフェノール法による定量[1]

本法は再現性がよく，硬度の高い水や海水の測定に適した方法である．

試薬 ① フェノールニトロプルシッドナトリウム溶液[2]：フェノール5gおよびニトロプルシッドナトリウム25mgを精製水に溶かしてメスフラスコで全量500mLとし，褐色瓶に密栓して保存する．冷暗所に保存すれば1カ月間は安定である．

② 次亜塩素酸ナトリウム溶液[3]（有効塩素0.1 w/v%）：NaClO溶液（100/C）mL（Cは有効塩素濃度%）およびNaOH 15gを精製水に溶かしてメスフラスコで全量1000mLとする．用時調製．

③ アンモニア態窒素（NH_3-N）標準溶液：NH₄Cl 0.3819gを量り，精製水に溶かしてメスフラスコで全量1000mLとし，原液とする．原液10.0mLを別のメスフラスコにとり，精製水を加えて全量1000mLとし，試薬瓶に密栓して保存する．これを標準溶液とする．

NH_3-N標準溶液1mL = 0.001 mg N

試験操作

試験操作

試料，精製水（対照液），NH_3-N検量線用溶液各10.0mL／25mL共栓試験管

←　フェノールニトロプルシッドナトリウム溶液 5.0mL
←　NaClO溶液 5.0mL
　　混和し，25〜30℃で60分間反応

640nmにおける吸光度測定

試料10.0mLを25mL共栓試験管にとり，フェノールニトロプルシッドナトリウム溶液5.0mLを加え，栓をして静かに転倒して混和し，次いでNaClO溶液5.0mLを加え，ふたたび栓をして静かに転倒して混和する[4]．次いで25〜30℃に60分間保ったのち[5]，波長640nm付近の吸収極大波長における吸光度を測定する[6]．

対照液は，精製水について同様に操作したものを用いる．別にNH_3-N標準溶液を段階的にとり，精製水を加えて10.0mLとし，以下試料と同様に操作し，検量線を作成する（巻頭カラー頁vi，**写真Ⅲ-5**参照）．

試料中のNH_3-N濃度を次式から算出する[7]．

$$NH_3-N\,(mg\,N/L) = A \times \frac{1000}{試料量\,(mL)}$$

A：検量線より得た試験溶液中のNH_3-N（mg N）

🖊️注釈

1）本法は，アルカリ性でNH_4^+がClO^-と反応して生成するモノクロラミンが，フェノールと反応してインドフェノールブルーを生成することに基づくものであり，その極大吸収波長640nm付近の吸光度を測定する方

法である．反応促進剤としてニトロプルシッドナトリウムを添加して常温で反応させることにより，感度，再現性もよく測定することができる．

$$NH_4Cl + NaClO \rightarrow NH_2Cl + NaCl + H_2O$$

$$NH_2Cl + 2\bigcirc\!-OH + 2NaClO + NaOH \rightarrow$$

$$O=\bigcirc\!=N\!-\!\bigcirc\!-OH + 3NaCl + 3H_2O$$

インドフェノールブルー

2）反応促進剤としてMn塩，Cu塩またはアセトンがあるが，ニトロプルシッドナトリウムが最も有効である．

3）NH$_4{}^+$にNaClOを作用させてモノクロラミンを生成する反応は，生成条件および安定保持が測定値に大きく影響する．本試薬濃度における最適pHは11.2〜12で，有効塩素濃度は0.05〜0.1％の範囲がよい．この濃度範囲外では感度が低下する．

4）試薬を混和する場合，激しく撹拌すると，NH$_3$-Nが揮散するおそれがあるので，静かに操作する．

5）吸光度は25〜30℃において30〜50分で最高に達し，以後わずかに減少するが，2〜3時間はほぼ一定である．反応温度は反応速度に大きく影響し，低温では長時間を必要とし，高温では反応速度は速いが呈色が不安定となる．

6）3000 mg/L 以上の硬度を含む試料でも測定が可能であるが，硬度の成分によっては沈殿して妨害することもある．混濁した試験溶液は1300×g程度の遠心によって沈殿を除去して吸光度を測定する．

7）検量線はNH$_3$-Nとして10 μgまでランベルト・ベールの法則によく従う．

共存イオンの影響として，1 mg/L NH$_3$-Nに対してCl$^-$，SO$_4{}^{2-}$およびNO$_3{}^-$は200 mg/L，NO$_2{}^-$は500 mg/L，SO$_3{}^-$は10 mg/Lまで妨害しないが，S^{2-}は1 mg/Lでも妨害する．

13）亜硝酸態窒素

亜硝酸態窒素（亜硝酸性窒素，NO$_2$-N）とは，亜硝酸塩をその窒素量で表したものである．

水中におけるNO$_2$-Nは，次のようにNH$_3$-Nの酸化あるいはNO$_3$-Nの還元によって生成する．NO$_2$-Nは，酸化還元反応の中間生成物であり，比較的不安定である．

$$NH_3\text{-}N \underset{還元}{\overset{酸化}{\rightleftarrows}} NO_2\text{-}N \underset{還元}{\overset{酸化}{\rightleftarrows}} NO_3\text{-}N$$

動物性の有機窒素化合物は比較的短い間にNH$_3$-

Nまで分解されやすく，さらに酸化されてNO$_2$-Nになる．植物性の有機窒素化合物は分解が遅く，NH$_3$-Nの生成量も少ないためNO$_2$-Nは検出され難い．したがって，水中で不安定なNO$_2$-Nが検出されると，近い過去にし尿・ふん便，下水などの混入による動物性の有機物汚染が起こった可能性が高く，水の汚染を推定するのに有力な一指標となるものである．

湖沼や貯水池などの底層水や深井戸水，鉄管，鉛管，亜鉛引き鋼管などの給水パイプ中の長期滞留水，あるいはFeを含む砂層を通過した水などは，溶存酸素が少なく，NO$_3$-Nが還元されてNO$_2$-NやNH$_3$-Nが検出される場合がある．一般にNO$_2$-Nは，日本の河川水で平均0.001 mg/L 以下が多いが，還元状態にある水では0.1〜1 mg/L 以上含まれることもある．

NO$_2$-Nは，体内に吸収されると赤血球中のヘモグロビンを酸素運搬能のないメトヘモグロビンに酸化することが知られている．乳幼児は，胃酸のpHが成人より高いため，胃内でNO$_3$-NがNO$_2$-Nに多く還元されてメトヘモグロビン血症になりやすいことから（次項14），p.131参照），NO$_2$-NとNO$_3$-Nの合計量として水道水質基準が設定されている．また，NO$_2$-Nは食品その他に由来するジメチルアミンなどの第二級アミンと胃内で反応することにより，発がん性が疑われるN-ニトロソ化合物が生成する可能性がある．そのため，毒性試験による耐容1日摂取量（TDI）からNO$_2$-Nに対する水道水質基準が設定されている．これらの水道水質基準は，次のとおりである．

水道水の水質基準：
- NO$_2$-NおよびNO$_3$-N 10 mg/L 以下
- NO$_2$-N 0.04 mg/L 以下

(1) イオンクロマトグラフィーによる定量[1]

本法は次項(2)ジアゾ化法より感度は劣るが，少量の試料で複雑な試験操作も必要なく選択的に測定できる．

(2) ジアゾ化法による定量[1]

本法は亜硝酸態窒素（NO$_2$-N）として0.1 mg/L以下の定量に適する．

試薬 ①スルファニルアミド溶液：スルファニルアミド0.5 gを6 mol/L HCl 100 mLに加温して溶かし，褐色瓶に密栓して保存する．

② ナフチルエチレンジアミン溶液：N-(1-ナフチル)エチレンジアミン塩酸塩0.12 gを精製水100 mLに溶かし，褐色瓶に密栓して保存する．

③ 亜硝酸イオン（NO_2^-）標準溶液：$NaNO_2$を硫酸デシケーター中で24時間乾燥したのち，その0.450 gを量り，精製水に溶かしてメスフラスコで全量1000 mLとし，褐色瓶に密栓して冷暗所に保存する．標準原液とする．

標準原液10.0 mLを別のメスフラスコにとり，精製水を加えて全量100.0 mLとし，さらにその溶液2.0 mLを別のメスフラスコにとり，精製水を加えて全量100.0 mLとし，これを標準溶液とする（巻頭カラー頁vi，**写真Ⅲ-6**参照）．用時調製．

NO_2^-標準溶液1 mL = 0.6 μg NO_2^-

試験操作

試験操作

試料，精製水（対照液），NO_2^-検量線用溶液各 20.0 mL
／25 mL 共栓試験管

↓
← スルファニルアミド溶液 1 mL
　混和
← ナフチルエチレンジアミン溶液 1 mL
← 精製水を加えて全量 25 mL
　混和し，室温で 20 分間反応
↓

540 nm における吸光度測定

試料（NO_2-Nの濃度0.1 mg/L以下）20.0 mLを25 mL共栓試験管にとり，スルファニルアミド溶液1 mLを加えて混和し，次いでナフチルエチレンジアミン溶液1 mLおよび精製水を加えて25 mLとし，よく混和する．室温で20分間放置して発色させたのち，波長540 nm付近の吸収極大波長における吸光度を測定する．

対照液は，精製水について同様に操作したものを用いる．別にNO_2^-標準溶液を段階的に正確にとり，精製水を加えて20 mLとし，以下試料と同様に操作し，検量線を作成して試料中のNO_2^-量を求める．NO_2-N濃度は次式によって算出する．

$$NO_2^- \text{（mg/L）} = A \times \frac{1000}{\text{試料量（mL）}}$$

A：検量線より得た試験溶液中のNO_2^- mg

NO_2-N（mg N/L） = NO_2^-（mg/L）× 0.3043

注釈

1）本法は，水道水質基準の検査法である厚生労働省告示（第二百六十一号）に定められた方法ではないが，その定量範囲は試料20 mLとした時NO_2-Nとして0.002〜0.2 mg/Lと感度がよく，操作も簡便で，イオンクロマトグラフのどの機器も必要としない．

本法と同じ測定原理で，簡易水質分析として，パックテストやシンプルパックなどの検査キットが市販されている．

14）硝酸態窒素

硝酸態窒素（硝酸性窒素，NO_3-N）とは，硝酸塩をその窒素量で表したものである．

水中のNO_3-Nの大部分は，動物性有機物の微生物分解によりNH_3-N，NO_2-Nを経て生成する最終分解産物である．したがって，NO_3-N は動物性有機物による過去の汚染を示す指標であり，これが多量に存在することは，その原因であるNH_3-N，NO_2-N，有機態窒素化合物と関連して衛生上注意を要する．

NO_3-Nの主な汚染源は，農地における肥料，生活排水，下水処理場放流水，工場排水などである．これらの汚染源が遠く離れていて，大腸菌が不検出であれば，NO_3-Nの存在はし尿汚染の指標とはならない．

NO_3-Nを多量に含む飲料水を摂取すると，乳児にメトヘモグロビン血症を起こすことが知られている．その原因は，胃内でのNO_2-Nへの還元である．成人の胃の酸はpHが約2であるから，NO_3-NのNO_2-Nへの還元は少ない．しかし，生後数カ月以内の乳児は胃の酸がpH 4より高いことからNO_3-NがNO_2-Nに多く還元される．このNO_2-Nは，血色素のヘモグロビンを酸化して酸素運搬能のないメトヘモグロビンにする．通常，体内のヘモグロビンの1〜2%はメトヘモグロビンの形であるが，10%以上になるとメトヘモグロビン血症として呼吸の酸素交換が困

難となり，チアノーゼなど臨床的症状が現れる．

　乳児のメトヘモグロビン血症に共通する最大の原因は，使用する水のNO_3-N濃度が高いことである．WHOは，飲料水中の硝酸塩50 mg/L以下の地域では乳児のメトヘモグロビン血症の発症例が報告されていないことから，ガイドライン値を硝酸塩として50 mg/L（NO_3-Nとして10 mg/L）としている．また，硝酸塩のガイドライン値と硝酸塩濃度の比と亜硝酸塩のガイドライン値（3 mg/L）と亜硝酸塩濃度の比の合計が1を超えてはならないとしている．

$$\frac{硝酸塩濃度}{硝酸塩のガイドライン値}+\frac{亜硝酸塩濃度}{亜硝酸塩のガイドライン値}\leqq 1$$

(1) イオンクロマトグラフィーによる定量[1]

　本法は少量の試料で複雑な試験操作の必要もなく，ほかのイオンに影響を受けず選択的に測定することができる．

📝 注釈

1) NO_3^-は，波長200 nm付近に吸収があることから，紫外部吸収検出器を使用することによって選択的に感度よく測定できる．

(2) サリチル酸ナトリウム法による定量[1]

　試薬　① サリチル酸ナトリウム－NaOH溶液：サリチル酸ナトリウム1 gを0.01 mol/L NaOH溶液に溶かしてメスフラスコで全量100 mLとし，褐色瓶に密栓して保存する．

　② NO_3^-標準溶液：あらかじめ105～110℃で約4時間乾燥したKNO_3 0.1631 gを量り，精製水に溶かしてメスフラスコで全量1000 mLとする．原液として，褐色瓶に密栓して冷暗所に保存する．原液100 mLを別のメスフラスコにとり，精製水で全量1000 mLとする．用時調製．

　　NO_3^-標準溶液 1 mL = 0.01 mg NO_3^-

　試験操作　試料10.0 mL（またはNO_3^- 5～100 μgを含む試料量）を100 mLビーカーにとり，サリチル酸ナトリウム－NaOH溶液1 mL，0.2% NaCl溶液1 mL[2]および1% スルファミン酸アンモニウム溶液1 mL[3]を加えて混和し，水浴上で蒸発乾固する．

　冷後H_2SO_4（特級）2 mLを加え，時々振り混ぜながら10分間放置し（蒸発残留物が多量の場合は水浴上で10分間加熱し，放冷後），精製水10 mLで共洗

試験操作

試料，精製水（対照液），NO_3^-検量線用溶液各10.0 mL／100 mLビーカー

　　↓　← サリチル酸ナトリウム－NaOH溶液 1 mL
　　↓　← 0.2% NaCl溶液 1 mL
　　↓　← 1% スルファミン酸アンモニウム溶液 1 mL
　　↓　　水浴上で蒸発乾固
　　↓　← H_2SO_4（特級）2 mL
　　↓　　10分間放置
　　↓　← 精製水 10 mL（ビーカーを共洗い）

25 mL目盛り付き共栓比色管に移す

　　↓　← 冷後，40% NaOH溶液 10 mL
　　↓　← 精製水で全量 25 mL

410 nmにおける吸光度測定

いしながら25 mL目盛り付き共栓比色管に移す．冷後，40% NaOH溶液10 mLを混和しながら徐々に加え，さらに精製水で全量25 mLとし，栓を施しよく混和したのち，波長410 nm付近の吸収極大波長における吸光度を測定する．

　対照液は，精製水について同様に操作したものを用いる．別にNO_3^-標準溶液を段階的に正確に100 mLビーカーにとり，精製水を加えて10 mLとし，以下試料と同様に操作し，検量線を作成して試料中のNO_3^-量を求める[4]（巻頭カラー頁vi，**写真III-7**参照）．NO_3-N濃度は次式によって算出する．

$$NO_3^- (\mu g/mL) = A \times \frac{1000}{試料量 (mL)}$$

　　A：検量線より得た試験溶液中のNO_3^-（mg）
　　NO_3^-（mg N/L）= NO_3^-（mg/L）× 0.2258

📝 注釈

1) 本法は，サリチル酸ナトリウムをNO_3^-と濃硫酸によってニトロ化し，生成したニトロサリチル酸をアルカリ性でキノイド化し，このとき呈する黄色類（波長410 nm付近）を吸光光度法で測定する方法である．

　本法は簡便で再現性がよく，妨害物も少ない．しかし，NO_2-Nで0.5 mg以上，硫化物（S）で0.004 mg以上で負の妨害を引き起こすので，下水などの汚染した水の測定には適さない．Fe^{2+}，Fe^{3+}が0.1 mg，Ca^{2+}，Mg^{2+}がそれぞれ4 mg共存しても妨害しない．NH_3-Nは0.5 mgまでは呈色を妨害しないが，それ

以上では負に妨害する. この方法は, 試料を蒸発乾固する方法であるため, 大量の水を蒸発濃縮することによって, 感度を上昇させることができる利点がある.

2) $0.1 \sim 0.2$ mg Cl^- が共存すると, Cl^- 量に応じて負の妨害を引き起こす. しかし, $1 \sim 5$ mg Cl^- が共存すると, 妨害の程度がほぼ一定となる. そのため, 本法では一定量のNaCl溶液を添加することにより, 試料中に含まれる Cl^- の共存による妨害を相殺している.

3) NO_2^- は, NO_3^- の約5分の1量に相当する発色をするので正の妨害を与える. スルファミン酸アンモニウムを添加することにより, 以下の反応によって N_2 に分解するので, 1 mg/Lまでの NO_2^- の妨害を避けることができる.

$$3NH_4SO_3NH_2 + HNO_2 \longrightarrow 3NH_4SO_3H + 2N_2 + 2H_2O$$

4) NO_3^- が $30\,\mu g$ まではランベルト・ベールの法則に合致し, ばらつきも少なく再現性もよい. また, 発色液は24時間以上安定である.

15) リン酸イオン

水中のリン酸イオン (PO_4^{3-}) は, 地質的要因による場合があるが, し尿, 死体, 鳥ふん, 工場排水, 肥料などの混入による場合が多いので汚染の一指標となる.

水中のリン酸は無機態のものと, 有機態のものがあり, さらに溶存状態のリン酸イオンと懸濁状態のリン酸塩に分類される. 可溶性無機態リン酸としては, オルトリン酸, ピロリン酸, トリポリリン酸, トリメタリン酸などがあり, 懸濁性無機態リン酸塩としては, Ca, Al, Fe, Siなどのリン酸塩などがある.

リン酸イオンは硝酸イオンとともに湖沼や海域における富栄養化の原因となる. 近年, 問題となっている水源池での藻類の異常増殖やカビ臭物質の発生にも関係がある.

土壌中のリン酸塩の存在状態は, pHにより異なる. pHが5以下では, リン酸イオンはFe, Alと化学的に結合して溶解度の低い $AlPO_4$, $FePO_4$ を生成し, 固定される. pH $5 \sim 7$ では, 土・コロイド表面の OH^- イオンまたは SiO_3^{2-} イオンと陰イオン交換によって吸収される. pH 7以上では, Caが豊富に存在すると, リン酸イオンはCaと結合して難溶性リン酸塩を形成する. 地下水でも多量のリン酸イオンを含む場合があるので, 汚染指標として用いる場合は注意を要する.

(1) 原子吸光光度法による定量

モリブデン酸による吸光光度法より感度がよい. アンモニウムイオン, カリウムイオン, ナトリウムイオンが多量に存在し, 濁った試料でも, 定量可能である.

16) 総リン

総リンとは水中に含まれる無機および有機リン化合物の総量をいい, これを総リンとしてリンの濃度 (mg/L) で表示する. 河川水をはじめ, 都市下水, 海水, 湖沼水などの各種試料水に適用できる.

リンは自然水中にも存在するが, 各種の排水およびこれらの汚水処理排水に含まれており, これらの排水の混入により増加する. 環境中では, リンは窒素とともに湖沼, ダム湖のプランクトンの成長を左右する要因で, 一般的には窒素0.2 mg/L, リン0.02 mg/Lが水域の富栄養化の目安とされ, 閉鎖性水域である湖沼や海域において環境基準が設定されている.

(1) 原子吸光光度法による定量

本法は, 各種リン化合物をペルオキソ二硫酸カリウム溶液で酸化分解してリン酸イオンとしたのち, リン酸イオンを前項15)(1)に従い測定するものである.

17) フッ化物イオン

水中のフッ素は主として地質に由来するが, 鉱山廃水, 工場排水などから混入することもある.

フッ素 (F) は一般的な元素であり, 地殻に約0.3 g/kg存在し, ホタル石CaF, 氷晶石 $3NaF \cdot AlF_3$, リン灰石 $CaF_2 \cdot 3Ca_3(PO_4)_2$ など多くの岩石に含まれる. そのため, 地下水は, 地質に由来して高濃度のフッ化物イオン (F^-) を含むことが多い. わが国では, 岩手, 富山, 愛知, 岐阜, 京都, 兵庫, 鳥取および鹿児島の各県の一部で飲料水中から F^- が多く検出されている.

工場排水など F^- 含有の排液を放出することによって, F^- が河川水中などに混入することがある. F^- を排出する工業は, Al製造工業, リン酸肥料製造, ガラス, レンガ, タイル, 陶器製造, 合成樹脂製造, 冷媒製造, 農薬製造工業などである.

飲料水中の F^- の衛生的な特徴は, むし歯予防の効果と斑状歯の発生である. 適切な濃度の F^- は, むし歯予防の効果があることが認められている. これは一度 F^- を歯と接触させると, 酸性条件下でのエナ

メル質の溶解性を減少させることによる．一方，斑状歯とは，F^-による歯冠部の白濁を主とする発育不全症であり，正しくは慢性歯牙フッ素中毒症と称する．斑状歯は歯の表面に不規則に白亜状の斑点ができ，次いで黄色または褐色の斑点ができる．進行するとホウロウ質が欠如して穴があき，歯の表面が侵食された状態となる．この斑状歯は特定の地域に集団的に発生し，飲料水中のF^-量と斑状歯の発生に因果関係があることが明らかになっている．そのため，飲料水中のF^-濃度と衛生的特徴，およびわが国の水道水質基準との関係は次のように分類できる．

> **飲料水中のF^-濃度：**
> - 0.5～1 mg/Lであれば，むし歯予防の効果が大きい
> - 1 mg/L以上になると斑状歯を生じる場合がある（1 mg/Lで約15%，3 mg/Lで95%の斑状歯の発生率）
>
> **水道水質基準：**
> - フッ素　0.8 mg/L以下

米国では1945年以降，水道水にF^-を1 mg/Lの割合で添加している所がある．わが国でも浄水場でF^-を注入する実験が行われたことがあるが，これによる斑状歯の発生事例が報告されたため，F^-注入を中止している．

飲料水中のF^-濃度に関して，WHOガイドライン値は1.5 mg/Lである．これは飲料水中のF^-濃度が1.5 mg/L以上になると，斑状歯発生に影響を及ぼすことがあることから勧告されている．

(1) イオンクロマトグラフィーによる定量

本法は，少量の試料を用い，ほかのハロゲンイオンと分別して選択的に測定する方法である．

(2) ランタン・アリザリンコンプレクソン法による定量[1]

| 試薬 |

① アリザリンコンプレクソン溶液：アリザリンコンプレクソン（1,2-ジヒドロキシアントラキノン-3-イルメチラミン-N,N-二酢酸）0.385 gをとり，精製水約10 mLを加え，できるだけ少量の2 mol/L NaOH溶液を加えて溶かし，0.1 mol/L HClを溶液が紫色から赤色になるまで注意して加える．この時，溶液のpHはほぼ4.5になる．次いで精製水を加えて全量100 mLとし，褐色瓶に入れて貯える[2]．

② $La(NO_3)_3$溶液：$La(NO_3)_3 \cdot 6H_2O$ 4.33 gを精製水に溶かして全量1000 mLとし[3]，褐色瓶に密栓して保存する．

③ 緩衝液：酢酸ナトリウム $CH_3COONa \cdot 3H_2O$ 100 gを精製水約200 mLに溶かし，酢酸約11 mLを加えてよく混和したのち，さらに酢酸を加えてpH 5.2に調整する．次いで精製水を加えて全量1000 mLとし，試薬瓶に密栓して保存する．

④ F標準溶液：乾燥したNaF 0.221 gを精製水に溶かして全量1000 mLとし，さらに精製水で100倍にうすめて標準溶液とし，ポリ試薬瓶に密栓して保存する．

F標準溶液 1 mL ＝ 1 μg F

| 試験溶液の調製 |

Ⅱ-3-A-②-2）-(1)一般的な乾式灰化法（p.94）によって得た灰分を丸底フラスコに移し，精製水50 mLおよびH_2SO_4[4] 40 mLを加えて，フラスコ内の温度を $145 \pm 5℃$ [5][6]に保ちながら水蒸気蒸留を行う（図Ⅲ-1-12）．

留出液約190 mLをとり，0.1 mol/L NaOH溶液または0.1 mol/L HClを用いてpH 5.0～6.0に調整し，精製水を加えて全量200.0 mLとし，試験溶液とする．空試験試料についても同様に操作する．

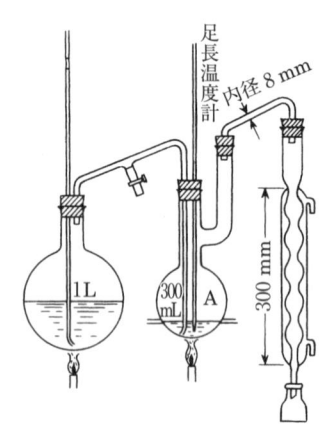

図Ⅲ-1-12　フッ素蒸留装置

| 試験操作[7] |

試験溶液20.0 mLを50 mL比色管にとる．別にF標準液20.0，15.0，10.0および5.0 mLずつをそれぞれ50 mL比色管にとり，精製水を加えて全量20.0 mLとする．次いで，アリザリンコンプレクソン溶液1 mL，緩衝液5 mL，$La(NO_3)_3$溶液1 mLおよびアセトン20 mL[8]を加え，精製水を加えて全量50.0 mLとし，混和したのち，室温で60分以上放置する[9]．

対照液は精製水について同様に操作したものを用

試験操作

試験溶液，精製水（対照液），F検量線用溶液各 20.0 mL
　　　　　　　　　　　　　　　　　　 ／50 mL 比色管

　←　アリザリンコンプレクソン溶液 1 mL
　←　緩衝液 5 mL
　←　La(NO₃)₃ 溶液 1 mL
　←　アセトン 20 mL
　←　精製水で全量 50.0 mL
　　　室温で 60 分以上放置

620 nm における吸光度測定

い，波長 620 nm 付近の吸収極大波長において吸光度を測定し，標準系列から検量線を作成し[10]，試験溶液中のF濃度を求める．

注釈

1）この方法は，アリザリンコンプレクソン（ALC）とランタンとの錯体にフッ化物イオン（F^-）が反応して生じる複合錯体の青色について，波長 620 nm 付近の吸光度を測定しF⁻濃度を測定する方法である．その反応機構は下図のとおりである．ALCは，黄色の粉末でアルカリ性水溶液に易溶であり，pH 13 以上で青紫色，pH 6〜10 で赤色，pH 4.5 以下では青色を呈し，種々の金属イオンと有色のキレートをつくる．その金属キレートのうち，F⁻と反応して複合錯体となって呈色が

変化するのは，La, Ce, Pr, Nd, Sm とのキレートである．ALC と La^{3+} と F^- の三者は，1：1：1 の比率で反応し，青色を呈するがこの反応が呈色反応である点，および F⁻ の特異反応である点が優れている点である．

2）この溶液は，ほぼ 0.01 mol/L 溶液で褐色瓶に入れて暗所に保存する．

3）La(NO₃)₃・6H₂O（分子量 433.02）溶液もほぼ 0.01 mol/L 溶液である．本溶液は調製後約 2 週間安定である．

4）酸性蒸留のため，試料中に塩化物イオン（Cl^-）が多いと，それが留出してくる．このため，回収率に正誤差を与えるので，H_2SO_4 を加えて留出を防止する．

5）加熱蒸留の際，蒸留フラスコの液面以上の部分に炎がふれないように，石綿板かスレートなどに穴を開けて，その上にフラスコAを密栓してのせるようにする（図Ⅲ-1-10 参照）．

6）加熱温度を 145 ± 5℃ に保持することは，$FSiO_3$ を完全に流出させるために最も大切である．

7）SO_4^{2-}，Cl^-，Br^-，I^-，CN^-，S^{2-} は F⁻ の約 100 倍量，Ca^{2+}，Mg^{2+} も約 100 倍量共存してもほとんど妨害がない．また，残留塩素や陰イオン界面活性剤は同量程度の共存でも妨害しない．しかし，高濃度の Ca^{2+} は負の妨害を，また Cu^{2+} は正の妨害を示す．また，3 μg/mL 以上の PO_4^{3-}，11 μg/mL 以上の Al^{3+} の共存は負の妨害を，また 10 μg/mL 以上の Fe^{3+} の共存は正の妨害を示すので，これらが共存する場合は水蒸気蒸留を行い，留液について定量を行う．

8）アセトンは増感剤としての効果がある．

9）呈色反応は 1 時間でほぼ一定値に達するが，1.5 時間程度放置することが望ましい．

10）検量線は通常原点を通り直線を示す．もし，原点を通過しない場合には，ALC と La とが等モルになっていないので，試薬の調製をやりなおすべきである．

ALC-La キレート（赤）
＋
F^-

ALC-La-F 複合錯体（青）

18）塩化物イオン

　海水や温泉水などの自然水中は多量の塩化物イオン（Cl^-）を含有している．Cl^- は，下水やし尿中にも多く含まれるため人為的汚染の一指標となる．

　Cl^- は，自然界に広く分布し，通常 NaCl, KCl, $CaCl_2$ の形で存在する．地殻中の構成比は約 0.05% である．自然界の Cl^- の大部分は，海水中に存在する．Cl^- は地層を形成する土壌や岩石にも痕跡程度含まれている．そのため，地表水や地下水は常に多少の Cl^- を含んでいる．Cl^- は，次に示す各種の要因によって水中に存在あるいは増加する．

　① 人為的な要因によるもの：食塩は毎日の生活に欠くことのできないもので，日本人は 5〜10 g/日の

食塩を摂取し，し尿，汗などから排泄される．尿中には0.75〜1.0%のCl⁻を含んでいる．これらの排出源である下水処理場放流水や家庭下水よりCl⁻が排出される．Cl⁻は安定であり，地下に浸透しても変化しない．そのため，これらの排水が混入すると，河川水や地下水中のCl⁻濃度が増加する傾向がみられる．

② **塩風によるもの**：わが国は周囲を海に囲まれていることから，風により海水の飛沫が内陸部まで運ばれ，これが微粒子となって地上に落下するとともに，Cl⁻を多く含む雨や雪により自然水中のCl⁻が増加する．

③ **温泉および火山によるもの**：温泉が地表に供給する塩化物量は，日本全国で約60万t/年と推定される．火山地帯での地下水には，Cl⁻含量の著しく多いものがみられる．

④ **海水によるもの**：海水は約19000 mg/LのCl⁻を含んでおり，これが海に近い河川をそ上したり，地下水に浸透したりする．地下水中のCl⁻が海水に由来する場合，一時硬度が低く，永久硬度が高くなる．

一定の地層に由来するCl⁻量は，あらたな汚染を受けない限り常にほぼ一定値を示す．したがって，Cl⁻値が異常に変動する時は何らかの汚染が疑われる．わが国の自然水域における一般的な水でのCl⁻量は，通常30 mg/L以下である．

わが国の水道水中のCl⁻は味覚に基づいて基準値が設定されており，これ以上多くなると水が塩味を呈するといわれている．Cl⁻が多い水は，金属を腐食させる性質があり，なるべく少ないほうがよい．

Cl⁻は，「飲料水等の水質及び施設・設備に係る学校環境衛生基準」（巻末資料4，p.264）において，専用水道を除く水道水を水源とする飲料水と，専用水道に該当しない井戸水等を水源とする飲料水の原水の検査項目となっている．水道水質基準は，次のとおりである．

> **水道水質基準**：塩化物イオン　200 mg/L 以下

Cl⁻は，通常の浄水処理では除去されないが，逆浸透膜法，イオン交換法，蒸留法などによって除去が可能である．

(1) イオンクロマトグラフィーによる定量

本法は，少量の試料を用い，ほかのハロゲンイオンと分別して低濃度から高濃度まで選択的に測定する方法である．

(2) 硝酸銀滴定法による定量 [1]

本法はモール法とも呼ばれ，比較的Cl⁻濃度の高い試料に適する．

試薬 ① 0.01 mol/L NaCl溶液 [2]：あらかじめ白金皿を用いて溶融するまで熱灼したNaCl 0.5844 gを精製水に溶かして全量1000 mLとし，試薬瓶に密栓して保存する．

$$0.01 \text{ mol/L NaCl溶液 } 1 \text{ mL} = 0.3545 \text{ mg Cl}^-$$

② 0.01 mol/L AgNO₃溶液 [3]：AgNO₃ 1.7 gを精製水に溶かして全量1000 mLとし，褐色瓶に密栓して保存する．本液1 mLはCl⁻ 0.3545 mgに相当する．本液のファクターは0.01 mol/L NaCl溶液を使用して標定する．

③ K₂CrO₄溶液：K₂CrO₄ 50 gを少量の精製水に溶かしたのち，これに微赤色の沈殿が生じるまで0.01 mol/L AgNO₃液を加えてろ過 [4] し，ろ液に精製水を加えて全量1000 mLとし，褐色瓶に密栓して冷暗所に保存する．

④ Al(OH)₃：硫酸アルミニウム・カリウムまたは硫酸アルミニウム・アンモニウム10 gを精製水200 mLに溶かし，これにアンモニア水を加えてAl(OH)₃を沈殿させる．次に上清を傾斜して捨て沈殿物に精製水を加えてよくかき混ぜる．ふたたび上清を傾斜し，この操作を数回繰り返したのち，沈殿物をろ紙上に集め，ろ液中にCl⁻，NH₄⁺，NO₂⁻などの反応がなくなるまで精製水でよく洗う．用時調製．

試験操作

> **試験操作**
>
> 試料 50.0 mL／コニカルビーカーまたは磁製ビーカー
>
> ← K₂CrO₄溶液 0.5 mL
> ← 0.01 mol/L AgNO₃溶液（ビュレットで滴定）
>
> 終末点での溶液の色相：微褐色

試料 [5] 50.0 mLをコニカルビーカーまたは磁製ビーカーにとり，K₂CrO₄溶液0.5 mLを加え，ガラス棒でかき混ぜながら0.01 mol/L AgNO₃溶液を用いて試験溶液がもはや消えない微褐色を呈するまで滴定する．これに要したAgNO₃溶液のmL数（a）から次式によってCl⁻の濃度を求める．反応の終末点は別の同型容器に試料50 mLをとり，K₂CrO₄溶液0.5 mLを加えたものの色相と比較して判定する [6][7]（巻頭カラー頁vi，**写真Ⅲ-8**参照）．

AgNO$_3$溶液の消費量が25 mL以上になるような場合：新たに試料の適量をとり，これにK$_2$CrO$_4$溶液0.2～0.3 mLを加え上記と同様に操作する．

Cl$^-$が極めて微量の場合：試料100～200 mLをコニカルビーカーにとり，これにK$_2$CrO$_4$溶液0.2～0.3 mLを加えて水浴上で蒸発乾固し，冷後残留物に精製水2～3 mLを加えて溶かしたのち，上記と同様に操作する．

試料の色度が高い場合：Al(OH)$_3$を加えて脱色し，上記と同様に操作する．

$$Cl^-(\mu g/mL)=0.3545\,(a-b)\times f\times \frac{1000}{試料量（mL）}$$

a：試料の滴定に要した0.01mol/L AgNO$_3$溶液のmL数
b：空試験で要したAgNO$_3$溶液のmL数
f：0.01mol/L AgNO$_3$溶液のファクター

廃液 　滴定が終了した試験溶液は，「有害金属廃液」として，ビュレットに残ったAgNO$_3$溶液は，「一般重金属廃液」としてポリ容器に保管廃棄する．

注釈

1) 本法では，Br$^-$，I$^-$が存在するとCl$^-$と同様に滴定され，当量のCl$^-$として算出されて正の誤差となりうる．しかし，飲料水中のBr$^-$，I$^-$は通常極めてわずかであるので問題ない．Cl$^-$濃度の高い試料の場合，本法が広く用いられる．

　　指示薬として加えたK$_2$CrO$_4$の存在下，AgNO$_3$溶液で滴定すると，AgClはAg$_2$CrO$_4$より溶解度積が小さいので，加えられたAg$^+$は当量点に達するまでCl$^-$と反応する．

　　Ag$^+$ + Cl$^-$ ⟶ AgCl ↓（白色沈殿）

　　Cl$^-$がAg$^+$とほとんど定量的に沈殿したのち，さらに過剰に加えられたAg$^+$はCrO$_4{}^{2-}$と反応して赤褐色のAg$_2$CrO$_4$を生じ沈殿するので，これに伴う色相変化を見て滴定の終末点とする．

　　2 Ag$^+$ + CrO$_4{}^{2-}$（薄黄色の試験溶液）
　　⟶ Ag$_2$CrO$_4$ ↓（微褐色～赤褐色沈殿）

2) 本液は安定で長期間保存できる．
3) 本液は褐色瓶に貯え，しゃ光して保存する．
4) 少なくとも一昼夜放置したのち，ろ過する．
5) 試料のpHは中性付近がよい．酸性ではCrO$_4{}^{2-}$がCr$_2$O$_7{}^{2-}$に変わるため，Ag$_2$CrO$_4$の沈殿が生成しない．またアルカリ性では当量点より前に酸化銀が生成して終末点が不明確である．試料のpHが6.5～10.5の範囲内にないときは，Cl$^-$を含まない0.1% Na$_2$CO$_3$溶液，0.1% H$_2$SO$_4$などで中和する．

6) 終末点の識別を正確にするために対照を用いる．この際，終末点の色相を試料と一致させるために，塩化物を含まないCaCO$_3$粉末を試料の場合と同じ程度の濁りを与えるように加えるとよい．

7) 指示薬による滴定誤差は，0.1 mol/L AgNO$_3$溶液で滴定するような場合には無視できるが，0.01 mol/Lでは少し大きくなる．これを補正するためにはCl$^-$を含まない精製水について空試験を行い，その滴定値を差し引く．その際，終末点の色調を試料と一致させるために6)と同様に，Cl$^-$を含まないCaCO$_3$粉末を加えるとよい．

19) シアン化合物

シアン化物イオン（CN$^-$）およびシアン（CN）化合物は，自然水中にはほとんど含まれていないが，鉱山排水，工場排水などの混入により水道原水中に含まれることがある．CN$^-$および一部のCN化合物は塩素処理により塩化シアン（CNCl）を生成する．

CN化合物にはKCN，NaCN，CNClなどのように強毒性を有するものと，フェリシアン化カリウム〔K$_3$Fe(CN)$_6$〕，フェロシアン化カリウム〔K$_4$Fe(CN)$_6$〕などのシアノ錯塩のように，前者に比較してはるかに毒性の弱いものとがある．

CN$^-$の中毒発現機構は主に細胞に対する呼吸毒であり，シトクロムcオキシダーゼの作用を阻害して細胞原形質の酸化作用を妨害する．CN化合物が経口的に摂取された場合は，胃に入って胃酸によって急激にHCNが遊離し，この時に中毒作用が強まり，呼吸中枢麻痺によって死亡する．CN$^-$は還元型（Fe^{2+}）の血中ヘモグロビンとはほとんど結合しないが，メトヘモグロビン（Fe^{3+}）とは強い親和力を有する．このため，シアン中毒の治療にはメトヘモグロビン形成の目的で亜硝酸アミルの吸入や，NaNO$_2$の静脈注射が行われる．微量のCN化合物は，生体内でSCN$^-$（チオシアンイオンまたはロダンイオン）となって尿中に排泄される．

CN化合物は主として金属精錬，銀や銅メッキなどの金属表面処理，コークス製造工場，柑橘類果樹の害虫駆除などに用いられる．CN化合物は広範囲に利用されているため，それらの工場や鉱山などの排水によって，水道水源である河川水を汚染し，魚の浮上事故や，地下水を汚染するなどの実例が，毎年多数発生している．そのため，飲料水を対象に試験を行う必要がある．

わが国の水道法におけるシアンの水質基準は，CN^- が残留塩素と反応して$CNCl$を生成するので，次のように定められている.

水道水質基準：
> シアン　0.01 mg/L 以下〔CN^-と$CNCl$（CN換算）の合計量として〕

水道水中のCN化合物の試験法には，CN^-と$CNCl$を精度よく検査するため，イオンクロマトグラフーポストカラム（IC-PC）吸光光度法が用いられている.

(1) 遊離シアン

(1)-1 ピリジン・ピラゾロン法による定量[1]

試料中のCN^-，HCNおよび$CNCl$を吸光光度法により測定する方法である[1].

塩素処理した試料は，精製水で洗浄したポリエチレン瓶またはガラス瓶に採取し，5～10℃に冷やして運搬し，速やかに試験する[2]. ただし，塩素処理していない試料で，ただちに試験できない場合は，精製水で洗浄したポリエチレン瓶に採取し，ただちにNaOH（粒状）を加えてアルカリ性（pH 12以上）とし，5～10℃に冷やして運搬，保存し，できるだけ早く試験する[3].

✎注釈

1) この方法では，HCNまたはCN^-がクロラミンTの作用で$CNCl$となり，次に$CNCl$とピリジンとが反応してピリジン環が開裂し，グルタコンアルデヒドが生成

クロラミンT

ピリジン　+ CNCl + 2H₂O ⟶ OHC−CH=CH−CH₂−CHO + H₂NCN + HCl
ダルタコンアルデヒド

1−フェニル−3−メチル−5−ピラゾロン

− 2H₂O

2−Penten−1,5−diylidene bis (1−phenyl−3−methyl−5−pyrazolone)
620nm青色

する. このグルタコンアルデヒドに1-フェニル-3-メチル-5-ピラゾロンが縮合して青色化合物を生成するので，その呈色度を波長620 nmの極大吸収波長での吸光度により測定する. 注解2020・4.1.1.3　28)(1)-1（p.807）参照.

2) CNを含む水を塩素処理すると，HCN，CN^-やCN化合物の一部は$CNCl$に変化してしまう. HCN，CN^-はアルカリ性溶液中では安定であるが，$CNCl$はアルカリ性溶液中でただちにCN^-に分解してしまう. そのために残留塩素を含む試料は，前処理を行うことなく直接試験する必要がある. CNを測定する場合，浄水では$CNCl$を，原水ではCN^-を測定するのが合理的である.

3) 塩素処理していない試料で，CN^-の安定化のためNaOHを添加した場合は，試料を酢酸で中和してから試験を行う.

20) クロム

クロム（Cr）は自然水中に含まれることはほとんどないが，ニクロムやステンレスの合金の原料として利用されるほか，メッキ，電池，顔料，皮なめし，窯業製品の釉薬，木材の防腐剤などに用いられ，これらの製造排水などから混入することがある.

Crは，主としてクロム鉄鉱（$FeO \cdot Cr_2O_3$）として産出することから，環境中に天然に存在するCrの原子価は3価（Cr^{3+}）のものに限られ，Cr^{6+}の存在は何らかの汚染が考えられる. 水域環境へのCrの汚染源としては精錬排水，メッキ排水，皮革排水，顔料製造排水，染色排水などがある. 精錬では，Crを含む汚泥から雨水によって浸出して地下水汚染を起こした例や，メッキ，皮革排水が未処理のまま水域へ排水され，地下水や河川などを汚染することも多い.

底質からは，しばしば相当量のCrを検出することがあるが，一般に底質中では還元状態を示すため，Cr^{6+}は検出されず大部分Cr^{3+}の形で存在する. しかし，環境水中のCr^{3+}は，水道原水の塩素処理によりCr^{6+}に酸化されると考えられる.

環境中のCrの存在量と水道水質基準は，次のとおりである.

環境中Cr存在量：
> 地殻平均　100 mg/kg
> 河川水　0～0.1 μg/L
> 海水　0.04～0.07 μg/L
> 大気　0.01～0.05 μg/m³

　穀類　0.07 μg/g
　牛乳　0.013 μg/g
水道水質基準：
　6価クロム　0.02 mg/L以下

　国際がん研究機関（IARC）では，Cr^{6+}はグループ1（ヒトに対して発がん性が認められているもの）に，Cr^{3+}はグループ3（ヒトに対して発がん性ありとして分類できないもの）に分類されている．

(1) フレームレス−原子吸光光度法による定量

　本法はフレーム原子吸光光度法の数十〜数百倍の感度があり，安定酸化物をつくりやすい元素（Cr, V, Al など）に対して高感度が得られる．これは，原子蒸気の滞留時間が長く，濃厚な原子蒸気ができることと，原子化が不活性ガス雰囲気中で，しかも還元性の強い黒鉛管中で行われることなどがその理由と考えられる．

(2) ジフェニルカルバジド法による定量[1]

　本法は試料中の総Cr量を定量する方法である．原子吸光光度法に比べて操作は煩雑であるが，感度は高い．試料中の微量Cr^{6+}を定量する場合は，$FeNH_4(SO_4)$による共沈法によって共存するCr^{3+}を除去したあとに，残ったCr^{6+}についてあらためて$FeNH_4(SO_4)$による共沈法で濃縮操作を行い，Crを定量することでCr^{6+}の値とする．

　本法ではジフェニルカルバジドがCr^{6+}によってジフェニルカルバゾンに酸化され，これと同時に生じるCr^{3+}（Cr^{2+}）がキレート化合物を生成して赤紫色を呈するとされているが，詳細な反応機構は明らかでない．

$$O=C\diagup^{NH \cdot NH \cdot C_6H_5}_{\diagdown NH \cdot NH \cdot C_6H_5} \xrightarrow{Cr^{6+}} O=C\diagup^{NH \cdot NH \cdot C_6H_5}_{\diagdown N=N \cdot C_6H_5}$$
ジフェニルカルバゾン

$$\xrightarrow{Cr} 赤紫色錯体$$

21）鉄

　水中の鉄はFe^{2+}およびFe^{3+}に分けられ，炭酸水素塩，硫酸塩，塩化物あるいは水酸化鉄，酸化鉄などの無機化合物のほか，有機化合物として存在することもある．

　その起源は，主として地質によるが，配管，鉱山排水，工場排水などに由来することもある．地下水などで溶存酸素が少なくFeが多く存在すると，Feバクテリアが繁殖しやすい．

　自然水中のFeは，岩石や土壌などに含有するFeが還元されて溶出するものと考えられる．この状態でFeを溶解している水は無色透明であるが，空気に触れると（地下水が湧出したような場合）Fe^{2+}がFe^{3+}に酸化され，溶解度の小さい$Fe(OH)_3$を生成する．これは淡黄色のコロイド状で分散し，大きな粒子は沈殿する．また，鉱山排水や酸性河川においてはH_2SO_4などの強酸によって岩石や土壌中のFeが溶解し，Fe^{2+}の状態で存在する．一方，汚濁河川や泥炭地においては有機物（フミン酸，フルボ酸など）に吸着あるいは結合し，安定したコロイドとして存在する．

　Feを多く含む水は，0.5〜1.0 mg/Lで臭気（いわゆるカナ気）や苦味を与え，家庭用水として嫌われる．0.3 mg/L以上では水が着色し，不快な外観（混濁，赤い水）を与え，白い食器，衛生陶器や白い衣類などの洗濯物を黄褐色に汚す．鉄バクテリアの繁殖を促し，管内面に付着して，通水能力を低下させて水質が悪化する．また，工業用水としても製紙，パルプ，写真，繊維，染色，電子，製氷，製薬，醸造などの製造業で製品を悪くするので嫌われている．

　地下水に含まれているFe^{2+}を除去するには，エアレーションか前塩素処理によって酸化し，$Fe(OH)_3$として析出させて凝集沈殿やろ過などにより除去する．原水中に可溶性ケイ酸が多い場合や，有機酸と結合したコロイド状のFeの場合は，塩素による酸化が有効である．

　わが国の水道水中のFe濃度は，生活利用上障害が生ずるおそれの有無の観点から水質基準が設定されている．

水道水質基準：鉄　0.3 mg/L以下

(1) オルトフェナントロリン法による総鉄の定量[1]

　本法の原理は，試料中のFeを塩酸ヒドロキシルアミンで第一鉄（Fe^{2+}）に還元し，これがpH 2〜9の範囲でオルトフェナントロリンと下記の反応式で生成する可溶性錯化合物の橙赤色の呈色に基づく．すなわち，極大吸収波長510 nm付近における吸光光度法によりFe濃度を定量する方法である．

　Feの測定には，比色法，原子吸光光度法およびポーラログラフィーによる方法などがあり，Fe^{2+}またはFe^{3+}として測定される．水中のFeを還元しFe^{2+}として測定する方法に，オルトフェナントロリン法，

ジピリジル法，チオグリコール酸法などがある．オルトフェナントロリン法は，操作が簡便で妨害も少なく，呈色が安定で，感度および精度が高いなどの長所がある．

$$Fe^{2+} + 3 \left(\begin{array}{c} \text{オルトフェナントロリン} \end{array} \right) \longrightarrow \left[\begin{array}{c} \text{Fe} \end{array} \right]^{2+}$$

オルトフェナントロリン　　　　　橙赤色錯体

22）水　銀

水銀（Hg）が自然水中に含まれることはまれであるが，水銀鉱を産出する地域の地下水や鉱泉水から検出されることがある．工場排水などから混入することもある．

Hgの自然界における分布には，かなりの地域差がある．土壌中のHg濃度は全世界的には$10 \sim 150$ $\mu g/L$程度であるが，わが国は平均で$200 \sim 300$ $\mu g/L$である．これは日本が環太平洋水銀鉱床群の中にあるためといわれている．自然水中のHg濃度の報告値，水道水質基準および環境基準を示す．

> 自然水中の平均Hg濃度：
> 雨水　　　　　$0.2 (0.05 \sim 0.48) \mu g/L$
> 河川・湖　　　$0.03 (0.01 \sim 0.1) \mu g/L$
> 海水　　　　　$0.1 (0.005 \sim 5.0) \mu g/L$
> 温泉水　　　　$0.1 (0.01 \sim 2.5) \mu g/L$
> 地下水　　　　$0.05 (0.01 \sim 0.10) \mu g/L$
> **水道水質基準**：水銀　0.0005 mg/L以下
> **水質汚濁に係わるヒトの健康の保護に関する環境基準:**
> 　総水銀　0.0005 mg/L以下
> 　アルキル水銀　検出されないこと

(1) 還元気化原子吸光光度法による定量

水銀イオン（Hg^{2+}）を塩化スズ（Ⅱ）で還元し，それにより気化した水銀を原子吸光装置に導入し，吸光度を測定する．

23）ヒ　素

ヒ素（As）は，自然界では主としてCu，Fe，Hg，Niなどの鉱物中に含まれており，自然水中に溶出することがある．また，鉱泉，鉱山排水，工場排水，農薬などの混入により水中から検出されることもあ

る．

Asの分布は非常に広く，どのような試料からも，Asが検出されるといっても過言ではない．主なバックグラウンド値は，土壌で$3 \sim 10$ mg/kg，海水で$3 \sim 10 \mu g/L$，雨水で$0 \sim 14 \mu g/L$である．

As含有水のヒトへの健康障害は，主に鉱山・工場などの排水・廃棄物などの人為的な原因によるものである．As鉱山（廃坑）や石炭工業からの排水による地下水汚染で井戸水がAsで汚染され，近辺住民が被害を受けた例がある．また，第二次世界大戦時に毒ガスとして製造されていた有機ヒ素化合物のジフェニルクロロアルシンや，その分解物であるジフェニルアルシン酸により汚染された井戸水を飲んでいた人々に，中枢神経系障害が発症した例がある．

水道水質基準は，次のとおりである．

> **水道水質基準**：ヒ素　0.01 mg/L以下

(1) 水素化物発生－誘導結合プラズマ（ICP）発光分光分析法による定量

ヒ素化合物を酸性条件下，水素化ホウ素ナトリウムを加えて還元し，発生するアルシン（AsH_3）をICPプラズマ発光分光分析装置のプラズマトーチへ導入し，発光強度を測定する．

24）陰イオン界面活性剤

(1) 固相抽出－高速液体クロマトグラフィーによる定量

本法が対象とする陰イオン界面活性剤は，デシルベンゼンスルホン酸ナトリウム（$C_{10}H_{21}-C_6H_5-SO_3Na$），ウンデシルベンゼンスルホン酸ナトリウム（$C_{11}H_{23}-C_6H_4-SO_3Na$），ドデシルベンゼンスルホン酸ナトリウム（$C_{12}H_{25}-C_6H_4-SO_3Na$），トリデシルベンゼンスルホン酸ナトリウム（$C_{13}H_{27}-C_6H_4-SO_3Na$）およびテトラデシルベンゼンスルホン酸ナトリウム（$C_{14}H_{29}-C_6H_4-SO_3Na$）である．固相抽出し，高速液体クロマトグラフィーを用いて個別に検出し，合算して陰イオン界面活性剤の濃度とする．

水道水質基準は，次のとおりである．

> **水道水質基準:**
> 　陰イオン界面活性剤　0.2 mg/L以下

25）揮発性有機化合物

ここで対象とする揮発性有機化合物とは，炭素原子1〜3個，ハロゲン原子2〜4個の脂肪族有機ハロゲン化合物と，ベンゼンにアルキル基またはハロゲン原子が置換した芳香族炭化水素である．o-, m-, p-キシレン，クロロホルム，四塩化炭素，1,2-ジクロロエタン，1,1-ジクロロエチレン，cis-1,2-ジクロロエチレン，trans-1,2-ジクロロエチレン，1,2-ジクロロプロパン，cis-1,3-ジクロロプロペン，trans-1,3-ジクロロプロペン，ジクロロメタン，p-ジクロロベンゼン，ジブロモクロロメタン，1,1,1-トリクロロエタン，1,1,2-トリクロロエタン，トリクロロエチレン，テトラクロロエチレン，トルエン，ブロモホルム，ブロモジクロロメタン，ベンゼン，メチル-tert-ブチルエーテル（MTBE），塩化ビニルおよびスチレンである．ただし，1,3-ジクロロプロペンはcis-とtrans-異性体，キシレンはo-, m-, p-異性体の合計量として表す．

(1) ガスクロマトグラフィー／質量分析法による定量

(1)-1 パージ・トラップ-ガスクロマトグラフィー／質量分析法による定量

本法では，試料を不活性ガスで曝気（ばっき）（パージ）し，気相に分配した揮発性有機化合物をトラップ管に捕集する．次いで，トラップ管を急速に加熱し，揮発性有機化合物を脱着して直接ガスクロマトグラフ／質量分析計に導入するか，クライオフォーカス装置で冷却凝縮させたのちにガスクロマトグラフ／質量分析計に導入し，選択イオンモニタリング（SIM）法を用いて測定を行い，おのおのの選択イオンのクロマトグラムから揮発性有機化合物の濃度を求める．

(1)-2 ヘッドスペース-ガスクロマトグラフィー／質量分析法による定量

本法は，試料をバイアル瓶に封じ込め，一定温度に放置してバイアル瓶内の試料上部（ヘッド）に空いた気相（スペース）が気-液相平衡状態になったとき，その気相の揮発性有機化合物の一定量をシリンジで採取してガスクロマトグラフ／質量分析計に導入して測定することにより，揮発性有機化合物の濃度を求める方法である．

26）全有機炭素

水中の全有機炭素（total organic carbon；TOC）は，種々の有機化合物から構成されており，これらの有機化合物に含まれている炭素量をいう．各種工場排水，下水処理水および河川のTOCとBOD，CODとの間には良い相関関係があることが明らかにされている．

有機物（TOCの量）は，「飲料水等の水質及び施設・設備に係る学校環境衛生基準」（巻末資料4，p.264）において，専用水道を除く水道水を水源とする飲料水と，専用水道に該当しない井戸水等を水源とする飲料水の原水の検査項目となっている．水道水質基準は，次のとおりである．

> **水道水質基準**：有機物（TOCの量）　3 mg/L以下

(1) 全有機炭素計測法による測定

ここで対象とする項目は，有機物〔全有機炭素（TOC）の量〕である．

(1)-1 燃焼酸化法

燃焼酸化法は，試料を酸素または空気流とともに数百℃に加熱した酸化触媒充てん管（高温燃焼管）に送り込み，試料中の有機物を含む炭素化合物を二酸化炭素に酸化したのち，その濃度を非分散形赤外線ガス分析計で測定する方法である（図Ⅲ-1-13）．この条件で測定される炭素量は，炭酸塩も分解して二酸化炭素となるので，試料中の全炭素に相当する．一方，150℃に保った酸化触媒充てん管（低温燃焼管）で測定される炭素量は，この温度では有機物質は分解しないので炭酸塩のみの炭素に相当する．したが

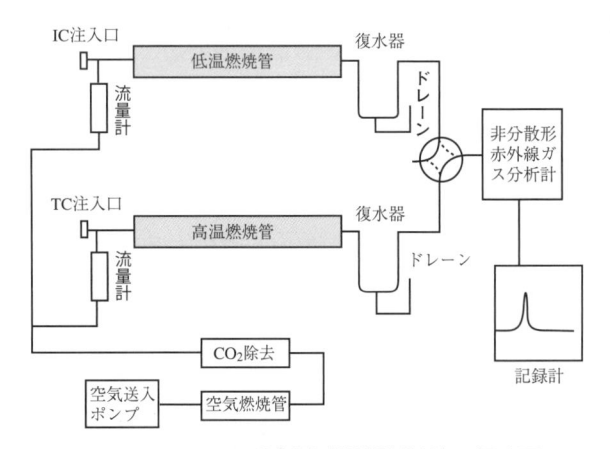

図Ⅲ-1-13　TOC分析計（燃焼酸化法）の概略図

って, 両者の差からTOCを求めることができる. 無機炭素をパージして除く方式もある.

(1)-2　湿式酸化法

湿式酸化法は, 試料を酸性曝気法により遊離炭酸を除去したのち, ペルオキソ二硫酸ナトリウム溶液が添加された紫外線反応槽に入れ, ペルオキソ二硫酸ナトリウムと紫外線により試料中の有機性炭素化合物を二酸化炭素に酸化し, その濃度を非分散形赤外線ガス分析計によって測定する方法である. 湿式酸化法では, 粒子状物質, アルキルベンゼンスルホン酸, フミン酸, カフェイン, 海水などの酸化が完全にできないことがある. また, 前処理が必要なことから, 揮発性有機物を損失することがある.

27) 臭気物質

本法で対象とする臭気物質は, 湖沼, 貯水池, 河川などに発生するカビ臭物質をいう.

この原因物質として二環性モノテルペンである2-メチルイソボルネオール (2-MIB) および二環性セスキテルペンであるジェオスミン (*trans*-1,10-ジメチル-*trans*-9-デカロール) の2物質が確認されている (図III-1-14).

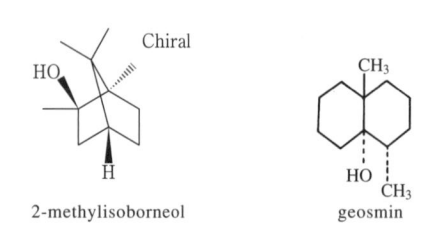

図III-1-14　2-MIBおよびジェオスミンの構造式

2-MIB およびジェオスミンは富栄養化した水域で増殖した放線菌, 藻類などによって産生される代謝物であり, わが国では2-MIBは放線菌*Streptomyces*属, らん藻*Phormidium tenue, Oscillatoria geminata, O. limnetica*などによって産生され, ジェオスミンは放線菌*Streptomyces*属, らん藻*O. animals, O. chlorina, O. splendida, O. amoena, Anabaena macrospora, A. spirovides, Aphanizomenon flosaquae*などによって産生されることが明らかになっている. 2-MIB およびジェオスミンの両物質を同時に産生する*Oscillatoria f. granulata*も確認されている.

2-MIB およびジェオスミンは5〜10 ng/Lの低濃度でもヒトがカビ臭を感じることができ, 種類およ

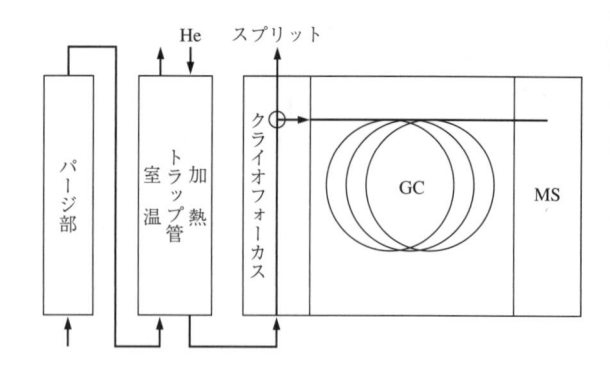

図III-1-15　オンライン・パージトラップGC/MS 装置

び濃度によって土臭, カビ臭, 墨汁臭, 土壁臭などのにおいを呈する. この両物質は, 飲料水中に含まれる濃度においてヒトに健康影響を及ぼさない. しかし, 化学的に安定なために塩素処理など従来の浄水処理では分解除去できず, むしろ塩素処理によって細胞内に貯留したカビ臭物質が水に溶出して原水よりも浄水で高い濃度を示し, 異臭味の問題となる場合がある.

2-MIB およびジェオスミンを除去するために, 活性炭処理, オゾン＋活性炭処理などが有効である.

(1)　パージ・トラップ―ガスクロマトグラフィー／質量分析法による定量

本法は水中の臭気物質をパージ・トラップ法により濃縮しガスクロマトグラフ／質量分析計により定量を行うもので, この装置によりオンラインで測定が可能である (図III-1-15).

28) トリハロメタン生成能

トリハロメタン生成能とは, 試料として飲料水の原水を一定の条件で塩素処理し, 生成したクロロホルム, ブロモジクロロメタン, ジブロモクロロメタンおよびブロモホルム濃度の測定値を合計して総トリハロメタン量 (mg/L) として算出するものである. トリハロメタン生成能は, トリハロメタン前駆物質量の指標となり, 水処理効果の評価や給水栓水中のトリハロメタン濃度の予測のために有効である.

一般に, トリハロメタンの生成量は, 原水の$KMnO_4$消費量と相関関係が認められ, 温度, pH値, 塩素濃度が高くなるほど, また塩素との接触時間が長くなるほど大きくなる. また, トリハロメタン生成能の測定条件として, 試料に塩素を加え, pH 7.0 ± 0.2,

水温20℃で24時間後に残留塩素が1～2mg/L残留する試料としている.

前駆物質となる水道原水中の有機物質としては,植物成分などが土壌中で分解・縮合して生成するフミン質(フミン酸やフルボ酸など)や,生活排水およびし尿,工場・事業場の有機排水などがある.

(1) ガスクロマトグラフィー/質量分析法およびガスクロマトグラフィーによる定量

トリハロメタンの測定は前出25)揮発性有機化合物(1)(p.141)の方法によって測定できる.トリハロメタン生成能の試験法では,試料に塩素を加え,25℃,pH7で5日間反応させ,残留塩素1mg/Lを含む試料についてトリハロメタン生成能を測定する.

29)農薬類

ここで対象とする農薬は,殺虫剤,殺菌剤,除草剤などの165種類であり,114種類をガスクロマトグラフィー/質量分析法(GC/MS)により,51種類を高速液体クロマトグラフィー/質量分析法(LC/MS)により定量する.

農薬類は,農作物に被害を与える生物を防除するために水田,畑地,ゴルフ場などで使用されている.これらの農薬類は,水道水源を含む湖沼,貯水池,河川などを汚染することが懸念されるため,水質管理目標設定項目として設定されている.しかし,病害虫に応じて農薬が散布される地域や,農薬が散布される時期が病害虫の発生時期に限定されるなど使用形態が独特であり,個別の農薬ごとに水質基準または水質管理目標設定項目に分類されることはまれである.そこで,国民の安心を確保するために水道水中の農薬については次のように取り扱うとしている.

① 水質基準への分類要件に適合する農薬については,個別に水質基準を設定する.

② 上記①に該当しない農薬については,下記の式で与えられる検出指標値(DI)が「1」を超えないこととする総農薬方式により,水質管理目標設定項目に位置付ける.

$$DI = \sum_i \frac{DV_i}{GV_i}$$

DIは検出指標値,DV_iは農薬iの検出値,GV_iは農薬iの目標値である.DV_iが定量下限値未満の場合には$DV_i = 0$とする.なお,各農薬の目標値

については,水質基準値と同様に算出した値である.

③ 測定すべき農薬については,各水道事業者などがその地域の状況を勘案して適切に選定すべきものである.しかし,多種多様な農薬を対象にした選定作業は各水道事業者などにとって困難が予想されることから,検出状況,使用量などを勘案し,浄水で検出される可能性の高い農薬をリストアップし,その選定作業に資することとした.

④ 検出指標値は浄水処理のための管理指標であり,浄水中の農薬類の検出指標値が「1」を超えた場合には,水道事業者などは活性炭処理の追加など浄水処理に万全を期すべきである.ただし,この値が「1」を超えたからといって,ただちにヒトの健康への悪影響が危惧されるということはないという点に注意すべきである.

(1) ガスクロマトグラフィー/質量分析法による定量

本法は109種類を,または誘導体化した4項目をガスクロマトグラフ/質量分析計で定量する方法である.さらに,溶媒抽出したのち,誘導体化することによりポリカーバメートを個別に定量する方法である.

(1)-1 ガスクロマトグラフィー/質量分析法による定量

ここで対象とする農薬は,オキソン体を含めた109種類をガスクロマトグラフ/質量分析計を用いSIM法で一斉に定量する方法である.前処理方法は,固相抽出法が94種類,溶媒抽出法が47種類に適用できる.

(1)-2 固相抽出－誘導体化－ガスクロマトグラフィー/質量分析法

本法は農薬を固相カラムで抽出,濃縮後,ジアゾメタンで誘導体化し,ガスクロマトグラフ/質量分析計で定量する方法である.ここで対象とする農薬はベンタゾン,2,4-ジクロロフェノキシ酢酸(2,4-D),トリクロピルおよびメコプロップ(MCPP)である.

(1)-3 誘導体化－溶媒抽出－ガスクロマトグラフィー/質量分析法

本法は,ポリカーバメートをアルカリ加水分解後,メチル誘導体化し,濃縮後,ガスクロマトグラフ/質量分析計で定量する方法である.

(2) 高速液体クロマトグラフィー/質量分析法による定量

農薬49種類,および農薬の分解物2種類を対象と

する.

⑵-1　固相抽出ー高速液体クロマトグラフィー/質量分析法による定量

本法は27農薬を固相抽出法により抽出・濃縮し，高速液体クロマトグラフ/質量分析計で定量する方法である．また，イミノクタジン三酢酸塩およびジクワットは逆相クロマトグラフィーにおいて保持が困難であるため，それぞれに適した固相カラムで抽出・濃縮したのち，親水性相互作用クロマトグラフィー（HILIC）により分離し，質量分析計で定量する方法である.

⑵-2　直接注入ー高速液体クロマトグラフィー/質量分析法による定量

本法は水試料を直接高速液体クロマトグラフに注入し，農薬を質量分析計で定量する．ここで対象とする農薬はアセフェート，オキシン銅，ダラポン，ホセチルなどである.

⑵-3　誘導体化ー高速液体クロマトグラフィー/質量分析法による定量

本法は水中の農薬を誘導体化したのち，高速液体クロマトグラフに注入し，質量分析計で定量する．ここで対象とする農薬はグリホサート，その代謝物のアミノメチルリン酸（AMPA），グルホシネートなどである.

30）非イオン界面活性剤

ここで対象となる非イオン界面活性剤はアルキルエトキシレート（AE）およびアルキルフェノールエトキシレート（APE）であり，これらを総量として定量する.

水道水質基準は，次のとおりである.

水道水質基準：
非イオン界面活性剤　0.02 mg/L以下

⑴　固相抽出ー吸光光度法による定量

本法は，固相抽出した非イオン界面活性剤を，4-(2-ピリジルアゾ)-レゾルシノールによる吸光光度法で定量する方法であり，代表的な非イオン界面活性剤であるAEおよびAPEを総量として測定する．定量下限値（0.005 mg/L）付近の精度は変動係数で20％程度を確保する.

31）フェノール類

ここで対象とするフェノール類は，フェノールおよび塩素化フェノール5種（2-クロロフェノール，4-クロロフェノール，2,4-ジクロロフェノール，2,6-ジクロロフェノールおよび2,4,6-トリクロロフェノール）である.

水道水質基準は，次のとおりである.

水道水質基準：フェノール　0.005 mg/L以下

⑴　固相抽出ー誘導体化ーガスクロマトグラフィー/質量分析法による定量

試料中の2-クロロフェノール，4-クロロフェノール，2,4-ジクロロフェノール，2,6-ジクロロフェノールおよび2,4,6-トリクロロフェノールを固相抽出し，トリメチルシリル誘導体化したのち，ガスクロマトグラフ/質量分析計で個別に分離して定量する方法である．フェノール類の濃度は，各フェノール類の濃度をフェノールに換算し，それらの濃度を合算して算定する．定量下限値（0.0005 mg/L）付近の精度は変動係数で20％程度を確保する.

3　細菌試験

1）一般細菌

水の一般細菌とは，標準寒天培地を用いて36 ± 1℃，24 ± 2時間培養した時に形成される細菌集落をいう.

一般細菌は，水道水の水質基準項目であり，水中の従属栄養性の細菌のうち，標準寒天培地により36 ± 1℃，24 ± 2時間の一定条件下で培養した時，集落（コロニー）を形成する好気性および通性嫌気性の細菌群を指すものであり，次に示す基準値が設定されている．したがって，ここで示す試験方法以外の培地や培養条件によって得られた集落計数値を一般細菌数とは呼ばない.

一般細菌は，「飲料水等の水質及び施設・設備に係る学校環境衛生基準」（巻末資料4，p.264）において，専用水道を除く水道水を水源とする飲料水と，専用水道に該当しない井戸水等を水源とする飲料水の原水の検査項目となっている．水道水質基準は，次のとおりである.

水道水質基準：
一般細菌　100個（コロニー）/mL以下

一般細菌は分類学的に特定の細菌あるいは特定のグループを示した名称ではない．また，水中のすべての生菌数を示すものでもない．試験する水の種類や状態，消毒処理の有無などにより，一般細菌として出現する細菌の種類や構成は異なる．また，同じ培地であっても，温度，時間を変えて培養すると発現してくる集落数は変わってくる．たとえば，36±1℃よりも低い温度で，24±2時間よりも長時間（2日以上）培養すると，一般細菌の数十倍から数千倍存在する従属栄養細菌が増殖して集落を形成し，大きな値を示すことがある．

一般細菌として検出される細菌の多くは，病原菌との直接の関連はない．環境水では，一般細菌は大腸菌に比べてはるかに多く存在し，その一部は大腸菌よりも塩素に対して強い抵抗性を持っているので，塩素消毒処理後の水中には一般細菌が大腸菌よりはるかに多く存在する．したがって，塩素抵抗性の強い病原微生物に対する塩素消毒の効果を確認するには，一般細菌試験のほうが大腸菌試験より有利である．飲料水や地下水などで一般細菌が多数検出される場合は，汚濁の程度が高く，塩素消毒不足やふん便などに汚染されていることを疑わせるものである．

| 培　地 | ① 標準寒天培地 |

| 試　薬 | ① 滅菌希釈水：ⅰ）またはⅱ）を高圧蒸気滅菌またはろ過滅菌する． |

ⅰ）生理食塩水：NaCl 8.5 gを精製水1000 mLに溶かす．

ⅱ）リン酸緩衝食塩水：KH₂PO₄ 34 gを精製水約500 mLに溶かし，これに1 mol/L NaOH溶液 約175 mLを加えてpH 7.2に調整したのち，さらに精製水を加えて全量1000 mLとする．本液1 mLに0.8% NaCl溶液を加えて全量800 mLとする．

試験操作

試料，各段階希釈試料液1.0 mL／滅菌シャーレ，2〜5枚
- ← 滅菌した標準寒天培地15〜20 mL（約50℃）よく混和したのち，冷却固化　転倒して36±1℃，24±2時間培養
- 試料1 mLまたは1 g中の集落数の算定（1平板に30〜300個の集落の平板を選択）

希釈試料液の調製：一般細菌が試料1 mL中に300個以上存在すると思われる場合は，あらかじめ滅菌希釈水を用いて10倍段階希釈を行う．

寒天平板の調製：試料または各段階希釈試料液の1.0 mLを滅菌シャーレ2〜5枚ずつに入れる．次いで，あらかじめ121℃で15分間高圧蒸気滅菌し，約50℃に保った標準寒天培地15〜20 mLを無菌的に注ぎ，シャーレのふたに付着しないように注意しながら，試料と培地をよく混和したのち，冷却固化させる．

培養：平板を上下転倒して36±1℃，24±2時間培養する．

集落数の算定：培養後ただちに発生した集落数を計数する．集落数の算定は，拡散集落がなく，1平板に30〜300個の集落が見られる平板を選んで行う．

菌数計算：得られた1平板当たりの集落数（平均値）と，試料採取量および希釈倍数から，試料1 mLまたは1 g中の菌数を算出する．

| 廃棄 | 集落数を計数したあとの寒天平板は，121℃で15分間高圧蒸気滅菌してから廃棄する． |

2）大腸菌

飲料水の大腸菌試験は，ふん便性の病原菌を含む汚染の指標として行われるものである．ふん便を介して水系感染する病原体として，細菌類には赤痢菌，コレラ菌，腸チフス菌，パラチフス菌などがある．ウイルスにはノロウイルス，ロタウイルスなどがあり，原虫にはクリプトスポリジウム，ジアルジア（ランブル鞭毛虫），トキソプラズマ，エキノコックス，赤痢アメーバなどがある．これらの病原体と大腸菌（Escherichia coli）は，人畜の腸管内に生息しやすい．したがって，水中に大腸菌が存在することは，その水が人畜のふん便などで汚染されていることを直接意味し，同時に消化器系病原菌により汚染されている可能性があることを示している．従来は，大腸菌群が飲料水などのふん便汚染指標菌として用いられ，水道法に基づく水質基準項目となっていた．しかし，大腸菌群については自然環境に由来するものがあり，大腸菌群の存在が必ずしも人畜のふん便による汚染を意味しない場合があること，また水中でも増殖することなど，ふん便汚染，ひいては消化器系病原菌の指標としての特異性に問題があることが指摘されていた．2003（平成15）年に水道

水質基準が改定され，大腸菌群に代わって大腸菌が水質基準項目となった．したがって，現在は大腸菌を検出するための試験のみが要求されており，必ずしも大腸菌群を検出する必要はない．

　大腸菌は，「飲料水等の水質及び施設・設備に係る学校環境衛生基準」（巻末資料4，p.260）において，専用水道を除く水道水を水源とする飲料水と，専用水道に該当しない井戸水等を水源とする飲料水の原水の検査項目となっている．水道水質基準は，次のとおりである．

水道水質基準：

大腸菌　検出されないこと（検水100 mL中）

　ここでいう大腸菌とは，大腸菌に特異的に存在するβ-D-グルクロニダーゼによって，4-メチルウンベリフェリル-β-D-グルクロニド（MUG）を加水分解して4-メチルウンベリフェロンを遊離し，波長366 nmの紫外線で青色の蛍光を発する反応を示す菌である．厳密には，本法を用いても分類学上の大腸菌を必要十分に検出できない．本法で陽性となるが大腸菌でないもの，大腸菌であるのに本法で陰性となるものが存在する．本法で陰性となる大腸菌の代表的なものに，腸管出血性大腸菌O157がある．しかし，O157だけが存在してそのほかの大腸菌が存在しないという状況は考えにくいことから，し尿汚染を示す衛生学的指標の検出方法としては問題ない．

　水質試験項目ごとの大腸菌と大腸菌群との関係を**表Ⅲ-1-9**に示す．

（1）特定酵素基質培地法

　本法は，大腸菌が特異的に有するβ-グルクロニダーゼを対象として，大腸菌を検出する．MUGを含有する培地に試料を加えて培養すると，β-グルクロニダーゼの活性によって加水分解されて4-メチルウンベリフェロンが遊離するので，波長366 nmの紫外線を照射してその青色蛍光を測定する．水道水質基準における大腸菌の検出はこの試験方法により行い，試料100 mLを試験して比色標準液よりも強い蛍光を発するものは陽性と判定される．したがって，水道水質基準適合判定においては大腸菌の定量試験は必要としない（**巻頭カラー頁iv 写真Ⅲ-9**）.

MUG（無色）　　β-グルクロニダーゼ H2O　　β-D-グルクロン酸　＋　4-メチルウンベリフェロン（青色蛍光）

　従来はβ-グルクロニダーゼ活性を検出するMMO-MUG培地のみであったが，平成15年の水道水質基準改正に伴って大腸菌群が共通して有するβ-ガラクトシダーゼ活性も同時に検出できるIPTG添加ONPG（o-ニトロフェニル-β-D-ガラクトピラノシド）-MUG培地，XGal（5-ブロモ-4-クロロ-3-インドリル-β-D-ガラクトピラノシド）-MUG培地，ピルビン酸添加X-Gal-MUG培地も使用されることとなった．飲料水の水質試験で大腸菌群を測定する必要はないが，大腸菌測定用の市販の培地には大腸菌群を検出するための基質も同時に添加されており，飲料水試験法ではそれら市販の培地を用いてもよいことになっている．β-ガラクトシダーゼはONPGまたはXGalを加水分解して，それぞれo-ニトロフェノール（黄色），5,5-ジブロモ-4,4-ジクロロインジゴ（青色〜青緑色）の呈色物質を生成することから，これを検出することで大腸菌群を検出することができる．大腸菌群については，公衆浴場の浴槽水や下水処理場の放流水において試験が要求されている（**表Ⅲ-1-9**）．なお培養後の特定酵素基質培地は，121℃で15分間高圧蒸気滅菌してから廃棄する．

ONPG（無色）　　β-ガラクトシダーゼ H2O　　ガラクトース　＋　o-ニトロフェノール（黄色）

X-Gal（無色）　　β-ガラクトシダーゼ H2O　　5-ブロモ-4-クロロ-3-インドリン　O2　5,5-ジブロモ-4,4-ジクロロインジゴ（青色〜青緑色）

表Ⅲ-1-9　大腸菌および大腸菌群に関する試験項目と水質基準

対象		試験項目	基準	試験方法 （かっこ内は定量法）	根拠となる法令
水道水		大腸菌	検出されないこと	特定酵素基質培地法 （定性のみ）	水質基準に関する省令
プール水					遊泳用プールの水質基準
公衆 浴場	原湯・上がり用湯 など	大腸菌群	1個/mL以下	デオキシコール酸 寒天培地法 （コロニーの数）	公衆浴場における水質基 準等に関する指針
	浴槽水				
下水処理場 放流水			処理場の規模により異なる		下水の水質の検定方法等 に関する省令
環境基準		大腸菌	類型別に異なる	特定酵素基質培地法 （コロニーの数）	水質汚濁に係る環境基準 について

B. 公共浴用水

　本法は多人数が入泳または入浴するプール水，水泳場水ならびに公衆浴場水の汚染度を試験することを目的とする．それぞれの試験対象の範囲を示すと次のとおりである．

　① **プール水**[1]：水泳プールはその水質管理の方式によって，入替え式，流入式および循環ろ過式に分類される．

　② **水泳場水**[2]：本試験は海水，河川水，湖沼水など自然水を利用する水泳場水を対象とする．

　③ **公衆浴場水**[3]：本試験は水道水や井戸水を原水として使用し，原則として温泉水または薬剤などを混入しない浴場水を対象とする．

📝 注釈

1) 学校における水泳プールの管理については「学校環境衛生基準」のなかで**表Ⅲ-1-10**のように示されている．

2) 自然水を利用する水泳場には，河川，湖沼，海などのほか，海水の混入する汽水湖などがある．

3) 公衆浴場の清潔保持に関し，「公衆浴場における水質基準等に関する指針」が出された（**表Ⅲ-1-11**）．循環ろ過装置の処理水は，出口における濁度が0.5以下が望ましいとされている．

　2022年4月に生活環境項目環境基準である大腸菌群数に係る環境基準の見直しが実施され，大腸菌群数が削除され，新たに大腸菌数が追加された．大腸菌および大腸菌群数に関する試験項目と水質基準の関係を示す（**表Ⅲ-1-9**）．

表Ⅲ-1-10　水泳プールに係る学校環境衛生基準

	検査項目	基　準
水質	遊離残留塩素	0.4 mg/L 以上であること．また，1.0 mg/L 以下であることが望ましい．
	pH 値	5.8 以上 8.6 以下であること．
	大腸菌	検出されないこと．
	一般細菌	1 mL 中 200 コロニー以下であること．
	有機物等(過マンガン酸カリウム消費量)	12 mg/L 以下であること．
	濁度	2 度以下であること．
	総トリハロメタン	0.2 mg/L 以下であることが望ましい．
	循環ろ過装置の処理水	循環ろ過装置の出口における濁度は，0.5 度以下であること．また，0.1 度以下であることが望ましい．
施設・設備の衛生状態	プール本体の衛生状況等	(ア) プール水は，定期的に全換水するとともに，清掃が行われていること． (イ) 水位調整槽または還水槽を設ける場合は，点検および清掃を定期的に行うこと．
	浄化設備およびその管理状況	(ア) 循環浄化式の場合は，ろ材の種類，ろ過装置の容量およびその運転時間が，プール容積および利用者数に比して十分であり，その管理が確実に行われていること． (イ) オゾン処理設備または紫外線処理設備を設ける場合は，その管理が確実に行われていること．
	消毒設備およびその管理状況	(ア) 塩素剤の種類は，次亜塩素酸ナトリウム液，次亜塩素酸カルシウムまたは塩素化イソシアヌル酸のいずれかであること． (イ) 塩素剤の注入が連続注入式である場合は，その管理が確実に行われていること．
	屋内プール 　ア．空気中の二酸化炭素 　イ．空気中の塩素ガス 　ウ．水平面照度	1500 ppm 以下が望ましい． 0.5 ppm 以下が望ましい． 200 lx 以上が望ましい．

(備考) 検査項目「プール本体の衛生状況等」については，浄化設備がない場合には，汚染を防止するため，1 週間に 1 回以上換水し，換水時に清掃が行われていること．この場合，腰洗い漕を設置することが望ましい．
　また，プール水等を排水する際には，事前に残留塩素を低濃度にし，その確認を行う等，適切な処理が行われていること．

表Ⅲ-1-11　公衆浴場における水質基準

	項目	基準
原湯，原水，上がり用湯および上がり用水	色度	5 度以下であること．
	濁度	2 度以下であること．
	水素イオン濃度	pH 値は，5.8 以上 8.6 以下であること．
	有機物 [全有機炭素（TOC）] 量，または過マンガン酸カリウム消費量	3 mg/L 以下，または 10 mg/L 以下であること．
	大腸菌	検出されないこと．
	レジオネラ属菌	検出されないこと（10 cfu/100 mL）
浴槽水	濁度	5 度以下であること．
	有機物 [全有機炭素（TOC）] 量，または過マンガン酸カリウム消費量	8 mg/L 以下，または 25 mg/L 以下であること．
	大腸菌群（グラム陰性の無芽胞性の桿菌であって，乳糖を分解して，酸とガスを形成するすべての好気性又は通性嫌気性の菌をいう）	1 個/mL 以下であること．
	レジオネラ属菌	検出されないこと（10 cfu/100 mL）

1　試料の採取

1）採取場所

　① プール水：プール水の試験は原水およびプール水について行うものとする．原水の試料はできるだけ注水口で採取する．長方形のプールでは，プール水の試料は対角線上，ほぼ等間隔の3カ所以上で，水面下20 cm および循環ろ過装置の取水口付近から採取する．

　② 公衆浴場水：試料の採取は，浴槽ごとに少なくとも1カ所，浴槽の中央で湯の中層から採取する．

2）採取方法

　理化学的試験用として約2 L の共栓瓶に直接採水することを原則とする．

　細菌試験に用いる試料のうちでプール水や公衆浴場水など塩素滅菌されている試料については，あらかじめ採水瓶に $Na_2S_2O_3$ 粉末 0.02〜0.05 g を入れて高圧蒸気滅菌したものを用いる．

3）試料の処理

細菌試験は試料を冷蔵運搬し，採水後6時間以内に試験を行うものとする．なお他の試験項目についても，6時間以内に測定することを原則とする．

2 理化学的試験

「A．飲料水」および「C．下水・汚水」の各項目に準じて測定する．

C．下水・汚水

1 環境調査

試験を実施するに当たっては，目的を明確にすることが重要である．目的によって試料の量，試験項目，サンプリング方法，環境調査の項目などが異なるので，目的を明確にした後に，これに沿うように環境調査を綿密に実施する．なお，試験を実施するに当たっては次の事項を調査記録する．

① 排出源
② 水量
③ 下水，汚水の流入経路
④ 主な汚染物質
⑤ 底質の概況
⑥ 汚水生物の発生状況
⑦ 放流先の水域状況と水域類型
⑧ 公害問題発生歴とその概況
⑨ 既往の水質試験成績
⑩ その他必要な事項

2 試料の採取

下水，汚水の状況によって採水地点と採水時刻の選定を行う．流入下水，終末処理場排水，し尿処理施設排水および側溝水のように人工流路によって流下している場合には採水しやすい地点を選ぶ．溜り水や埋立地などの土壌浸出水のように一定の水面をもって貯留されている場合には，流入水路と排出水路，その他の汚染源の存否を配慮して，次の採水地点を選ぶ．

① 流入水あるいは汚染源の影響を直接受ける地点
② 均一に混合している地点
③ 他の水域に排水されている地点

各採水地点において，下水処理水は原則として水深の中層部で採取する．河川水はその水面から水深の約20％の部位（上層）で採取する．ただし，水深が3 m以上の場合には，さらに水深の半分程度の部位（中層）からも採水する．表層，管口からの試料はそのまま採水する．その他試験目的に合致する必要条件を満足させる場所で採取する．流入下水や終末処理場排水のように，1日の水質に変化のある場合には，水量や状況に応じて1時間間隔で採水するのが望ましいが，試験のための人員，設備などによって，これを実施することが難しい時，および溜り水や埋立地などの土壌浸出水のように，水質変動の少ない時には，採水時刻と回数を適宜選定してもよい．経時測定によって平均値を求める場合には，同一地点で採取した個々の試料を0～5℃の暗所に保存し，混合試料としてもよい．この際には混合までの保存による成分変化に留意する．試料採取時の流量に変動がある場合には，流量比に応じて混合する．試験成績の記録に当たっては，採水条件および保存条件を明記する．採水後に水質が大きく変化することが少なくないので，項目によっては，現場で実施することが必要である．

- **現場で行うべき試験項目**：温度（気温，水温），透視度，pH，DO，残留塩素，塩素要求量
- **なるべく速やかに行うべき試験項目**：色相，色度，アルカリ度，酸度，蒸発残留物，浮遊物質，窒素化合物，BOD，COD，硫化物，一般細菌数，大腸菌

1）理化学的試験用試料

① 一般理化学的試験用に供する試料の採取は，表層，管口からの試料はバケツ，試料容器で直接採取するか，長柄のひしゃくを用いる．上層，中層からの採水にはハイロート（Heyroth）採水器，簡易中層採水器を用いる．深度の深い層からの採水には北原式絶縁採水器，エクマン（Ekman）式転倒採水器を用いる．試料容器の材質は，無色の硬質ガラスまたは硬質ポリエチレンを用い密栓する．栓にはゴムや

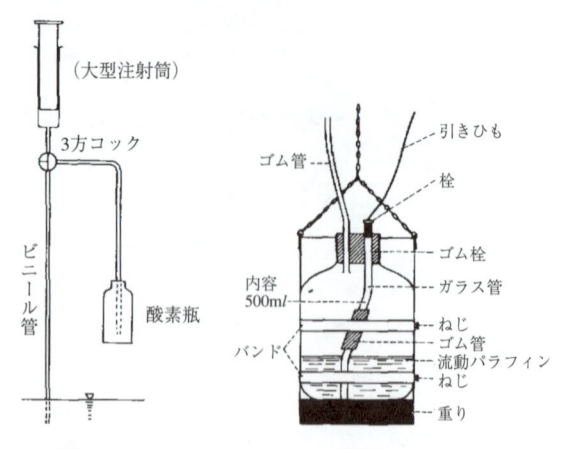

図Ⅲ-1-17
上層からの溶存酸素測定用試料の採取用装置

図Ⅲ-1-18
中層からの溶存酸素測定用試料の採取用装置

コルクを使用してはならない．試料容器はあらかじめ十分に清浄したものを用い，採水栓は採取する水で5回洗ってから使用する．

② 溶存酸素測定用の試料を採取する装置を例示すると，**図Ⅲ-1-17**のようなものは上層からの採取に，**図Ⅲ-1-18**のようなものは中層からの採取に用いられる．溶存酸素用の試料を採取した時は，水温を測定する．現場でただちに溶存酸素の測定を行わない時にはDO測定瓶にただちに溶存酸素測定用の$MnSO_4$溶液とアルカリ性KI溶液を1 mLずつ加えて酸素を固定したのちにウインクラー法で測定する．

③ BOD，CODおよび硫化物測定用の試料は0〜10℃の冷暗所に保存し，試料採取後9時間以内に試験に供することを原則とする．

④ 窒素化合物測定用試料は，HClまたはNaOH溶液を用いてpHを5〜8に調整して0〜5℃の冷暗所に保存し，24時間以内に試験する．

⑤ 上記以外の項目の試験に供する試料は採取後12時間以内ならば冷暗所におき，12時間以上に及ぶ時には試料1 L当たりクロロホルムを5〜6 mLの割合で混合し，0〜10℃の冷暗所に貯える．

2）細菌試験用試料

① 試料の採取は理化学的試験用試料と同一の場所で行う．ただし終末処理場排水のように，塩素消毒施設がある場合には消毒後に採水する．この場合も，消毒前の状態を知る目的で試験を行う時は，目的に適合した場所で採水する．

② 試料採取には清浄な滅菌採水瓶を用いる．残留

塩素を含む水を採取する時は，あらかじめ採水器容積100 mL当たり$Na_2S_2O_3$粉末0.02〜0.05 gを入れて高圧蒸気滅菌した採水瓶を用いる．水面下から採取する時には，滅菌したハイロート採水器を用いる．

③ 試料はただちに保冷材の入ったクーラーボックスに収めて，10℃以下に保冷した状態で速やかに試験室に運搬する．ただちに試験できない場合は冷蔵庫（4℃）に保存し，できるだけ速やかに試験する．やむを得ない場合にも9時間以内に試験に供する．これ以上経過した場合はその旨報告書に明記する．

3　理化学的試験

1）温　度

下水，汚水の水温は，溶存物質，特に溶存酸素量を支配するので水質判定上重要な因子となる．また水温の分布を確かめることによって，異質な水の混入を推定したり，水の動きを知る手段ともなる．水温は気温の影響を受けるので測定時間による変動が大きい．

| 器　具 | ① 棒状水銀温度計：0.5℃目盛り
② ペッテンコーヘル（Pettenkofer）水温計 |

③ エクマン（Ekman）転倒式水温計

| 試験操作 | ① 気温は棒状水銀温度計を用い，採水現場で日光の直射を避けて測定する． |

② 水温はペッテンコーヘル水温計を用いて測定する．
③ 任意の深さの水温は，中層採水器中に装置した温度計またはエクマン転倒式水温計，サーミスター温度計などを用いて測定する（A-②-1），p.109参照）．

2）透視度

透視度は汚水の澄明の程度を示すものであり，飲料水試験の濁度に相当するもので，下水などの着色しているものについてカオリン濁度で測定しにくいため，透視度の測定が一般に行われている．透視度の単位は度（またはcm）である．また，透視度は下水，汚水でSS，BOD，CODなどと相関を示すことが多いので，その測定によく利用される．本法は操作が極めて簡単で，個人差が少ない．

| 器　具 | ① 透視度計（**図Ⅲ-1-19**）：図に示すような下口付き平底ガラス円筒（底部から |

上方の5 cm間は1 mmごとに，さらに上方の間は

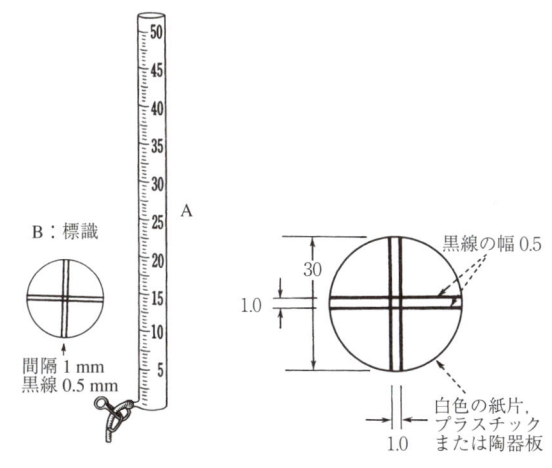

図Ⅲ-1-19　透視度計　図Ⅲ-1-20　標識板（単位mm）

0.5 cmごとの目盛り線を刻度したもの）および内面を黒色に塗装した支持枠を持つ支持台よりなるもの.
　② 標識板（**図Ⅲ-1-20**）：図に示すように白板上に幅0.5 mmの黒線2本を1 mmの間隔で平行に描いたもので，観測用標識として透視度計の底部に敷く. 巻頭カラー頁vii, **写真Ⅲ-10**参照.

> 試験操作　① 試料を透視度計に満たし[1]，照度が1000 ± 500 lx の明るさの場所で[2]，上方から管口に眼を接して底部の標識を観測する.
> 　② 液面の動揺を避けながら，流出口から試料を流し出し，標識の相接する2本の黒線の間隔を認識し得たときの試料水層の高さ（cm）を透視度〔度（またはcm）〕とする.

📎注釈

1) 採水にバケツなどを用いた場合は透視度計に移す前に懸濁物質が沈降する心配があり，よく混合して透視度計に入れる. また，懸濁物質が多い場合は透視度計中でもこれが沈降し，正しい結果が得られないことがあるためすばやく測定を行う.
2) 明るさは測定値に多少影響する. ここに示した明るさは，晴天の日中直射日光のない窓ぎわの明るさに相当する.

3）色　相

　水の色は，溶解性物質またはコロイド性物質によるものと懸濁物質によるものがある. 遠心あるいはろ過によって懸濁物質を除去したのちの水の色を「真の色」，懸濁物質が存在する状態での色を「見かけの

色」という.

> ● 色相とは色を特徴づける三属性の一つで，5色を基本とした10種の色相名，黄（Y），緑（G），青（B），紫（P），赤（R），黄赤（YR），黄緑（YG），青緑（BG），青紫（BP）および赤紫（RP）で表す. また，色相を全く含まない色を無彩色（N）といい，白，明るい灰色，灰色，暗い灰色，黒の5種類で示す. これらを示したJISの色標と比較して試料水の色相を定める.
> ● この色相のほかに，色の明るさの程度（明度）と色の強弱の度合い（彩度）を組み合わせたものが色名である.

　本法は目視法によるものであるが，可視部吸収測定によって色相を示す方法もある.

> 試験操作　① 試料50 mLを比色管にとり，白紙上で上方から透視して，その色相を検する.

4）臭　気

　下水，汚水には通常，臭気を伴う場合が極めて多く，その種類により土臭，草臭，塩素臭，カビ臭，泥炭臭，硫化水素臭，水藻臭，魚臭，し尿臭などの言葉をもって表し，その程度によって強，中，弱，微弱に区別する. 臭気は一般に冷時臭を試験し，必要な場合は温時臭を試験する.

> 試験操作　① **冷時臭**：試料約100 mL を 300 mLの共栓三角フラスコにとり，密栓して室温で激しく振りまぜ，開栓と同時に臭気の有無を試験して，その種類を判定する.
> 　② **温時臭**：試料約100 mL を 300 mLの共栓三角フラスコにとり，軽く栓をして，40～50℃に温めたのち，開栓と同時に臭気の有無を試験して，その種類を判定する.

5）pH

　pHは下水，汚水の水質を評価するうえで重要な指標である. 公共下水道または流域下水道に排出する下水については下水道法でその水質が規制されており，流入下水のpHは5を超え9未満とされている. この値からはずれる場合には著しく下水道の機能が妨げられたり，施設を損傷するおそれがあるので，下水道への排出は許可されない. 下水以外の公共用水

域（河川，湖沼，港湾，沿岸海域，公共溝渠，灌漑用水路など）に排出される下水については水質汚濁防止法によって排出水の水質が規制されており，海域に排出されるものはpH 5.0〜9.0，それ以外の公共用水域に排出されるものはpH 5.8〜8.6とされている．

> **試験操作**　試料適量をビーカーにとり，ガラス電極pH計を用いて測定する．

6）蒸発残留物，強熱残分および強熱減量

蒸発残留物とは，試料を蒸発乾固したとき残留する物質をいう．濁っている試料をそのまま蒸発させれば，浮遊物質と溶解性物質との総和となり，澄明な試料を蒸発させれば，溶解性物質のみの量となる．蒸発残留物を強熱灰化した場合に残留する物質を強熱残分といい，強熱によって減失した量を強熱減量という．

(1) 蒸発残留物

> **器具**　蒸発皿：100 mLの白金皿，磁製皿または石英皿

> **試験操作**　① 試料50 mLを重量既知の約100 mLの白金皿，磁製皿または石英皿にとり，水浴上で蒸発乾固する．

② 次にこれを乾燥器中で105℃，2〜3時間乾燥し，デシケーター中で放冷したのち秤量する．

③ 蒸発皿の前後の重量差 a（mg）を求め，次式によって蒸発残留物の量を求める．

$$蒸発残留物（mg/L）= a \times \frac{1000}{試料（mL）}$$

(2) 強熱残分および強熱減量

> **試験操作**　① 上記蒸発残留物の蒸発皿を残留物とともに熱灼したのち，放冷し，これを数滴の25%（NH$_4$）$_2$CO$_3$液でしめらせ，再び水浴上で乾燥したのち，徐々に加熱し，蒸発皿の底が微紅色になったところで加熱をやめ，これをデシケーター中に放冷して秤量する．

② この重量と蒸発皿との差 b（mg）を求め，次式によって強熱残分の量を求める．

$$強熱残分（mg/L）= b \times \frac{1000}{試料（mL）}$$

③ 蒸発残留物の量から，強熱残分の量を減じた差

を強熱減量とする．

7）浮遊物質および溶解性蒸発残留物

浮遊物質（suspended solid；SS）とは，試料中に浮遊する有機性，無機性の種々の複雑な成分である．溶解性蒸発残留物とは，下水に溶解している無機性，有機性物質であって，蒸発残留物から浮遊物質の量を減じた差をその量とする．

水に含有される物質を分類すると**表Ⅲ-1-11**のようになる．溶解性蒸発残留物は溶解性物質の不揮発性成分（溶解性物質−不揮発性成分）に当たる．なおその他の成分と測定項目との関連を**表Ⅲ-1-12**に示す．

(1) ガラス繊維ろ紙

> **試験操作**　① 試料の一定量をとり，あらかじめ秤量したガラス繊維ろ紙をろ過器に取り付けて吸引ろ過し，ろ紙を時計皿に移し，時計皿ごと105℃でほとんど恒量を得るまで乾燥し，デシケーター中に放冷したのちろ紙を秤量する．

② ろ過前後のろ紙の重量との差 a（mg）を求め，次式によって浮遊物質の量を算定する．

$$浮遊物質（mg/L）= a \times \frac{1000}{試料（mL）}$$

表Ⅲ-1-12　水に含有される物質

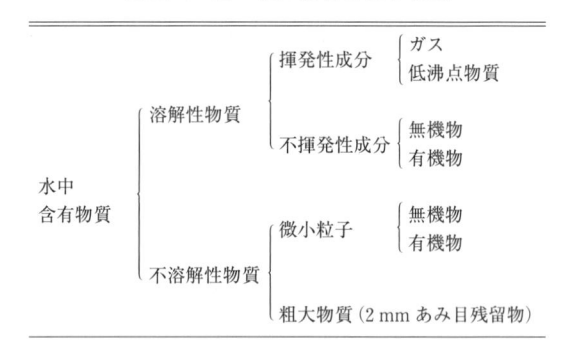

水中含有物質	溶解性物質	揮発性成分	ガス / 低沸点物質
		不揮発性成分	無機物 / 有機物
	不溶解性物質	微小粒子	無機物 / 有機物
		粗大物質（2 mm あみ目残留物）	

表Ⅲ-1-13　測定項目と成分との関係

蒸発残留物	不溶解性物質−微小物質 / 溶解性物質−不揮発性成分
強熱残分	不溶解性物質−微小物質−無機物 / 溶解性物質−不揮発性物質−無機物
浮遊物質	不溶解性物質−微小物質
溶解性蒸発残留物	溶解性物質−不揮発性成分

(2) ろ紙法

試験操作 ① 試料50.0 mLをとり，定量ろ紙を用いてろ過し，ろ液をニッケル皿または白磁皿に入れ，水浴上で蒸発乾固し，さらに105℃で恒量を得るまで乾燥して溶解性蒸発残留物の量 a（mg）を算出する．

② 別に測定した蒸発残留物の量（mg/L）から，溶解性蒸発残留物の量を減じて，その差を浮遊物質の量（mg/L）とする．

浮遊物質（mg/L）
$$= 蒸発残留物質（mg/L）- a \times \frac{1000}{試料（mL）}$$

8）溶存酸素

溶存酸素（dissolved oxygen；DO）は水の汚染によって消費される．酸素を消費する物質は主として有機質で，そのほか無機の還元性物質によっても消費される．したがってDOの多少は，試料の汚染状態の一端を示すものということができる．しかし，汚染を受けて間もない水は，ただちにそのDO量に変化はないが，それ以後は，図Ⅲ-1-21に示すように大気からの酸素供給と汚染物質の酸素消費とのバランスによって左右される．また，DOの存在は汚染物質の浄化にとって重要である．したがって，DOの測定は汚水の試験にとって重要項目であるほか，汚水が流入する河川，湖沼などの水質試験の項目としてBODとともに重要である．

現在，わが国の環境基本法に基づく水質汚濁に係る生活環境基準では，DOの基準値が定められている（巻末資料6，p.267〜269参照）．

水中の酸素の溶解度に関係する因子として，気温，気圧，溶存塩類がある．溶液中に溶解する気体の量

は，純水中の場合が最大で，塩類濃度が高いほど少ない．また同じ濃度でも溶液溶質の種類によって気体の溶解度が相違する．すなわち海水および硬水では，酸素の溶解度はかなり小さくなっている．

溶存酸素量は，酸素の溶存量をmg/Lで表すほかに，酸素飽和百分率で示すことのほうが有意義なことがある．酸素飽和百分率とは，水中の溶存酸素量の同温，同圧下における純水中の飽和溶存酸素量に対する百分率をいう．純水中の溶存酸素量は，衛生試験法・注解2020からはJISK0102（2016）に採用されているBensonらの圧力を考慮したDO濃度を計算した表（表Ⅲ-1-14）が採用されている．検水中の溶存酸素量を a mg/Lとし，溶存酸素の測定時と同一の水温および気圧下における純水中の飽和溶存酸素量（表Ⅲ-1-14）を b mg/Lとすれば，酸素飽和百分率は次式によって算出できる．

$$酸素飽和百分率（\%）= \frac{a}{b} \times 100$$

一般に魚介類の生存を危険に陥れない程度の酸素飽和百分率は30〜50％ぐらいである．

試料の採取 ① 試料は空気や気泡と接触しないような方法で採取する．

② 試料採取瓶中の空気と接触した試料を使用してはならない．

③ 空気中の酸素が水に溶解する割合は，水の酸素不飽和度に比例するので，汚染された水ほど上記の注意が必要である．

(1) ウインクラー法

測定原理：

試料に $MnSO_4$ とアルカリ性KI溶液を加えると，$Mn(OH)_2$ の沈殿を生じ，これに急速にDOが作用して亜マンガン酸 H_2MnO_3 の褐色沈殿をつくる．

$$Mn(OH)_2 + O \longrightarrow H_2MnO_3（亜マンガン酸）$$

次に H_2SO_4 を加えれば，

$$H_2MnO_3 + 2KI + 2H_2SO_4$$
$$\longrightarrow MnSO_4 + K_2SO_4 + 3H_2O + I_2$$

すなわちDOと当量の I_2 を遊離するので，これを $Na_2S_2O_3$ 溶液で滴定する．巻頭カラー頁vii，写真Ⅲ-11①②③参照．

この方法は NO_2 の妨害を受けない．NaN_3 を加えて NO_2^- の妨害を防ぐ方法で，$NO_2 - N$ 0.1 mg/L以

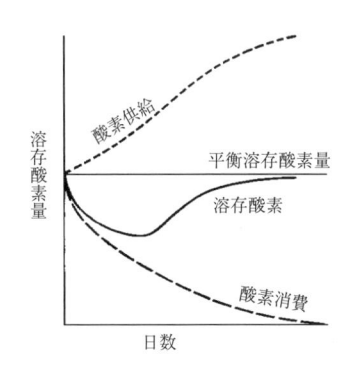

図Ⅲ-1-21　溶存酸素の減衰曲線（sag curve）

表Ⅲ-1-14　水中の飽和溶存酸素量表[*1]

水温 (℃)	飽和溶存酸素量（mg/L）								
	塩濃度[*2]（実用塩分，g/kg）								
	0	5	10	15	20	25	30	35	40
0	14.62	14.12	13.64	13.17	12.71	12.28	11.85	11.45	11.05
1	14.22	13.73	13.27	12.82	12.38	11.96	11.55	11.15	10.77
2	13.83	13.36	12.91	12.48	12.06	11.65	11.26	10.88	10.51
3	13.46	13.01	12.58	12.16	11.75	11.36	10.98	10.61	10.25
4	13.11	12.67	12.26	11.85	11.46	11.08	10.71	10.35	10.01
5	12.77	12.35	11.95	11.55	11.18	10.81	10.45	10.11	9.77
6	12.45	12.04	11.65	11.27	10.91	10.55	10.21	9.87	9.55
7	12.14	11.75	11.37	11.00	10.65	10.30	9.97	9.65	9.34
8	11.84	11.47	11.10	10.74	10.40	10.07	9.74	9.43	9.13
9	11.56	11.19	10.84	10.50	10.16	9.84	9.53	9.22	8.93
10	11.29	10.93	10.59	10.26	9.93	9.62	9.32	9.02	8.74
11	11.03	10.68	10.35	10.03	9.72	9.41	9.12	8.83	8.56
12	10.78	10.44	10.12	9.81	9.51	9.21	8.93	8.65	8.38
13	10.54	10.21	9.90	9.60	9.30	9.02	8.74	8.47	8.21
14	10.31	9.99	9.69	9.39	9.11	8.83	8.56	8.30	8.05
15	10.08	9.78	9.46	9.20	8.92	8.65	8.39	8.14	7.89
16	9.87	9.58	9.29	9.01	8.74	8.48	8.22	7.98	7.74
17	9.67	9.38	9.10	8.83	8.57	8.31	8.06	7.82	7.59
18	9.47	9.19	8.92	8.65	8.40	8.15	7.91	7.68	7.45
19	9.28	9.01	8.74	8.49	8.24	8.00	7.76	7.53	7.31
20	9.09	8.83	8.57	8.32	8.08	7.85	7.62	7.40	7.18
21	8.91	8.66	8.41	8.17	7.93	7.70	7.48	7.26	7.05
22	8.74	8.49	8.25	8.01	7.79	7.56	7.34	7.13	6.93
23	8.58	8.33	8.10	7.87	7.64	7.43	7.21	7.01	6.81
24	8.42	8.18	7.95	7.73	7.51	7.30	7.09	6.89	6.69
25	8.26	8.03	7.81	7.59	7.38	7.17	6.97	6.77	6.58
26	8.11	7.89	7.67	7.46	7.25	7.05	6.85	6.66	6.47
27	7.97	7.75	7.53	7.33	7.12	6.93	6.73	6.55	6.37
28	7.83	7.61	7.40	7.20	7.00	6.81	6.62	6.44	6.26
29	7.69	7.48	7.28	7.08	6.89	6.70	6.52	6.34	6.16
30	7.56	7.35	7.16	6.96	6.77	6.59	6.41	6.24	6.07
31	7.43	7.23	7.04	6.85	6.66	6.48	6.31	6.14	5.97
32	7.31	7.11	6.92	6.74	6.56	6.38	6.21	6.04	5.88
33	7.18	6.99	6.81	6.63	6.45	6.28	6.11	5.95	5.79
34	7.07	6.88	6.70	6.52	6.35	6.18	6.02	5.86	5.70
35	6.95	6.77	6.59	6.42	6.25	6.08	5.92	5.77	5.62
36	6.84	6.66	6.49	6.32	6.15	5.99	5.83	5.68	5.53
37	6.73	6.55	6.38	6.22	6.06	5.90	5.75	5.60	5.45
38	6.62	6.45	6.28	6.12	5.96	5.81	5.66	5.51	5.37
39	6.51	6.35	6.19	6.03	5.78	5.72	5.58	5.43	5.29
40	6.41	6.25	6.09	5.94	5.78	5.64	5.49	5.35	5.22

*1 1013 hPa の場合
*2 塩濃度は，電気伝導度から求められる値である．1気圧，15℃ において，1 kg 中に KCl を 32.435 g 含む溶液と同じ電気伝導度を示す海水の塩分を 35 として定義している．

上のときにも用いることができるので，一般の排水，河川水，海水などに利用することができる．

【試薬】①MnSO₄溶液：MnSO₄・4H₂O 480 g（または MnSO₄・2H₂O 400 g）を精製水に溶かしてろ過し，精製水で全量を 1000 mL とする（20℃での比重 1.27）．

②アルカリ性 KI・NaN₃溶液：KOH 700 g（または NaOH 500 g）および KI 150 g を精製水に溶かして全量を 1000 mL とする．これに NaN₃ 10 g を精製水 40 mL に溶かした液を加える．

③0.025 mol/L Na₂S₂O₃溶液：本液は 0.1 mol/L Na₂S₂O₃溶液の貯蔵液から，数週間ごとに新しく調

製し，ファクター f を標定しなければならない．

$$0.025 \text{ mol/L Na}_2\text{S}_2\text{O}_3 \text{ 溶液 1 mL} = 0.2 \text{ mg O}_2$$

④ KF溶液：KF・2H$_2$O 40 g を精製水に溶かして 100 mL とする．

⑤ KMnO$_4$溶液：KMnO$_4$ 6.3 g を精製水に溶かして 1000 mL とする．

⑥ シュウ酸溶液：シュウ酸 (COOH)$_2$・2H$_2$O 14 g を精製水に溶かして 1000 mL とする．

⑦ アルカリ性NaClO溶液：2 mol/L NaOH に Cl$_2$ を通じ，その溶液 1 mL がヨウ素法により，0.1 mol/L Na$_2$S$_2$O$_3$溶液約 20 mL に対応するようになるまで通ずる．この溶液は密栓して保存する[1]．

⑧ アルカリ性KI溶液：KI 17 g（または NaI 15 g）を精製水に溶かして 100 mL とし，これに 1 mol/L NaOH 1 mL を加えて保存する．

⑨ Na$_2$SO$_3$溶液：Na$_2$SO$_3$ 6.3 g を精製水 1000 mL に溶かす．用時調製

器 具 ｜ 定量には，栓を施したときの内容量（100 〜300 mL）が正確にわかるすり合わせの良い共栓瓶を用いる（BOD試験での溶存酸素の測定にはふ卵瓶を用いる．巻頭カラー頁vii，**写真Ⅲ-12** 参照）．

試料の前処理 ｜ ① 鉄（Ⅱ）塩を含む試料については，測定瓶中の試料に，40% KF 溶液 2 mL を加え，これに正確に H$_2$SO$_4$ 0.7 mL を加え，次いで KMnO$_4$ 溶液をよく振り動かしながら紫紅色を呈するまで加える（通常 1 mL 前後）[2]．次に常温で約5分間放置したのち，シュウ酸溶液を過量にならないように滴加して脱色させる[3]．鉄（Ⅱ）塩が 1 mg/L 以上存在するときは，暗所において操作しなければならない．十分に脱色してから，試験操作に従って操作する．

② 亜硫酸塩，チオ硫酸塩，多チオン酸塩，遊離塩素，次亜塩素酸などを含む試料については，測定瓶中の試料に，アルカリ性NaClO溶液を過剰にならない程度に十分に加える（亜硫酸パルプ排水により汚染されている河川水であれば，試しに 0.2 mL を加えてみる）[4]．これをすばやく数回転倒し，試料と試薬とをよく混和し（混和時間は 20 秒以内），10% H$_2$SO$_4$ 1 mL およびアルカリ性KI溶液 1 mL を加えて I$_2$ を遊離させる．

③ 次いで Na$_2$SO$_3$ 溶液により I$_2$ を中和したのち（指示薬デンプン試液 2 mL），試験操作に従って操作する．

④ なお Na$_2$SO$_3$ 溶液で中和する際，消費する量が 3 mL 以上になってはならないが，0.1 mL 程度ではアルカリ性NaClO溶液の加え方が不十分である．

試験操作

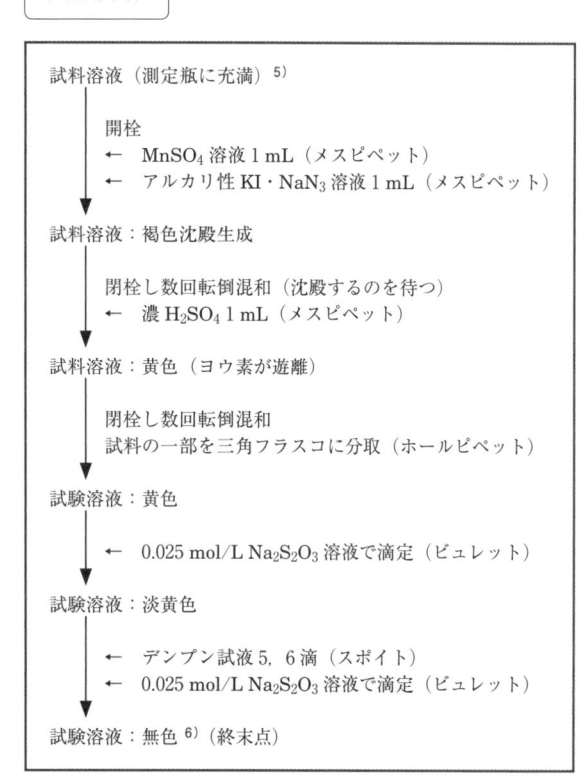

試料溶液（測定瓶に充満）[5]

　開栓
　　← MnSO$_4$ 溶液 1 mL（メスピペット）
　　← アルカリ性KI・NaN$_3$溶液 1 mL（メスピペット）

試料溶液：褐色沈殿生成

　閉栓し数回転倒混和（沈殿するのを待つ）
　　← 濃 H$_2$SO$_4$ 1 mL（メスピペット）

試料溶液：黄色（ヨウ素が遊離）

　閉栓し数回転倒混和
　試料の一部を三角フラスコに分取（ホールピペット）

試験溶液：黄色

　　← 0.025 mol/L Na$_2$S$_2$O$_3$ 溶液で滴定（ビュレット）

試験溶液：淡黄色

　　← デンプン試液 5，6滴（スポイト）
　　← 0.025 mol/L Na$_2$S$_2$O$_3$ 溶液で滴定（ビュレット）

試験溶液：無色 [6]（終末点）

① 測定瓶に充満させた試料に，MnSO$_4$溶液 1 mL およびアルカリ性KI・NaN$_3$溶液 1 mL[7] を加え，栓をしたのち，数回転倒して沈殿を試料に十分接触させる[8]．

② 次に H$_2$SO$_4$ 1 mL を加えてただちに栓をして振り動かし，液を酸性に変えて I$_2$ を遊離させる[9]．

③ 試料中に有機物が多い場合には，アルカリ性において直接溶存酸素を消費するが，このような試料について試験を行う場合には，前記の操作をできるだけ短時間（1分間以内）に，しかも測定瓶の転倒および動揺を十分に行えば，誤差はほとんどない．しかし，海水の場合はアルカリ性における沈殿と試料との接触時間は，10分間を必要とする．

④ I$_2$ が完全に遊離したならば，測定瓶から適量の試料をフラスコに分取し[10]，0.025 mol/L Na$_2$S$_2$O$_3$溶液で滴定する（指示薬：デンプン試液）．

⑤ 試料中に，鉄（Ⅲ）塩あるいは酢酸のような有機物が存在しないときは，H$_2$SO$_4$ を加えたのち密栓し，遮光しておけば，滴定を数日後に行ってもよい．

⑥ 鉄（Ⅲ）イオンを 100 mg/L 含んでいても，あら

かじめ KF 溶液 2 mL を加えておけば,滴定を 1 時間後に行ってもよい[11].

⑦ H_2SO_4 のかわりに H_3PO_4 4 mL を加えて酸性にすれば,数日間滴定を遅らすことができる.

$$溶存酸素（mg/L）= 0.2 \times a \times f \times \frac{V_1}{V_2} \times \frac{1000}{V_1 - 2}$$

a：滴定に要した 0.025 mol/L $Na_2S_2O_3$ 溶液の量（mL）

V_2：滴定に用いた試料の量（mL）

V_1：測定瓶の容量（mL）

f：滴定に用いた 0.025 mol/L $Na_2S_2O_3$ 溶液のファクター

0.2：0.025 mol/L $Na_2S_2O_3$ 溶液 1 mL の酸素相当量（mg）

【実験操作 Q&A】

　Q13　DO の測定法は「ウインクラー法」という名称で良いのでしょうか.国立環境研究所（https://www.nies.go.jp/）や工業規格では「よう素滴定法」と表記してあります.

　A　一般的には,「ウインクラー法」という名称で呼ばれています.ただし,日本産業規格 JIS K0102 32 に定める方法に準拠していれば,正確には「よう素滴定法」となります.また,この方法はウインクラー–アジ化ナトリウム変法（日本産業規格 JIS K0101 24）とも呼ばれていました.

　Q14　溶存酸素（DO）と生物化学的酸素要求量（BOD）の測定では,同じ測定瓶を使用してもよいのでしょうか?

　A　測定瓶にはふ卵瓶や酸素瓶など多くの種類があります（巻頭カラー頁vii参照）.また,ガラス製またはゴム製のカラーの付いたものや付いていないものもあります.DO の測定には,いずれの測定瓶を使用しても差し支えありません.しかし,BOD の測定には,20℃で 5 日間静置している間,カラーの部分に水を張ることにより水封し,空気の流入を防止しなければなりませんので,カラー付きの測定瓶を使用してください.なお,測定瓶ごと水没させる場合には,カラー付きでない測定瓶も使用できます.

　Q15　硫酸マンガン溶液とアルカリ性ヨウ化カリウム・アジ化ナトリウム溶液を加える際に,なるべく試料の中央に加える必要があるのはなぜですか?

　A　測定瓶内の溶存酸素とできるだけ均一に反応させるとともに,試薬を加えて栓をした際に,加えた試薬や反応物があふれ出ないようにするためです.

　Q16　栓をした際に,測定瓶から試料や試験溶液があふれても,正確に測定できるのでしょうか?

　A　溶存酸素を算出する式を確認してみると（$V_1 - 2$）と 2 mL の試料があふれたものとして計算されています.（V_1：測定瓶の容量）

　Q17　濡れた測定瓶を素手で持っても大丈夫ですか?　また,キムタオルで拭いて実験を続けてもよいでしょうか?

　A　カラー付きの測定瓶を使用する場合,カラーの部分にあふれますので,手に付くことはほとんどありません.しかし,あふれた液を捨てるときには,手に付かないように注意してください.一方,カラー付きでない測定瓶を使用する場合,強塩基や強酸性の試薬を添加していますので,素手で持つことのないように注意し,あふれた液を流すために測定瓶全体を水道水で流しましょう.なお,硫酸添加後のあふれた液をキムタオルで拭くと,黒く溶けてしまうことがあります.

　Q18　硫酸マンガン溶液およびアルカリ性ヨウ化カリウム・アジ化ナトリウム溶液を加えて生成した沈殿が,転倒混和後に上澄みと沈殿が十分に分離していない状態で濃硫酸を加えてもよいのでしょうか?

　A　褐色沈殿は,溶存酸素が固定されている亜マンガン酸です.上澄みと沈殿が十分に分離しないまま濃硫酸を入れてしまうと,遊離したヨウ素が昇華して失われてしまう可能性があります.したがって,十分に沈殿してから濃硫酸を入れましょう.

　Q19　濃硫酸を加えて転倒混和した際に,溶解しきらない黒色の浮遊物が認められるのですが,これは完全に溶解するのですか?

　A　亜マンガン酸を含む褐色沈殿が溶けてヨウ素がしっかりと遊離していれば大丈夫ですの

でそのまま進めてください.

Q20　ヨウ素が完全に遊離した後に測定瓶から一定量の試料を三角フラスコ(マイヤーフラスコ)に移す際に,ホールピペットの代わりにメスピペットを使用してもいいですか?

A　滴定には精密に試料溶液を測る必要があります.メスピペットは目盛りが多数あり汎用性がありますが,精度はホールピペットのほうが高いため,ホールピペットを使用しなければなりません.

Q21　チオ硫酸ナトリウム溶液で滴定する際に,試料が薄い黄色になってからデンプン試薬を加えるのはなぜですか?

A　ヨウ素がデンプンのらせん構造中にしっかりと取り込まれてしまい,終点がずれてしまうことがあります.薄い黄色まで滴定してからデンプン試薬を加えてください.ただし,滴定しすぎないように注意しましょう.

Q22　実験操作中に,濃硫酸が手に付着したのですが対処方法を教えてください.

A　付着した濃硫酸を水道水で洗い流すと一時的に発熱しますが,ただちに大量の水で洗い流してください.特に,洗い流すまでに時間を要すると火傷のようになることがありますので,十分に冷やすことも重要です.また,ただちに教員へ知らせてください.

Q23　溶存酸素を算出する式において,「0.2」は0.025 mol/L $Na_2S_2O_3$溶液1 mLの酸素相当量(mg)とありますが,「0.2」の算出根拠を教えてください.

A　反応式:
$$Mn(OH)_2 + O \rightarrow H_2MnO_3 (亜マンガン酸)$$
$$H_2MnO_3 + 2KI + 2H_2SO_4$$
$$\rightarrow MnSO_4 + K_2SO_4 + 3H_2O + I_2$$
$$I_2 + 2Na_2S_2O_3 \rightarrow Na_2S_4O_6 + 2NaI$$
①上記の反応式より,1 mol $Na_2S_2O_3$は0.5 mol Oに相当します.②0.025 mol/L = 0.025 $\times 10^{-3}$ mol/mLなので,0.025 $\times 10^{-3}$ mol $\times$ 0.5 $\times 16$ g/mol(O) = 0.2 $\times 10^{-3}$ g = 0.2 mgとなります.

Q24　河川もBODではなく,湖沼や海域と同じくCODの基準値でよいと思うのですが,なぜCODではなくBODが採用されているのですか?

A　BODは暗所で20℃,5日間静置するため,植物プランクトンの呼吸により溶存酸素が消費されます.溶存酸素が有機物の分解のために消費されたのか,植物プランクトンの呼吸により消費されたのかがわからなくなります.つまり,河川中に存在する植物プランクトン量は,湖沼と海域に比べて少ないため,河川水ではBODが設定されています.

廃液　$MnSO_4$溶液には重金属のMnが含まれている.Mnを含有する廃液は,「一般重金属廃液」としてポリ容器に分別貯留する.

注釈

1) 本溶液のかわりに,市販の$NaClO$溶液(5～10%)を用い希釈して調製してもよい.
2) この方法はウインクラー法を行う前に,$KMnO_4$を作用させて,鉄(Ⅱ)塩,NO_2^-などをあらかじめ酸化してその妨害を防ぐ.しかし酸化によって生じた鉄(Ⅲ)塩はI_2を遊離させて妨害するため,ウインクラー法と同様にKFまたはH_3PO_4で処理する.糖,デンプンのような比較的安定な有機物や亜硫酸塩あるいは多量の浮遊物を含む試料では,冷時$KMnO_4$と容易に反応するため,この方法は応用できない.$KMnO_4$溶液が5 mL以上必要なときは試料が希釈されるため,さらに濃度の高い$KMnO_4$液を加える.
3) シュウ酸溶液を滴加する際には初め0.5 mLを加え,5分後さらに0.5 mL加える.
4) 製紙排水中の多チオン酸および類似化合物は,アルカリによって容易に亜硫酸塩および次亜硫酸塩になり,これを次亜塩素酸で酸化して硫酸塩とする.この酸化は前記の$KMnO_4$法では不完全であり,0.25%希釈排水での誤差は,DOとして7～8 mg/Lに相当する低い値を生じる.この方法では,このような排水でも事実上正しい値が得られるが,0.25%希釈排水では約1 mg/Lの低い誤差を生じる.操作はすべて手ばやく行わなければならない.
5) 試料によっては,実際の終点を過ぎても「わずかな紫色」が残ることがあるので注意が必要である.
6) これらの試薬は,いずれもピペットを用いてなるべく試料の中央に加える.試料にNO_2^-を含むおそれのないときは,アルカリKI溶液中のNaN_3を省いてもよい.
7) 試料25 mLに対し,$MnSO_4$溶液1 mLを加えた場合,40～50秒間連続して振り混ぜれば,酸素の吸収は十

分であり，2mL加えた場合は20～25秒でよい.

8) Mn(OH)₂の沈殿を生じてからただちに酸性にすると，デキストロースあるいはペプトン1000 mg/L程度が存在していてもたいした誤差は生じない. また5000 mg/L程度のときは沈殿を生じる前に，振り混ぜてただちに酸性にすればよい. このときは酸を加え，ただちに振り混ぜなければならない. H₂SO₄を加える際のあふれた水の量は滴定に関係しない.

9) 遊離したI₂は徐々に分解するので，十分均一になるのを待って分取するように注意する. DOが7 mg/Lを超えるときは，滴定を遅らせるとI₂が昇華するおそれがある. 滴定には，分取しないで全量を用いてもよい. 滴定誤差は1滴前後である.

10) ウインクラー法では，鉄(Ⅱ)塩が1 mg/LあるとDOが0.14 mg/Lだけ低くなる. また鉄(Ⅲ)塩は，I₂を遊離させて逆に高い値を与える. KFまたはH₃PO₄によって，Feは錯イオン[FeF₆³⁻またはFe(PO₄)₂³⁻]をつくり，I₂を遊離しない. なおH₃PO₄を添加した場合の効果はほとんど完全であるが，KFの場合は不完全である.

9) 生物化学的酸素要求量

生物化学的酸素要求量（biochemical oxygen demand；BOD）とは，主として水中の有機物質が生物化学的に酸化されるために消費する酸素量をmg/Lで表したものである.

【実験操作Q&A】

Q25　生物化学的酸素要求量（BOD）は，なぜ生物学的酸素要求量でなく生物化学的酸素要求量なのですか？

A　BODは好気性微生物による有機物質の分解に伴う酸素消費量に加えて，アンモニア性窒素などの窒素の酸化（硝化）に伴う酸素消費量があります. もともとBODは河川の汚染を評価するために用いられ，20℃で5日間のBOD値が他の化学試験と一致していましたが，硝化反応によりBOD値が大きくなることがわかってきました. つまり，BODは生物反応および化学反応により消費される溶存酸素量ということで，「生物化学的」と呼ばれています.

通常，BODは20℃，5日間に消費される酸素量をもって標準としているが，この放置期間を1日ごとにとり，それをプロットした酸素消費曲線（BOD曲線）を調べると，正常に微生物が増殖している試料につ

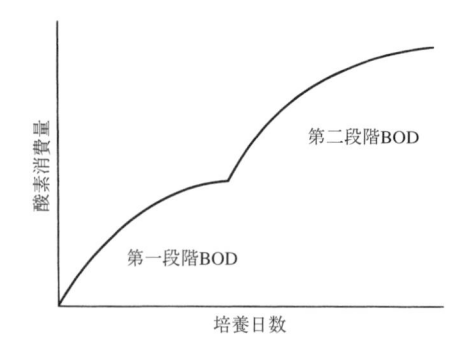

図Ⅲ-1-22　溶存酸素消費曲線

いては図Ⅲ-1-22のようになる. 図でわかるように大きな酸素消費が行われる時期が2回存在する. つまり初め大きな酸素消費がみられ，これが一時緩やかになり，約10日後には変曲点を示し，その後2回目の酸素消費の大きな時期が20日ごろにかけてあり，S字状の曲線を示している. 10日ごろまでのBOD曲線は第一段階のBODといわれ，主として炭素系化合物の酸素消費によるものであり，10日以後は第二段階のBODで窒素系化合物の硝化作用によるものであり，この終了には約100日間を要する. なお炭素系化合物が主で窒素系化合物が少ない試料の場合は，第二段階のBODは認めにくい. また炭素系化合物が少ないときは硝化が早い時期より始まり，はっきりした二段階曲線は認められない.

一般に水中の溶存酸素消費反応は，次の4つの段階に分けられる.

① 極めて初期の短時間に完結する酸素消費
② 初期の24～48時間における細菌の増殖に伴う酸素消費
③ 増殖終了後の細菌の内生呼吸に伴う酸素消費
④ アンモニアなどの窒素系化合物の酸化（硝化）に基づく酸素消費

①の酸素消費はSO₃²⁻，硫化物，Fe²⁺や嫌気性汚泥などに含まれる溶解性の容易に酸化される還元性物質の化学的酸化に基づくものであって，瞬時酸素要求量（immediate dissolved oxygen demand；IDOD）と呼ばれ，試料を希釈水で希釈後15分間に消費される酸素量で表す. この値は普通BODには含めない. また第一段階のBODは，②および③の段階を対象にしており，第二段階のBODは④の段階のものである.

本法は標準希釈法であり，米国をはじめとして各国

で標準試験法とされ，工場排水試験方法 JIS K0102 にも同じ方法が採用されている．試験法の概要は，有機物汚濁が少なく溶存酸素を含む試料（比較的清浄な河川，湖沼水），あるいは汚濁が大きくあらかじめ溶存酸素を飽和させた希釈溶液で希釈した試料（汚濁が進んでいる河川，湖沼水および下水，産業排水など）を20℃恒温器に5日間保存し，保存前後の溶存酸素量の差をもってBODとする．希釈を行った場合は希釈倍数を掛ける．溶存酸素の測定は，ウインクラー法により測定する．

BOD試験における注意事項：

① BOD試験は採水直後に試験するのが原則である．保存の場合は1〜3℃に冷し，なるべく速やかに試験に着手する．

② BODの高い下水，排水では希釈して測定するが，その際微生物の発育に必要な無機塩（N，P，Ca，Mg，Feなど）を含み，溶存酸素をほぼ飽和にした希釈用液で希釈する．

③ 産業排水などで微生物を含んでいない場合は，植種した希釈用液Bを用いる．植種とは，下水，河川水などの適量を希釈用液に加え必要な微生物を補給することである．

④ 恒温器中の微生物の活動を良好な状態に保持するため，酸，アルカリなどを含むときは中和し，また重金属など毒性物質を含むときは，必要に応じて適当な手段によりこれらを除去する．除去できないときは信頼できる結果が得られない．

⑤ BOD希釈度決定のため，まずCODを測定し，この値からBODを推定する方法がよく用いられる．失敗を防ぐため，通常数段階の希釈を行う．

　水中の有機物質の量を総合的に表現する指標として，BOD以外に化学的酸素要求量（COD），全有機炭素（TOC），全酸素要求量（TOD）などがある．BOD，COD，TOC，TODのすべてにそれぞれ一長一短がある．BODに比べCOD，TOC，TODは測定が簡単で短時間で結果が出る．ことにTOC，TODの測定は簡単であり，自動測定が可能であるが，TOCおよびTOD分析装置は高価である．また，自然環境における有機物質の分解は，水中の好気性微生物によることが多く，BOD試験は有機物質が自然水域に流入した時，微生物の生物化学的作用により酸素を消費する状態に最も近い条件で実施する．経験的な

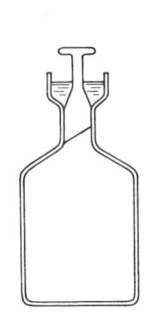

図Ⅲ-1-23
ふ卵瓶

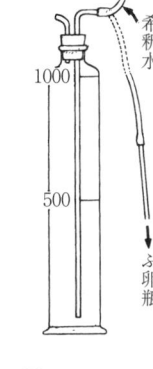

図Ⅲ-1-24
希釈瓶（単位：mm）

試験法である．このようにBOD試験で測定される物質は，ある特定の化学物質ではなく，水中で分解されやすい種々の物質を対象とし，それも酸素を消費する物質に限って測定できる．一方 COD，TOC，TODは，このような好気性微生物による易分解物質と難分解物質を区別できない．

試薬 ① 緩衝液：K_2HPO_4 21.75 g，KH_2PO_4 8.5 g，$Na_2HPO_4 \cdot 12H_2O$ 44.6 gおよびNH_4Cl 1.7 gを精製水に溶かして全量を1000 mLとする．この緩衝液のpHは7.2を示す．

② $MgSO_4$溶液：$MgSO_4 \cdot 7H_2O$ 22.5 gを精製水に溶かして1000 mLとする．

③ $CaCl_2$溶液：$CaCl_2$ 27.5 gを精製水に溶かして1000 mLとする．

④ $FeCl_3$溶液：$FeCl_3 \cdot 6H_2O$ 0.25 gを精製水に溶かして1000 mLとする．

⑤ 希釈用液[1]

ⅰ）希釈用液A：あらかじめ20℃近くで曝気して放置した精製水に試薬①，②，③および④をおのおの0.1%ずつ加える．本液は植種を必要としない下水，汚水の試験に用いる．

ⅱ）希釈用液B：あらかじめ20℃近くで曝気して放置した精製水に試薬①，②，③，④および植種水として河川水を1〜5%ずつ加えるか，または24〜36時間常温で静置した家庭下水の上清を0.5〜1%加える．希釈用液Bは使用当日に調製する．本液は産業排水などや産業排水が混入していて植種を必要とする場合に用いる．

⑥ 溶存酸素測定用試薬：前項8)(1)ウインクラー法（p.153）に同じ．

器具 ① ふ卵瓶：100〜300 mLのすり合わせのよい共栓細口瓶で水封できるもの（図

Ⅲ-1-23），巻頭カラー頁ⅶ，**写真Ⅲ-12**参照．

　② 希釈瓶：長短2本のガラス管を挿入したゴム栓を有する1000 mLのメスシリンダーを用いる（**図Ⅲ-1-24**）．

| 試験操作 | **① 試料の前処理** |

　　　ⅰ）**溶存酸素**：水温が20℃以下あるいは溶存酸素量が20℃飽和量以上にある場合には，水温を23～25℃に上げ，5～10分間通気したのち20℃まで冷却する．

　ⅱ）**残留塩素**：残留塩素を含む場合は対応量の0.025 mol/L Na_2SO_3 溶液を滴加して除く．

　ⅲ）**中和**：試料が酸あるいは水酸化アルカリを含有している場合は，それぞれ1 mol/L NaOH または0.5 mol/L H_2SO_4 でpH 7.0付近に中和する．

　② **希釈**：BODの試験において，試料の希釈度が適当でないと十分な生物化学的反応が行われない．最も適当な希釈度は5日後に最初の溶存酸素量の40～70%を消費するように希釈するのがよい．したがって試料のBOD値が未知である場合には，同一試料について，希釈度を変えた数種の希釈試料について試験する必要がある．

　ⅰ）**一般希釈法**：各希釈度の調製に必要な希釈瓶を用意し，これにあらかじめ希釈用液を必要量の半量を静かに注入し，次いで試料を各希釈度に応じて静かに加え，さらに希釈用液でおのおのを1000 mLとする．試料と希釈用液の混和は軽く振とうするか，かき混ぜ棒で静かにかき混ぜるにとどめ，強く振り動かすことは避ける．ふ卵瓶を各希釈度につき2本以上を用意し，これに上記のようにして調製した希釈試料をサイホンにより静かに移しかえ，満水し密栓する．その1本について希釈試料調製15分後に溶存酸素（D_1）を測定し，残りは水封のまま20±1℃の恒温器に入れ，5日間放置したのち溶存酸素（D_2）を測定する．なお希釈用液Bを用いたときは，その調製に用いた植種水そのものについても上記と同じ操作によって希釈用液で希釈し，この希釈植種水調製15分後の溶存酸素（B_1）5日間放置後の溶存酸素（B_2）を測定する．

　ⅱ）**直接希釈法**：各希釈度につき2本以上のふ卵瓶を用意し，あらかじめ希釈用液を必要量の半量を入れ，次いで希釈度に応じて，ふ卵瓶の容量に対する計算量の試料を加え，さらに希釈用液をふ卵瓶のすり合わせ部の上端近くまで静かに注入し，密栓したのち強く振り動かしてよく混和する．その1本について希釈操作15分後に溶存酸素（D_1）

を測定し，残りは水封のまま20±1℃の恒温器に入れ，5日間放置したのち溶存酸素（D_2）を測定する．試料を100倍以上希釈する必要のある場合には，あらかじめ適当に希釈してから上記の操作を行う．なお希釈用液Bを用いたときは，その調製に用いた植種水そのものについても上記と同じ操作によって希釈し，この希釈植種水調製15分後の溶存酸素（B_1）および5日間放置後の溶存酸素（B_2）を測定する．

　③ **瞬時（15分間）酸素要求量（IDOD）**：硫化物，亜硫酸塩，鉄（Ⅱ）塩などの還元性無機物を含有する試料については，瞬時（15分間）の酸素要求量を測定することがある．あらかじめ希釈用液の溶存酸素（D_0）と試料の溶存酸素（S）を別々に測定しておき，次いでIDODを求めるのに適した希釈度の希釈試料を，① 一般希釈法または② 直接希釈法に従って調製し，その15分後の溶存酸素（D_1）を測定する．

計　算[2]：

$$BOD\,(mg/L) = \frac{(D_1 - D_2) - (B_1 - B_2) \times f}{p}$$

$$IDOD\,(mg/L) = \frac{Dc - D_1}{p}$$

　D_1：希釈試料のDO（mg/L，希釈15分後）
　D_2：培養後の希釈試料のDO（mg/L）
　B_1：希釈植種水のDO（mg/L，希釈15分後）
　B_2：培養後の希釈植種水のDO（mg/L）
　f：希釈試料中の植種水の含有率（%）/希釈植種水中の植種水の含有率（%）
　p：希釈試料調製における試料の希釈度〔試料量（mL）/希釈試料量（mL）〕
　Dc：希釈試料のDO（mg/L）（0分）$= D_0(1-p) + S \times p$
　D_0：希釈用液のDO（mg/L）
　S：試料のDO（mg/L）

■ 注釈

1）BOD反応を行う好気性菌，通性嫌気性菌は自然界のあらゆる所に生息しており，たいていの工場排水中には微生物が存在するので，一般には希釈溶液Aでよい．微生物が存在しないことが明らかな排水や，有毒物質を含むため微生物の存在が疑われる排水，排水中に普通の微生物では分解されにくい特殊な有機物が含まれているときは，希釈用液Bを使用する．

2）計算に用いる数値は，20℃放置前の溶存酸素の40～70%消費した希釈度のものを採用する．この条件の中央値付近になるのが最も望ましい．ただし試料のBODが希釈を行わなくても3.5 mg/L以下のときは，5日間の溶存酸素量の消費量が40%にならない．この

ような場合はその値を採用する．BODの再現精度は，5～10%，所間精度は15～30%程度である．

希釈溶液Aを用いたときは，植種していないため補正が不要で次の式で計算を行う．

$$\mathrm{BOD}\,(\mathrm{mg/L}) = \frac{D_1 - D_2}{p}$$

希釈溶液Bを用いた算出例を次に挙げる．

a. 植種水のBOD測定

植種水（生下水の上清）を希釈水で40倍に希釈してBODを測定．

この40倍希釈植種水中の植種水の含有率y（%）は，

$$y = \frac{1}{40} \times 100 = 2.5\%$$

　　培養前の溶存酸素（B_1）：8.2 mg O/L
　　培養後の溶存酸素（B_2）：4.2 mg O/L

b. 希釈試料のBOD測定

植種水（生下水の上清）を希釈水で100倍に希釈．この100倍希釈植種水中の植種水の含有率は，

$$\frac{1}{100} \times 100 = 1\%$$

次に試料を100倍希釈植種水で10倍に希釈してBODを測定．

この希釈試料中の植種水の含有率x（%）は

$$x = \frac{9}{10} \times 1\% = 0.9\%$$

$$f = \frac{x}{y} = \frac{0.9}{2.5} = 0.36$$

またp = $\frac{1}{10}$

　　培養前の溶存酸素（D_1）：8.6 mg O/L
　　培養後の溶存酸素（D_2）：3.6 mg O/L

これよりBOD値の計算は次のようになる．

$$\mathrm{BOD}(\mathrm{mg/L}) = \{(8.6 - 3.6) - (8.2 - 4.2) \times 0.36\}$$
$$\div \frac{1}{10} = 35.6$$

10）化学的酸素要求量

化学的酸素要求量（chemical oxygen demand；COD）とは，水中の被酸化物，特に有機物が酸化剤によって処理される際に消費する酸素量をmg/Lで表したものである．

BODが水中の有機物を生物化学的に酸化し，安定化するのに要する酸素量を表すのに対し，CODは高温，強酸性あるいは強アルカリ性などの条件のもとで，酸化剤で処理して酸化に要する酸素量を求めるもので，この両者は当然異なる数値を示す．

COD値は有機物の完全酸化を意味するものではなく，不完全な酸化によって求められる数値であり，試

験に用いる酸化剤の種類，濃度，加熱方法，加熱温度，加熱時間などの反応条件に強く影響され，被酸化物質濃度，Cl^-の影響を除くために加える銀塩添加量，共存物質濃度などにも影響される．また，亜硝酸塩，鉄（Ⅱ）塩，硫化物などの無機性還元物質にも反応する．

CODの試験に用いられる酸化剤としては，$KMnO_4$が最もよく知られている．しかし，その不安定性，酸化の不完全性，反応条件による影響が大きいなどの欠点がある．$K_2Cr_2O_7$法は比較的酸化率が高いことから水中の有機物の総量に近い値を与える．しかし，$K_2Cr_2O_7$法は還流による2時間の加熱操作があり，$KMnO_4$法に比べやや煩雑で，時間を要する．

従来，CODとBODの相関係数が検討されてきたが，両者の比率は存在する有機物質の種類により異なるものであり，同様の水質にみえる下水でもCODとBODとの比率は異なっており，種々の幅広い水について一定の関係を求めるのは困難である．たとえば，セルロースは生物化学的に安定な物質であるが，化学的には容易に酸化される．一方低級脂肪酸はバクテリアによく分解されBODは高いが，酸性高温$KMnO_4$法によるCODは低い．また微生物に有害な物質を含む水はBODが測定できないが，CODの場合は関係なく測定できる．

いくつかの純粋の有機物について酸性高温$KMnO_4$法によるCOD［COD（Mn）］，$K_2Cr_2O_7$法によるCOD［COD（Cr）］および5日間のBOD（BOD_5）の各酸化率を比較したものを図Ⅲ-1-25に示す．

化合物によってBOD，酸性高温$KMnO_4$法によるCODおよび$K_2Cr_2O_7$法によるCODが非常に異なることがわかる．

組成の一定した工場の排水で毒物を含んでいなければ，そのBODとCODとの比はほぼ一定になり，BOD試験の結果を判断するうえでも，また別の視野から有機物の汚濁を判断するうえでも参考になる．またときどきBODを測定して点検すれば，CODだけでも下水処理の管理に役立てることができる．

水質汚濁にかかわる環境基準のうち湖沼および海域ではBODのかわりにCODを使用することになっている（表Ⅲ-1-15）．

【実験操作Q&A】

Q26　湖沼および海域では，BODのかわりにCODを使用することになっているのはなぜですか？

A　湖沼では，植物プランクトンが多く，光

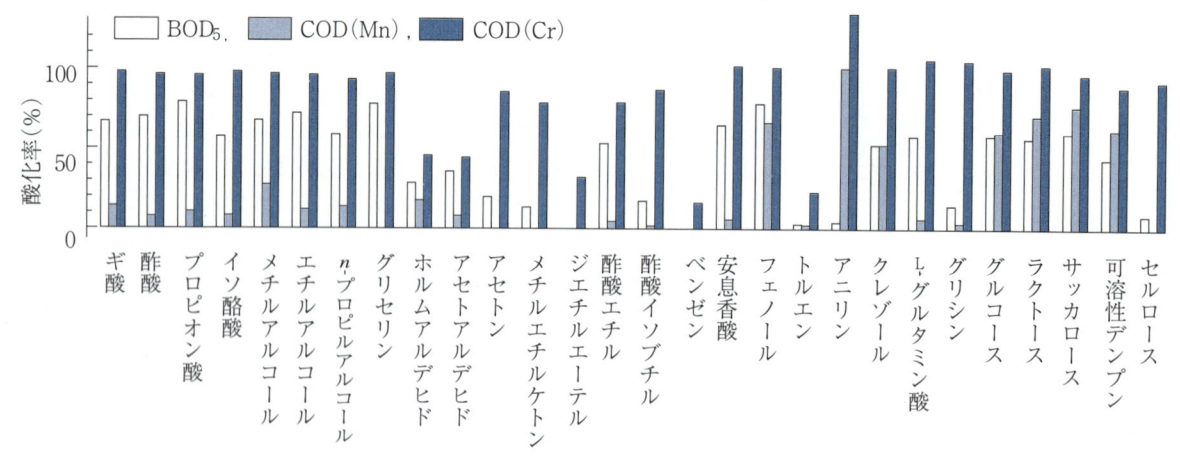

図Ⅲ-1-25　有機化合物の各種化学的酸素要求量

表Ⅲ-1-15　水域毎の設定項目と測定法

		溶存酸素（DO）	生物化学的酸素要求量（BOD）	化学的酸素要求量（COD）
水域	河川	○	○	×
	湖沼	○	×	○
	海域	○	×	○
測定法		ウインクラー法	20℃，5日間の酸素消費量 ウインクラー法	二クロム酸法 アルカリ性過マンガン酸法 酸性高温過マンガン酸法

合成による酸素の産生の影響を受けやすい．そのため，湖沼では，植物プランクトンによる酸素の産生の影響を避けるために環境基準としてCODが採用されている．海域では，海水中の塩分により好気性微生物の活動が抑制されるためBODが適用できず，CODが採用されている．

また，排水基準についても湖沼および海域に排出される排出水はCODで160 mg/L（日間平均120 mg/L）と規制されている．このCODは工場排水試験方法JIS K0102による酸性高温KMnO₄法を採用しているが，海域のB類型の工業用水および水産2級のうち，のり養殖の利水点における測定法はアルカリ性KMnO₄法を採用している．

CODの測定はCl⁻の影響を受けるので，この影響を抑えることが重要であり，Ag₂SO₄またはAgNO₃添加が行われている．一方アルカリ性KMnO₄法はCl⁻の影響が少ないために，Ag塩を添加する必要がない．

(1) 二クロム酸法による定量

本法においては，有機物はほぼ完全に近い程度に酸化される．またAg₂SO₄を添加することによって，ある種の有機物の酸化を促進すると同時に，Cl⁻の影響を避けることができる．この方法によって得られる数値は，20日間のBOD値に近い場合が多い．

本法は，COD測定の3方法の中で有機物に対する酸化力が最も強く，芳香族炭化水素，環式窒素化合物を除いては80%以上の高い酸化率が得られる．このため水中の全有機物質の指標とする目的で用いられることが多く，他のCOD試験と異なり酸化反応が完結近く進むため，反応条件のわずかな変化は測定値に大きくは影響しない．ほとんどすべての有機物に対して値を得ることができる．しかし還流冷却器を付けて2時間煮沸というやや煩雑な操作と長時間を要すること，H₂SO₄を多量に必要とし，またCl⁻に影響されるなどの欠点がある．

測定原理：
- Ag₂SO₄を触媒として，有機物をK₂Cr₂O₇－H₂SO₄で酸化し，過剰のK₂Cr₂O₇をFeSO₄（NH₄）₂SO₄溶液で滴定する．
- 試料の酸化反応は次の式に従う．
$$Cr_2O_7{}^{2-} + 14H^+ + 6e^- \rightarrow 2Cr^{3+} + 7H_2O$$

- 滴定反応は次の式に従う.

$$Cr_2O_7^{2-} + 6Fe^{2+} + 14H^+ \rightarrow 2Cr^{3+} + 6Fe^{3+} + 7H_2O$$

試薬 ① オルトフェナントロリン鉄（Ⅱ）試液：オルトフェナントロリン（$C_{12}H_8N_2 \cdot H_2O$）1.48 g と $FeSO_4 \cdot 7H_2O$ 0.70 g とを精製水に溶かして 100 mL とする.

② 0.04 mol/L $K_2Cr_2O_7$ 溶液：$K_2Cr_2O_7$ をあらかじめメノウ乳ばち中で砕き，110℃で2時間乾燥し，デシケーター（H_2SO_4）中で放冷したのち 12.26 g を量り，精製水に溶かして 1000 mL とする.

③ 0.1mol/L 硫酸鉄（Ⅱ）アンモニウム溶液：$FeSO_4(NH_4)_2SO_4 \cdot 6H_2O$ 39.4 g を，新たに煮沸して冷却した精製水約 500 mL に溶かし，H_2SO_4 4 mL を加え，煮沸して冷却した精製水を加えて 1000 mL とする. 用時次のようにして標定する.

標 定：0.04 mol/L $K_2Cr_2O_7$ 溶液10.0 mLをとり，精製水で約240 mLにうすめ，H_2SO_4 60 mLを加え，冷後オルトフェナントロリン鉄（Ⅱ）試液2～3滴を加え，0.1 mol/L $FeSO_4(NH_4)_2SO_4$ 溶液で滴定し，滴定数 a mLを求め，次式によってファクター（f）を算定する.

ただし，滴定の終点は青緑色から赤褐色に変わるときとする.

$$f = \frac{10}{(0.1/0.25) \times a}$$

器具 ① すり合わせの還流冷却器付き250 mL フラスコ

試験操作

① 適当量の試料を正確に三角フラスコにとり，精製水を加えて50 mLとし，Ag_2SO_4 1 gを加えてよく振り混ぜ，0.04 mol/L $K_2Cr_2O_7$ 溶液を正確に10 mLおよびH_2SO_4 60 mLを加えて混和し，還流冷却器を付けて，2時間加熱する.

② 次に三角フラスコを冷却したのち，精製水約20 mLで冷却器を洗い，液を500 mLの三角フラスコに移し，前の三角フラスコを少量の精製水で2～3回洗って，洗液を主液に合わせ，さらに精製水を加えて全量を約300 mLにうすめ，冷後オルトフェナントロリン鉄（Ⅱ）試液2～3滴を加え，0.1 mol/L $FeSO_4(NH_4)_2SO_4$ 溶液で滴定して，滴定数 b mLを求める.

③ 滴定の終点は青緑色から赤褐色に変わるときとする[1].

④ 別に精製水50 mLをとり[2]，同様の操作によって空試験を行って滴定数 c mLを求め，次式によって

試料溶液（適当量＋精製水で 50 mL とする）（三角フラスコ）

← Ag_2SO_4 1 g
撹拌
← 0.04 mol/L $K_2Cr_2O_7$ 溶液 10 mL（ホールピペット）
← H_2SO_4 60 mL（メスピペット）
混和
環流冷却器装着
2 時間加熱，その後冷却

← 精製水約 20 mL（ピペット）
冷却器を洗浄し，別の三角フラスコへ移す
← 三角フラスコを精製水少量で洗浄し，洗液を主液に合わせる
精製水で全量を 300 mL にうすめる
← 冷後，オルトフェナントロリン鉄（Ⅱ）試液 2～3 滴

試験溶液：青緑色

← 0.1 mol/L $FeSO_4(NH_4)_2SO_4$ 溶液で滴定（ビュレット）

試験溶液：赤褐色（終末点）

化学的酸素要求量を算定する.

$$COD (mg\ O/L) = 0.8 \times f \times (c-b) \times \frac{1000}{試料 (mL)}$$

f：0.1 mol/L $FeSO_4(NH_4)_2SO_4$ 溶液のファクター

b：滴定に要した0.1 mol/L $FeSO_4(NH_4)_2SO_4$ 溶液（mL）

c：空試験の滴定に要した0.1 mol/L $FeSO_4(NH_4)_2SO_4$ 溶液（mL）

0.8：0.1 mol/L $FeSO_4(NH_4)_2SO_4$ 溶液1 mLの酸素相当量（mg）

廃液 $K_2Cr_2O_7$ 溶液と Ag_2SO_4 には重金属の Cr と Ag がそれぞれ含まれている. Cr と Ag を含有する廃液は，「有害重金属廃液」としてポリ容器に分別貯留する.

📝 注釈

1) 測定の際，液の色は青緑色から青赤色をへて赤褐色に変わるが，赤褐色の点を終点とするのが一番見やすい. この色の変化はH_2SO_4の濃度で多少違うので，標定のときと同一条件にしなければならない.

2) 空試験では精製水のCODは補正されない. 精製水にCOD物質があるとCOD値の低い試料の測定時に影響が現れ，低いCOD値を与える. イオン交換樹脂で生成した水は有機物質を含むことがあるので注意する. 精製水に3% $KMnO_4$溶液を加えて赤紫色とし，少量のH_2SO_4を加えて酸性として再蒸留した精製水がすすめられる. 有機物がまったく存在しない水ではCl^-によるCOD値は大きくなる. このため試料にCl^-が存在する場合に同濃度のCl^-を存在させた精製水につ

いて空試験を行うと,測定結果は小さくなる.したがって空試験は常に精製水だけを用いて行うようにする.

(2) アルカリ性過マンガン酸法による定量

CODの測定法のうち,わが国では次に述べる酸性高温$KMnO_4$法が最も用いられているが,この方法ではCl^-の影響を防ぐため$AgNO_3$を添加しており,海水のようにCl^-の多い試料では多量の$AgNO_3$の添加を必要とする.これに対し,試料をアルカリ性として$KMnO_4$による酸化を行うとAg塩を添加しなくてもCl^-がCl_2に酸化されないため,Cl^-の影響がない.

またアルカリ性酸化は,酸性酸化に比べて無機還元物質に影響されることが比較的少なく,また水溶性ならびにアルカリ可溶性の有機物,たとえばアルコール類,糖類,タンパク質などの酸化に適している.したがってアルカリ性酸化は酸性酸化に比べて,特に下水性有機物に対する酸化力が強い.

> **測定原理:**
>
> 試料にアルカリ性で過剰の$KMnO_4$を加えて加熱反応させ,次いで残留している$KMnO_4$の量を量るためにKIを加えて酸性にし,I_2を遊離させ$Na_2S_2O_3$で滴定する.この方法では以下に示す反応式により$KMnO_4$が酸化反応後MnO_2になる.
>
> $$MnO_4^- + 4H^+ + 3e^- \rightarrow MnO_2 + 2H_2O$$
>
> ヨウ素滴定の反応は次のとおりである.
>
> $$O + 2KI + H_2SO_4 \rightarrow K_2SO_4 + H_2O + I_2$$
> $$I_2 + 2Na_2S_2O_3 \rightarrow Na_2S_4O_6 + 2NaI$$

なお普通の海域では,有機物汚染が工場の排水や河川,湖沼の水ほど大きくないので本法では$5\,mmol/L$と$2\,mmol/L$の両濃度を使い分けるようにしてある.

試 薬	① $5\,mmol/L\,KMnO_4$ 溶液[1]
	② $2\,mmol/L\,KMnO_4$ 溶液[1]

③ $25\,mmol/L\,Na_2S_2O_3$溶液:本液$1\,mL$は酸素(O) $0.2\,mg$に対応し,そのファクターをfとする.

④ $10\,mmol/L\,Na_2S_2O_3$溶液:本液$1\,mL$は酸素(O) $0.08\,mg$に対応し,そのファクターをfとする.

試験操作	① 試料$25 \sim 50\,mL$[2]を共栓三角フラスコにとり,20% $NaOH$溶液$1\,mL$

を加えてアルカリ性とし,これに$5\,mmol/L$または$2\,mmol/L\,KMnO_4$溶液を正確に$5.0\,mL$加える.

② 次いで沸騰水浴中で,60分間加熱したのち[3],

フラスコを水浴から取り出し,10% KI溶液$1\,mL$を加え,冷後10% $H_2SO_4\,5\,mL$を加え[4],遊離したI_2を $25\,mmol/L$または$10\,mmol/L\,Na_2S_2O_3$溶液で滴定する(指示薬:デンプン試液).

③ 別に精製水を用いて空試験を行う[5].滴定に要した$Na_2S_2O_3$溶液のmL数bと空試験に要した同液のmL数aとから,次式によって化学的酸素要求量を算定する.

$$COD\,(mg\,O/L) = K \times (a-b) \times f \times \frac{1000}{試料\,(mL)}$$

f:$25\,mmol/L$または$10\,mmol/L\,Na_2S_2O_3$溶液のファクター

a:空試験の滴定に要した$25\,mmol/L$または$10\,mmol/L\,Na_2S_2O_3$溶液(mL)

b:滴定に要した$25\,mmol/L$または$10\,mmol/L\,Na_2S_2O_3$溶液(mL)

K:$Na_2S_2O_3$溶液$1\,mL$の酸素相当量(mg)
$25\,mmol/L\,Na_2S_2O_3$溶液の場合 0.2
$10\,mmol/L\,Na_2S_2O_3$溶液の場合 0.08

> 試料溶液 $25 \sim 50\,mL$/ 共栓三角フラスコ(ホールピペット,メスピペット)
> ← 20% $NaOH$溶液$1\,mL$(メスピペット)
> ← 2または$5\,mmol/L\,KMnO_4$溶液$5\,mL$(メスピペット)
> 沸騰水浴中で60分間加熱
> ← 10% KI溶液$1\,mL$(メスピペット)
> ただちに冷却
> ← 10% $H_2SO_4\,5\,mL$(メスピペット)
>
> 試験溶液:黄色(ヨウ素が遊離)
> ← 10または$25\,mmol/L\,Na_2S_2O_3$溶液で滴定(ビュレット)
>
> 試験溶液:淡黄色
> ← デンプン試液5,6滴(スポイト)
> ← 10または$25\,mmol/L\,Na_2S_2O_3$溶液で滴定(ビュレット)
>
> 試験溶液:無色[6](終末点)

廃 液	$KMnO_4$溶液には重金属のMnが含まれている.Mnを含有する廃液は,「一般

重金属廃液」としてポリ容器に分別貯留する.

📝 注釈

1) 空試験を行うので$KMnO_4$溶液のファクターは特に求める必要はないが,1に近い値でなければならない.

2) 試料量は反応後に残留する$KMnO_4$の量が添加量の1/2量程度残るように採取する.なお試料$50\,mL$を採

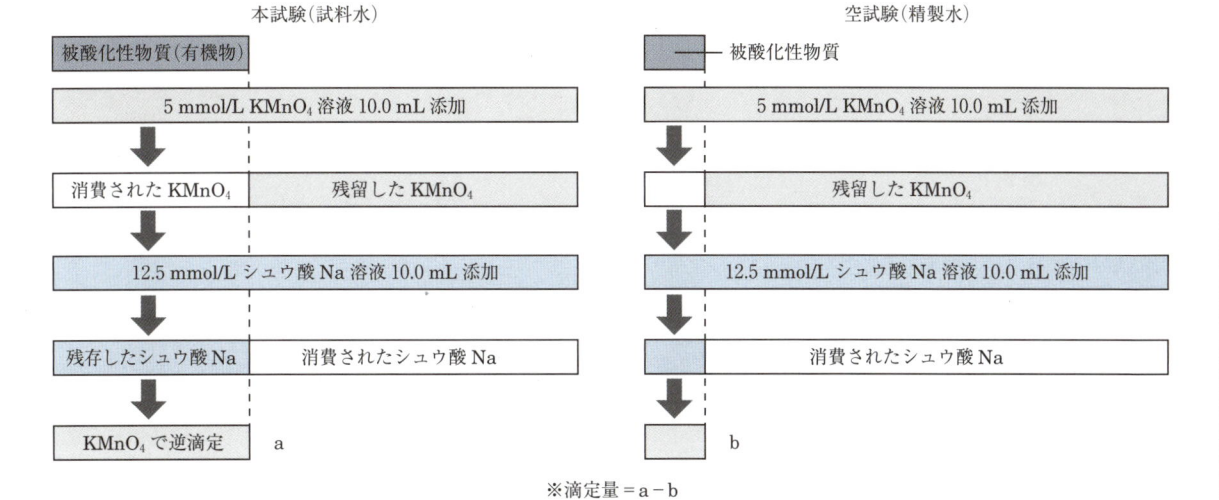

図Ⅲ-1-26　酸性高温過マンガン酸法による逆滴定原理

取し 2 mmol/L KMnO₄ 溶液を使用しても，KMnO₄ の消費量が 1/2 より少ないときはやむを得ないものとする．なお 1/2 以上残った場合でもその残留量の多少により反応中の KMnO₄ の濃度が変わり，酸化率が変化するので，なるべく 1/2 に近い量が残るように試料をとる．

3) このときフラスコ中の試料の液面は沸騰水浴の水面下で，かつフラスコが水浴の底に直接接しないように，水流を妨げない網板を入れるとよい．同一試料でも位置によって差が生じることもあるので，温度むらのないように注意する．また試料を入れたとき沸騰が止まらないように注意する．

4) H₂SO₄ 添加後，栓をして振り混ぜ，暗所に約 5 分間放置する．なお試料を H₂SO₄ 酸性としたときに，Fe³⁺ を含むと I⁻ を酸化するため妨害となる．このため H₂SO₄ 添加前に 30% KF 1 mL を加えフロロ錯イオンとしてマスキングするとよい．この量で Fe³⁺ 約 90 mg がマスキングされる．また Fe²⁺ も KMnO₄ により酸化され Fe³⁺ になり，妨害を示すので，このときも KF を加えておく．

5) 空試験では精製水の COD は補正されない．精製水に COD 物質があると COD 値の低い試料の測定時に影響が現れ，低い COD 値を与える．イオン交換樹脂で生成した精製水は有機物質を含むことがあるので注意する．精製水に 3% KMnO₄ 溶液を加えて赤紫色とし，少量の H₂SO₄ を加えて酸性として再蒸留した精製水が望ましい．

6) 試料によっては，実際の終点を過ぎても「わずかな紫色」が残ることがあるので注意が必要である．

(3) 酸性高温過マンガン酸法による定量

本法は AgNO₃ を用い Cl⁻ の妨害を防ぐ方法である．炭水化物の有機物は酸化されやすいが，窒素質の有機物は酸化されにくい．また亜硝酸塩，鉄（Ⅱ）塩，硫化物なども酸化されるので，試験は試料採取後速やかに行わねばならない．

【実験操作 Q&A】

　Q27　アルカリ性過マンガン酸法の実験値が，酸性高温過マンガン酸法の実験値より小さくなってしまいましたが，なぜでしょうか？

　A　COD の測定法には 3 種類あり，酸化力の強さや測定される対象が異なるためです．一般的な下水・排水であれば，ニクロム酸法＞酸性高温過マンガン酸法＞アルカリ性過マンガン酸法の順になり，実験値が異なることがあります．

測定原理：

　試料を硫酸酸性とし，酸化剤として KMnO₄ 溶液を加え，沸騰水浴中で 30 分間反応させ，一定量のシュウ酸ナトリウム溶液添加後，残留する KMnO₄ と反応，次いで残留するシュウ酸を KMnO₄ で逆滴定する（図Ⅲ-1-26）．なお Cl⁻ による KMnO₄ の消費を防ぐため AgNO₃ を添加している．

試料の酸化反応

$$MnO_4^- + 8H^+ + 5e^- \rightarrow Mn^{2+} + 4H_2O$$
$$3Mn^{2+} + 2MnO_4^- + 2H_2O \rightarrow 5MnO_2 + 4H^+$$

滴定反応

シュウ酸ナトリウム溶液を加えるとき

$$2MnO_4^- + 5C_2O_4^{2-} + 16H^+ \rightarrow 2Mn^{2+} + 10CO_2 + 8H_2O$$

$$MnO_2 + C_2O_4^{2-} + 4H^+ \rightarrow Mn^{2+} + 2CO_2 + 2H_2O$$

過マンガン酸カリウムによる滴定

$$5C_2O_4^{2-} + 2MnO_4^- + 16H^+ \rightarrow 2Mn^{2+} + 10CO_2 + 8H_2O$$

【実験操作Q&A】

Q28　酸性高温過マンガン酸法で，逆滴定するのはなぜですか？

　　A　過マンガン酸カリウム溶液とシュウ酸ナトリウム溶液との滴定では，終点の判定が難しいため逆滴定します．

本法の分析機関の違いによる誤差は5～20%に分布するが，おおむね10%程度である．

試薬　①20% $AgNO_3$ 溶液：脱塩素処理した精製水に $AgNO_3$ 200 g を溶かし全量を1000 mLとし，褐色瓶に保存する．

20% $AgNO_3$ 溶液 1 mL = 41.7 mg Cl^-

②H_2SO_4(1+2)：精製水2容量に H_2SO_4 1容量を加えたのち水浴上で温めながら5 mmol/L $KMnO_4$ 溶液を微紅色が消えずに残るまで滴下する．

【実験操作Q&A】

Q29　酸性高温過マンガン酸法において，硫酸を過マンガン酸カリウムで処理しなければならないのはなぜですか？

　　A　濃硫酸には過マンガン酸カリウムを消費してしまう不純物が含まれていますので，使用する前に誤差となる不純物を酸化して，除去するためです．

③12.5 mmol/L シュウ酸ナトリウム溶液：シュウ酸ナトリウムを150～200℃で2時間乾燥し，デシケーターで放冷したのち，その1.675 g を精密に量りとり，精製水を加えて溶かし，全量を正確に1000 mLとする．

④5 mmol /L $KMnO_4$ 溶液[1]：$KMnO_4$ 0.8 g をとり，精製水に溶かして全量を1000 mLとし，褐色瓶に保存する．本溶液は使用のつどファクターを定める[2]．ファクターを定めるには精製水100 mLを三角フラスコにとり，H_2SO_4(1+2) 10 mLを加え，これに12.5 mmol/L シュウ酸ナトリウム溶液10 mLを正確に加

え，60～80℃に保ちながら，5 mmol/L $KMnO_4$ 溶液で微紅色が消えずに残るまで滴定する．ここに要した5 mmol/L $KMnO_4$ 溶液のmL数を a とする．別に精製水100 mLに H_2SO_4(1+2) 10 mLを加えたものについて空試験を行い，これに要した5 mmol/L $KMnO_4$ 溶液のmL数を b とし次式によって5 mmol/L $KMnO_4$ 溶液のファクター（f）を算定する．

$$f = \frac{10}{(a-b)}$$

本液1 mL は酸素（O）0.2 mgに対応する．

試験操作　①試料の一定量[3]を三角フラスコにとり，精製水を加えて100 mLとする．

②20% $AgNO_3$ 溶液5 mLおよびH_2SO_4(1+2) 10 mLを加え，Cl^-を完全に$AgCl$とするために撹拌する[4]．

③5 mmol/L $KMnO_4$ 溶液 10 mLを正確に加え，沸騰水浴中[5]で30分間加熱したのち[6]，三角フラスコを水浴から取り出し，12.5 mmol/L シュウ酸ナトリウム溶液 10 mLを正確に加え，脱色させ[7]，ただちに[8]5 mmol/L $KMnO_4$ 溶液で微紅色が消えずに残るまで滴定する．

試料溶液適量／三角フラスコ（ホールピペット，メスピペット）

　←　精製水を加えて100 mL

　←　撹拌しながら20% $AgNO_3$ 溶液 5 mL および H_2SO_4(1+2)10 mL，塩化物イオンは$AgCl$として生成（メスピペット）

　←　5 mmol/L $KMnO_4$ 溶液 10 mL（ホールピペット）

試験溶液：紫色

　　沸騰水浴中で30分間加熱後，水浴から取り出す

　←　12.5 mmol/L シュウ酸ナトリウム溶液 10 mL（ホールピペット）

試験溶液：脱色

　←　5 mmol/L $KMnO_4$ 溶液（60～80℃を保ちながらビュレットで滴定）

試験溶液：微紅色（終末点：15秒間持続）

④このようにして，前後に要した5 mmol/L $KMnO_4$ 溶液の合計mL数 a を求める．

⑤別に同様の方法で空試験を行い[9]，前後に要した5 mmol/L $KMnO_4$ 溶液の合計mL数 b を求める．

⑥次式によって化学的酸素要求量を算定する．

$$COD(mg\ O/L) = 0.2 \times (a-b) \times f \times \frac{1000}{試料(mL)}$$

f：5 mmol/L $KMnO_4$ 溶液のファクター

a：滴定に要した5 mmol/L KMnO₄溶液（mL）

b：空試験の滴定に要した5 mmol/L KMnO₄溶液（mL）

0.2：5 mmol/L KMnO₄溶液1 mLの酸素相当量（mg）

【実験操作Q&A】

Q30 酸性高温過マンガン酸法では，硝酸銀溶液を加える必要があり，アルカリ性過マンガン酸法では加える必要がないのはなぜですか？

A 酸性条件下では，塩化物イオンと過マンガン酸カリウムが酸化還元反応します．酸性高温過マンガン酸法では，塩化物イオンが含有されていると，実測値より大きいCODとなり正確な値を求めることができません．したがって，硝酸銀溶液を加える必要があります．一方，アルカリ性過マンガン酸法では，アルカリ条件では塩化物イオンによる影響を受けないため，硝酸銀溶液を加える必要はありません．

Q31 酸性高温過マンガン酸法では硝酸銀（$AgNO_3$）を用い，二クロム酸法では硫酸銀（Ag_2SO_4）を用いるのはなぜですか？

A 硝酸銀および硫酸銀を加える理由は，酸化反応を促進させると同時に，Cl^-の影響を避けるためです．酸性高温過マンガン酸法では，硝酸銀に代え，硫酸銀を加えてもよいとなっています．（日本産業規格 JIS K0102 17）また，二クロム酸法では，Cl^-の影響を硫酸水銀（$HgSO_4$）粉末を加えることにより除去できますが，このときは試験後の廃水処理に注意が必要です．

Q32 硝酸銀溶液を入れると白濁したのですが，その理由はなんですか？

A 試料に塩化物イオンが含まれる場合，塩化銀が生成するためです．

Q33 実験操作中に，指が黒くなってしまったのですが．

A 硝酸銀溶液が付着すると，黒くなってしまうことがあります．洗っても色が取れなくなりますので，付着しないように十分注意してください．なお，時間が経過すると色は取れてきます．

Q34 酸性高温過マンガン酸法で，シュウ酸ナトリウム溶液を加えても脱色しなかったのですがどうしてですか？

A 試料中の有機物や還元性無機物質が極めて少ない場合，過マンガン酸カリウム溶液のファクターに比べて，シュウ酸ナトリウムのファクターのほうが大きくなければ脱色しないことがあります．過マンガン酸カリウム溶液のファクターがシュウ酸ナトリウム溶液のファクターに比べて，小さいことを確認してからCODの実験操作に入りましょう．

Q35 酸性高温過マンガン酸法のCODを算出する式において，「0.2」は5 mmol/L KMnO₄溶液1 mLの酸素相当量（mg）とありますが，「0.2」の算出根拠を教えてください．

A 反応式：

$$2KMnO_4 + 3H_2SO_4$$
$$\rightarrow K_2SO_4 + 2MnSO_4 + 3H_2O + 5O$$

① 上記の反応式より，2 mol KMnO₄は5 mol Oに相当することから，5 mol KMnO₄は12.5 mol Oに相当します．② 5 mmol/L KMnO₄溶液は，5×10^{-6} mol/mLなので，5×10^{-6} mol KMnO₄は12.5×10^{-6} mol Oに相当します．③ したがって，12.5×10^{-6} mol $\times 16$ g/mol（O）$= 200 \times 10^{-6}$ g O $= 0.2$ mg Oとなります．

廃 液

KMnO₄溶液とAgNO₃溶液には重金属のMnとAgがそれぞれ含まれている．MnおよびAgを含有する廃液は，「一般重金属廃液」としてポリ容器に分別貯留する．

📝注釈

1）KMnO₄溶液は酸性では不安定で，次式によって分解する．

$$4MnO_4^- + 4H^+ \longrightarrow 4MnO_2 + 3O_2 + 2H_2O$$

高純度の水溶液は安定で，長期間ファクターはほとんど変わらない．しかし，自己分解によって生じたMnO₂や光によって分解が促進され，特に希薄溶液の場合には分解が速い．したがって保存には，MnO₂を共存させないこと，清浄な褐色瓶に入れることが大切である．

2）ファクターが大きすぎるとシュウ酸ナトリウム溶液を入れたとき脱色しないことがある．ファクターは0.95〜1.00の間にあることが望ましい．濃度は徐々に減少

するため約1週間程度の間隔でファクターを測定する.

3) 試料量は反応後にKMnO$_4$添加量の1/2量程度残るように採取する. なお試料50 mLを採取しKMnO$_4$の消費量が1/2より少ないときはやむを得ないものとする. なお1/2以上残った場合でもその残留量の多少により反応中のKMnO$_4$の濃度が変わり, 酸化率が変化するため, なるべく1/2に近い量が残るように試料の量をとる.

4) KMnO$_4$処理H$_2$SO$_4$ 10 mLの添加は必ず5 mmol/L KMnO$_4$溶液の添加前に行う.

5) このときフラスコ中の試料の液面は沸騰水浴の水面下で, かつフラスコが水浴の底に直接接しないように, 水流を妨げない網板をいれるとよい. また試料を入れたとき沸騰が止まらないように注意する.

6) 加熱時間30分間では酸化反応がなお進行中であり, さらに加熱を続けると一般にCOD値は増加する. しかしあまりに長時間では, 多量の試料を処理するのに非現実的であるから加熱時間を30分間とした. 加熱時間, 沸騰水浴の温度などのわずかな差が結果に誤差を与えるので, この条件を厳守しなければならない. また同一水浴でも位置によって差が生じることがあるので, 温度むらのないように注意する.

7) 試料によってはMnO$_2$の吸着によりAgClが褐色を帯びていることがある. これはシュウ酸とMnO$_2$の反応が遅いためであり, さらに時間をおき, 必要なら試料を少し加熱して沈殿が完全に白色となるまで反応させる.

8) 液温が60〜80℃以下にならないようにする.

9) 空試験では精製水のCODは補正されない. 精製水にCOD物質があるとCOD値の低い試料の測定時に影響が現れ, 低いCOD値を与える. イオン交換樹脂で生成した水は有機物質を含むことがあるため注意する. 精製水に3% KMnO$_4$溶液を加えて赤紫色とし, 少量のH$_2$SO$_4$を加えて酸性として再蒸留した水が望ましい. 検水中のCl$^-$量が100 mg以下の試料では空試験水には精製水を用いる. 検水中のCl$^-$量が100 mgを超える場合は等量のCl$^-$を含む水を用いる.

11) 窒素化合物

窒素化合物とは窒素を含んだ化合物をいう. 汚水中の窒素化合物には無機性窒素と有機性窒素があり, 両者の総量を総窒素あるいは全窒素という. 汚水や下水中の窒素化合物というと通常は総窒素をさす.

無機性窒素:
① アンモニア性窒素 (NH$_3$-N)
② 亜硝酸性窒素 (NO$_2$-N)
③ 硝酸性窒素 (NO$_3$-N)

NH$_3$-Nは, アンモニアあるいはアンモニウム塩をその窒素量で表したもので汚水中に含まれており, 汚水処理施設では処理効果や維持管理を行ううえでの指針となる. NO$_2$-Nは, 亜硝酸塩をその窒素量で表したもので, 汚水処理ではNH$_3$-Nが生物化学的に酸化された結果生じる中間生成物である. NO$_3$-Nは, 硝酸塩をその窒素量で表したもので, 汚水処理ではNH$_3$-Nが生物化学的に酸化されて生じる最終生成物である. 汚水処理施設では処理効果や維持管理を行ううえでの指針となる.

有機性窒素 (有機化合物中に含まれる窒素):
① タンパク質, アミノ酸, 核酸などの動植物体成分
② 動植物体成分の分解生成物である尿素など

窒素は, リンとともに栄養塩類と呼ばれ, 水域で富栄養化を起こす主要な原因物質である. 富栄養化が進むと湖沼ではアオコ, 沿岸海域では赤潮として現れ, 藻類が異常に発生する. そのため, 湖沼や海域では環境基準値が設定されている (巻末資料6, p.267〜269). 総窒素が環境基準項目として取り上げられた理由は, 多くの湖沼でクロロフィル濃度と総窒素の間に相関が認められたことによる. 藻類の増殖には多くの元素が必要であるが, その中でも炭素 (C), 窒素 (N), リン (P) の3元素が重要である. このうちCは大気や有機物の分解により容易に供給されるので富栄養化はNとPにより支配される. 富栄養化が現れる濃度はNが0.2 mg/L, Pが0.02 mg/L程度といわれている.

(1) ジアゾ化法による亜硝酸性窒素の定量

NO$_2$-Nは不安定なのでただちに試験する. ただちに試験できないときは10℃以下に保存し, 24時間以内に行うか, 試料1 Lにクロロホルム1 mLを添加し, 10℃以内で保存して3日以内に試験する.

(2) ジアゾ化法による硝酸性窒素の定量

NO$_3$-Nをマンガン塩共存下でアルカリ性 Zn末還元を行い, 定量的にNO$_2$-Nとし, 共存していたNO$_2$-Nとともにジアゾ化法によって総和を求め, 別にNO$_2$-Nを定量し総和から差し引く方法である.

(3) インドフェノール法によるアンモニア性窒素の定量

A-12) -(1)インドフェノール法による定量 (p.129) に従って試験する.

12）リン酸イオン

リン酸はすべての生物にとって必須であり，水中ではその濃度が植物プランクトンの増殖を支配しているといわれており，湖沼や海域の富栄養化の原因物質の一つとして考えられている．リン酸の存在形態は次のように分類される．

$$
総リン
\begin{cases}
溶存性リン
\begin{cases}
ポリリン酸性リン \\
オルトリン酸性リン \\
有機性リン酸
\end{cases} \\
懸濁性リン
\begin{cases}
無機性リン \\
有機性リン
\end{cases}
\end{cases}
$$

⑴ 原子吸光光度法による定量

A-15）-⑴原子吸光光度法による定量（p.133）に従って試験する．

13）総リン

湖沼の富栄養化防止対策として総リンの環境基準が設定された（巻末資料6, p.264）．総リンが環境基準の項目として取り上げられた理由は，多くの湖沼で，クロロフィル濃度と総リン濃度との間で相関関係が明らかになっているためである．

⑴ 原子吸光光度法による定量

A-16）-⑴原子吸光光度法による定量（p.133）に従って試験する．

D. 産業排水

本試験法は河川，湖沼，海域などの公共用水域および下水道などへ放流する工場，事業場からの排出水の試験に適用する．試験に際しては，その排水の水質が季節的,時間的あるいは操業内容の変化によって著しく相違する場合があるので，試料の採取，保存，試験項目および試験方法の選択には十分な配慮が必要である．

1　環境調査

試料の採取に当たっては，次の事項を調査する．

① 工場，事業場名称，所在地（資本金，従業員数）
② 原材料の種類と量，生産品目と生産出荷額
③ 排水の発生に伴う作業工程と各排水量，排水経路
④ 用水の種類と水量
⑤ 排水処理施設の有無またはその計画（処理水量，処理方法，フローシート，発生汚泥の質と量）
⑥ 放流先の河川（支派川），湖沼，海湾などの水域の状況，河川流量，流速，流向など
⑦ 公害問題発生歴とその概況
⑧ 既往の水質試験成績
⑨ その他参考事項

2　試料の採取および保存

試料の採取に当たっては排水の水質を十分把握でき，採水しやすく，同時に排水量が計測できる箇所を選定する．通常放流直前の水路，ピット，排水口などで採取する．

採水に当たっては，次の事項について留意する．

① 採水部位は一般に水面から水深の約20%とし，管口からの排出水はそのまま採水する．
② 採水は水質変動に応じて適宜の時間間隔で実施する．
③ 採水口が複数の場合には，それぞれについて同様に採水する．

④ 採水と同時に採水箇所，部位，日時，天候（前日，当日），気温，水温，外観，臭気，透視度，pH，残留塩素などを測定記録する．

1）理化学的試験用試料

⑴ 試料の採取方法

C-②-1）理化学的試験用試料（p.149）に従う．なお，ヘキサン抽出物質測定用試料の採取方法は，該当項目記載の方法による．

(2) 試料の前処理・保存

> ① 金属類：試料 1 L 当たり HNO_3 10 mL の割合（アルカリ性の強い場合は HNO_3 を用いて約 pH 1 にする）に加えて混合する．また，6 価クロムでは 20% NaOH 溶液を加えて弱アルカリ性にし，速やかに試験する．
>
> ② シアン：粒状 NaOH を加えて pH 12 以上にしてこれに 10% $NaAsO_2$ 溶液 1 mL を加えて 5〜10℃の冷所に保存し，速やかに試験する．
>
> ③ フェノール類：H_3PO_4 を加えて約 pH 4 にし，試料 1 L あたり $CuSO_4 \cdot 5H_2O$ 1 g を加えて混合し，5〜10℃の冷暗所に保存し，24 時間以内に試験する．
>
> ④ ヘキサン抽出物質：7.2% HCl を加えて約 pH 4 とする．
>
> ⑤ 農薬：HCl を加えて弱酸性とする．
>
> ⑥ BOD，COD：C-②-1）理化学的試験用試料（p.149）に従う．
>
> ⑦ アンモニア性,亜硝酸性および硝酸性窒素：試料 1 L につきクロロホルム 10 mL を添加する．
>
> ⑧ 硫化物：試料 V mL（S^{2-} として 0.2〜5.5 mg を含む）をあらかじめ亜鉛アンミン溶液〔注解 2015・4.3.3 13）硫化物（p.980）参照〕100 mL を入れた内容 500 mL の硬質ポリエチレン瓶になるべく泡が立たないように注意しながら採水し，栓をしたのち，静かに混和し，5℃以下に保存する．できるだけ速やかに試験する．

2）細菌試験用試料

C-②-2）細菌試験用試料（p.150）に従って採取する．排水中に細菌の発育を阻害する物質が含まれていると思われる場合には，次のような方法によって処理する．

> ① 残留塩素を含む排水：あらかじめ $Na_2S_2O_3$ 粉末の入っている滅菌ずみ採水瓶に採取する．
>
> ② 極端な酸性・アルカリ性排水：1 mol/L NaOH 溶液または 1 mol/L HCl を用いて pH 7 付近に調整する．

3 理化学的試験

1）ヘキサン抽出物質

本法は排水に含まれる油類の測定に適用される．ヘキサン抽出物質とは，ヘキサン層に分配し，溶媒に抽出されるもので，主に植物油，動物油，鉱物油およびグリースなどである．これらのほかに炭化水素誘導体，脂肪酸およびその誘導体，芳香族化合物などの酸，アルコール，エーテル，エステル，アミン，ニトロ化合物，フェノール類，ハロゲン化炭化水素，農薬，塗料，界面活性剤など多岐にわたり，コロイド状硫黄も抽出される．一方，本法の測定条件でヘキサン留去時の温度が 80〜85℃であるため低沸点の軽油類の一部は揮散するため測定されない．

水質汚濁防止法に基づく排水基準を定める総理府令（昭和 46.6）においては，ヘキサン抽出物質の含有量として鉱油類は 5 mg/L，動植物油脂類は 30 mg/L と規定しており，鉱油類の厳しい基準は魚介類に対する着臭物質としての配慮からである．石油製品の水中着臭限界濃度を**表Ⅲ-1-16**に示す．

(1) 重量法による定量[1]

器具　① 採水瓶：容量 1000〜2000 mL の共栓ガラス瓶をあらかじめヘキサンでよく洗って使用する．

② 採水器：C-②-1）理化学的試験用試料（p.149）に記載するハイロート採水器，簡易中層採水器を用いる．

③ ヘキサン蒸発容器：内容 100〜250 mL のアルミ箔製ボードまたはガラス製容器．あらかじめヘキサンで洗い，75〜85℃で 30 分間乾燥，デシケーター中に入れ，30〜60 分以内に秤量する．

試料の採取　① 排水が流出している排水口では直接採水瓶に採取する．

② 水路，ピットなどでは，全層試料を得るため採水器を用いて底層から表層へ引き上げ速度を加減しながら採水する．

③ いずれの場合も試料は採水後に瓶容積の 90% 以下にとどまるように注意する．

④ 採水瓶中の試料を他の容器に移し替えたり，分取したりせず，採水瓶の全量を用いて試験する．

⑤ 採取試料の容量は採取時にその水面位置に印を付けておき，試験終了後，水を入れてその容積を求める．

表Ⅲ-1-16　石油製品の水中着臭限界濃度

製品	着臭限界 濃度 (mL/L)	製品	着臭限界 濃度 (mL/L)
粗製石油	0.1〜0.5	燃料油	0.5
精製石油	1〜2	燃焼油	0.22
脱臭ケロシン	0.082	加熱油	0.3〜0.6
市販ガソリン	0.005	ディーゼル油	0.0005
ペトロール	0.00005	潤滑油	0.5〜2.5
		エンジンオイル	1

⑥ 採取後，試料はメチルオレンジ試液数滴を加え，18% HClを変色する（pH 4）まで滴加する.

試験操作　① 試料を分液ロート1000〜3000 mL（a）に移し，採水瓶をヘキサン30 mLで洗ったのち，分液ロート（a）に入れ，5分間振とう後，放置してヘキサン層と水層を分離する.

② 水層は採水瓶にもどし，ヘキサン層は分液ロート200 mL（b）に移す. 採水瓶中の水層はふたたび分液ロート（a）に入れ，ヘキサン30 mLを加えて，約5分間振り混ぜたのち放置して水層を捨て，ヘキサン層を分液ロート（b）に移す.

③ 分液ロート（b）精製水20 mLを加え，約1分間振り混ぜて放置し，水層を捨てる.

④ この操作を3回繰り返し，無水 Na_2SO_4 3〜5 gを加えて振り混ぜ，脱水する.

⑤ 次いでヘキサン層は脱脂綿またはろ紙を用いてろ過し，重量既知のヘキサン蒸発容器に移す.

⑥ 分液ロート（b）は少量のヘキサンで洗ったのち，前と同様にろ過してヘキサン蒸発容器に加える.

⑦ ヘキサン蒸発容器はホットプレート上で80〜85℃でヘキサンを揮散させる.

⑧ 次いで，ヘキサン蒸発容器の外側を清浄な布でよく拭き，75〜85℃の乾燥器に入れ，正確に30分間乾燥後，デシケーター中に入れ，30〜60分以内に秤量し，ヘキサン蒸発容器の前後の重量差を求める.

⑨ 別に試験に用いたものと同様のヘキサン蒸発容器を用い，同量のヘキサンを入れて同様の操作で空試験を行う.

$$ヘキサン抽出物質（mg/L）= (W - W_0) \times \frac{1000}{試料（mL）}$$

W：試料の試験前後のヘキサン蒸発容器の重量差（mg）

W_0：空試験における試験前後のヘキサン蒸発容器の重量差（mg）

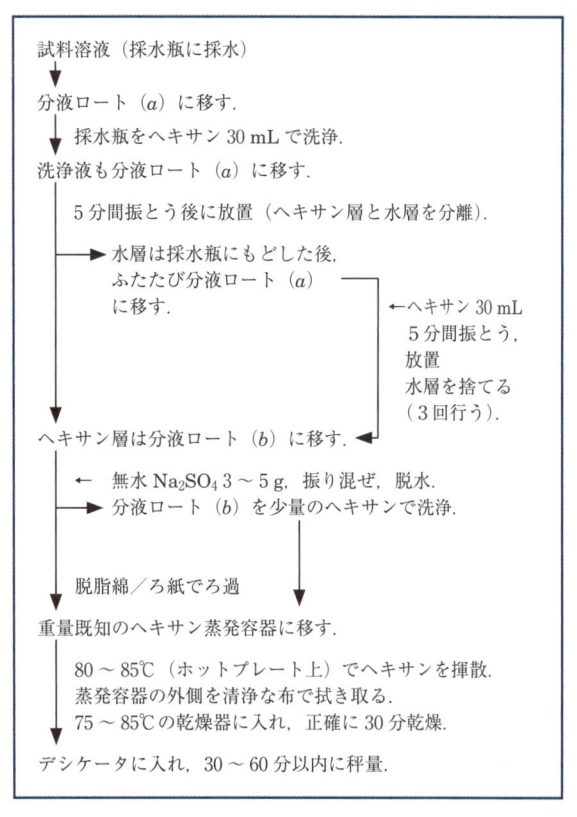

試料溶液（採水瓶に採水）
↓
分液ロート（a）に移す.
↓　採水瓶をヘキサン30 mLで洗浄.
洗浄液も分液ロート（a）に移す.
↓
5分間振とう後に放置（ヘキサン層と水層を分離）.
→ 水層は採水瓶にもどした後，ふたたび分液ロート（a）に移す. ←ヘキサン30 mL　5分間振とう，放置　水層を捨てる（3回行う）.
↓
ヘキサン層は分液ロート（b）に移す.
↓ ← 無水 Na_2SO_4 3〜5 g，振り混ぜ，脱水.
→ 分液ロート（b）を少量のヘキサンで洗浄.
↓
脱脂綿／ろ紙でろ過
重量既知のヘキサン蒸発容器に移す.
↓　80〜85℃（ホットプレート上）でヘキサンを揮散. 蒸発容器の外側を清浄な布で拭き取る. 75〜85℃の乾燥器に入れ，正確に30分乾燥.
デシケータに入れ，30〜60分以内に秤量.

注釈

1）本法の回収率は20〜100 mg/Lの添加で80%程度であるが，5〜10 mg/Lでは73%程度に低下し，しかも変動係数は6%程度以下であるので，この濃度以下の測定は好ましくない. 硫黄が共存すると抽出され正の妨害となる. この硫黄を除去するため，乾燥後の残留物をヘキサンで洗浄しても効果がない. 硫化染料を含む排水中にヘキサン抽出物質が多量検出することがあるのは，助剤として使用される Na_2S のためであり，また，界面活性剤，特に非イオン系のものでは高い値（ある種の製品では10%程度）を示すという.

2 | 空気試験法

A. 室内環境

空気試験法は，種々の環境における空気ならびに空気に関連した物理的，化学的あるいは生物学的諸条件を試験し，衛生化学的良否の判断をするために必要な資料を得ることを目的とする．室内空気環境には，普通室内環境に加え，工場や倉庫等の作業環境も試験対象となるが，ここでは普通室内環境に関する内容に焦点を絞って述べる．また対照となる屋外空気環境の測定に関しては，B.大気環境（p.200～）の項目を参照されたい．

1 室内空気環境の判定基準

代表的なものを表Ⅲ-2-1～表Ⅲ-2-3に示す．

① **建築物環境衛生管理基準**：表Ⅲ-2-1は建築物環境衛生管理基準である．揮発性有機化学物質の室内空気汚染による健康被害（シックビル症候群，シックハウス症候群，いわゆる化学物質過敏症）が社会的に問題となったことに伴い，建築基準法の一部改正が2002年に行われ，ホルムアルデヒドに関する建材，換気設備の規制とクロルピリホスの使用禁止が施行された．また，ビルの衛生的環境の確保を目的とした「建築物における衛生的環境の確保に関する法律（通称ビル衛生管理法）」の施行令の一部改正が

行われ，建築物環境衛生管理基準にホルムアルデヒドが追加された．

② **学校環境衛生基準**：表Ⅲ-2-2は学校環境衛生基準である．近年の社会環境の変化などを踏まえ，2009年に「学校保健法」が「学校保健安全法」に改題され，学校における換気，採光，照明，保温，清潔保持その他環境衛生に係る事項について，児童生徒および職員の健康を保護するうえで維持されることが望ましい基準が明記された．それにより，従来の「学校環境衛生の基準」から項目の名称・区分を変更し，判定基準も一部改めたものが「学校環境衛生基準」として定められた．その後も，温度の基準の改正や室内濃度指針値の改定に合わせて基準値の改正が行われている．本基準の検査頻度は検査事項（1）～（7）および（10）～（12）においては毎学年2回，検査事項（8）および（9）については毎学年1回とされている．

③ **室内濃度指針値**：表Ⅲ-2-3は厚生労働省「シックハウス（室内空気汚染）問題に関する検討会」が策定した13物質の室内濃度指針値と総揮発性有機化合物（TVOC）の暫定目標値である．なお，「シックハウス（症候群）」の用語は日本国内のみで通用するもので明確な定義は確立されていない．厚生労働省「室内空気質健康影響研究会報告書：シックハウス症候群に関する医学的知見の整理」では，シックハウス症候群は医学的に確立した単一の疾患ではなく「居住者の健康を維持するという観点から問題のある住宅

表Ⅲ-2-1　建築物環境衛生管理基準（2022年4月現在）

(1)	浮遊粉じんの量	空気 1 m³ につき 0.15 mg 以下（粒径 10 μm 以下のものについて）
(2)	一酸化炭素の含有率	6 ppm 以下
(3)	二酸化炭素の含有率	1000 ppm 以下
(4)	温　　度	① 18℃ 以上 28℃ 以下 ② 居室における温度を外気の温度より低くする場合は，その差を著しくしないこと
(5)	相対湿度	40% 以上 70% 以下
(6)	気　　流	0.5 m/sec 以下
(7)	ホルムアルデヒド	0.1 mg/m³ 以下

表Ⅲ-2-2　学校保健安全法による学校環境衛生基準（2024年4月現在）

検査項目	検査事項		場所・条件	判定基準
換気および保温	(1) 換気		授業中，各階1以上の教室などを選び，1カ所以上の机上の高さ	二酸化炭素1500 ppm以下が望ましい（日常的には不快な刺激や臭気がないこと）
	(2) 温度			18℃以上，28℃以下であることが望ましい
	(3) 相対湿度			30%以上，80%以下が望ましい
	(4) 浮遊粉じん*1			0.10 mg/m³以下
	(5) 気流*1			0.5 m/秒以下が望ましい
	(6) 一酸化炭素*2			6 ppm以下
	(7) 二酸化窒素*2			0.06 ppm以下が望ましい
	(8) 揮発性有機化合物*3	ア) ホルムアルデヒド	普通教室，音楽室，図工室，コンピュータ教室，体育館などの温度および湿度が高い時期	100 μg/m³以下
		イ) トルエン		260 μg/m³以下
		ウ) キシレン		200 μg/m³以下
		エ) パラジクロロベンゼン		240 μg/m³以下
		オ) エチルベンゼン		3800 μg/m³以下
		カ) スチレン		220 μg/m³以下
	(9) ダニまたはダニアレルゲン		保健室の寝具，カーペット敷の教室などダニの発生しやすい場所で温度および湿度が高い時期	ダニ数100匹/m²，または同等のアレルゲン量以下
採光および照明	(10) 照度		教室およびそれに準ずる場所	300ルクス以上
			教室および黒板	500ルクス以上が望ましい（最大照度：最小照度＝20：1以下*4）
			コンピュータを使用する教室などの机上	500〜1000ルクスが望ましい（画面などに反射や影が映らないこと）
			テレビ，コンピュータなどの画面	100〜500ルクスが望ましい（垂直面照度）
			その他の場所	日本工業規格Z 9110学校施設の人工照明の照度基準に適合すること
	(11) まぶしさ		輝きの強い光源（窓）	黒板の外側15°以内にないこと
			見え方を妨害する光沢	黒板面および机上面にないこと
			見え方を妨害する電灯・窓など	テレビおよびコンピュータなどの画面に映じていないこと
騒音	(12) 騒音レベル		教室内閉窓時	L_{Aeq}*5 50デシベル以下が望ましい（教師の声などが聞き取りにくくないこと）
			開窓時	L_{Aeq}*5 55デシベル以下が望ましい（教師の声などが聞き取りにくくないこと）

*1　空気の温度，湿度または流量を調節する設備を使用していない教室などでは，必要と認める場合に検査を行う．
*2　燃焼器具を使用していない教室などでは，省略できる．
*3　ウ〜カは，必要と認める場合に検査を行う．
*4　10：1を超えないことが望ましい．
*5　L_{Aeq}：等価騒音レベル〔7-2）騒音の評価方法（p.197）参照〕

においてみられる健康障害の総称」を意味する用語とみなすことが妥当であると述べられている．室内の化学物質の発生源としては，タバコ煙，調理器，開放型暖房機，加湿器，事務機器，衣類（防虫剤），カーテン，カーペット，家具，壁紙，フローリング，その他建材などがある．試料の各成分の濃度を表すには次のような単位を用いる．

表Ⅲ-2-3　厚生労働省室内濃度指針値（2019年1月現在）

化合物	室内濃度指針値
ホルムアルデヒド	$100\,\mu g/m^3$（0.08 ppm）
アセトアルデヒド	$48\,\mu g/m^3$（0.03 ppm）
トルエン	$260\,\mu g/m^3$（0.07 ppm）
キシレン	$200\,\mu g/m^3$（0.05 ppm）
エチルベンゼン	$3800\,\mu g/m^3$（0.88 ppm）
スチレン	$220\,\mu g/m^3$（0.05 ppm）
パラジクロロベンゼン	$240\,\mu g/m^3$（0.04 ppm）
テトラデカン	$330\,\mu g/m^3$（0.04 ppm）
クロルピリホス	$1\,\mu g/m^3$（0.07 ppb）
	小児の場合$0.1\,\mu g/m^3$（0.007 ppb）
フェノブカルブ	$33\,\mu g/m^3$（3.8 ppb）
ダイアジノン	$0.29\,\mu g/m^3$（0.02 ppb）
フタル酸ジ-n-ブチル	$17\,\mu g/m^3$（1.5 ppb）
フタル酸ジ-n-エチルヘキシル	$100\,\mu g/m^3$（6.3 ppb）
総揮発性有機化合物量（TVOC）	$400\,\mu g/m^3$（暫定目標値）

両単位（$\mu g/m^3$とppmまたはppb）の換算は，25℃の場合による．

％	：試料100 mL 中の物質の気体容積 mL
ppm	：試料1 m^3 中の物質の気体容積 mL
ppb	：試料1 m^3 中の物質の気体容積 μL
mg/m^3	：試料1 m^3 中の物質重量 mg
$\mu g/m^3$	：試料1 m^3 中の物質重量 μg
ng/m^3	：試料1 m^3 中の物質重量 ng
pg/m^3	：試料1 m^3 中の物質重量 pg

標準状態（0℃，1.01×10^5 Pa）における ppm と mg/m^3 との関係は次のようになる（Mは分子量）．

$$ppm = \frac{mg}{m^3} \times \frac{22.4}{M}$$

2　試料採取法

空気環境の基準などを評価するための測定に当たっては，その空気環境を代表する測定値が得られるように試料の採取地点を選定して行う必要があり，それぞれの空気環境に関する法令やマニュアルなどで規定されている．具体的な試料採取操作に関しては，B-②試料採取法（p.200）を参照されたい．

①**普通室内環境**：事務所，病院，宿泊施設，映画館，店舗，集会所等における試料採取法は，ビル衛生管理法（建築物における衛生的環境の確保に関する法律）に規定されている．これによると試料の採取は，各階ごとの任意の居室について通常の使用時間中に居室中央部の床上0.75～1.20 mの高さで30分間行うこととなっている．

②**学校**：学校保健安全法の学校環境衛生基準に記述されており，各階一つ以上の教室を選び，授業中の教室において，適当な場所1カ所以上の机上の高さで行うこととなっている．

③**住宅**：揮発性有機化学物質による室内空気汚染の測定を目的とした「シックハウス（室内空気汚染）問題に関する検討会」による規定があり，居間と寝室について部屋の中央付近の少なくとも壁から1 m以上離れた高さ1.2～1.5 mで行うこととなっている．

3　温熱環境など

室内環境で一般に測定される項目は，気圧，気温，湿度（気湿），カタ冷却力，気動，熱輻射，感覚温度，暑さ指数，照度，臭気，換気，一酸化炭素，二酸化炭素，また，必要に応じて気流の方向および空気の分布などである．室内気象は大気気象条件の影響を直接，間接に受けて変化するので，対照のための室外気象の測定は建造物の場合，屋上や窓外で実施する．この際，該当する地区および時刻の測候所の観測成績を採用することもできるが，両者の成績には大きな差異があることを，あらかじめ知っておかねばならない．

1) 気　圧[1]

気圧は，通常ヘクトパスカル（hPa）または mmHg で表す.

気圧の単位の関係は以下のとおりである.

$$1\,\text{Pa}^{2)} = 1\,\text{ニュートン（N）}/\text{m}^2 = 1\,\text{kg}/\text{m}\cdot\text{s}^2$$
$$= 10\,\text{ダイン（dyne）}/\text{cm}^2$$
$$1\,\text{hPa} = 100\,\text{Pa} = 1000\,\text{dyne}/\text{cm}^2$$
$$1\,\text{mmHg}^{3)} = 1.333\,\text{hPa}$$
$$1\,\text{気圧}^{4)} = 1013\,\text{hPa} = 760\,\text{mmHg}$$
$$= 1013.25\,\text{ミリバール（mb）}$$

空気試験においては空気またはガス体の容量補正，すなわち1013 hPaの容積に換算する必要がある時，および湿度の算定などに気圧の測定が必要である.

§ 測定法

| 器　具 [5][6] | アネロイド気圧計を用いる（巻頭カラー頁viii, 写真Ⅲ-13参照）. |

| 試験操作 |

① 気圧を直示するので，それを読み取り，気温による補正を行う.

② 温度により空ごうの弾性率が変化するので，直射日光に当てないようにする.

③ 温度係数による補正および検定証記入の器差による補正を行い，正しい示度を得る.

📖 注釈

1) 気圧の日変化は普通9時と21時頃極大となり，3時と15時に極小となるが，その差は東京付近で1.3 hPa程度である. また年変化は地域的に異なり，内陸地では夏季に低気圧，冬季に高気圧となるが，海洋および山頂では夏高く冬低い. 気圧の急激な変化は，低気圧の圏内や風の強い日，その他天候が急激な変化をする時に現れる. しかし大気圧の変動幅は小さく，直接生理的影響があるほどではない.

2) パスカル（Pa）とは圧力のMKS単位〔長さにメートル（m），質量にキログラム（kg），時間に秒（s）を用いる〕でSI単位（国際単位系）として用いられている.

3) 気圧を表す単位で，1 mmHgとは，温度が0℃，高さ1 mmの水銀柱が，緯度45°の海面上の標準重力（980.655 dyne）のもとで，その海面に及ぼす圧力をいう.

4) 水銀柱の高さを760 mmとし，これにHgの密度13.5951および重力加速度980.665 cm/s^{2}とを乗じれば，1013250 dyne/cm^{2}が算出される. これは101325

Pa = 1013.25 hPa = 101.325 kPa に等しい.

5) アネロイド気圧計は空ごう気圧計（boxbarometer）とも呼ばれ，気象庁の検定に合格した器械を使えば920～1040 hPaの範囲で0.1 hPaまで正確に測定できる. 真空に近い，密閉した金属性の空ごうが，気圧の昇降により膨らんだり縮んだりする程度を拡大して指針を動かすようになっている. 20℃で正しい気圧を示し，0～30℃の間で差は<0.067 hPa/℃，目盛りは920～1040 hPaの範囲以上であることが定められている.

6) 連続測定の必要がある時はアネロイド気圧計を自記式にした自記気圧計を用いる.

2) 気　温

気温は通常セ氏（Celsius；℃）で表す.

温度の目盛りにはセ氏，カ氏（Fahrenheit；℉）などがあり，さらに絶対温度目盛り（国際単位ケルビン度）がある. 通常日本などではセ氏を，英米ではカ氏を使用する. 両単位の間には，$℃ = 5（℉ - 32）/9$の関係がある.

気温は，空気の温度条件〔気温，湿度，気動（気流，風），熱輻射〕中で，体感温度（7）感覚温度（実効温度），p.185）に対する影響が最も大きい. 気温15～20℃は人体のエネルギー消費が最小になり，違和感がない. 気温27℃以上では脈拍と呼吸の増加，体表面血管拡張，発汗やガス代謝亢進，血圧低下，尿比重増加，倦怠感亢進，食欲低下などを呈し，気温15℃では末梢血管の収縮，四肢皮膚温低下，局所の発赤，貧血，内臓血管拡張，血圧上昇，ふるえ，筋肉緊張，ガス代謝亢進などを呈する.

§ 測定法

| 器　具 | 次に示す温度計のうちのいずれかを用いる. |

① アスマン通風乾湿計（図Ⅲ-2-1）(3)湿度（気湿），p.176）

② 棒状温度計または二重管温度計（0.1，0.2または0.5℃毎の温度目盛りを刻んだもの）.

| 試験操作 |

温度計の温度と気温が平衡に達するのを待つ

温度計の示度を 0.1℃ まで読み取る
（目盛線が 0.2 または 0.5℃ 毎に刻んであるものは按分して読み取る）

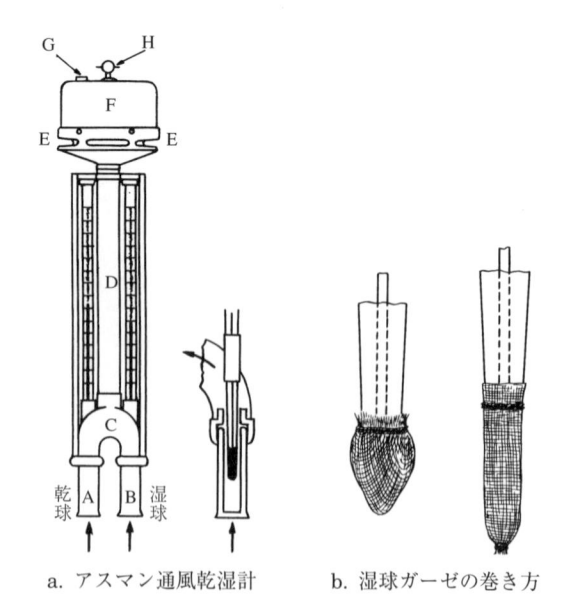

a. アスマン通風乾湿計　　b. 湿球ガーゼの巻き方

図Ⅲ-2-1　アスマン通風乾湿計と湿球ガーゼの巻き方

①　温度計の温度と気温とが平衡に達した後，温度計の目盛り面の垂直の方向からみて，示度を0.1℃まで読み取る．

②　温度目盛線が0.2または0.5℃毎に刻んであるものは按分して読み取る．

3）湿度（気湿）

任意の気温における相対湿度（%）をもって表す．

　湿度は，45〜65%程度で通常快適感を，80%以上では湿潤感を，30%以下では強い乾燥感を与える．高湿は，気温が高い時には蒸し暑さを覚えさせ，微生物の繁殖が盛んになり皮膚炎や食品汚染の原因になる．一方で気温が低い時には，被服の熱伝導，熱容量，身体からの輻射の吸収度などを増加させるので底冷えを感じさせる．低湿は，そう快さ，涼しさを与えるが，上部気道を刺激し，微生物やじんあいの捕捉効果を低下させ，呼吸器疾患を起こしやすい．

　大気の湿度の日変化は，気温や風速の日変化と反対に，気温が最低で風が最も弱い時に最大となり，気温や風が最高の時最小となることが多い．太平洋側と日本海側における湿度は，夏季と冬季で高低が逆になる．また，都市内外の湿度差は夏季に大きく，冬季は非常に小さい．

　室内の湿度の変化は，外気の湿度の変化に伴って変動するが，その幅は外気より小さい．しかし在室者，冷暖房，換気度によって強く影響され，特に換

気不良の場合，在室者や開放型暖房（石油ストーブなど）により湿度は大きく上昇し，不快感，おう気，目まいなどの原因になる．一方冬季の乾燥地域では，室内排気型でない暖房によって湿度が極度に低下し，咽喉を刺激し，また暖房効果を悪くする．

§　測定法

　湿度の測定法には，アスマン通風乾湿計（図Ⅲ-2-1および巻頭カラー頁viii，**写真Ⅲ-14**参照），August乾湿計（図Ⅲ-2-2および巻頭カラー頁viii，**写真Ⅲ-15**参照），毛髪湿度計などを用いる方法がある．

(1) **アスマン通風乾湿計による方法**

　乾球および湿球温度計からなり，両温度計の示度差から湿度を求める．輻射熱を防ぐためクロムメッキをした金属筒中に乾球および湿球温度計を置き，通風することによって温度計の球部と空気を十分に接触させるので，正確な測定値を得ることができる．

器具　① アスマン通風乾湿計

　本装置は，1887年にAssmann, J.がつくったもので，図Ⅲ-2-1aのAおよびBのように，乾球温度計および湿球温度計を挿入した金属筒をC部で金属筒Dに連結し，これに翼車（E部）とゼンマイ装置と歯車（F部）を装着させた構造となっている．ネジGを回すことにより，E部の翼車が回転し，AおよびBの下端から空気を急速に吸引することで，乾球温度計と湿球温度計に測定対象空間の空気を一定速度で通風させることができる．

　空気中水蒸気圧と乾湿球示度差との間には一定の関係が成り立つことから，乾球温度と湿球温度の示度を読み取ることで，気温および湿度を測定，算出することができる．

　ゼンマイ式の通風乾湿計の風速は2.5 m/s程度であるが，本来の正確な測定には3〜5 m/s程度の風速が必要であるため，実質的には3 m/s以上の風速が容易に得られる電動式のものが優れている．

試験操作

> 湿球部を清浄な水で十分潤す
> ↓
> 水銀球部を金属筒の中央に位置するように設置する
> ↓
> 乾球および湿球両温度計の示度が一定するまで通風する
> ↓
> 乾球温度および湿球示度を読み取り湿度を算定する

①　湿球部を付属のスポイトを用い，清浄な水で十

分潤す.

- この際に内筒壁をぬらしてはいけない.
- なお高温, 低湿時には湿球が乾燥することがあるため, 水の補給に注意する.
- 湿球部の被布が使用中にごみや水あかで汚れた時は水洗するが, 月2回は**図Ⅲ-2-1b**のように新しいガーゼに巻き替える.

② 水銀球部は, 内筒壁に接触しないように中央に位置するように設置する.

- 温度計と通風筒の間のパッキングは, 空気漏れがないことを確かめておく.
- 試験室内の適当な位置に本計器をつるす.

③ ネジGを回して, 乾球および湿球両温度計の示度がそれぞれ一定するまで, AおよびBから急速に通風させる.

- 示度の安定には10分間ぐらいは必要であるが, ゼンマイ式では5分間程度しか可動しないので途中でもう一度巻き直す.

④ この時の両温度計の示度 (乾球温度 t ℃および湿球温度 t' ℃) を読み取る.

- 示度の読み取り時には体温が影響するのであまり接近しないように注意する.

⑤ 気温が0℃付近の時は湿球が氷結しているか否かを記録しておく.

- 一般に氷結した時には, 一度水またはぬるま湯で氷を溶かし, 通風してうすく一様に氷結させる.
- 氷結中は示度が0℃付近でしばらく安定することがあるが, 真の示度ではないので注意する.

⑥ 式 (1) および (2) に従い湿度 H を算定する [1][2].

$$f = f' - 0.5\,(t - t')\,\frac{P \times 100}{755} \cdots\cdots\cdots\cdots (1)$$

$$H = \frac{f}{F} \times 100 \cdots\cdots\cdots\cdots\cdots (2)$$

f : 空気の水蒸気圧 (Pa)
f' : 湿球示度 t' ℃における水の飽和水蒸気圧 (Pa)
P : 気圧計の示度 (hPa)
F : 乾球示度 t ℃における水の飽和水蒸気圧 (Pa)
　　 (**表Ⅲ-2-4**参照)

- 読み取った示度は, 湿度計による器差補正をする.
- 定数0.5は, 湿球が氷結していない場合の数値で, 氷結した時は0.44を用いる.

【実験操作Q&A】

Q1　空気の水蒸気圧を算出する計算式はどのように定められたものですか? また, 定数0.5について, 湿球が氷結した場合には0.44を用いるのはなぜですか?

A　アスマン通風乾湿計の湿球温度が乾球温度より低い値を示すのは湿球表面の水の蒸発によるものであり, 次のような関係性があることが示されています.

$$f = f' - A \times P \times (t - t')$$

（f : 空気の水蒸気圧, f' : 湿球示度 t' ℃における水の飽和水蒸気圧, A : 乾湿計定数, P : 気圧, t : 乾球示度, t' : 湿球示度）

このとき, 乾湿計定数 A は水の気化熱, 水蒸気の拡散係数, 熱伝導度などで決まる定数とされていますが, 実際には実験的に求められたものが用いられています. 同項の式はAdolf Sprungが実験的に定めた計算式です. 湿球が氷結した時には, 水と氷の気化熱の比が0.88であることから, これを定数0.5にかけて得られる0.44を用いています. なお, 湿球が氷結した時には f' に氷の飽和蒸気圧を用いて算出します.

📝注釈

1) 気体の単位体積中にある水蒸気の質量を, 通常 g/m³ を単位として表したものを絶対湿度という. 相対湿度とは, この気体の絶対湿度と, それと同じ温度において水蒸気で飽和している気体の絶対湿度との比, または大気中の実際の水蒸気圧と, その時の気温における飽和水蒸気圧との比を百分率で表したものをいう. 一般に湿度という場合は, この「相対湿度」のことをいう. 大気が飽和状態にある場合は, 相対湿度は100%である.

2) アスマン通風乾湿計用湿度表 (**表Ⅲ-2-5**) を用いれば, 乾球示度と, 乾球と湿球の温度差から, 本乾湿計を用いた場合における試料空気の湿度の概略 (気圧を1気圧としたときの湿度) を求めることができる. また, サーミスター温度センサーおよび高分子膜抵抗式湿度センサーを利用したデジタル温度湿度データ記録計 (**写真Ⅲ-2-1**) を用いることにより, 経時的な温湿度の変化を記録することができる.

(2) August乾湿計による方法 [1]

乾球および湿球温度計を試験場所に垂下するもので, 簡易試験法である.

装置　① August乾湿計：本計器は**図Ⅲ-2-2**および巻頭カラー頁viii, **写真Ⅲ-15**のように, 乾球温度計Tおよび湿球温度計T′を並列し, さらに水を盛った水つぼCを備え, これらを架台に

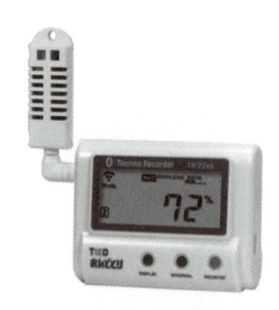

写真Ⅲ-2-1　温湿度記録計の例
（T&D Corporation）

固定したものである.

　T′の球部は，あらかじめ脱脂し水洗したガーゼ布片で一重に巻き，同図に示すように木綿糸でしばって，その端に脱脂，水洗した長さ10 cmの10本ぐらい束ねた木綿糸を結びつけ，糸の下端Sは水つぼCの水中に浸し，常に布片を湿潤させておく.

　水つぼの水面から湿球までの長さは6 cmぐらいがよい[2].

試験操作

試験場所に本計器を静置し，TおよびT′の示度がそれぞれ一定した時の示度を，呼気をかけないように注意して乾球から先に読み取り，それぞれの示度tおよびt′から次式によって湿度Hを算定する[3].

$$H = \frac{f}{F} \times 100$$

$$f = f' - 0.0008P(t - t') \quad \cdots\cdots\cdots\cdots\cdots\cdots (1)$$

　　f：空気の水蒸気圧
　　f′：湿度示度t′℃における水の飽和水蒸気圧
　　P：気圧計の示度（hPa）
　　F：乾球示度t℃における水の飽和水蒸気圧

なお湿球が氷結したときは，

$$f = f' - 0.0007P(t - t') \quad \cdots\cdots\cdots\cdots\cdots\cdots (2)$$

注釈

1) August乾湿計（August psychrometer）は簡易型乾湿計と呼ばれる. 本装置は構造が簡単であるが, 精度はよくない. 輻射および風の影響を受けやすく, たとえば湿度65％の時風速5 m/sであれば, 無風の時に比べ十数％低い値が得られる. 微風の時に比較的正しい値が得られるが, それでも正確ではない.
2) 木綿糸の代わりにガーゼを図Ⅲ-2-3のようにしばり下端をそのままつるしてもよい.

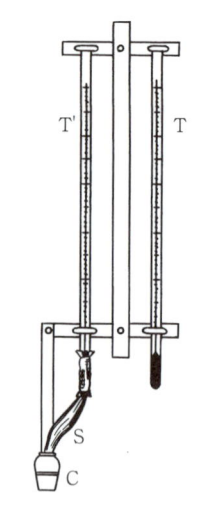

図Ⅲ-2-2　August乾湿計

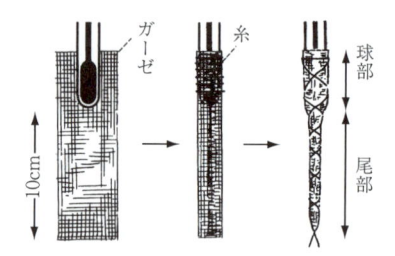

図Ⅲ-2-3　湿球のつくり方

3) 新しく水つぼに水を入れた時は, 正しい示度を示すまでに15分間ぐらいかかる. 示度を読み取ったら, 器差補正をし, 水蒸気圧を式から求める.
　式(1)(2)はAngotの式によるものであるが, 本乾湿計は誤差が大きいのでAngotの係数0.0079および0.0069を簡単にした. ただし, 式(1)はJISで採用したものである. 式(2)は従来本試験法では複雑な式で氷結した場合の式が示されていたが, 便法としてAngotの式を簡単にしたものを用いている.
　なお計算法では次のPernterの式を採用している.

　風速0～0.5 m/s
$$f = f' - 0.0012P(t - t')\left(1 + \frac{t'}{610}\right)$$
　風速1～1.5 m/s
$$f = f' - 0.0008P(t - t')\left(1 + \frac{t'}{610}\right)$$

4）カタ冷却力

カタ冷却力とは, 人体の平温（36.5℃）に等しい温度計（カタ温度計）の示度において, その周囲の空気による冷却力をいい, 同器球部表面の単位面積から, 単位時間に放出する熱量（ミリカロリ

ー：mcal/cm²/s）で表示する．輻射，伝導放熱および気動による冷却に基づくカタ冷却力を乾カタ冷却力といい，輻射，伝導放熱，気動による冷却および蒸発冷却に基づくカタ冷却力を湿カタ冷却力という．

カタ温度計は，1916年にHill, L.が人体モデルとして考案したものである（**図Ⅲ-2-4**）．カタ温度計が38℃から35℃まで下がる間に放出する熱量は一定であるから，この冷却に要する時間から外気の人体に対する冷却力を単位時間に単位面積から失われる熱量で示しうるとした．しかし，この温度計は人体に比べはるかに小さく，気流の影響が強すぎるので，人体モデルとしての冷却力を示すには改良の余地があるとされている．現在ではカタ温度計は気動測定に用いられることが多い．

乾カタ冷却力は，生体の輻射，伝導，気動による熱損失の尺度に相当し，湿カタ冷却力は輻射，伝導，気動に加え蒸散量による尺度とされる．すなわち，前者は汗をかかない場合，後者は汗をかいた場合の冷却力を表示することになり，高温多湿の環境に適している．

湿球温度計の示度が36.5℃を大きく超えるような高温多湿環境では，逆湿カタが用いられる．この場合は，カタ温度計の球部を冷却しておき35℃から38℃まで上がる時間を測定する．

乾カタ冷却力は気温15.6〜17.2℃の時，軽作業（静止状態，座業など）にあっては6〜7，中作業にあっては7〜8，また強作業（労働など）にあっては8〜9が適当とされる．また，湿カタ冷却力は普通18〜20，労働に従事する時は22ぐらいが適当とされている．一方，実験室，安静，座業の場合などの乾カタ冷却力の快適範囲は5〜7，最快適の条件は乾カタ6，

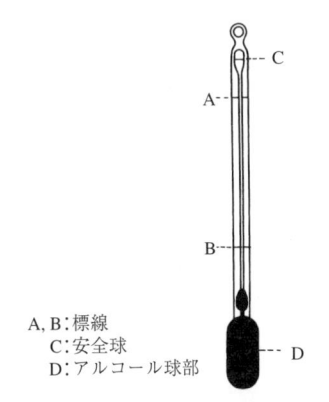

A, B：標線
C：安全球
D：アルコール球部

図Ⅲ-2-4 カタ温度計

湿カタ18としている．

§ 測定法

装　置

① カタ温度計：乾カタ温度計および湿カタ温度計がある．カタ温度計は**図Ⅲ-2-4**および巻頭カラー頁ⅷ，**写真Ⅲ-16**に示すようなガラス製アルコール温度計の一種で，棒状部にA，B二つの標線があり，この標線はそれぞれ38℃と35℃の目盛りを示す．湿カタ温度計はDを純絹製袋で覆ったものである．カタ温度計には各温度計に検定された係数[1]が付記されている．

② 加温水浴器または魔法瓶

③ アスマン通風乾湿計などの温度計

試験操作

乾カタ温度計あるいは湿カタ温度計の球部を65℃の水浴器中に浸す
↓
アルコール柱を安全球まで上昇させる
↓
温湯中から取り出し水分を拭う ・乾カタ温度計の場合：球部に付着した水分を拭う ・湿カタ温度計の場合：絹製袋についた過剰の水分を拭う
アルコール柱が38℃から35℃まで下降する時間を測定

① **乾カタ冷却力**：乾カタ温度計の球部Dを約65℃の水浴器中に浸し，そのアルコール柱を安全球Cまで上昇させ，アルコール柱内に気泡を認めないようになったら，この温度計を温湯中から取り出し[2]，ただちに球部に付着した水分を拭い去る．

＊試験場所の中央部にスタンドを用いて乾カタ温度計を垂直に固定し，アルコール柱が38℃から35℃まで下降するのに要する時間（秒単位）をストップウォッチ等により観測する．この操作を3〜5回連続して繰り返した後，その平均値Tを求め，これから次式によって乾カタ冷却力Hを算定する．

計　算：

$$H = \frac{f}{T}$$

f：カタ係数[1]

② **湿カタ冷却力**：湿カタ温度計の球部Dを約65℃の水浴器中に浸し，そのアルコール柱を安全球Cまで上昇させ，この温度計を温湯から取り出し，絹製袋についた過剰の水分を拭い去り，以下①の＊印以下と同様に操作して，湿カタ冷却力を求める．

表Ⅲ-2-4　水の飽和水蒸気圧

単位：Pa

t (℃)	0.0	0.1	0.2	0.3	0.4	0.5	0.6	0.7	0.8	0.9
0	611.21	615.67	620.15	624.67	629.21	633.78	638.38	643.01	647.67	652.36
1	657.08	661.83	666.61	671.42	676.26	681.14	686.04	690.98	695.94	700.94
2	705.97	711.03	716.13	721.26	726.41	731.61	736.83	742.09	747.38	752.70
3	758.06	763.45	768.88	774.34	779.83	785.36	790.92	796.52	802.15	807.82
4	813.52	819.26	825.03	830.84	836.69	842.57	848.49	854.45	860.44	866.47
5	872.54	878.64	884.79	890.97	897.19	903.44	909.74	916.07	922.45	928.86
6	935.31	941.80	948.34	954.91	961.52	968.17	974.17	981.86	988.37	995.19
7	1002.0	1008.9	1015.9	1022.9	1029.9	1037.0	1044.1	1051.2	1058.4	1065.7
8	1072.9	1080.3	1087.6	1095.1	1102.5	1110.0	1117.6	1125.2	1132.8	1140.5
9	1148.2	1156.0	1163.8	1171.7	1179.6	1187.6	1195.6	1203.7	1211.8	1219.9
10	1228.1	1236.4	1244.7	1253.0	1261.4	1269.9	1278.4	1286.9	1295.5	1304.2
11	1312.9	1321.7	1330.5	1339.3	1348.2	1357.2	1366.2	1375.3	1384.4	1393.5
12	1402.8	1412.1	1421.4	1430.8	1440.2	1449.7	1459.3	1468.9	1478.5	1488.2
13	1498.0	1507.8	1517.7	1527.7	1537.7	1547.7	1557.9	1568.0	1578.3	1588.6
14	1598.9	1609.3	1619.8	1630.3	1640.9	1651.6	1662.3	1673.0	1683.9	1694.8
15	1705.7	1716.7	1727.8	1739.0	1750.2	1761.4	1772.8	1784.2	1795.6	1807.1
16	1818.7	1830.4	1842.1	1853.9	1865.8	1877.7	1889.7	1901.7	1913.8	1926.0
17	1938.3	1950.6	1963.0	1975.5	1988.0	2000.6	2013.3	2026.0	2038.8	2051.7
18	2064.7	2077.7	2090.8	2104.0	2117.2	2130.5	2143.9	2157.4	2170.9	2184.5
19	2198.2	2212.0	2225.8	2239.7	2253.7	2267.8	2281.9	2296.1	2310.4	2324.8
20	2339.2	2353.8	2368.4	2383.1	2397.8	2412.7	2427.6	2442.6	2457.7	2472.9
21	2488.2	2503.5	2518.9	2534.4	2550.0	2565.7	2581.4	2597.3	2613.2	2629.2
22	2645.3	2661.5	2677.7	2694.1	2710.5	2727.1	2743.7	2760.4	2777.2	2794.1
23	2811.0	2828.1	2845.2	2862.5	2879.8	2897.2	2914.8	2932.4	2950.1	2967.9
24	2985.8	3003.7	3021.8	3040.0	3058.3	3076.6	3095.1	3113.6	3132.3	3151.1
25	3169.9	3188.9	3207.9	3227.0	3246.3	3265.6	3285.1	3304.6	3324.3	3344.0
26	3363.9	3383.8	3403.9	3424.0	3444.3	3464.7	3485.2	3505.7	3526.4	3547.2
27	3568.1	3589.1	3610.2	3631.5	3652.8	3674.2	3695.8	3717.4	3739.2	3761.1
28	3783.1	3805.2	3827.4	3849.7	3872.2	3894.7	3917.4	3940.2	3963.1	3986.1
29	4009.2	4032.5	4055.8	4079.3	4102.9	4126.6	4150.5	4174.4	4198.5	4222.7
30	4247.0	4271.5	4296.0	4320.7	4345.5	4370.5	4395.5	4420.7	4446.0	4471.5
31	4497.0	4522.7	4548.5	4574.5	4600.5	4626.7	4653.1	4679.5	4706.1	4732.8
32	4759.7	4786.7	4813.8	4841.0	4868.4	4895.9	4923.6	4951.4	4979.3	5007.4
33	5035.6	5063.9	5092.4	5121.0	5149.7	5178.6	5207.7	5236.8	5266.2	5295.6
34	5325.2	5355.0	5384.8	5414.9	5445.1	5475.4	5505.9	5536.5	5567.2	5598.1
35	5629.2	5660.4	5691.8	5723.3	5754.9	5786.8	5818.7	5850.8	5883.1	5915.5
36	5948.1	5980.8	6013.7	6046.8	6080.0	6113.3	6146.9	6180.5	6214.4	6248.4
37	6282.5	6316.9	6351.3	6386.0	6420.8	6455.8	6490.9	6526.2	6561.7	6597.3
38	6633.1	6669.1	6705.2	6741.5	6778.0	6814.7	6851.5	6888.5	6925.6	6963.0
39	7000.5	7038.2	7076.0	7114.1	7152.3	7190.7	7229.2	7268.0	7306.9	7346.0
40	7385.3	7424.8	7464.4	7504.2	7544.3	7584.5	7624.8	7665.4	7706.2	7747.1
41	7788.2	7829.6	7871.1	7912.8	7954.6	7996.7	8039.0	8081.5	8124.1	8167.0
42	8210.0	8253.2	8296.7	8340.3	8384.1	8428.2	8472.4	8516.8	8561.5	8606.3
43	8651.3	8696.5	8742.0	8787.6	8833.5	8879.5	8925.8	8972.3	9018.9	9065.8
44	9112.9	9160.2	9207.7	9255.5	9303.4	9351.6	9399.9	9448.5	9497.3	9546.3
45	9595.6	9645.0	9694.7	9744.6	9794.7	9845.0	9895.6	9946.4	9997.4	10049
46	10100	10152	10204	10256	10308	10361	10414	10467	10520	10573
47	10627	10681	10735	10790	10845	10899	10955	11010	11066	11122
48	11178	11234	11291	11348	11405	11462	11520	11578	11636	11694
49	11753	11812	11871	11930	11990	12049	12110	12170	12231	12292
50	12353	12414	12476	12538	12600	12663	12725	12788	12852	12915

SONNTAG (1990) による. 温度目盛りは ITS-90

表Ⅲ-2-5 アスマン通風乾湿計用湿度表（湿球が氷結していないとき）（空気の圧力が1.01×10^5 Paのとき）

単位：%rh

乾球 t/℃	乾球と湿球の温度差 $(t-t_w$/℃)																		
	0.2	0.4	0.6	0.8	1.0	1.2	1.4	1.6	1.8	2.0	2.2	2.4	2.6	2.8	3.0	3.5	4.0	4.5	5.0
49	99	98	97	96	95	93	92	91	90	89	88	87	86	85	84	82	79	77	75
48	99	98	97	96	94	93	92	91	90	89	88	87	86	85	84	82	79	77	74
47	99	98	97	96	94	93	92	91	90	89	88	87	86	85	84	81	79	76	74
46	99	98	97	95	94	93	92	91	90	89	88	87	86	85	84	81	79	76	74
45	99	98	97	95	94	93	92	91	90	89	88	87	86	85	83	81	78	76	73
44	99	98	96	95	94	93	92	91	90	89	88	86	85	84	83	81	78	76	73
43	99	98	96	95	94	93	92	91	90	88	87	86	85	84	83	80	78	75	73
42	99	98	96	95	94	93	92	91	89	88	87	86	85	84	83	80	78	75	72
41	99	98	96	95	94	93	92	90	89	88	87	86	85	84	83	80	77	75	72
40	99	98	96	95	94	93	92	90	89	88	87	86	85	83	82	80	77	74	72
39	99	97	96	95	94	93	91	90	89	88	87	86	84	83	82	79	77	74	71
38	99	97	96	95	94	92	91	90	89	88	86	85	84	83	82	79	76	74	71
37	99	97	96	95	94	92	91	90	89	87	86	85	84	83	82	79	76	73	70
36	99	97	96	95	94	92	91	90	89	87	86	85	84	82	81	78	76	73	70
35	99	97	96	95	93	92	91	90	88	87	86	85	83	82	81	78	75	72	69
34	99	97	96	95	93	92	91	89	88	87	86	84	83	82	81	78	75	72	69
33	99	97	96	95	93	92	91	89	88	87	85	84	83	82	80	77	74	71	68
32	99	97	96	94	93	92	90	89	88	86	85	84	83	81	80	77	74	71	68
31	99	97	96	94	93	92	90	89	88	86	85	84	82	81	80	76	73	70	67
30	99	97	96	94	93	91	90	89	87	86	85	83	82	81	79	76	73	70	67
29	99	97	96	94	93	91	90	88	87	86	84	83	82	80	79	76	72	69	66
28	98	97	95	94	93	91	90	88	87	85	84	83	81	80	78	75	72	69	65
27	98	97	95	94	92	91	89	88	87	85	84	82	81	79	78	75	71	68	65
26	98	97	95	94	92	91	89	88	86	85	83	82	80	79	78	74	71	67	64
25	98	97	95	94	92	91	89	87	86	84	83	81	80	79	77	74	70	67	63
24	98	97	95	93	92	90	89	87	86	84	83	81	80	78	77	73	69	66	62
23	98	97	95	93	92	90	88	87	85	84	82	81	79	78	76	72	69	65	62
22	98	97	95	93	92	90	88	87	85	83	82	80	79	77	75	72	68	64	61
21	98	96	95	93	91	90	88	86	85	83	81	80	78	76	75	71	67	63	60
20	98	96	95	93	91	89	88	86	84	83	81	79	78	76	74	70	66	62	59
19	98	96	94	93	91	89	87	86	84	82	80	79	77	75	74	69	65	61	57
18	98	96	94	92	91	89	87	85	83	82	80	78	76	75	73	69	64	60	56
17	98	96	94	92	90	88	87	85	83	81	79	77	76	74	72	68	63	59	55
16	98	96	94	92	90	88	86	84	82	81	79	77	75	73	71	67	62	58	54
15	98	96	94	92	90	88	86	84	82	80	78	76	74	72	70	66	61	57	52
14	98	96	94	92	89	87	85	83	81	79	77	75	73	71	70	65	60	55	51
13	98	96	93	91	89	87	85	83	81	79	77	75	73	71	69	64	59	54	49
12	98	95	93	91	89	87	84	82	80	78	76	74	72	70	68	62	57	52	48
11	98	95	93	91	88	86	84	82	79	77	75	73	71	69	66	61	56	51	46
10	98	95	93	90	88	86	83	81	79	76	74	72	70	67	65	60	54	49	44
9	97	95	93	90	88	85	83	80	78	76	73	71	69	66	64	58	53	47	42
8	97	95	92	90	87	85	82	80	77	75	72	70	67	65	63	57	51	45	39
7	97	95	92	89	87	84	81	79	76	74	71	69	66	64	61	55	49	43	37
6	97	94	92	89	86	83	81	78	75	73	70	67	65	62	60	53	47	41	34
5	97	94	91	88	86	83	80	77	74	72	69	66	63	61	58	51	45	38	32
4	97	94	91	88	85	82	79	76	73	70	67	65	62	59	56	49	42	35	29
3	97	94	91	87	84	81	78	75	72	69	66	63	60	57	54	47	40	32	25
2	97	93	90	87	84	80	77	74	71	68	64	61	58	55	52	44	37	29	22
1	97	93	90	86	83	79	76	73	69	66	63	59	56	53	50	42	34	26	18
0	96	93	89	86	82	78	75	71	68	64	61	58	54	51	47	39	31	22	14
−1	96	92	89	85	81	77	74	70	66	63	59	55	52	48	45	36	27	18	10
−2	96	92	88	84	80	76	72	68	65	61	57	53	49	46	42	32	23	14	
−3	96	92	87	83	79	75	71	67	63	59	55	51	47	43	39	29	19		
−4	96	91	87	82	78	74	69	65	61	56	52	48	44	40	35	25	15		
−5	95	91	86	81	77	72	68	63	59	54	50	45	41	36	32	21	10		

表Ⅲ-2-5　（続き）

単位：%rh

乾球 t /℃	乾球と湿球の温度差 $(t-t_w$/℃)																			
	5.5	6.0	6.5	7.0	7.5	8.0	8.5	9.0	9.5	10.0	10.5	11.0	11.5	12.0	12.5	13.0	13.5	14.0	14.5	15.0
49	72	70	68	66	64	62	60	58	56	54	52	50	48	47	45	43	42	40	38	37
48	72	70	68	65	63	61	59	57	55	53	51	50	48	46	44	43	41	39	38	36
47	72	69	67	65	63	61	59	57	55	53	51	49	47	45	44	42	40	39	37	35
46	71	69	67	65	62	60	58	56	54	52	50	48	47	45	43	41	40	38	36	35
45	71	69	66	64	62	60	58	56	54	52	50	48	46	44	42	41	39	37	35	34
44	71	68	66	64	62	59	57	55	53	51	49	47	45	43	42	40	38	36	35	33
43	70	68	66	63	61	59	57	55	52	50	48	46	45	43	41	39	37	35	34	32
42	70	68	65	63	61	58	56	54	52	50	48	46	44	42	40	38	36	35	33	31
41	70	67	65	62	60	58	56	53	51	49	47	45	43	41	39	37	36	34	32	30
40	69	67	64	62	59	57	55	53	51	48	46	44	42	40	38	37	35	33	31	29
39	69	66	64	61	59	57	54	52	50	48	46	44	41	39	38	36	34	32	30	28
38	68	66	63	61	58	56	54	51	49	47	45	43	41	39	37	35	33	31	29	27
37	68	65	63	60	58	55	53	51	48	46	44	42	40	38	36	34	32	30	28	26
36	67	65	62	60	57	55	52	50	48	45	43	41	39	37	35	33	31	29	27	25
35	67	64	61	59	56	54	51	59	47	44	42	40	38	36	34	32	29	28	26	24
34	66	63	61	58	56	53	51	48	46	43	41	39	37	35	32	30	28	26	24	22
33	66	63	60	57	55	52	50	47	45	43	40	38	36	33	31	29	27	25	23	21
32	65	62	59	57	54	51	49	46	44	41	39	37	34	32	30	28	26	24	22	20
31	64	62	59	56	53	51	48	45	43	40	38	36	33	31	29	27	24	22	20	18
30	64	61	58	55	52	50	47	44	42	39	37	34	32	30	27	25	23	21	19	16
29	63	60	57	54	51	49	46	43	41	38	36	33	31	28	26	24	21	19	17	15
28	62	59	56	53	50	48	45	42	39	37	34	32	29	27	24	22	20	17	15	13
27	62	58	55	52	49	47	44	41	38	36	33	30	28	25	23	20	18	16	13	11
26	61	58	54	51	48	45	43	40	37	34	31	29	26	24	21	19	16	14	11	
25	60	57	53	50	47	44	41	38	35	33	30	27	24	22	19	17	14	12		
24	59	56	52	49	46	43	40	37	34	31	28	25	23	20	17	15	12	10		
23	58	55	51	48	45	42	38	35	32	29	27	24	21	18	15	13	10			
22	57	54	50	47	43	40	37	34	31	28	25	22	19	16	13	10				
21	56	52	49	45	42	39	35	32	29	26	23	20	17	14	11					
20	55	51	48	44	40	37	34	30	27	24	21	18	14	11						
19	54	50	46	42	39	35	32	28	25	22	18	15	12							
18	52	48	45	41	37	33	30	26	23	19	16	13	10							
17	51	47	43	39	35	32	28	24	21	17	14	10								
16	50	45	41	37	33	29	26	22	18	15	11									
15	48	44	40	35	31	27	23	19	16	12										
14	46	42	38	33	29	25	21	17	13											
13	45	40	36	31	27	22	18	14	10											
12	43	38	33	29	24	20	15	11												
11	41	36	31	26	22	12	12													
10	39	33	28	23	19	14														
9	36	31	26	21	16	10														
8	34	28	23	17	12															
7	31	25	20	14																
6	28	22	16	11																
5	25	19	13																	
4	22	15																		
3	18	12																		
2	15																			
1	11																			
0																				

1) カタ係数は，検定されたものがカタ温度計に付記されている．アルコール柱がAからBまで下降する間にD球表面の単位面積から放出する熱量（mcal）のことである．

2) 加温が長すぎると温度計が破裂するおそれがあるので注意する．

5）気動（気流）

通常，室内空気の流動を気動または気流[1]とし，速度m/sで表す．

室内の気動は，通風，換気，室内外温度差により起こり，一般に方向不定で1 m/s以下の微弱な速度であるが，温度感覚に重要な効果を与える．英米や衛生学領域ではft/minで表すことも多い．

6 m/s = 196.85 ft/min，1 ft/min = 0.0051 m/s

体表面からの伝導，対流，蒸発による体熱放散は，気動により促進されるが，無風状態では体表面に接する空気層は気温，湿度について平衡または飽和状態になっており，体熱放散が妨げられて，不快感や疲労感を起こすことがある．気動または風は，高温時には体熱放散に決定的な効果を表すが，気温が体温より著しく高い場合には強い暑熱感を与える．低温時には風は温度の放熱をもたらし，気動1 m/s毎に3℃くらい寒く感じる．0.03〜0.05 m/s以下では，裸の身体でも気動を感覚的にとらえにくくなる．

気動の測定において，空気の温度条件の一つとして測定する場合には通常カタ温度計が使われる．空気調和や換気設備の風量測定など気動が比較的大きく，かつ方向がある場合には熱線風速計を用いることが多い．普通の室内における気動は微弱であることから，本書ではカタ温度計を用いる方法を取り上げる．カタ冷却力は輻射，伝導放熱（気温に左右される）と気動に基づくものであるから，カタ冷却力と気温を測定すれば気動を求めることができる．

§ 測定法

| 装置および器具 | ① 乾カタ温度計：前項4）の〔装置〕に示すもの[2] |

② 湿カタ温度計：前項4）の〔装置〕に示すもの

③ 加温水浴器または魔法瓶

④ 温度計：アスマン通風乾湿計など

| 試験操作 | 前項4）の〔試験操作〕と同様に操作してカタ冷却力を測定し，同時に気温を測定する． |

① **乾カタ温度計あるいは高温カタ温度計を用いた場合**：

気動1 m/s以下　$(H/\theta \leq 0.60)$ の場合

$$V = \left(\frac{H/\theta - 0.20}{0.40}\right)^2 \quad\cdots\cdots\cdots\cdots (1)$$

気動1 m/s以上　$(H/\theta \geq 0.60)$ の場合

$$V = \left(\frac{H/\theta - 0.13}{0.47}\right)^2 \quad\cdots\cdots\cdots\cdots (2)$$

表Ⅲ-2-6　乾カタ温度計による気動算出表

気動1 m/s以下の場合				気動1 m/s以上の場合							
H/θ	m/s	H/θ	m/s	H/θ	m/s	H/θ	m/s	H/θ	m/s	H/θ	m/s
0.28	0.040	0.45	0.391	0.60	1.00	0.77	1.85	0.94	2.97	1.28	5.95
0.29	0.051	0.46	0.423	0.61	1.04	0.78	1.91	0.95	3.04	1.30	6.20
0.30	0.063	0.47	0.456	0.62	1.09	0.79	1.97	0.96	3.12	1.35	6.73
0.31	0.076	0.48	0.490	0.63	1.13	0.80	2.03	0.97	3.19	1.40	7.30
0.32	0.090	0.49	0.526	0.64	1.18	0.81	2.09	0.98	3.26	1.45	7.88
0.33	0.106	0.50	0.563	0.65	1.22	0.82	2.16	0.99	3.35	1.50	8.49
0.34	0.123	0.51	0.600	0.66	1.27	0.83	2.22	1.00	3.43	1.55	9.13
0.35	0.141	0.52	0.640	0.67	1.32	0.84	2.28	1.03	3.66	1.60	9.78
0.36	0.160	0.53	0.681	0.68	1.37	0.85	2.34	1.05	3.84	1.65	10.5
0.37	0.181	0.54	0.723	0.69	1.42	0.86	2.41	1.08	4.08	1.70	11.2
0.38	0.203	0.55	0.766	0.70	1.47	0.87	2.48	1.10	4.26	1.75	11.9
0.39	0.226	0.56	0.810	0.71	1.52	0.88	2.54	1.13	4.52	1.80	12.6
0.40	0.250	0.57	0.856	0.72	1.58	0.89	2.61	1.15	4.71	1.85	13.4
0.41	0.276	0.58	0.903	0.73	1.63	0.90	2.68	1.18	4.99	1.90	14.2
0.42	0.303	0.59	0.951	0.74	1.68	0.91	2.75	1.20	5.30	1.95	15.0
0.43	0.331	0.60	1.000	0.75	1.74	0.92	2.82	1.23	5.48	2.00	15.8
0.44	0.360			0.76	1.80	0.93	2.90	1.25	5.69		

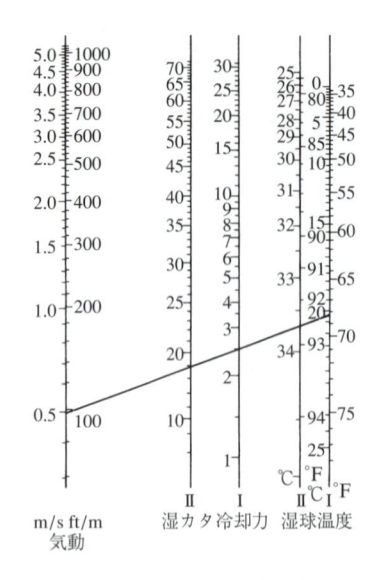

図Ⅲ-2-5　湿カタからの気動算定図表

V ：気動（m/s）

H ：カタ冷却力

θ ：乾カタ温度計を用いた場合（$36.5-t$）℃（t ℃
　は気温）

　高温乾カタ温度計を用いた場合（$53.0-t$）℃
　（t ℃は気温）

　式（1）（2）の代わりに**表Ⅲ-2-6**から直接読み取っ
てもよい.

　② 湿カタ温度計を用いた場合：

　湿球温度と湿カタ冷却力を求め，これから**図Ⅲ-2
-5**の気動算定図表によって気動を求める. この際湿
球温度がⅠならば湿カタ冷却力もⅠというように，対
応したものを用い，それぞれの値を結ぶ直線が気動
の線に交わる点の値を読み，気動Vの値を求める.

📝注釈

1）室内の最適気動は，本試験法の標準として0.3〜0.4
　m/sを挙げている.

2）気温が30℃以上で普通の乾カタ温度計ではアルコール
　柱が下がるのに長時間要する場合には，高温乾カタ温
　度計（目盛りAが55℃，Bが52℃のカタ温度計）を用
　いる.

6）熱輻射（赤外線）

熱輻射量は，黒球温度TG，放射体温度（mW/
cm²あるいはcal/cm²/min）で表される.

熱輻射は，人工的熱源，壁面などの放熱体および
太陽輻射による. 太陽輻射エネルギーの52%は赤外
線，すなわち熱輻射である.

　赤外線は0.75〜1000 μm程度の範囲の電磁波をい
い，物質を構成する分子に当たると共振を起こし，吸
収されて熱効果を与える. 赤外線は波長によって近
赤外部（0.75〜1.5 μm），中赤外部（1.5〜3.0 μm），
遠赤外部（3.0〜100 μm），極遠赤外線（100〜1000
μm）に分類される. 太陽赤外線は約3 μm以下であ
り，生物体の熱放射は0.76〜340 μmとされる. 皮
膚に対する透過は0.7〜0.8 μmが最も著しく，1.4 μm
以上は皮下に達しない.

　赤外線は皮膚に温感を与え，さらに血流により全
身を温めるので，気温，湿度，気動とともに温度条
件の要素である. しかし，皮膚に対する過度の照射
は，色素沈着はないが温熱性紅斑を生じさせる. 反
復照射により紅斑を生じ，強い照射で火傷を起こす.
家庭での赤外線ストーブによる火傷はこの一例であ
る. なお，赤外線は眼球に対しては熱感を与えない
が，白内障や網膜火傷を生じさせることがある.

§ 測定法

　ここでは，黒球温度計（グローブサーモメーター）に
よる方法を示す.

　装置　① 黒球温度計[1]~[3]：本器は銅の薄板
（厚さ0.5 mm）でつくった中空の球体を
つや消しした黒塗りとし，その中心に球部が達する
ように普通の温度計を，コルク栓（空気抜きの小孔
を有する）を介して挿入したものである（**図Ⅲ-2-6**
および巻頭カラー頁ⅷ，**写真Ⅲ-17**参照）. 温度計は
100〜150℃までの目盛りがある棒状温度計を用いる.

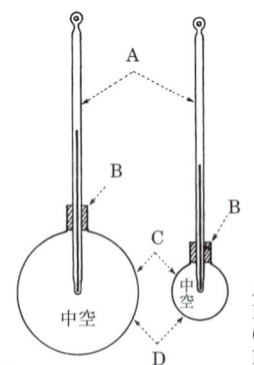

A：100〜150℃棒状温度計
B：コルク栓
C：つや消し黒塗り
D：銅板（0.5 mm）

図Ⅲ-2-6　黒球温度計

試験操作

黒球温度計をつるし15〜20分間静置

↓

示度（黒球温度）を測定

↓

気温を差し引き実効輻射温度を算定

本器を試験位置につるして15〜20分間静置した後，示度を読み取り黒球温度とする．黒球温度から同時に測定した気温を差し引いたものを，実効輻射温度とする．

📝注釈

1）黒球は直径150 mmのもの（Vornon 原型，大球温度計）と75 mmのもの（石川改作型，小球温度計）とが現在用いられているが，大きさは元来特別の理由はない．

2）大球温度計と小球温度計とでは，示度は小球温度計のほうが低い傾向があり，特に風のある時はその傾向がある．

3）黒球温度値には，輻射のほか，伝導，気動の因子が加わっている．測定の時，熱源と黒球温度計との間に人体や物体などが入って輻射をさえぎってはならないし，気動の著しいところでは，使用に適さない．

7）感覚温度（実効温度）

感覚温度とは，試料空気と同一の温度感を与える静止した飽湿の空気温度をいう．気温，湿度および気動の三者が複合して人体に実感として感じさせる温度である．

感覚温度（実効温度）は，効果温度，実感温度または体感温度などとも呼ばれる．気温，湿度，気動（と

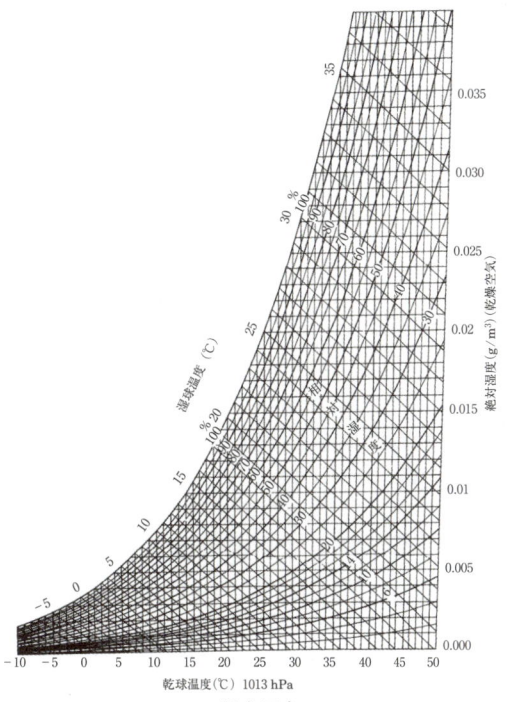

a. 湿度図表

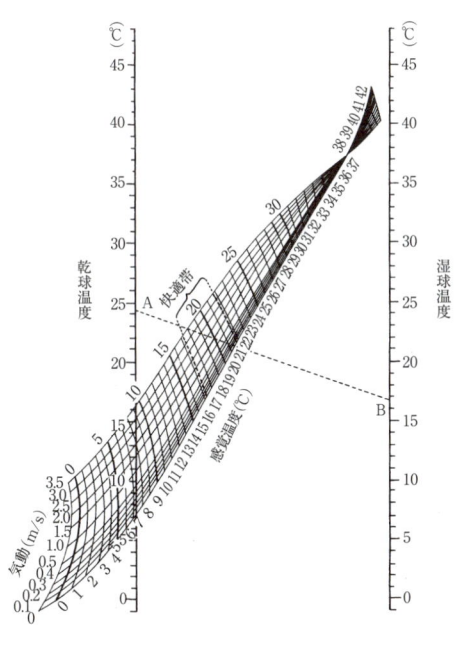

上衣をつけた場合，軽労作

図Ⅲ-2-7　感覚温度図表（℃）

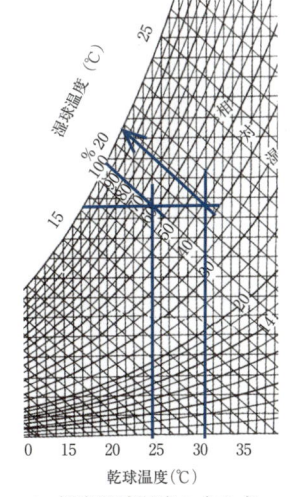

b. 相当湿球温度の求め方

図Ⅲ-2-8　湿度図表と相当湿球温度の求め方

きに熱輻射を補正)の種々の組み合わせにおいて，人体から対流，輻射，蒸発により等しい熱量が放出される時，いずれも人体に同程度の温熱感を与える.

感覚温度は，試料空気の乾球温度・湿球温度および気動の測定値から，感覚温度図表(**図Ⅲ-2-7**)[1]を用いて求める. 体温以上の感覚温度は，気動(気流)が増加すれば高温となるように図形がねじれている.

この方法は，① 室内における普通の着衣で，② 座業または軽度の筋肉労働(軽労作)をなし，③ 室内の暖房は温空気，蒸気または熱湯による放熱装置，あるいは通風装置による還流式暖房であり，気温と壁面温との差が著しくない場合に適用しうるものである. また熱輻射の影響が無視できない場合には，補正した感覚温度を求める. 感覚温度図表は米国人についてつくられたものであるが，日本人にも作業エネルギー代謝率(RMR)4までの作業ならおおむね適用できる.

§測定法

図表と器具

① アスマン通風乾湿計：3) 湿度(気湿)(p.176)に同じ

② カタ温度計：4) カタ冷却力(p.178)に同じ

③ 感覚温度図表(**図Ⅲ-2-7**)[1]：気動0〜3.5 m/sの場合，乾球湿度，湿球温度の異なった各状態における空気の感覚温度を示す図表である.

試験操作

> 乾球温度，湿球温度，カタ冷却力を測定し，気動を求める
> ↓
> 感覚温度図表上で測定した乾球温度，湿球温度を直線で結ぶ
> ↓
> 測定した気動に該当する気動線との交点から感覚温度を測定する

3) 湿度(気湿)(p.176)に従い，アスマン通風乾湿計を用いて乾球温度および湿球温度を測定する. また5) 気動(気流)(p.183)に従い，気動を測定する. 感覚温度図表上で，測定した乾球温度と湿球温度を直線で結び，測定した気動に該当する気動線との交点から感覚温度を測定する.

補正感覚温度[2]の求め方

熱輻射を考慮した補正感覚温度は，乾湿球温度，気動および黒球温度を測定し，湿度図表(**図Ⅲ-2-8a**)と感覚温度図表(**図Ⅲ-2-7**)を用いて求める. 感覚温度図表の乾球温度には，熱輻射の影響を受けた温度として，黒球温度計(**図Ⅲ-2-6**)の示度

を用いればよい. 湿球温度を測定することはできないので，湿度図表を用いて黒球温度に対応する相当湿球温度を求め，感覚温度図表から感覚温度を読み取る.

(**例**)乾球温度24℃，湿球温度19℃，黒球温度30℃，気動1.5 m/sの場合，熱輻射で補正された感覚温度は以下のようにして求められる.

① 湿度図表上乾球温度24℃の垂直直線と湿球温度19℃の斜線との交点を通る横線と飽和水蒸気曲線との交点の乾球温度から，この空気の露点16.5℃が求められる(**図Ⅲ-2-8b**).

② 次に，この横線と乾球温度軸上の30℃(黒球温度)の点を通る垂直直線との交点を通る湿球温度の斜線より20.7℃(相当湿球温度)を得る(**図Ⅲ-2-8b**).

③ 感覚温度図表において，黒球温度30℃(乾球温度のかわり)，相当湿球温度20.7℃(湿球温度のかわり)，気動1.5 m/sとして求めた感覚温度24.5℃が，熱輻射を考慮した感覚温度である.

黒球温度と湿球温度から補正感覚温度図表(**図Ⅲ-2-9**)によって補正感覚温度を求める方法もあり，上述の方法より簡単である. また，この補正感覚温度図表(**図Ⅲ-2-9**)は感覚温度と補正感覚温度の測定に共用できる.

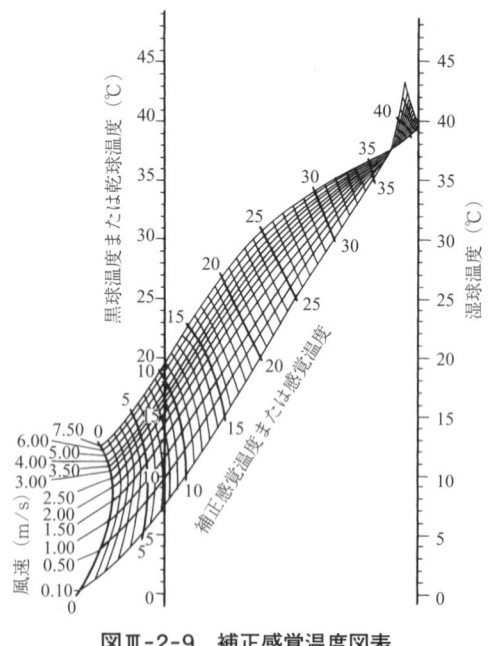

図Ⅲ-2-9　補正感覚温度図表

【実験操作Q&A】

Q2 湿度図表と感覚温度図表を用いて求めた補正感覚温度と，補正感覚温度図表を用いて求めた補正感覚温度は同じ値になりますか？

A 湿度図表を求める方法は，乾球温度の代わりに黒球温度を，湿球温度の代わりに相当湿球温度（同じ気温のまま気流が黒球温度と等しくなったと仮定した場合に，その空気が示す湿球温度）を用いることで熱輻射の影響を補正しています。一方で，補正感覚温度図表は黒球温度と湿球温度を用いて補正感覚温度を求めるための図表です。異なる考え方に基づいているので，同じ値になるとは限らず，前者の方が後者に比べてわずかに大きな値になるとされています。また，補正感覚温度図表は乾球温度と湿球温度を当てはめることで感覚温度の測定にも用いることができますが，この値も感覚温度図表から求めた感覚温度と必ずしも同じ値になるとは限りません。

◆注釈

1) 感覚温度図表の欠点としては，熱輻射について考慮されていないことである。すなわち，
 i) 低温時の温度の影響が過大
 ii) 高温時の温度の影響が過少
 iii) 高温低湿時の気動の影響が過大
 iv) 作業強度が高まった際の湿度の影響が過少
 v) 高温多湿時の作業で無風状態の悪影響の評価不足
などである。

2) 感覚温度は，太陽輻射をはじめとする熱輻射は考慮されていないため，熱輻射の影響が無視できない場合は，熱輻射を考慮に入れた感覚温度として補正感覚温度が用いられる。

8）暑さ指数

暑さ指数（WBGT：Wet Bulb Globe Temperature）は，湿球黒球温度ともいわれる。気温，湿度および熱中症予防を目的として提案された。気温，湿度および熱輻射の3要因に基づく"暑さ"の指標で，単位は摂氏度（℃）で表される。

近年，一般生活環境，学校環境および職場環境な

相対湿度（%）

温度（℃）（乾球温度）	20	25	30	35	40	45	50	55	60	65	70	75	80	85	90	95	100
40	28	29	30	31	32	33	34	34	35	36	37	38	38	39	39	39	40
39	27	28	29	30	31	32	33	33	34	35	36	36	37	38	38	39	39
38	27	28	28	29	30	31	32	33	33	34	35	35	36	37	37	38	38
37	26	27	28	29	30	30	31	32	33	34	34	35	36	36	37	38	38
36	25	26	27	28	29	29	30	31	32	33	33	34	35	35	36	36	37
35	24	25	26	27	28	29	29	30	31	32	32	33	34	34	35	34	36
34	24	25	25	26	27	28	28	29	30	30	31	32	33	33	34	34	34
33	23	24	24	25	26	27	27	28	29	29	30	31	31	32	33	33	33
32	22	23	24	24	25	26	26	27	28	28	29	30	30	31	32	32	32
31	21	22	23	24	24	25	26	26	27	28	28	29	30	30	31	31	31
30	21	21	22	23	23	24	25	25	26	27	27	28	29	29	30	30	30
29	20	21	21	22	23	23	24	24	25	26	26	27	28	28	29	29	29
28	19	20	20	21	22	22	23	24	24	25	26	26	27	27	28	28	28
27	18	19	20	20	21	22	22	23	23	24	25	25	26	26	27	27	27
26	18	18	19	20	20	21	21	22	23	23	24	24	25	25	26	26	26
25	17	18	18	19	19	20	21	21	22	22	23	24	24	25	25	25	25
24	16	17	18	18	19	19	20	20	21	22	22	23	23	24	24	24	24
23	16	16	17	18	18	19	19	20	20	21	21	22	23	23	23	24	24
22	15	16	16	17	17	18	18	19	20	20	21	21	22	22	22	23	23
21	14	15	16	16	17	17	18	18	19	19	20	20	21	21	21	22	21

WBGT値	注意 25℃未満	警戒 25℃～28℃	厳重警戒 28℃～31℃	危険 31℃以上

図Ⅲ-2-10　WBGTと気温，相対湿度との関係
（日本生気象学会「日常生活における熱中症予防指針，Ver.4」より）
（28℃～31℃は，28℃以上31℃未満を示す）

表Ⅲ-2-7　日常生活における熱中症予防指針（環境省熱中症予防情報サイトより）

暑さ指数 （WBGT）	注意すべき 生活活動の目安[1]	日常生活における 注意事項[1]	熱中症予防運動指針[2]
31℃以上	すべての 生活活動で おこる危険性	高齢者においては安静状態でも発生する危険性が大きい. 外出はなるべく避け, 涼しい室内に移動する.	**運動は原則中止** 特別の場合以外は運動を中止する. 特に子どもの場合には中止すべき.
28～31℃[3]		外出時は炎天下を避け, 室内では気温の上昇に注意する.	**厳重警戒（激しい運動は中止）** 熱中症の危険性が高いので, 激しい運動や持久走など体温が上昇しやすい運動は避ける. 10～20分おきに休憩をとり水分・塩分の補給を行う. 暑さに弱い人[4]は運動を軽減または中止.
25～28℃	中等度以上の 生活活動で おこる危険性	運動や激しい作業をする際は定期的に充分に休息を取り入れる.	**警戒（積極的に休息）** 熱中症の危険が増すので, 積極的に休憩をとり適宜, 水分・塩分を補給する. 激しい運動では, 30分おきくらいに休憩をとる.
21～25℃	強い 生活活動で おこる危険性	一般に危険性は少ないが激しい運動や重労働時には発生する危険性がある.	**注意（積極的に水分補給）** 熱中症による死亡事故が発生する可能性がある. 熱中症の兆候に注意するとともに, 運動の合間に積極的に水分・塩分を補給する.

1) 日本生気象学会「日常生活における熱中症予防指針 Ver.4」（2022 より）
2) 日本スポーツ協会「熱中症予防運動指針」（2019）より, 同指針捕捉：熱中症の発症リスクは個人差が大きく, 運動強度も大きく関係する. 運動指針は平均的な目安であり, スポーツ現場では個人差や競技特性に配慮する.
3) 28～31℃は, 28℃以上31℃未満を示す.
4) 暑さに弱い人とは体力の低い人, 肥満の人や暑さに慣れていない人など.

どで熱中症が多発し, 大きな社会問題となっている. WBGTは熱中症を予防することを目的として提案された. 人体と外気との熱のやりとり（熱収支）に着目して, 人体の熱収支に与える影響の大きい気温, 湿度, 熱輻射の3つの要因を取り入れた指標である. 労働環境や運動環境の指針として有効であると認められ, ISO等で国際的に規格化されている. わが国では日常生活に関する指針は日本生気象学会, 運動に関する指針は（公財）日本スポーツ協会が規格化している.

　日本生気象学会では, 気温と相対湿度から簡易にWBGTを推定できるように, WBGTと気温, 相対湿度との関係を提示している（図Ⅲ-2-10）. この図は, 室内で日射がない状態（黒球温度が乾球温度と等しい）としているので, 正確なWBGTとは異なる場合もあり, 特に屋外においては熱輻射が大きいので注意が必要である. また, この図で, 危険・厳重警戒などの分類は日常生活上での基準であって, スポーツ時や労働の場における熱中症予防の基準には当てはまらないことに注意する.

　熱中症予防対策として, 2020年7月から翌日または当日のWBGTが33以上になることが予想される場合に, 環境省と気象庁が共同で発表する「熱中症警戒アラート」の試行が関東甲信地方で開始された. 前日17時過ぎに翌日のWBGTが33以上と予想される場合に発表し, 当日5時過ぎにも発表する. 当日5時過ぎに新たにWBGTが33以上と予想される場合には, 当日5時過ぎに発表する. この「熱中症警戒アラート」は, 2021年4月から全国で運用が開始された. 環境省熱中症予防情報サイトでは, WBGTの実測値ならびに予測値を公表するとともに, 熱中症対策に資する情報を提供している（表Ⅲ-2-7）.

§ 測定法

　WBGTの測定には, 自然湿球温度, 黒球温度および気温の測定を必要とする[1].

器具　① August乾湿計：3)(2)August乾湿計による方法（p.177）を参照
② 黒球温度計：6）熱輻射（p.184）
③ あるいは, 黒球付き湿度センサー型電子式WBGT測定器[2]

試験操作　① 自然湿球温度および気温：3）(2)August乾湿計による方法（p.177）に従い, TおよびT'の示度を読み取る.
② 黒球温度：6）熱輻射（p.184）に従い示度を読み

取る.

| 暑さ指数の求め方 | 自然湿球温度, 黒球温度, および乾球温度をもとに下記 |

の計算式で算出される.

＜屋外／日射のある場合＞

WBGT（℃）＝
0.7×自然湿球温度＋0.2×黒球温度＋0.1×乾球温度

＜屋内／日射のない場合＞

WBGT（℃）＝0.7×自然湿球温度＋0.3×黒球温度

【実験操作Q&A】

Q3 WBGTの計算式は, どのように定められた計算式ですか？また, ＜屋外／日射のある場合＞と＜屋内／日射のない場合＞で計算式が異なるのはなぜですか？

A WBGTは, Yaglowらが軍事訓練での熱中症を防ぐために考案したもので, 気温, 気湿, 気動（気流）, 熱輻射の測定が必要な補正感覚温度に比べ, 湿球温度と黒球温度の2つの測定でより簡便に算出できる指標です. 補正感覚温度の測定値を参考にして実験的に得られたのが

WBGT（℃）＝0.7×自然湿球温度＋0.3×黒球温度

の計算式です. ＜屋外／日射のある場合＞には, 身に着けている衣服に太陽光が当たった場合の吸収率を考慮して, 以下のような計算式が考案されました.

WBGT（℃）＝0.7×自然湿球温度＋0.3×（太陽光の吸収率×（黒球温度－乾球温度）＋乾球温度）

このとき, 衣服の平均的な太陽光の吸収率がおよそ0.67であることから,

WBGT（℃）＝0.7×自然湿球温度＋0.2×黒球温度＋0.1×乾球温度

とされています.

【実験操作Q&A】

Q4 WBGTの測定にアスマン通風乾湿計が用いられていない（August乾湿計, 黒球温度計, あるいは黒球付き湿度センサー型電子式WBGT測定器を使用）のはなぜですか？

A 熱中症のリスクは気流の有無によって影響を受けることが知られています. このため, WBGTの測定では, 湿度と気流の影響を評価することができるAugust乾湿計が用いられます.

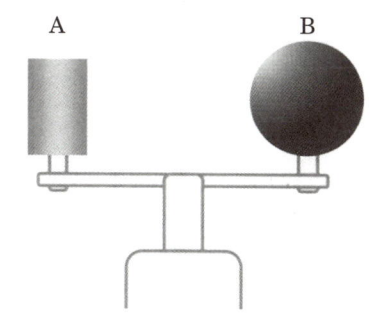

図Ⅲ-2-11　WBGT測定器の例
（厚生労働省HPより一部改変）
A：乾球温度計＋自然湿球温度計, または電子湿度計, B：黒球温度計

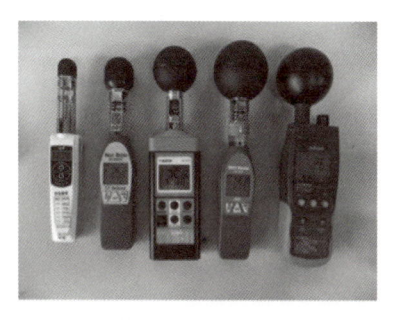

写真Ⅲ-2-2　黒球付き湿度センサー型電子式WBGT測定器の例

また, 黒球温度計も気流によって冷やされるため, 測定値は気流の影響を受けています.

注釈

1）JIS Z8504では, WBGTは自然湿球ならびに直径150 mmの黒球を用いて測定することと規定されている. 自然湿球温度は, 自然な対流中で, すなわち強制通風することなく環境に置かれた濡れたガーゼで覆った温度センサーによって示す値をいう. 気象観測に用いるアスマン通風乾湿計では, 温度計の球部を試料空気と十分接触させるために空気を一定速度で強制通風するため, 暑さ指数の測定には自然通風での測定が可能なAugust乾湿計を用いる. WBGT測定器の例を**図Ⅲ-2-11**に示す.

2）簡易WBGT測定器として, 自然湿球型, 湿度センサー型, 黒球のない簡易型などさまざまな測定器が市販されているが, 自然湿球型は湿球の管理が難しく, また, 黒球のない簡易型は測定精度が劣る. そのため, 広く普及している電子式WBGT測定器（黒球を持ち, 自然湿球の代わりに湿度センサーを有するもの（**写真Ⅲ-2-2**）の規格化が行われ, 2017年に電子式湿球黒球温度（WBGT）指数計規格「JIS B 7922」が制定された. JIS B 7922に適合する黒球付き湿度センサー型電子

式WBGT測定器を用いることにより，熱中症防止に必要なWBGTの測定を簡易に行うことができる．ただし，電子式WBGT測定器は気流の影響を評価することができないため，設計時の想定風速域からはずれると，本来のWBGTからの誤差が大きくなるという欠点がある．特に無風・微風域では暑熱環境の過小評価につながる可能性があるなど，使用に際しては留意する必要がある．

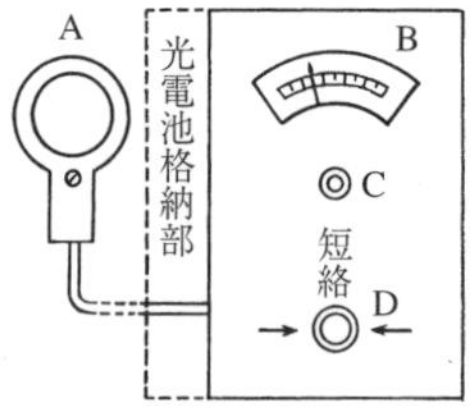

図Ⅲ-2-12　光電池照度計（アナログ型）

9）照　度

> 照度とは，ある面の光で照らされる度合（入射光密度）をさし，単位にルクス（lx）を用いる．

　照度の測定法には視覚による方法と物理的な方法とがあるが，実用照度計としては光電池照度計を使用する．

　測定は特別の目的以外には水平照度をもって表す．

§ 測定法

装　置　① 光電池照度計：光電池，照度指示部，感度切り替えスイッチ，ゼロ点調整スイッチなどからなる．照度指示部にルクスを直接目盛った電流計を持つアナログ型（指針型，**図Ⅲ-2-12**），液晶表示部を持つデジタル型（巻頭カラー頁viii，**写真Ⅲ-18参照**）がある．光電池は長く使用していると劣化するので，時々検定する必要がある．

試験操作　① 照度計を水平に置き，ゼロ点調整を行う．

　② 光電池を測定する光に数分間当てた後，照度指示部の示度を読む．その読みが小さい時は，感度切り替えスイッチを高感度側に切り替えて示度を読む．

10）臭　気

> 空気の異臭の有無を判定する．

　臭気は，普通室内環境に加え，工場や倉庫等の作業環境でも問題となる．

　臭気の存在は快適感を妨げ，また有害物質の混在も考えられる．ときにおう吐，頭痛，呼吸の抑制などの症状を呈するほか，強い臭気が情緒的反応，皮膚温度，血圧，内臓器官活動などにも影響を与えることがある．

　臭気の原因は，種々の揮発性物質やガス体であり，普通室内では口腔，皮膚，毛髪，発汗，衣服，食物，家具，便所，塗料，燃料，燃焼など，また屋外に原因する大気汚染，排水，汚水，動物舎，堆肥などによるものである．作業場内では各種有害物質の揮発によることが多い．

　臭気については，普通室内では特に基準はない．大気環境の悪臭については，工場敷地境界の基準や工場の排出口基準の判定に臭気指数が用いられている．悪臭防止法では特定悪臭物質として22物質に敷地境界線基準値の範囲が定められている（**表Ⅲ-2-8**）．

表Ⅲ-2-8　悪臭防止法における特定悪臭物質と敷地境界線規制基準値

特定悪臭物質	敷地境界線規制基準値の範囲（ppm）	特定悪臭物質	敷地境界線規制基準値の範囲（ppm）
1. アンモニア	1 ～ 5	12. イソバレルアルデヒド	0.003 ～ 0.01
2. メチルメルカプタン	0.002 ～ 0.01	13. イソブタノール	0.9 ～ 20
3. 硫化水素	0.02 ～ 0.2	14. 酢酸エチル	3 ～ 20
4. 硫化メチル	0.01 ～ 0.2	15. メチルイソブチルケトン	1 ～ 6
5. 二硫化メチル	0.009 ～ 0.1	16. トルエン	10 ～ 60
6. トリメチルアミン	0.005 ～ 0.07	17. スチレン	0.4 ～ 2
7. アセトアルデヒド	0.05 ～ 0.5	18. キシレン	1 ～ 5
8. プロピオンアルデヒド	0.05 ～ 0.5	19. プロピオン酸	0.03 ～ 0.2
9. ノルマルブチルアルデヒド	0.009 ～ 0.08	20. ノルマル酪酸	0.001 ～ 0.006
10. イソブチルアルデヒド	0.02 ～ 0.2	21. ノルマル吉草酸	0.0009 ～ 0.004
11. ノルマルバレルアルデヒド	0.009 ～ 0.05	22. イソ吉草酸	0.001 ～ 0.01

最終改正　2011（平成23）年11月30日

11）換　気

> 換気は，汚染した室内の空気を浄化するために室内の汚染空気を排出して，外気を取り入れることで，換気量は，単位時間内に取り入れる空気の量（m³/h）で表す．また，1時間に取り入れた空気の量を室内容積で除した値は，換気回数(回/h)として表される．

　室内の空気は，ヒトの呼吸，行動や作業に伴う発汗，または粉じん，建材，家具，事務機器類から発散される臭気，一酸化炭素，じんあい，細菌，揮発性有機化合物あるいは熱，水蒸気などを含む．換気は，室内に新鮮な空気を供給するとともに，これらの汚染条件を除去することが目的である．換気の方法は，換気の範囲によって「局所換気方式」と「全般換気方式」に，また設備に機械を利用するか否かによって「自然換気方式」と「機械換気方式」に分けられる．

　近年シックハウス問題が顕在化したことから，2003年7月に建築基準法が改正され，居室を有する建築物についてホルムアルデヒド対策として換気設備の設置が義務付けられた．改正された建築基準法では，住宅の居室や下宿の宿泊室，寄宿舎の寝室，家具その他これに類する物品の販売業を営む店舗の売場については換気回数を0.5回/h以上，これ以外の居室では0.3回/h以上としている．さらに学校環境衛生基準では，二酸化炭素の許容濃度基準の1500 ppm（0.15％）以下となるような換気回数が望ましいとされている（**表Ⅲ-2-2**参照）．二酸化炭素の測定法は，13）二酸化炭素（p.193）を参照されたい．

§ 測定法

　室内にCO_2やCOなどの有害ガスが発生する場合，これらのガス濃度を許容濃度以下に，また，熱源による室温を許容最高温度以下にするために必要な最小限の換気量を求める方法である．

| 器具および試薬 | 目的の有害ガス測定に必要なもの． |

| 試験操作 | 室内で発生するガスの量（m³/h）および外気中または給気中の同じガス |

の濃度を何らかの方法で測定する．
計　算：必要換気量V（m³/h）は，次式により求める[1]〜[5]．

$$V = \frac{M \times 100}{C_s - C_0}$$

　　M：室内で発生するガス量（m³/h）
　　C_s：許容濃度（％）
　　C_0：外気中または給気中のガス濃度（％）

　また，換気回数E（回/h）[1]は，次式により求められる．

$$E = \frac{Q}{V_R}$$

　　Q：換気量（m³/h）
　　V_R：教室の容積V（m³）

【実験操作Q&A】
　Q5　換気回数の回数とはどういう意味ですか？　換気回数が0.5回というのはどういうことですか？

　A　換気回数とは，室内の空気が1時間当たりに何回入れ換わるかを表す数値です．たとえば，1時間で室内のすべての空気を入れ換える場合は，換気回数は1回/hで，半分の空気を入れ換える場合は0.5回/hになります．1時間に何回窓を開けるか，ということではありません．

✏️**注釈**

1）ガス濃度が定常状態に達した場合を対象にして必要換気量を求める式である．
2）体臭の除去を基準にする場合，在室者の状態や占有容積により異なるが，一般の場合17 m³·人（占有容積約11 m³）が必要とされる．実際には，喫煙などによる汚染なども考えて，より大きい値が要求されている．
3）喫煙の場合，外部からの入室者に対する刺激の有無の限界を基準にし，タバコ燃焼量0.5 mg/min当たりの換気量は0.0283 m³/min，または喫煙者1人当たりの換気量は59〜68 m³/hと報告されている．
4）燃焼器具において燃焼に必要な空気量は，理論的必要量の1.1〜1.3倍（都市ガス），1.2〜1.4倍（灯油）以上であるが，排ガスが室内に放出される場合，COの発生量を少なくするためには，さらにこの3〜4倍の供給空気を必要とする．
5）多人数の集まる場所で，人体からの発熱による温度上昇を換気によりT度以下に抑える場合には，上記と同じ原理で次式を用いればよい．

$$V = \frac{H}{0.3\,(T-t)}$$

H　：発生熱量（kcal/h）

$T-t$：高温空気と流入する低温空気との温度差

発熱量は，年齢，体重，作業の程度などで異なるが，成人男子の安静時で$100\sim110\,kcal/h$，女子や子供はそれぞれ男子の80％および$50\sim60$％と考えてよい．

12）一酸化炭素

建築物における衛生的環境の確保に関する法律施行令，事務所衛生基準規則および，学校環境衛生基準では，浮遊粉じん量，気流，気温，湿度，CO_2，COの管理基準が決められ，COについては10 ppm以下で，検知管法で測定することと定められている．労働環境の許容濃度は，日本産業衛生学会（2024）50 ppm，米国産業衛生専門家会議（American Conference of Governmental Industrial Hygienists；ACGIH）（2024）25 ppmである．

(1) 検知管法による定量[1]

作業環境あるいは暖房した室内などでCO中毒の危険性を迅速に判断するような場合の測定に用いる.

試 薬	① 検知剤：シリカゲル粒に$K_2Pd(SO_3)_2$溶液を吸着させ，乾燥したもの．COと

反応して次式のように金属Pdを析出し，黒色を呈する．

$$K_2Pd(SO_3)_2 + CO \longrightarrow CO_2 + SO_2 + Pd + K_2SO_3$$

COと触れた側から順次反応していくので，変色長として測定することができる．

【実験操作Q&A】

Q6　検知剤として，$K_2Pd(SO_3)_2$溶液が用いられていますが，メーカーによっては$Na_2Pd(SO_3)_2$が用いられています．両者間で何か違いはありますか？また両方の検知管（剤）を覚える必要はありますか？

A　$K_2Pd(SO_3)_2$と$Na_2Pd(SO_3)_2$のどちらの場合も亜硫酸パラジウムが還元されて金属パラジウムが析出することで黒色（黒褐色）を呈する反応を利用しています．カリウム塩とナトリウム塩であることが異なるだけで反応の原理は同じです．反応の原理を理解していれば，両方を覚える必要はありません．

器 具	① 検知管：ガラス細管内に検知剤を充てんし，両端を合成樹脂製栓で固定す

る．ガラス管の両端を溶封し，ガラス管の表面に濃度目盛りを印刷したもの．CO濃度$20\sim1000$ ppmの測定に用いる．巻頭カラー頁ix，**写真Ⅲ-19**参照．

② 検知管用ガス採取器：**図Ⅲ-2-13**（100 mL）を使用する．巻頭カラー頁ix，**写真Ⅲ-20**参照．

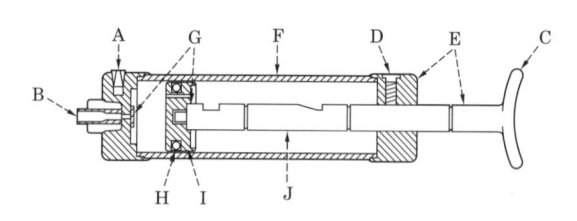

図Ⅲ-2-13　検知管用ガス採取器（真空式）

A：ダイヤ付きカッター（ガラス管切断用）B：検知管取付け口（接続ゴム管）C：ピストン柄　D：ピストン柄止金　E：ガイドマーク　F：シリンダー　G：逆止弁　H：パッキン　I：ピストン　J：シャフト

試験操作	検知管[2]の両端をカッターで切り，検知管の矢印の方向に検知管用ガス採

取器を接続する．ピストンをガイドマークに合わせて一気に引き，ピストンが固定されたら，この状態で2分間放置する．検知管をはずし，変色層の先端の濃度目盛りからCOの濃度（ppm）を求める．

【実験操作Q&A】

Q7　検知管の目盛りの読み取り方がよくわかりません．

A　ガスの測定終了直後に検知管の変色部分から読み取った値が指示濃度となります．検知管は，化学反応による変色作用を利用していますので，測定終了後は時間経過とともに反応や拡散が進み，変色長が伸びていくものや短くなってしまうものもあります．また，色調が変化するものや退色してしまうものもあるため，測定終了直後に読み取る必要があります．検知管による測定を行った場合は，測定終了直後にボールペンや油性ペンなどで変色の境界に印をつけておきましょう．

(1)変色層先端が平らな場合は，変色層先端の数値を読み取る．

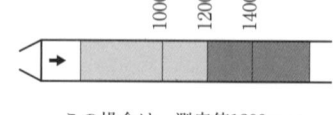

この場合は，測定値1200 ppm

(2)変色層先端が斜めの場合は，斜め部分の中間
を読み取る．

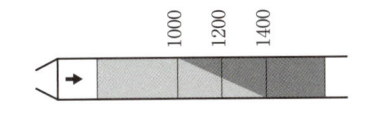

1000 ppmと1400 ppmの中間で，
測定値1200 ppm

(3)変色層先端の色が淡い場合は，淡い変色層の
先端と濃い変色層の先端の中間を読み取る．

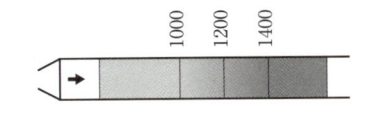

1000 ppmと1400 ppmの中間で，
測定値1200 ppm

📝 注釈

1)ガス検知管に検知管用ガス採取器を用いて試料空気
を導入すると，試料空気中の特定成分と充てんされて
いる検知剤が反応して検知剤が変色する．検知剤層の
変色長さと特定成分濃度との関係は，あらかじめ検量
線を作成し濃度目盛りとして印刷されているので，こ
れから濃度を読み取ることができる．正しく操作すれ
ば，未熟練者でも簡単に測定でき，数分のうちに測定
結果が得られる．

　JIS K0804の規定によれば，指示精度は目盛り範囲
の1/3以上の濃度で±25%以内，1/3以下では±35%
以内とされているが，実際に市販されているものは目
盛り範囲の1/3以上の濃度では約±15%以内である．

　検知剤は十分に精製されたシリカゲル，ケイ砂，活
性アルミナなどの細粒に，発色試薬を吸着させたもの
で，試料空気中のある特定成分との化学反応によって
変色する．化学的性質の似た成分によっても変色を示
すことがあるので，共存成分について注意する必要が
ある．

　検知管の使用温度範囲は通常0～40℃であり，この
範囲外で使用するときは注意を要する．なお検知管の
濃度目盛りは通常20℃で校正されており，種類によっ
ては温度の影響を受けるものがあり，この場合20℃以
外で使用するときは温度補正表により補正する必要が
ある．このときの温度とは試料空気の温度ではなく検
知管の温度（通常測定場所の温度）のことである．検
知管用ガス採取器に検知管を接続してピストンを引く
と，シリンダー内部が減圧状態になり，検知管を通し
て試料空気が吸引される．気密漏れがあると検知管は
低めに指示するので，使用前に気密チェックを行う．

　検知管用ガス採取器はメーカーによって吸引の流量
特性が異なるので，検知管と同一メーカーのものを組

み合わせて使用する．

2)冷蔵庫などで冷暗所保管していた検知管などを使用す
る場合は，測定場所の気温と同温になってから使用する．

13）二酸化炭素

　二酸化炭素（CO_2）は昇華点 − 78.5℃（1気圧），融
点 − 56.6℃（5.2気圧），無色・無臭のガスで，対空
気比重は1.529である．CO_2を低温で加圧して液化
し，気化潜熱を利用して雪状固体に変え，さらに冷
却・加圧するとドライアイスになる．水への溶解度
は，100 mL中に20℃で88 mLの割合である．水中
では炭酸を生じて弱酸性を示す．可燃性・助燃性が
なく，空気中で安定したガスである．

　清浄な大気中に約0.04%含まれ，天然には，火山
ガスや炭酸泉中に存在し，また地層の空気中では数
%含まれ，深いほど高濃度となる．有機物の燃焼に
伴って発生するほか，植物体の腐敗や発酵の際にも高
濃度に発生し，空気の流通が少ない場所では，CO_2
の蓄積と酸素濃度の減少が問題とされる．

　ヒトの呼気には，普通3～5%（肺胞気中に4～6
%）のCO_2が含まれ，座って仕事をしている人でも，
1分間に約0.4 LのCO_2を放出することになる．人の
多数集まる室内では，呼気によるCO_2濃度が高まっ
てくると，それに対応して空気中の細菌やじんあい
も増し，また温湿度条件など空気環境が不良となり，
衛生上好ましくない状態となってくる．

　CO_2自体の毒性は弱く，特異な吸収症状を招くこ
とはないが，高濃度の場合に麻酔作用が現れ，酸素
欠乏の状態が加わった場合には軽い刺激性を発揮す
る．CO_2の気中濃度と人体作用に関する資料をまと
めると，表Ⅲ-2-9のようになる．特に高濃度の場合
には，酸素欠乏の状態を招き，短時間で窒息する．

　労働衛生上の許容濃度は，日本産業衛生学会

表Ⅲ-2-9　二酸化炭素の気中濃度と人体作用

二酸化炭素（%）	作　用
0.55（5500 ppm）	6時間曝露で，症状なし
1～2	不快感が起こる．
2～4	呼吸中枢が刺激されて呼吸の増加，脈拍・血圧の上昇，頭痛，めまいなどの症状が現れる．
6	呼吸困難となる．
7～10	数分間で意識不明となり，チアノーゼが起こり死亡する．

（2024），ACGIH（2024）とも5000 ppmである．労働安全衛生規則では坑内作業場におけるCO_2濃度は1.5%以下，鉱山保安法施行規則では1.0%以下とするよう規定されている．建築物における衛生的環境の確保に関する法律施行令および事務所衛生基準規則では室内のCO_2濃度を1000 ppm以下とするよう規制されている．学校環境衛生基準では，前述（11）換気の項）のとおり，換気の基準として二酸化炭素は，1500 ppm以下であることが望ましいとされている．いずれも，検知管法で測定する．

(1) 検知管法による定量[1][2]

　一般室内や作業環境などにおいて，CO_2を迅速に測定する場合に用いる．

> **試薬**　CO_2検知剤には以下の2種類がある．

　①NaOH・チモールフタレイン検知剤：活性アルミナ粒にチモールフタレインを加えたNaOH溶液を吸着させ，乾燥したもので，青紫色の検知剤がCO_2と反応して薄い桃色に変化する．

$$CO_2 + 2NaOH \longrightarrow Na_2CO_3 + H_2O$$

　②ヒドラジン・クリスタルバイオレット検知剤：活性アルミナ粒に，クリスタルバイオレットとヒドラジンを吸着させ，乾燥したもので，白色の検知剤がCO_2と反応して紫色に変化する．

$$CO_2 + NH_2NH_2 \longrightarrow NH_2NHCOOH$$

> **器具**　CO_2検知管には以下の2種類がある．巻頭カラー頁ix，**写真Ⅲ-19**参照．

　①NaOH・チモールフタレイン検知管：ガラス細管内にCO_2検知剤を充てんし，その両端を綿栓で固定し，ガラス管の両端を溶封し，ガラス管表面に濃度目盛りを印刷したもの．測定範囲は0.03〜0.70%および0.1〜2.6%のものがある．

　②ヒドラジン・クリスタルバイオレット検知管：ガラス細管内にCO_2検知剤を充てんして，その両端を合成樹脂製栓で固定し，ガラス管の両端を溶封しガラス管表面に濃度目盛りを印刷したもの．測定範囲は0.03〜0.5%，0.13〜6.0%のものがある．

　③検知管用ガス採取器：**図Ⅲ-2-13**に同じ

> **試験操作**　検知管の両端をカッターで切り，検知管の矢印の方向に検知管用ガス採取

器を接続する．ピストンをガイドマークに合わせて一気に引き，ピストンが固定されたら，検知管の種類によって2〜5分間放置する．検知管をはずし，変色層の先端の濃度目盛りからCO_2の濃度を求める．

> ✐ **注釈**

1）前項12)-(1)検知管法による定量〔注釈〕1）（p.193）を参照．

2）NaOH・チモールフタレイン検知管は反応が遅く測定に5分を要するのに対し，ヒドラジン・クリスタルバイオレット検知管は1, 2分で測定できる利点を有している．

(2) 赤外線吸収法による定量

　CO_2が特定波長の赤外線（4.3 μm）を吸収する性質を利用して分析することも可能である．非分散型赤外線吸収式CO_2センサーを搭載し，経時的なCO_2濃度データを収集できる携帯型データロガー（**写真Ⅲ-2-3**）も市販されており，室内の換気状況の確認に有用である．詳細は，B-⑤-5）二酸化炭素（p.221）を参照されたい．

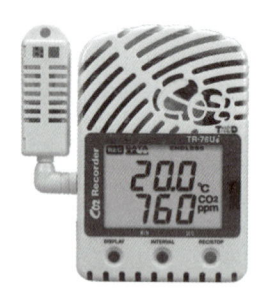

写真Ⅲ-2-3　温湿度およびCO_2濃度記録計の一例
（T&D Corporation）

4　粒子状物質（浮遊粉じん）

　室内空気環境において，粒子状物質は建築物環境衛生管理基準（**表Ⅲ-2-1**参照）や学校環境衛生基準（**表Ⅲ-2-2**参照）により基準値が定められている．粒子状物質の性質や測定方法については，B.大気環境（p.200〜）の項目を参照されたい．

5　有機物質

　ここでは，室内環境において問題となる代表的な揮発性有機化合物類を取り上げる．

1）アルデヒド類

(1) アセトアルデヒド（CH_3CHO）

性質：強い刺激性の臭気を有する可燃性の液体で，d 0.788，bp 21℃であり，水およびエタノールによく溶ける．

用途：パラアルデヒド，酢酸，ブタノールの製造，香水，香料の製造，アニリン染料，プラスチック，合成ゴムの原料などに用いられる．

生理作用：ヒトに対する毒性として一般的な麻ひを起こし，慢性アルコール中毒と同様の症状を呈する．多量の摂取により呼吸麻ひを起こし死亡する．ラットに対して経口投与でLD_{50}は660 mg/kgである．

基準値等：労働衛生上の許容濃度は日本産業衛生学会（2024）では10 ppm，ACGIH（2024）では短時間曝露限界として25 ppmである．

(2) ホルムアルデヒド（HCHO）

性質：刺激性の臭気を有する無色の液体で，d 0.815，bp −19.5℃であり，水によく溶ける．約37％の水溶液をホルマリンと称する．

用途：器具，機械（0.5〜1.0%溶液），物品，衣服，家屋などの消毒（1〜2%溶液を散布または浸漬），または屋内消毒（10%溶液を噴霧または水蒸気とともに発生）に用いられる．

生理作用：タンパク質を不可逆的に凝固する細胞毒として機能する．吸引すると，呼吸器などの粘膜を刺激し，咽頭充血，呼吸困難，タンパク尿などの症状を呈する．空気中の濃度が0.5 mg/Lで死に至ることもある．

基準値等：労働衛生上の許容濃度は日本産業衛生学会（2024），ACGIH（2024）とも0.1 ppmである．

§ 測定法（アルデヒドの測定法）

試料空気中のアルデヒド類を，2,4-ジニトロフェニルヒドラジン（DNPH）誘導体化固相吸着／溶媒抽出法により採取し，HPLCで測定する．

空気採取方法：空気の採取方法には以下の2通りの方法がある．

① 吸引方式（アクティブ法）：精密ポンプを用いて，捕集管に空気を一定量採取する方法．

② 拡散方式（パッシブ法）：細いチューブに捕集材を充填し，試料空気の拡散を利用してポンプなしで受動的に採取する方法．

測定方法：① DNPHを含浸させたシリカゲルを充填したカートリッジに試料空気を捕集する．

② 捕集管内で，DNPHとカルボニル化合物が酸触媒の存在下で反応して生じたヒドラジン誘導体を，アセトニトリルで溶出させて，分析試料とする．

③ 紫外線吸収検出器またはフォトダイオードアレイ検出器付きHPLCを用いて測定する．

2) ベンゼン同族体

ベンゼン同族体はエチルベンゼン，キシレン，スチレン，トルエン，ベンゼンの5種である．

(1) エチルベンゼン（$C_6H_5-CH_2CH_3$）

用途：有機合成中間体，溶剤，希釈剤などに用いられる．使用されたもののほとんどが大気中に排出される．

基準値等：労働衛生上の許容濃度は，日本産業衛生学会（2024），ACGIH（2024）ともに20 ppmである．

(2) キシレン（$C_6H_4-(CH_3)_2$）

基準値等：労働衛生上の許容濃度は，全異性体として日本産業衛生学会（2024）では，50 ppm，ACGIH（2024）では20 ppmである．

(3) スチレン（$C_6H_5-CH=CH_2$）

性質：無色，淡黄色液体．特異な臭気を持つ．

用途：容易に重合してポリマーを作るので，合成樹脂原材料に用いられる．

生理作用：肺の刺激，中枢神経障害がある．

基準値等：労働衛生上の許容濃度は日本産業衛生学会（2024），ACGIH（2024）ともに10 ppmである．

(4) トルエン（$C_6H_5-CH_3$）

基準値等：労働衛生上の許容濃度は日本産業衛生学会（2024）では50 ppm，ACGIH（2024）では20 ppmである．

(5) ベンゼン（C_6H_6）

性質：引火性が強く，点火時にすすを発生して燃焼する．

生理作用：吸引による急性毒性は，意気喪失，めまい，興奮，頭痛，胸部圧迫感，視覚障害，けいれんなどである．特有の作用として，血液細胞および造血器官の破壊作用を持つ．ベンゼン蒸気にさらされると，白血球数が減少し，次いで赤血球数が減少する．IARCではグループ1（ヒトに発がん性のある物質）に分類されている．

基準値等：労働衛生上の許容濃度はACGIH（2024）では0.02 ppmである．日本産業衛生学会（2024）では，10^{-4}過剰発がん生涯リスクレベルを0.1 ppmと評価している．

§ 測定法

試料空気は固相吸着−溶媒抽出法，固相吸着−加熱脱着法によって採取し，GC-MSによる一斉分析法が用いられる．

・固相吸着−溶媒抽出法：吸着剤を充填した捕集管に，試料空気を通気して揮発性有機化合物を捕集したのちに，適切な溶媒で抽出して分析試料とする方法．

・固相吸着−加熱脱着法：吸着剤を充填した捕集管に試料空気を通気して，揮発性有機化合物を捕集したのちに，加熱して脱着した測定対象物質をGC-MSに導入する方法．

また，精度は劣るが，同時に多数のポイントで測定できる拡散法（パッシブ法）採取−GC-MSによる定量も簡易法として用いられる．

6 微生物

本試験法は空気中の細菌および真菌を対象とし，空気の汚染度を微生物学的に把握する試験法の一つである．基本的な操作その他は，注解2020・1.2 微生物試験法（p.55〜）参照．

空気中に浮遊する微生物は0.01〜100 μmの大きさのものが一般的で，多くはじんあいなどの粒子に付着している．個数は，屋外大気では数十〜数百個/m^3程度，オフィスビル内で数十個/m^3程度であり，大部分は非病原性である．これらの発生源は，土壌，地表の腐植，動物排泄物，衣服の細片などのじんあいに伴ったもので，その種類や数は人，動植物，土壌の条件，気温，湿度，風などにより変動する．室内の空気中の微生物は，在室する人およびその人の活動内容により最も大きく左右される．

大腸菌，れい菌，緑膿菌は，手術時感染により病原性を発現する場合があり，風しん，水痘，麻しん，しょう紅熱，インフルエンザ，結核，百日せきなどは，咳やくしゃみによる飛沫感染やじんあい感染によって伝播することが知られている．しかし，これらの病原微生物が空気中から直接検出されることはまれであり，疫学的にはあまり重要視されていない．真菌に関しては種類も多種多様であり，食品の腐敗やマ

イコトキシン汚染をはじめ，発熱性物質（pyrogen）の産生，呼吸器アレルギー誘発などにも関係することが知られており，医薬品や食品製造施設とともに一般家庭においても疫学的に重要である．

§ 測定法

空中微生物の試験法としては，簡便な落下法が従来から常用されており，普通室内空気や学校の環境基準の項目の一つである．しかし，30 μm以下の粒子（細菌や真菌を含む）は静止空気の場合でも沈降し難いので，落下菌数よりも浮遊菌数を測定するほうが，空気の微生物汚染の程度をより正確に測定できる．

① **落下細菌数**：空気中より，一定時間内に一定面積の寒天平板培地上に落下して[1]，発育する細菌の総数を計数する．

② **浮遊細菌数**：空気中に浮遊する細菌およびじんあいなどに含まれる細菌の総生菌数を計数する．装置があればピンホールサンプラーやスリットサンプラーを用いる方法が簡便であるが，メンブランフィルター法のほうが操作性や正確度が高く，特殊な装置も必要としない．

これらの方法はすべて培養操作が含まれているため，試験結果を得るまでに長時間を要し，常時連続モニターなどは不可能である．

注釈

1）落下菌数が微生物および微生物を含むじんあいなどの自然落下によるものとすれば，静止空気における落下菌数と空気浮遊菌数の間には次の関係がある．

落下菌数 ＝ 単位体積中の浮遊菌数 × 寒天平板の面積
× 5分間における微生物などの落下距離

流動空気の場合は一般に落下捕集されにくいと考えがちであるが，気流の方向によっては加速された微生物を含むじんあい粒子がより多く培地表面に捕集されるので単純ではない．

7 騒音

騒音とは不快な音，好ましくない音など，ヒトの生活活動に不必要な音の一切をいう．

1）騒音の尺度

　騒音の大きさは，デシベル（dB）を単位とした音圧レベル（L_p）を測定しそれを周波数特性（A特性）で補正した騒音レベル（L_{pA}, dB）で示す．音圧とは，音が空気中を通過した際に，空気の粒子が振動し濃淡が生じることにより大気の圧力が上昇または下降する変動の大きさを指す．単位はパスカル（Pa）である．

　音圧レベルとは，ある音圧pと基準音圧p_0との比の常用対数をとり20倍したもので，基準の音に対するその音の大きさの程度を表すものである．pの二乗をp_0の二乗で除した値の常用対数の10倍とする式で示されることもある．単位はデシベル（dB）である．なお基準音圧$p_0 = 2 \times 10^{-5}$ Pa（20μPa）は，正常な聴覚を有するヒトの，周波数1kHzの音に対する最小可聴音圧であり，世界共通の定義とされている．この最小可聴音圧時の音圧レベルは0dBとなる．

$$\text{音圧レベル}\ (L_p,\ \text{dB}) = 20 \log_{10} p/p_0 = 10 \log_{10} p^2/p_0{}^2$$
$$= 10 \log_{10}(p/p_0)^2$$

2）騒音の評価方法

　ヒトは一般に20Hzから20000Hz（20kHz）の音を聴くことができるといわれているが，外耳や中耳，内耳で聴覚を司る蝸牛などの周波数特性のため聴こえ方は一様ではなく，同じ音圧の音でも周波数が異なると音の大きさは違って感じられる．実際の環境においてヒトが感じる騒音の大きさを測定する際には，音の物理的な大きさの尺度を示す音圧レベルではなく，周波数によるヒトの聴覚の特性を考慮した補正音圧レベルが用いられている．補正音圧レベルは，周波数補正特性（周波数重み特性ともいう）により補正された音圧の実効値を用いて音圧レベルと同様に算出される．

　環境騒音では，通常，周波数補正特性のうち特性Aが用いられる．すなわち，図Ⅲ-2-14に示す1kHz，40dBの音圧を基準（0dB）とした特性Aの等感曲線から得られる値で補正される．特性Aで補正された音圧をA特性音圧（p_A，単位；Pa）といい，その値を用いて算出された補正音圧レベルをA特性音圧レベル（L_{pA}，単位；dB）という．A特性音圧レベルのことを騒音レベル（L_{pA}）と呼び，騒音の大きさの指標としている．

　騒音に係る環境基準の基準値は，騒音レベルそのものよりも，騒音レベルの時間的変動も考慮に入れた等

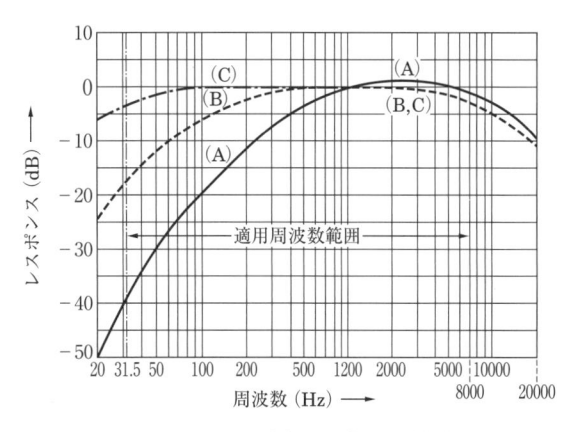

図Ⅲ-2-14　周波数補正特性の基準形

価騒音レベル（equivalent continuous A-weighted sound pressure level；$L_{Aeq,\ T}$）を用いて，定められている．等価騒音レベルとは，図Ⅲ-2-15に示すように，時刻t_1からt_2までの時間T（秒）にわたって測定された変動騒音のすべてのエネルギーの和を求め，それと等しい（等価な）エネルギーを持つ定常騒音を想定する時，その平均化された定常騒音の騒音レベル（dB）で表される．

　等価騒音レベルは，自動車からの騒音のように騒音レベルが時間的に不規則かつ大幅に変動する（変動騒音である）場合に有効である．また複数の騒音の影響を総合的に考慮する場合においても，それらのエネルギーの加算が可能であるという利点を持つ．一方，実測時間内に発生する騒音のうちでレベルの大きいものの影響が大きく現れやすいので，そのような場合は実測時間を長めにするなどの注意が必要である．鉄道騒音や航空機騒音などの間欠騒音や衝撃音の評価には適していない．

　一つの等価騒音レベルの値を代表値として適用しうる時間帯を基準時間帯といい，一連の基準時間帯からなる特定の期間内で一つの値を代表値として用いることができる場合，その期間を長期基準期間と呼ぶ．長期基準期間に含まれる一連の基準時間帯ごとの等価騒音レベルを長期基準期間全体にわたって平均したものを長期平均等価騒音レベルと呼ぶ．

3）騒音による健康影響

　騒音の健康影響としては，聴力への影響，精神的心理的影響，生理機能への影響がある．騒音レベルが50～70dB（L_{pA}）以上になると，主として交感神経の緊張に由来すると考えられる末梢血管の収縮，心臓の拍出量の減少，瞳孔の散大，血圧の上昇，唾

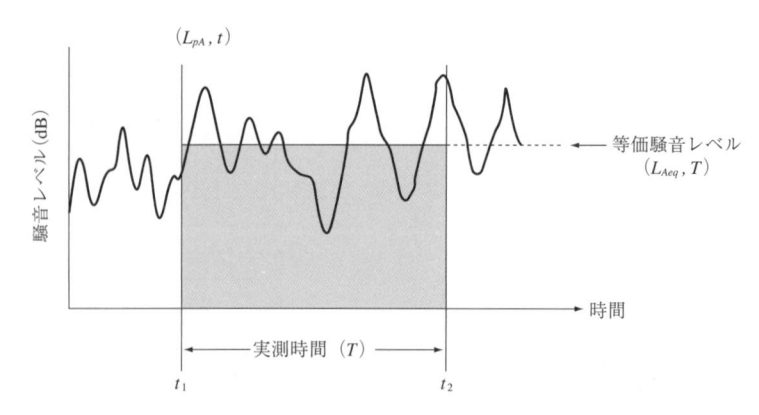

図Ⅲ-2-15　変動する騒音レベルと等価騒音レベル

液分泌量減少，胃収縮の回数と強さの減少，皮膚の電気抵抗減少，筋電位の上昇などが観察される．これらの症状は回復可能であるが，騒音により繰り返し起きると動脈疾患や心臓病の原因となる．

　2023年日本産業衛生学会の勧告では，85 dB（L_{pA}）が1日連続8時間以内の常習的な騒音曝露が10年以上続いた場合でも日常生活に支障をきたす程度の永久的難聴を起こさない値として提案されている．また，断続的な場合には曝露時間を合計して連続曝露時間とみなす．1日の曝露時間が短ければ許容値は高くなる．しかし，この許容値は健康な成人が1日8時間以内騒音に曝露される場合のものであり，公害としての騒音に一般住民が種々の条件で曝露されている場合に当てはめることはできない．

4）騒音の基準値

　国際基準化機構（ISO）騒音専門委員会は，知的作業に要求される平均限界を45 dB，事務室などの最大許容限界を65 dBとしている．文部科学省は学校の教室内の騒音レベルについては，開窓時，教室中央で55 dB以下，閉窓時は50 dB以下であることが望ましいとしている．

　騒音に関する法律としては，環境基本法（環境省），騒音規制法（環境省），作業環境測定法（厚生労働省）

などがある．騒音の環境基準値（2020年現在）を**表Ⅲ-2-10**に示す．昼間は午前6時から午後10時までの間，夜間は午後10時から翌朝午前6時までの間としている．AAは特に静穏を要する療養施設，社会福祉施設などが集合している地域，Aは住宅専用地域，Bは住宅が主である地域，Cは住宅とあわせて商業，工業が混在する地域を示す．各類型を当てはめる地域は都道府県知事が指定する．

　道路に面する地域については，**表Ⅲ-2-10**とは別に**表Ⅲ-2-11**のように定められている．ただし，道路でも幹線道路に近接する地域については，さらに特例として昼間は70 dB以下，夜間は65 dB以下となっている．なお，道路に面した窓を閉め切って生活している場合には屋内へ透過する騒音に係る基準が適用され，昼間は45 dB以下，夜間は40 dB以下となる．

　航空機騒音では2013年4月からエネルギー積分を行う時間帯補正等価騒音レベル（L_{den}）で評価を行うことになった．測定は，原則として連続7日間行い，

表Ⅲ-2-10　騒音の環境基準値

地域の類型	昼間（6：00～22：00）	夜間（22：00～翌日の6：00）
AA	50 デシベル以下	40 デシベル以下
A および B	55 デシベル以下	45 デシベル以下
C	60 デシベル以下	50 デシベル以下

表Ⅲ-2-11　道路に面する地域の騒音の環境基準

地域の区分	昼間（6：00～22：00）	夜間（22：00～翌日の6：00）
A地域のうち2車線以上の道路に面する地域	60 デシベル以下	55 デシベル以下
B地域のうち2車線以上の道路に面する地域およびC地域のうち車線を有する道路に面する地域	65 デシベル以下	60 デシベル以下
幹線交通を担う道路に隣接する空間	70 デシベル以下	65 デシベル以下

騒音レベルの最大値が暗騒音より 10 dB 以上大きい航空機騒音について，単発騒音曝露レベル（L_{AE}）を計測する．

新幹線騒音では，上り，下りの列車をあわせて連続して通過する 20 本の列車のおのおののピークレベルを，A特性，時間重み特性slowで測定し，それらの上位半数をパワー平均したものを評価量とし，基準値はdBで示される．なお，在来鉄道騒音については環境基準が設定されていないものの，新設や大規模改良に際しての騒音対策として，目標となる指針値が示されている．

§ 騒音計を用いる測定法

| 装 置 | 普通または精密騒音計：JIS C1509-1（2017），C1509-2（2018），C1509-3（2019）に適合するもので，等価騒音レベルを測定できる積分平均型のもの[1]（巻頭カラー頁viii，**写真Ⅲ-21**参照）． |

| 試験操作 | ① **測定点**[2]：特に指定がない限り，通常，以下のように設定する． |

ⅰ）屋外における測定[3]：反射の影響を無視できる程度に小さくする必要がある場合は，できるだけ地面以外の反射物から 3.5 m 以上離れた位置で，通常 1.2〜1.5 m の高さで行う．なお，この高さは目的に応じて別に定めてよい．

ⅱ）建物の周囲における測定（建物に対する騒音の影響の程度を調べる場合）：対象とする建物で騒音の影響を受けている外壁面から 1〜2 m 離れた位置で，建物の床レベルから 1.2〜1.5 m の高さで行う．

ⅲ）建物の内部における測定：壁，その他の反射面から 1 m 以上離れ，騒音の影響を受けている窓などの開口部から約 1.5 m 離れた位置で，床上 1.2〜1.5 m の高さで行う．

② **測定方法**：ここでは最も一般的な変動騒音時の等価騒音レベル測定方法について述べる．他の方法については，注解2020・4.4.7 騒音・振動（p.1204〜）参照．

ⅰ）積分平均型騒音計を用い，周波数補正回路は原則としてA特性とする．内蔵電池（乾電池）が規定の電圧を保っていることを確かめてから，付属の校正用音源で感度を調整する．

ⅱ）測定時間を設定した後，測定開始のスイッチを入れ，設定した測定時間経過後に表示値を読み取る．設定した実測時間を必ず記録しておく．

ⅲ）測定結果とともに，使用した測定器の種類，測定方法[4]，基準時間帯，設定した実測時間[5]，測定点の位置および高さ，および測定期間中の状態の詳細[6]を記録し保存しておく．

注釈

1）積分平均機能を備えていない騒音計を用いる場合は，サンプリングによる方法，または騒音レベルの統計分布による方法により測定値を得て，計算により等価騒音レベルを求めることもできる．また，対象としている時間全体にわたって騒音が定常である場合は積分機能を備えていない騒音計で測定してもよい．ただし，指示値が 5 dB を超える範囲で変動する場合は定常騒音として取り扱うことはできない．

2）一般に測定する場所は具体的には次のように選ぶ．
- 公園および広場など：音源に近い点，その他適当な点を選ぶ．
- 工場，娯楽場，学校などの付近：建物などから外部に出る音が問題になる場合には，問題になっている場所（たとえば近接した住宅，事務所の窓際など）で測定する．
- 教室，講堂，音楽堂，映画演劇場など：騒音が問題になる点（たとえば主として外部騒音の入ってくる窓際，給排気孔などに近い席，教壇，ステージなどから最も離れた席など）を含めて数点について騒音レベルを測定し，その測定の場所および音源の種類などを明記する．なお学生，聴衆などがいる時といない時のいずれについても測定することが望ましい．
- 工場，作業場，事務室など：正常作業中に測定するのが普通である．特別に騒音を出す機械がある場合は，その機械の使用者の頭部付近とともに，その機械に近い他の作業者の頭部付近の音も測定する．特別の音源がない場合はその作業場のほぼ中央の点で測定する．
- 住宅，病院，旅館など：昼間以外に夜の就寝時の騒音も問題となるから，適当に数点を選んで夜間についても測定することが望ましい．

3）屋外では，騒音の伝わり方は気象条件によって変化し，伝わる距離が長いほど変化の受け方も大きい．気象条件の影響が考えられる場合は，
ⅰ）測定点において種々の気象条件のもとで測定を行い，長期平均等価騒音レベルを得る，
ⅱ）特定の気象条件下，一般に騒音が伝わりやすい条件下（順風など）での騒音レベルが把握できるような実測時間を設定し測定する，
などの処置をとることが望ましい．

4）測定値を計算により求めた場合は，その計算方法を記録する．

5）騒音レベルを測定する際，対象とする時間でかつ騒音

の状態が変動の程度も含めて一定とみなせる時間のことを観測時間といい，その観測時間内で実際に騒音を測定する時間のことを実測時間と呼ぶ．サンプリングによる方法を用いた場合はサンプリング時間間隔，回数などの詳細を記録する．

6）たとえば，大気の状態（風向，風速，雨，気温，大気圧，相対湿度），騒音源と測定点間の地表の種類と状態，騒音源の騒音放射の変動性など測定時の条件に関すること，また騒音源の方向の判断，騒音源の同定についての可能性，騒音源の性質，騒音の特徴，騒音の意味性に関する定性的な記述を記録する．

B. 大気環境

1　大気環境に関連する主な基準

(1) 大気にかかる環境基準

　環境基本法の中で，「人の健康を保護し，生活環境の保全の上で維持されることが望ましい基準（目標）」として環境基準が定められている．それぞれの環境基準値は環境庁（現　環境省）告示により設定されている（**表Ⅲ-2-12**，**表Ⅲ-2-13**，**表Ⅲ-2-14**，**表Ⅲ-2-15**）．

　大気汚染防止法では，気象状況の影響などにより大気の汚染が著しくなった場合を緊急時として，一般緊急時と重大緊急時の二段階の対策が定められている．一般緊急時の汚染レベルに達したときは，都道府県知事はその事態を一般に周知させるとともに，ばい煙排出者，自動車使用者に対して，ばい煙の排出量の減少または自動車の運行の自主的制限について協力を要請しなければならない．また，重大緊急時の汚染レベルに達したときは，ばい煙排出者に対して，ばい煙の排出量の減少について命令を発動（公安委員会に対する道路交通法上の処置要請を含む）しなければならない（**表Ⅲ-2-16**参照）．

　一方，微小粒子状物質（PM2.5）については，「PM2.5に関する専門家会合」の報告を基に，注意喚起のための暫定的な指針が示されている（**表Ⅲ-2-17**）．

(2) 有害大気汚染物質

　有害大気汚染物質は，大気汚染防止法第2条第13項により，「継続的に摂取された場合には，人の健康を損なうおそれがある物質で大気の汚染の原因となるもの（ばい煙及び特定粉じんを除く）をいう．」と定義されている．2010年10月現在，化学物質排出把握管理促進法の有害性クラス分類，大気中からの検出例，製造・輸入量などの観点から，**有害大気汚染物質に該当する可能性がある物質**として248物質が選定されている．また，その中で有害性の程度やわが国の大気環境の状況などにかんがみ，健康リスクが比較的高いと考えられる23物質が**優先取組物質**に指定されている．

(3) 排出基準

　大気汚染防止法で定められている排出基準を**表Ⅲ-2-18**に示す．表中の硫黄酸化物とは，燃料その他の物質の燃焼に伴い発生する硫黄酸化物をいい，物質の合成，分解その他の化学的処理に伴って発生するSO_2やSO_3は特定物質として区別される．また，表中のばいじんは，燃料その他の物の燃焼または熱源としての電気の使用に伴い発生するものをいい，物質の破砕，選別その他の機械的処理または堆積に伴い発生する粒子状物質は粉じんとして区別される．なお，ばい煙については表にみられるように全国一律の排出基準が制定されているが，そのうちのばいじんと有害物質については，都道府県は必要のあるとき（ヒトの健康を保護し，または生活環境を保全することが十分でないと認められる区域があるとき）は，条例で一律基準よりも厳しい上乗せ排出基準を設定することができるようになっている．ダイオキシン類の発生寄与率の高い廃棄物焼却施設などに対しても2002年12月から厳しい排出ガスの基準が適用されており，その基準値は規模により異なるが，たとえば大型の4t/h以上の焼却能力の炉に対しては，新設炉では$0.1ng\text{-}TEQ/m^3N$，既設炉では$1ng\text{-}TEQ/m^3N$の排出基準が定められている（**表Ⅲ-2-18**）．

2　試料採取法

　空気環境の基準などを評価するための測定に当たっては，その空気環境を代表する測定値が得られるように試料の採取地点を選定し行う必要があり，それぞれの空気環境に関する法令やマニュアルなどで規定されている．また，試料採取操作に当たっては，測定対象物質の性状や求められる測定間隔などから試料採取方法や機器を選定する必要がある．

表Ⅲ-2-12　大気汚染にかかる環境基準

物　質	環境上の条件	測定方法
二酸化硫黄	1時間値の1日平均値が0.04 ppm 以下であり，かつ，1時間値が0.1 ppm以下であること	溶液導電率法または紫外線蛍光法
一酸化炭素	1時間値の1日平均値が10 ppm以下であり，かつ，1時間値の8時間平均値が20 ppm 以下であること	非分散型赤外分析計を用いる方法
浮遊粒子状物質	1時間値の1日平均値が0.10 mg/m³以下であり，かつ，1時間値が0.20 mg/m³以下であること	ろ過捕集による重量濃度測定方法またはこの方法によって測定された重量濃度と直線的な関係を有する量が得られる光散乱法，圧電天びん法もしくはベータ線吸収法
二酸化窒素	1時間値の1日平均値が0.04 ppmから0.06 ppmまでのゾーン内またはそれ以下であること	ザルツマン試薬を用いる吸光光度法またはオゾンを用いる化学発光法
光化学オキシダント	1時間値が0.06 ppm以下であること	中性ヨウ化カリウム溶液を用いる吸光光度法もしくは電量法，紫外線吸収法またはエチレンを用いる化学発光法

表Ⅲ-2-13　有害大気汚染物質にかかる環境基準

物　質	環境上の条件	測定方法
ベンゼン	1年平均値が0.003 mg/m³以下であること	キャニスターまたは捕集管により採取した試料をガスクロマトグラフ/質量分析計により測定する方法，またはこれと同等以上の性能を有すると認められる方法
トリクロロエチレン	1年平均値が0.13 mg/m³以下であること	
テトラクロロエチレン	1年平均値が0.2 mg/m³以下であること	
ジクロロメタン	1年平均値が0.15 mg/m³以下であること	

表Ⅲ-2-14　ダイオキシン類にかかる環境基準

物　質	環境上の条件	測定方法
ダイオキシン類	1年平均値が0.6pg－TEQ/m³以下であること	ポリウレタンフォームを装着した採取筒をろ紙後段に取り付けたエアサンプラーにより採取した試料を高分解能ガスクロマトグラフ/質量分析計により測定する方法

表Ⅲ-2-15　微小粒子状物質にかかる環境基準

物　質	環境上の条件	測定方法
微小粒子状物質	1年平均値が15 μg/m³以下であり，かつ，1日平均値が35 μg/m³以下であること	微小粒子状物質による大気の汚染の状況を的確に把握することができると認められる場所において，ろ過捕集による質量濃度測定方法またはこの方法によって測定された質量濃度と等価な値が得られると認められる自動測定機による方法

表Ⅲ-2-16　大気汚染防止法に基づく緊急時

物　質	一般緊急時	重大緊急時
二酸化硫黄	0.2 ppm以上3時間継続 0.3 ppm以上2時間継続 0.5 ppm以上に達したとき 48時間平均値が0.15 ppm以上に達したとき	0.5 ppm以上3時間継続 0.7 ppm以上2時間継続
一酸化炭素	30 ppm以上に達したとき	50 ppm以上に達したとき
浮遊粒子状物質	2 mg/m³以上2時間継続	3 mg/m³以上3時間継続
二酸化窒素	0.5 ppm以上に達したとき	1 ppm以上に達したとき
光化学オキシダント	0.12 ppm以上に達したとき	0.4 ppm以上に達したとき

表Ⅲ-2-17　微小粒子状物質にかかる注意喚起のための暫定的な指針

レベル	暫定的な指針となる値　日平均値（μg/m^3）	行動のめやす	注意喚起の判断に用いる値[3]	
			午前中の早めの時間帯での判断　5時〜7時　1時間値（μg/m^3）	午後からの活動に備えた判断　5時〜12時　1時間値（μg/m^3）
Ⅱ	70超	不要不急の外出や屋外での長時間の激しい運動をできるだけ減らす．（高感受性者[2]においては，体調に応じて，より慎重に行動することが望まれる）	85超	80超
Ⅰ　環境基準	70以下　35以下[1]	特に行動を制約する必要はないが，高感受性者は，健康への影響がみられることがあるため，体調の変化に注意する	85以下	80以下

*1　環境基準は環境基本法第 16 条第 1 項に基づく人の健康を保護する上で維持されることが望ましい基準
　　PM2.5 にかかる環境基準の短期基準は日平均値 35 μg/m^3 であり，日平均値の年間 98 パーセンタイル値で評価
*2　高感受性者は，呼吸器系や循環器系疾患のある者，小児，高齢者等
*3　暫定的な指針となる値である日平均値を超えるか否かについて判断するための値

表Ⅲ-2-18　大気汚染防止法などにおける排出基準・指定物質抑制基準など

		許容限度
ばい煙（排出基準）	1.　硫黄酸化物	$q = K \times 10^{-3}He^2$
		q　：硫黄酸化物の許容排出量（m^{3}N/h）
		K　：地域別の常数
		He：有効煙突高さ（排煙の吹き上げ効果による補正を行った排出口の高さ）（m）
		一般排出基準：$k = 3.0 \sim 17.5$
		特別排出基準：$k = 1.17 \sim 2.34$
	2.　ばいじん	一般排出基準：0.04 〜 0.5 g/m^{3}N
		特別排出基準：0.03 〜 0.2 g/m^{3}N
	3.　有害物質	
	（1）　Cd	1.0 mg/m^{3}N
	（2）　Cl$_2$	30 mg/m^{3}N
	（3）　HCl	80 〜 700 mg/m^{3}N
	（4）　F$_2$, HF, SiF$_4$	フッ素として 1 〜 20 mg/m^{3}N　発生施設の種類ごとに定められている．
	（5）　Pb	10 〜 30 mg/m^{3}N
	（6）　窒素酸化物	発生施設の種類，規模，新設・既設の別ごとに定められている（省略）．
一般粉じん		排出基準ではなく構造・使用・管理基準が設定されている（省略）．
特定粉じん（アスベスト）		発生施設：工場・事業場の敷地境界における大気中濃度の基準（1 L につき石綿繊維 10 本）　排出等作業：吹付け石綿等が使用されている建築物その他の工作物を解体・改造・補修する作業における作業基準が定められている
水銀		施設の種類および規模ごとに排出基準が定められている
	新設	8 〜 100 μg/m^{3}N
	既設	10 〜 400 μg/m^{3}N
揮発性有機化合物（VOC）		400 〜 60,000 ppmC　施設ごとに排出基準が定められている（省略）
指定物質　抑制基準が設定されている（1997 年 8 月）		
1.　ベンゼン	新設	施設の種類および規模ごとに　　50 〜　600 mg/m^{3}N
	既設	施設の種類および規模ごとに　100 〜 1500 mg/m^{3}N
2.　トリクロロエチレン	新設	施設の種類ごとに　　　　　　150 〜　300 mg/m^{3}N
	既設	施設の種類ごとに　　　　　　300 〜　500 mg/m^{3}N
3.　テトラクロロエチレン	新設	施設の設備ごとに　　　　　　150 〜　300 mg/m^{3}N
	既設	施設の設備ごとに　　　　　　300 〜　500 mg/m^{3}N
ダイオキシン類		2000 年 1 月に大気汚染防止法指定物質から除外，ダイオキシン類対策特別措置法により規制
製鉄用電気炉	新設	0.5 ng-TEQ/m^{3}N
	既設	5 ng-TEQ/m^{3}N
廃棄物焼却炉	新設	施設の規模ごとに　0.1 〜　5 ng-TEQ/m^{3}N
	既設	施設の規模ごとに　　1 〜 10 ng-TEQ/m^{3}N
亜鉛回収施設	新設	1 ng-TEQ/m^{3}N
	既設	10 ng-TEQ/m^{3}N
アルミ合金製造施設	新設	1 ng-TEQ/m^{3}N
	既設	5 ng-TEQ/m^{3}N

表Ⅲ-2-19　主な試料採取方法とその特徴

試料採取方法		特　徴
溶液吸収法		目的ガスを溶解し，あるいは目的ガスと反応して安定化する溶液を吸収液とし，これに試料空気を通じて捕集する．環境大気，作業室内空気あるいは発生源排ガスなどの試験に広く用いることができる．
容器による試料採取法	キャニスター法	真空にしたステンレス製の容器（キャニスター）に試料空気を一定流速で採取後，その一定量を濃縮し，ガスクロマトグラフ/質量分析計やガスクロマトグラフなどで分析する方法で，揮発性有機化合物の測定に用いることができる．
	採気瓶法	真空にしたガラス製の容器（採気瓶）に試料空気を採取後，その一定量を濃縮し，ガスクロマトグラフ/質量分析計やガスクロマトグラフなどで分析する方法で，揮発性有機化合物の測定に用いることができる．
	採気バッグ法	採気バッグに試料空気を採取後，その一定量を濃縮し，ガスクロマトグラフ/質量分析計やガスクロマトグラフなどで分析する方法で，揮発性有機化合物の測定に用いることができる． 採気瓶法よりも比較的多量（10～30 L）の試料が採取できるので，採気瓶法では測定できないような低濃度試料の測定に用いる．環境大気，室内空気，排出源排ガスいずれにも適用できる．
捕集剤による乾式採取法		捕集剤を充てんした捕集管に試料空気を通気して，通常常温で目的成分を吸着後，捕集剤から目的成分を溶媒抽出または加熱により脱離させガスクロマトグラフのカラムに導入し，ガスクロマトグラフ/質量分析計またはガスクロマトグラフで分析する． 採気瓶や採気バッグに採取した試料空気についても捕集管に通気し捕集することができ，大気環境，作業室内空気，排出源排ガス中の揮発性有機化合物の測定に適した方法である．
拡散法（パッシブ法）		目的のガス状物質を拡散膜を介して捕集サンプラーの捕集エレメントに捕捉させる方法である． 捕集エレメントに捕集剤を使用した場合は，加熱脱着や溶媒抽出の操作で目的のガス状物質を回収し，それをガスクロマトグラフ，ガスクロマトグラフ/質量分析計，液体クロマトグラフなどで分析する． 捕集エレメントに吸収液含浸フィルムを使用した場合では，抽出溶媒で溶出させ，吸光光度法などで分析する． 室内環境や大気環境の揮発性有機化合物（VOC），アルデヒド類，窒素酸化物などを簡易に測定するのに適したガス捕集法である．

表Ⅲ-2-20　試料ガス採取管の材質

採取管材質	分析対象ガス
四フッ化エチレン樹脂（ポリテトラフルオロエチレン）	二酸化硫黄，窒素酸化物，オゾン，硫化水素，アンモニア，フッ化水素，塩化水素，臭素，シアン化水素，全炭化水素
ホウケイ酸ガラス（硬質ガラス）	二酸化硫黄，窒素酸化物，オゾン，硫化水素，アンモニア，フッ化水素，塩化水素，臭素，シアン化水素，全炭化水素，塩素
ステンレス鋼	二酸化硫黄，窒素酸化物，オゾン，硫化水素，アンモニア，フッ化水素，シアン化水素，全炭化水素
軟質塩化ビニル樹脂	一酸化炭素，二酸化炭素，粒子状物質

1）ガス状物質

ガス状物質の採取に用いられる主な試料採取方法とその特徴を，**表Ⅲ-2-19**に示した．

(1) 溶液吸収法

装置および器具　①試料ガス採取管：採取管の材質は，目的ガスを吸着あるいは分解するようなことがなく，また測定を妨害するようなガスの発生がないものを選択する必要があり，一般的には，ガスの吸着が少なく腐食性ガスに侵されない四フッ化エチレン（ポリテトラフルオロエチレン）樹脂などが使用される．軟質塩化ビニル樹脂は，ガスの吸着が起こるため，そのおそれのない一酸化炭素，粒子状物質に使用する．分析対象ガス別の材質を**表Ⅲ-2-20**に示す．

②フィルター：試料ガス中の固形物が分析に影響を与えるような場合には，対象ガスを吸着しないガラス繊維かフッ素系樹脂製のフィルターを吸収瓶の前に装着する．

③吸収瓶：吸収瓶の形状は，対象とするガスの種類，濃度あるいは吸引する速度などに応じて異なる．一般的には，吸収液に吸収されやすいガスでは先端

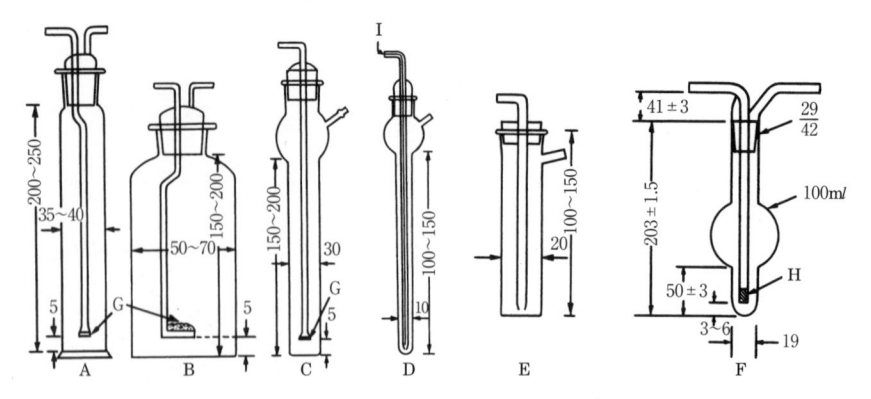

図Ⅲ-2-15　吸収瓶の例（単位mm）

A～F：吸収瓶　　G：グラスフィルター（バブラー）No.2～3
H：最大孔径60μmのグラスフィルター　　I：毛細管

表Ⅲ-2-21　吸収瓶の種類

吸収瓶名	分析対象ガス
インピンジャー	二酸化硫黄，オゾン，アニリン，二硫化炭素
バブラー	窒素酸化物，アクロレイン，シアン化水素，二硫化炭素，フェノール，ピリジン，ホスゲン，アンモニア，フッ化水素，塩化水素，ホルムアルデヒド
向流吸収管	オゾン

がノズルになっているインピンジャー型が，吸収されにくいガスでは先端がグラスフィルターになっており気泡を細かくして吸収液とガスとの接触面を多くするようにしたバブラー型が用いられる．通常使用されている分析対象ガス別の吸収瓶の形状例を**図Ⅲ-2-15**と**表Ⅲ-2-21**に示す．

　④ポンプ：排気量0.3～10 L/minで密閉式のものを用いる．

　⑤流量調節コック：ポンプ吸引側と排気側をコックで連結し，その開閉によって流量を調節する．

　⑥ガスメーター：1回転1Lの湿式または乾式ガスメーターで，温度計および圧力計を付属させたものを用いる．

　⑦乾燥瓶：ポンプを水分などから保護する必要がある場合に用いる．粒状塩化カルシウムなどを充てんする．

　試験操作　①**環境大気**：図Ⅲ-2-16のように装置を連結し，装置の接続部に漏れがないことを確認したのち，吸収瓶に吸収液を一定量入れ，通常0.3～3 L/minの流速で試料空気を吸引する．吸収液量，吸引空気量，ガスメーターにおける温度および圧力，必要があれば大気圧を記録する（巻頭カラー頁ix，**写真Ⅲ-20**参照）．

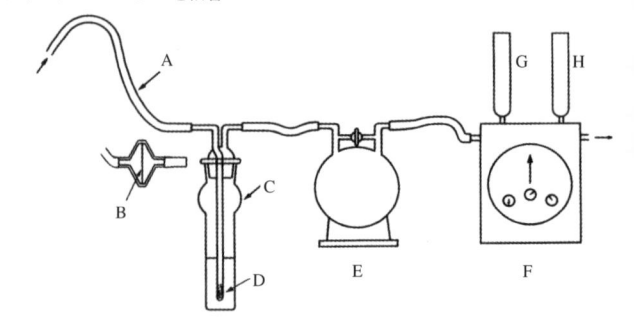

図Ⅲ-2-16　大量試料の採取

A：導管　　　　　　　E：吸引ポンプ
B：フィルター　　　　F：湿式ガスメーター
C：吸収瓶（必要に応じ　G：圧力計
　複数を直列に連結）　H：温度計
D：吸収液

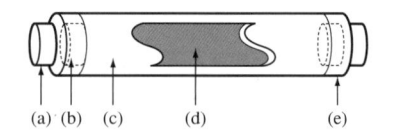

(a) PTFE栓　(b) ウレタンフォーム　(c) 拡散膜
(d) 捕集剤　(e) アルミニウムリング

（1）円筒チューブ式サンプラー

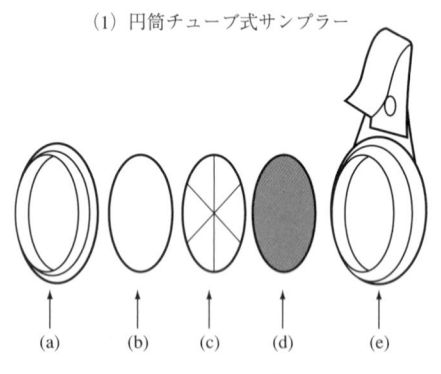

(a) プラスチックリング　(b) 拡散膜　(c) スペーサー
(d) 捕集剤　(e) モニター本体

（2）短円筒バッジ式サンプラー

図Ⅲ-2-17　パッシブサンプラーの構造模式図

吸引終了後，吸収液が蒸発減量した場合は，吸収液を加えて，もとの量または一定量とし，これを試験溶液とする．

(2) 拡散法（パッシブ法）[1]〜[4]

装置および器具　① パッシブサンプラー：ガスが流入する拡散膜部とガス成分が捕捉される捕集エレメント部から構成される．サンプラーの形状は，円筒チューブ式と箱型または短円筒型のバッジ式のものに大別できる．このサンプラーは，外気を遮断するための密閉容器におさめられている．図Ⅲ-2-17に2種のサンプラーの構造模式図を示す．

試験操作　外気を遮断するための密封容器よりサンプラーを取り出し，所定の場所にセットする．一定時間後[4]にサンプラーを回収し，密封容器に入れ，試験室に持ち帰り分析する．

計　算：ガス状物質の濃度は，次式から求められる[5]〜[7]．

$$C = \frac{W}{K \times t}$$

C ：空気中のガス状物質濃度（ppb）
W ：ガス状物質の捕集量（μg）
K ：取り込み速度〔μg/（ppb・h）〕
t ：採取時間（h）

📝注釈

[1] 拡散法は，ガス捕集のためのポンプやガス流量計が不要で，一定期間サンプラーを所定の位置に設置したり，

ヒトに装着したりするだけでガス捕集できる．そのため，室内空気の汚染状況，発生源工場周辺の環境汚染分布，また，人体への有害ガスの曝露量などを把握するのに適している．本法は，シックハウス症候群の原因物質といわれている揮発性有機化合物（VOC），ホルムアルデヒドなどの室内空気汚染物質の室内濃度を同時に多数のポイントで測定できるという利点がある．また，電源が不要であるため，屋外の発生源付近での二酸化窒素などの濃度分布調査にも利用される．学校保健安全法での学校環境衛生の検査においてホルムアルデヒドやトルエンなどの簡易測定法として本法が認められている．

[2] 捕集エレメント部に充てんされる捕集剤は，VOC成分に対しては加熱脱着法にも溶媒抽出法にも適しているカーボンモレキュラーシーブ系吸着剤や活性炭ディスクが，また，アルデヒド成分にはDNPH（2,4-ジニトロフェニルヒドラジン）含浸シリカゲルが用いられる．一方，窒素酸化物（二酸化窒素，一酸化窒素）には一酸化窒素を二酸化窒素に酸化させるための有機酸化剤である2-phenyl-4,4,5,5-tetramethylimidazoline-3-oxide-1-oxyl（PTIO）とトリエタノールアミン（TEA）を合わせて含浸させたろ紙が使用されるなど，目的のガス成分により充てん剤の種類が異なる．表Ⅲ-2-22に代表的なパッシブサンプラーの種類と特徴を示す．拡散膜には種々の材質のものが用いられ，サンプラーの構造もチューブ式とバッジ式に大別される．ガス流入口には多孔板や多孔質フィルムが用いられ，ガスの流入面と捕集剤の間には分子拡散のための静止空間が設けられている．

[3] 本法の原理は，「分子拡散によって移動する分子の量は，その濃度勾配に比例する」というFickの拡散第一

表Ⅲ-2-22　パッシブサンプラーの分類

基本構造	拡散膜	捕集剤	測定対象ガス状物質	定量法
円筒型チューブ	PTFE*円筒管	多孔性炭素系粒状吸着剤（Carbopackなど）	VOC（トルエン，キシレン，パラジクロロベンゼンなど）	ガスクロマトグラフィー（GC）またはガスクロマトグラフィー/質量分析法（GC/MS）
		TEA含浸シリカゲル	二酸化窒素	吸光光度法
	PSP**円筒管	DNPH含浸シリカゲル	ホルムアルデヒドなどのカルボニル化合物	GCまたはHPLC
円型または角型バッジ	メンブランフィルター	活性炭ディスク	VOC（トルエン，キシレン，パラジクロロベンゼンなど）	GCまたはGC/MS
	5枚重ね四フッ化エチレン樹脂ろ紙	TEA含浸セルロース製ろ紙	二酸化窒素	吸光光度法
	ポリエチレン樹脂（第1層）＋ポリプロピレン樹脂（第2層）	TEA含浸ポリエチレン製ろ紙	二酸化硫黄	イオンクロマトグラフィー

*PTFE：polytetrafluoroethylene
**PSP：porous sintered polyethylene

A.
衛生試験法
Ⅲ.
環境試験法

則に従っている．すなわち，拡散膜部を通過したガス状物質は，静止空間内で均一になり平衡状態に達するが，吸着捕集剤に近い部分でガス成分が吸着され濃度が減少して非平衡状態となり，サンプラー内と外気との間に濃度差により分子の拡散現象が生じる．

単位時間当たりの分子拡散移動量がガス濃度に依存するため，吸着捕集量を求めることにより，ガス濃度を算出できる．この拡散速度は，ガス状物質固有の定数であるが，分子の移動に影響する多孔体のガス通過抵抗値，ガス吸着表面積，静止空間の距離，ガス温度などで変動するため，各サンプラーでガス状物質ごとに取り込み速度を求める必要がある．

4）拡散法での試料採取時間の目安は，次式から求めることができる．

$$t = \frac{m}{C \times K}$$

t　：試料採取時間（h）
C　：ガス状物質の目標測定下限濃度（ppb）
K　：取り込み速度〔μg/(ppb・h)〕
m　：次式で求められる値（μg）

$$m = s \times L$$

s　：使用分析装置でのガス状物質の検出限界濃度（μg/mL）
L　：抽出液量（mL）

なお，「学校環境衛生基準」の教室などでの空気環境調査において拡散方式で採取するときには，採取時間は8時間以上と定められている．

5）市販のパッシブサンプラーには，測定対象ガス状物質ごとに取り込み速度（uptake rate）や捕集速度（sampling rate）という表現で数値が記載された資料が添付されており，通常，簡易測定ではこの数値を用いて，ガス濃度が算出される．

6）取り込み速度の数値の妥当性を確認する必要がある場合には，ポンプを用いた捕集剤による乾式採取法と拡散法の両方法で同時サンプリングを行い，両方法の数値を比較することが望まれる．

両方の採取法での比較検討の結果，数値に明らかな差が認められたときには，次のような方法で捕集速度や取り込み速度を求めることができる．

捕集速度の求め方：拡散法と一定捕集速度に設定したポンプによる乾式採取法で，同一地点で同時サンプリングを行い，両試料の目的成分の捕集量を定量する．この試験をガス濃度の異なる環境や試料ガスで繰り返し行い，両方法での数値の相関性をみるため回帰直線式を求め，その傾きから捕集速度（mL/min）を求める．

取り込み速度は，捕集速度を用いて算出できる．たとえば，1 ppb濃度のガス状物質を1時間サンプリングしたときには次式で求められる．

$$K = V_C \times 60 \times \frac{273}{273+a} \times \frac{MW}{22.4} \times 10^{-6}$$

K　　：取り込み速度〔μg/(ppb・h)〕
V_C　：捕集速度（mL/min）
a　　：温度（℃）
MW：目的ガス状物質の分子量（g）

7）取り込み速度は，温度，湿度，気流などの影響を受けるが，特に温度の影響が大きいため，測定期間中の温度を同時に計測する必要がある．

2）粒子状物質

空気中に浮遊している粒子状物質の採取に用いるエアーサンプラーには，それぞれの目的によって，その採気量からハイボリウムエアーサンプラー（1～1.5 m^3/min）およびローボリウムエアーサンプラー（0.01～0.03 m^3/min）が使用されている．

(1) ハイボリウムエアーサンプラー法

大気，作業環境中に浮遊する粒子状物質をハイボリウムエアーサンプラーを用いてフィルター上に捕集する方法で，粒子状物質の重量濃度や粒子状物質中の化学組成分を測定する場合に適した方法である．この方法は，短時間の採取から24時間連続採取まで可能である．図Ⅲ-2-18に一例を示す．

(2) ローボリウムエアーサンプラー法

環境大気，作業環境あるいは普通室内中に浮遊する粒子状物質をローボリウムエアーサンプラーを用いフィルター上に捕集し，その粒子状物質の重量濃度や粒子状物質中の化学組成分を測定する場合に適した方法である．

環境大気中の粒子状物質の重量濃度測定は，粒径が10 μm以下の粒子状物質を分粒して行う．また，作業環境の測定は，7.07 μm以下のものを分粒採取する．分粒装置は10 μmまたは7.07 μmを超える大き

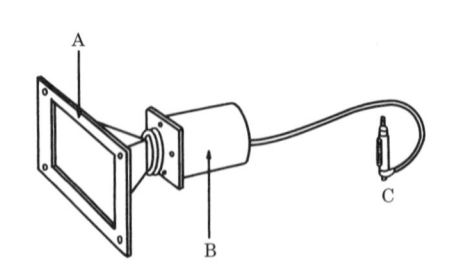

図Ⅲ-2-18　ハイボリウムエアーサンプラー

A：フィルターホルダー
B：空気吸引部
C：流量測定部（指示流量計）

表Ⅲ-2-23　分粒装置の原理

分粒装置	原　理
重量沈降型 （多段型）分粒装置	薄い平板を一定間隔で何枚も重ね合わせ，板が平行かつ水平になるように置き，これに被測定空気を流し，平行板の間を空気が通り抜ける間に粗大粒子が重力沈降により板上に残り，小さな粒子のみが通過する．
慣性衝突型分粒装置	粒子加速ノズルの出口にノズルと直角に衝突板を配置し，被測定空気中の粗大粒子を衝突板に衝突させて捕集し，小さな粒子が衝突板の周りに沿って通過する．
遠心型（サイクロン型） 分粒装置	被測定空気が吸引口から遠心型分粒装置に入り，内部でら旋回転に変えられ，粗大粒子は遠心力によって壁面に沿って下方に落下して，分粒装置の底部に堆積し，小さな粒子が分粒装置を通過する．

な粒子を除去する装置で，重量沈降型（多段型），慣性衝突型および遠心型（サイクロン型）がある．**表Ⅲ-2-23**にそれぞれの分粒装置の原理を示した．

3）試料容積の補正法および測定値の表し方[1]

(1) 採取試料容積の補正

採取試料の容積は原則として0℃，101.3 kPa（760 mmHg）における容積に換算する．すなわち次式によって求める．

$$V = V_a \times \frac{273}{273+t} \times \frac{P_a}{101.3}$$

V_a：試料採取量（L または m³）
t　：試料採取時の平均温度（℃）
P_a：大気圧（kPa）

通常気圧の変動はそれほど大きくないので，次式のように温度補正のみ行うことが多い．

$$V = V_a \times \frac{273}{273+t}$$

V_a：試料採取量（L または m³）
t　：試料採取時の平均温度（℃）

(2) 測定値の表し方

試料の各成分の濃度を表すには次のような表示を用いる．

体積濃度1 m³中の体積
　単位：%，ppm，ppb，pptなど
質量濃度1 m³中の質量（重量）
　単位：g/m³，mg/m³，μg/m³，ng/m³，pg/m³など
標準状態におけるppmとmg/m³との関係は次のとおりである[2]．

$$\text{ppm} = \frac{\text{mg}}{\text{m}^3} \times \frac{22.4}{M}$$

M：分子量

📝注釈

1）大気環境，作業環境における測定の場合は通常温度補正のみを行う．この場合の温度は，試料空気の容積を測定した装置における試料温度である．ガスメーターを用いた場合は，ガスメーター付属の温度計によって測定した温度をいう．作業環境や発生源などで気圧が著しく外気と異なるような場合には，温度補正および圧力補正を行う．

2）厳密に試料ガス量を求めたい場合は，湿式ガスメーター内の水蒸気圧の補正も行う．その場合の計算式は次のようになる．

$$V = V_b \times \frac{273}{273+t} \times \frac{P_a+P_m-P_v}{101.3}$$

V_b　：ガスメーターにおける吸引試料容積（L または m³）
t　　：試料採取時の平均温度（℃）
P_a　：大気圧（kPa）
P_m　：ガスメーターにおけるゲージ圧（kPa）
P_v　：t℃における飽和水蒸気圧（kPa）

また，排出源ガスなどで，分析対象ガスの量が多く，分析対象ガス以外のガスで吸収液に捕集されるもの，たとえばCO_2などが無視できない場合は，次式で乾きガス量を求める．

$$V = V_b \times \frac{273}{273+t} \times \frac{P_a+P_m-P_v}{101.3} \times 22.4\,(a+b)$$

a：吸収液に吸収された分析対象ガス（mol）
b：吸収液に吸収された分析対象ガス以外のガス（mol）

3　気象条件

1）気象観測

気象台・測候所・特別地域気象観測所など（延べ155施設）では，地上気象として，気圧，気温，湿度，風向，風速，降水量，積雪の深さ，降雪の深さ，日照時間，日射量，雲，視程，大気現象などの観測が行われており，大部分の（地方）気象台（45施設）お

表Ⅲ-2-24　地上気象観測装置による観測種目，観測方法および観測場所

観測種目	観測方法	観測場所
気圧	電気式気圧計	観測室
気温	電気式温度計	露場*
湿度	電気式湿度計	露場
風向・風速	風車型風向風速計	測風塔または屋上
降水量	転倒ます型雨量計・感雨器	露場
積雪の深さ・降雪の深さ	積雪計・雪尺	露場
日照時間	回転式日照計・太陽電池式日照計	測風塔または屋上
全天日射量	全天電気式日射計	測風塔または屋上
視程	視程計	露場

＊露場：観測装置が周囲の人工物の影響を受けないように配慮した場所で，地面からの熱を避けるための芝生が植えられている．

よび特別地域気象観測所(94施設)では，**地上気象観測装置**による自動観測が行われている．地上気象観測装置による観測種目，観測方法および観測場所を**表Ⅲ-2-24**に示す．

2) 紫外線[1]

　紫外線は，太陽放射による場合と人工光源によるものとがある．紫外線量は，エネルギー単位J/m²で表される．

(1) 紫外線照度計による方法

装置｜紫外線照度計は受光部と指示部とから構成されており，受光部には光電管，光電池または導電セルなどが用いられ，フィルター，絞り板などを付属している．積算用照度計では，受光部に光電管を用いて光電流を増幅カウンターを通じてカウントとして指示し，また記録紙上に記録できる．

　紫外線用照度計は，通常300～400 nmの波長範囲を測定するが，有害紫外線といわれるB領域紫外線（UV-B）[2]を対象とする場合は250～350 nmの波長範囲を，また殺菌線といわれるC領域紫外線（UV-C）を対象とするときは250～260 nmの波長の強度を測定できるものが適当である．

試験操作｜紫外線源に対し，正しく中央に受光面を対向させて測定する場合と，水平面または鉛直面において測定する場合とがある．それぞれ放射源の放射が安定したときに，測定器に定められた方法に従って測定し，示度を読み取り紫外

線強度を求める．必要があれば，数回測定して平均をとる．

📝注釈

1）波長100～400 nmの紫外線は，波長領域によってA, BおよびCの3つに分けられている．C領域紫外線（UV-C，100～280 nm）は空気中の酸素分子とオゾン層に吸収されるため，地表には到達しない．B領域紫外線（UV-B，280～315 nm）もUV-Cと同様にオゾン層に吸収されるが，一部は地表へ到達し，皮膚に紅斑を生じさせたり，皮膚がんや白内障などの疾患を引き起したりすることから，有害紫外線とも呼ばれている．このUV-Bの地表への到達量がオゾン層の変化に影響されることから，オゾン層の破壊によるUV-B量の増加が懸念されている．A領域紫外線（UV-A，315～400 nm）は波長が長いために皮膚の深部まで届き，長期間浴びた場合にはシミやソバカスの原因になる．

　波長ごとに異なる紫外線の人体への影響を総合的に評価するための指標として，**UVインデックス**がある．国際照明委員会(CIE：Commission Internationale de l'Eclairage）により定義された，波長ごとの人体への相対影響度（**CIE作用スペクトル**，**図Ⅲ-2-19**）をもとに，地上で観測される各波長の紫外線強度と相対影響度をかけ合わせ，250～400 nmの範囲を積分したものを**紅斑紫外線量**（CIE紫外線量）と呼ぶ．

　このCIE紫外線量を25 mW/m²で除して指標化したものがUVインデックスである．

$$\text{UVインデックス} = \frac{\text{紅斑紫外線量（mW/m}^2）}{25}$$

　UVインデックスに応じて推奨される紫外線対策は**表Ⅲ-2-25**のとおりである．

2）UV-Bは皮膚がんや白内障の原因となるなど，好ましくない作用がある一方で，生体内で7-デヒドロコレス

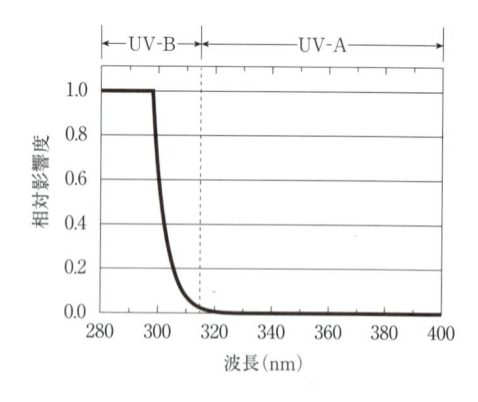

図Ⅲ-2-19　CIE作用スペクトル

表Ⅲ-2-25 UVインデックスに応じて推奨される紫外線対策

1～2	弱 い	安心して戸外で過ごせます
3～5	中程度	日中はできるだけ日陰を利用しよう
6～7	強 い	できるだけ長袖シャツ，日焼け止め，帽子を利用しよう
8～10	非常に強い	日中の外出はできるだけ控えよう
11＋	極めて強い	必ず長袖シャツ，日焼け止め，帽子を利用しよう

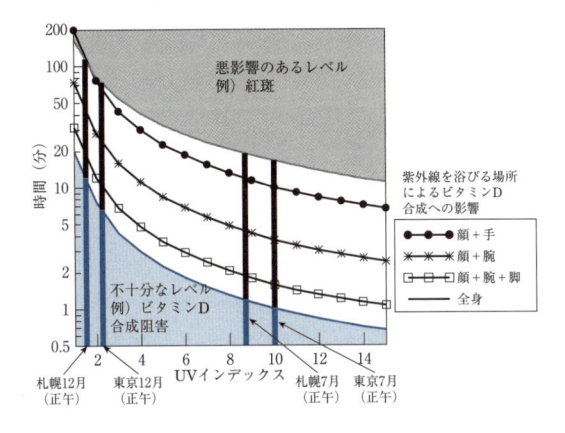

図Ⅲ-2-20　紫外線による人体への悪影響と好影響

テロールからビタミンDを産生するためには，皮膚へのUV-B照射，すなわち短時間の日光浴が不可欠である．図Ⅲ-2-20は，東京と札幌の7月および12月における，ビタミンD産生に必要な日光浴の時間を例示したものである．

4　粒子状物質（浮遊粉じん）

空気中に浮遊する固体状あるいは液体状の微粒子をいい，粒子の大きさの範囲は0.01～100μm程度とされている．浮遊粉じんは，その性状から表Ⅲ-2-26のように分類される．

1）浮遊粒子状物質

わが国では粒径が10μm以下のものを浮遊粒子状物質（suspended particulate matter；SPM）と定義し，環境基準が制定されている．

SPMのうち，粒子径の大きいものはStokesの法則に従って沈降するが，微粒子になると容易には空気から分離沈降しにくくなる．たとえば粒径100μmの粒子は1分間に18mも沈降するのに対して，粒径0.1μmの粒子は1時間に2mm沈降するに過ぎない．すなわち，このくらいの微粒子になると空気を分散媒としたコロイド様の挙動を示すようになり，極めて沈降しにくくなる．このように空気中に微粒子が懸濁状態で存在する分散系をエアロゾル（aerosol）という．

SPMが肺胞まで吸入されるかどうかで大別して，吸入性粉じんと非吸入性粉じんに分類することもしばしば行われる．

吸入性粉じん（respirable dust）とは，呼吸によって気道または肺胞内に侵入して沈着する粒子状物質をいい，粒子の粒径によって侵入，沈着の度合いが異なる．一般に肺胞領域への沈着は，粒径10μm程度の粒子から始まり，粒径がこれより小さくなるにしたがって沈着率が増加する傾向がある．ヒトの健康に対する影響は総SPM量よりも吸入性粉じん量の多少のほうが大きいと考えられ，大気汚染防止法による浮遊粒子状物質の測定の場合には，10μmより大きいものをカットし，10μm以下のもののみを測定している．

肺胞に吸入された無機微粒子は，食細胞に摂取されて間質に移行し，あるいはリンパ節に運ばれ，線維化結節をつくる．これを繰り返しているうちに結節が融合して塊状となり，肺機能を著しく障害する．また気管支や細気管支の変化，肺気腫なども起こす．このように粒子状物質の吸入によって起こる病気を

表Ⅲ-2-26　浮遊粉じんの分類

浮遊粉じん	性　状
ダスト	燃料などの燃焼，岩石，土砂，鉱物，窯業材料，金属，石炭，木炭，穀物などの無機物および有機物の破砕，磨砕，加熱，衝撃，爆破などによって生じる固体粒子で，粒子の大きさは，およそ0.01～100μmである．
ヒューム	固体物質の蒸気が凝縮して生成した微細粒子で，空気中で酸化されて酸化物微粒子となっていることが多い．粒子の大きさはおよそ0.01～1μmである．
ミスト	常温，常圧で液体である物質の微細液滴をいい，粒子の大きさはおよそ1～100μmである．

総称してじん肺症という．じん肺は粒子状物質の種類により，ケイ肺，滑石肺，アルミナ肺，アスベスト肺，炭素肺などに分類される．

ケイ肺症：遊離のケイ酸（SiO_2）を含む粉じんの吸入によって起こる．SiO_2は天然に広く存在し，その粉じんにさらされる機会はかなり多い．症状として呼吸困難，せき，喀痰，心悸亢進がみられる．

アスベスト肺：アスベスト粉じんの吸入によって起こる．アスベストは細長い形の結晶であり，気管支や肺胞の組織に突きささった形で沈着する．肺の下葉が主に侵され，線維増殖をきたし，肺気腫，気管支拡張症，肺機能障害がみられる．肺がんや胸膜中皮腫に移行するケースがあり警戒を要する．

大気中の有機粒子状物質は，物質の燃焼に伴って生成するものが多く，次のようなものが含まれる．

多環芳香族炭化水素：ベンゾ[a]ピレン，ベンゾ[k]フルオランテン，ベンゾ[ghi]ペリレン，ベンゾ[a]アントラセン，ペリレン，クリセンなど．ベンゾ[a]ピレンに代表されるように変異原性を持つものが多い．

ニトロ多環芳香族炭化水素：ニトロピレン，1,3-ジニトロピレン，1,8-ジニトロピレンなど．ディーゼル排ガス中に多く見いだされ，強い変異原性を持つものがある．

ダイオキシン類：ポリ塩化ジベンゾフラン，ポリ塩化ジベンゾジオキシンなどの強い肝障害性，催奇形性を持つ物質も浮遊粒子状物質中に存在することが知られている．

(1) 重量法

ローボリウムエアーサンプラーに$10\,\mu m$より大きい粒子を除去する分粒装置を装着し浮遊粒子状物質をろ紙上に捕集し，その重量を測定する．重量濃度を直接測定する方法で，浮遊粒子状物質の環境基準を評価する標準測定方法である．

(2) 光散乱法

試料空気中の浮遊粒子状物質に光ビームを当てると，その重量濃度に比例する散乱光を発する．この散乱光を測定することにより浮遊粒子状物質を相対濃度として連続的に測定する方法である．

(3) β線吸収法

ろ紙上に捕集した浮遊粒子状物質に一定量のβ線を照射し，透過β線強度を計測することにより，浮遊粒子状物質の質量濃度を連続的に測定する方法である．

> 装置 ① 自動測定器：試料採取部，β線吸収法測定器，指示記録計などから構成される．β線吸収法測定器はβ線源および検出器，ろ紙送り機構，演算表示部，吸引ポンプなどからなっている．β線吸収法測定器の構成の一例を図Ⅲ-2-21に示す．

> 試験操作 ① 目盛り校正：装置に電源を入れる．指示が安定したら校正用標準物質のフィルムを用いて目盛り校正を行い，検出感度を確認する．次いでポンプを作動させて試料空気を連続的に導入し，目的成分の濃度を連続的に測定する．測定範囲は$0\sim5\,mg/m^3$である．

2) 微小粒子状物質（PM2.5）[1][2]

> 微小粒子状物質とは，「大気中に浮遊する粒子状物質であって，その粒径が$2.5\,\mu m$の粒子を50%の割合で分離できる分粒装置を用いて，より粒径の大きい粒子を除去したのちに採取される粒子」と定義され，環境基準[3]が制定されている．なお，使用する分粒装置が異なるものの，微小粒子状物質は浮遊粒子物質（SPM）と同様に測定される．

⧉ 注釈

1) この定義は，環境省告示「微小粒子状物質による大気の汚染に係る環境基準について」に示され，「環境大気常時監視マニュアル 第6版」において用いる分粒装置

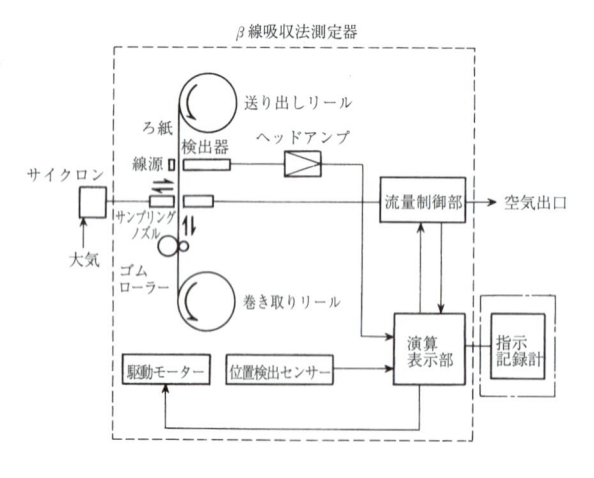

図Ⅲ-2-21　β線吸収法測定器の装置構成例

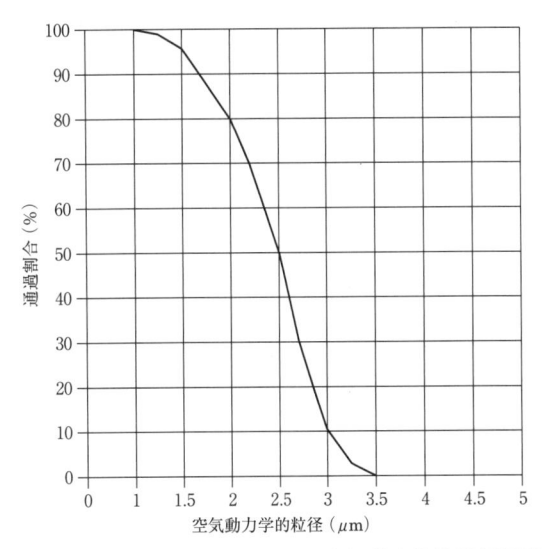

図Ⅲ-2-22　PM2.5分粒装置の空気動力学的粒径特性
（米国EPA―WINSインパクター）

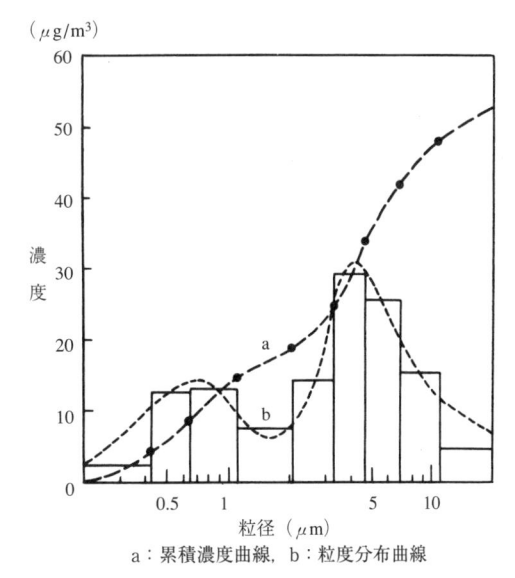

a：累積濃度曲線，b：粒度分布曲線

図Ⅲ-2-23　粒度分布曲線の一例

の設定に採用されている.

　ここでいう「粒径」とは，空気動力学的挙動（たとえば，慣性衝突型分粒装置内での空気の流れの場における慣性にかかわる挙動）が比重1.0の球形粒子と同様になるような粒子の直径をいい，「空気動力学径」と呼ばれるものである.　実際の粒子は比重や形状がさまざまであるから，その空気動力学径は2.5μmであっても実際の粒径は2.5μmを超える粒子も含まれている.

　本法で用いられるPM2.5分粒装置では，図Ⅲ-2-22に示されるように，空気動力学径が2.5μmの粒子のうちその50%が捕集され，50%が除去される.　また，空気動力学径が2.5μmを超える粒子も100%除去されるわけではない.　したがって，定義によれば，微小粒子状物質（PM2.5）とは，空気動力学径が2.5μm前後の粒子がおのおのの通過割合（図Ⅲ-2-22）でPM2.5分粒装置を通過してくるものの総称である.　なお，浮遊粒子状物質（SPM）では，その定義により空気動力学径が10μmを超える粒子は100%除去されている.

2）粒子状物質は，粒径のより小さなもののほうが末梢気管支や肺胞にまで達し沈着する割合が多く，健康への影響がより大きいことが知られており，わが国では，これまでSPMとして粒径10μm以下の粒子について環境基準が設けられていた.　しかし，図Ⅲ-2-23にみられるように，大気中の粒子状物質の粒度分布には，粒度分布曲線で粒径4μm付近と，より微小な0.7μm付近にピークを示す二つの分布が認められ，特に，粒径が2.5μmより小さい微小粒子状物質はPM2.5と呼ばれている.

　これらはディーゼル排気微粒子や硫酸塩など人為起源の化学物質が主な構成成分とみられており，肺がん，アレルギー性鼻炎，気管支ぜん息を引き起こす原

因となりうることが示されている.　さらに，米国における疫学的調査の結果から，PM2.5と心臓・循環器疾患による死亡率との間に高い相関性のあることが示されたこと，また，動物での曝露実験結果から免疫力の低下や精子数減少などが認められていることなどから，PM2.5の健康に及ぼす影響の重大性が指摘されている.

3）わが国では2009年に告示された「微小粒子状物質に係る環境基準について」の中で環境基準が制定された.　わが国の基準値は，「1年平均値が15μg/m³以下であり，かつ，1日平均値が35μg/m³以下であること」とされている.　この環境基準は，工場専用地域，車道その他一般公衆が通常生活していない地域または場所については適用されない.　米国では2013年に1次基準値が15μg/m³から12μg/m³に改定された.

3）アスベスト

　アスベスト（石綿）は**繊維状ケイ酸塩鉱物**の総称である.　浮遊粉じんとしてのアスベストは，**アスペクト比（長さ／幅）3以上，長さ5μm以上，幅3μm未満の繊維状粒子**を計数し，一定容積当たりの繊維数（f）として，f/mL，f/Lなどで示す.

　耐熱，不活性，耐摩耗性，電気絶縁性などの鉱物としての特徴と「柔軟で曲げられる」という繊維としての特徴を併せ持っていることが石綿の特徴である.　ケイ酸塩鉱物は地球を構成する鉱物で，地殻の大部分を占めるありふれた鉱物である.　その中の「繊維状」の形態をしたものだけを石綿と呼んでいる.

表Ⅲ-2-27　アスベストの種類と鉱物学的分類

石綿種	理想構造式	鉱物名
蛇紋石系 (Serpentine group) 　クリソタイル（白石綿）	$Mg_3Si_2O_5(OH)_4$	クリソタイル Chrysotile
角閃石系 (Amphibole group) 　クロシドライト（青石綿）	$Na_2(Fe^{2+}>Mg)_3Fe_2^{3+}Si_8O_{22}(OH)_2$	リーベック閃石　Riebeckite
アモサイト（茶石綿）	$(Mg<Fe^{2+})_7Si_8O_{22}(OH)_2$	カミングトン閃石- 　グリュネ閃石 Cummingtonite-Grunerite
アンソフィライト（直閃石綿） 　トレモライト（透角閃石綿） 　アクチノライト（陽起石綿）	$(Mg>Fe^{2+})_7Si_8O_{22}(OH)_2$ $Ca_2(Mg>Fe^{2+})_5Si_8O_{22}(OH)_2$ $Ca_2(Mg<Fe^{2+})_5Si_8O_{22}(OH)_2$	直閃石　Anthophylite 透角閃石　Tremolite 陽起石　Actinolite

表Ⅲ-2-28　アスベストの主な物理的・化学的特性

	クリソタイル	クロシドライト	アモサイト	アンソフィライト	トレモライト	アクチノライト
硬　度	2.5〜4.0	4.0	5.5〜6.0	5.5〜6.0	5.5	6.0
比　重	2.55	3.37	3.43	2.85〜3.1	2.9〜3.2	3.0〜3.2
融　点 (℃)	1521	1193	1399	1468	1316	1393
比　熱 (kcal/g/℃)	0.266	0.201	0.193	0.210	0.212	0.217
抗張力 (kg/cm²)	31000	35000	25000	24000	5000 未満	5000 未満
比抵抗 (MQccm)	0.003〜0.15	0.2〜0.5	500 未満	2.5〜7.5	—	—
柔軟性	優	優	良	良〜不良	良〜不良	良〜不良
表面電荷	+	−	−	−	−	−
耐酸性	劣	優	良	優	優	良
耐アルカリ性	優	優	優	優	優	優
脱構造水温度* (℃)	550〜700	40〜600	600〜800	600〜850	950〜1040	450〜1080
耐熱性	良，450℃位からもろくなる	クリソタイルと同様	クリソタイルよりやや良	アモサイトと同様	クリソタイルより良	不良

* 空気中において，脱水反応を起こし結晶構造が崩壊して強度を失う温度をいう.

　石綿には二つの鉱物グループに属する基本的に6つの種類がある（表Ⅲ-2-27，表Ⅲ-2-28）.

　商業的に利用された石綿として，蛇紋石グループの**クリソタイル**（白石綿），角閃石グループの**アモサイト**（茶石綿）と**クロシドライト**（青石綿）がある. 他の3種類の名称は，元の鉱物（母岩）の名のうしろに「石綿」を付けたもので，これは母岩の中で繊維状の形態を持つものを意味している. **図Ⅲ-2-24**に（A）クリソタイル，（B）アモサイト，（C）クロシドライト，ならびにアスベストと紛らわしい（D）グラスファイバー，（E）ロックウールについて，おのおのの標準試料の走査電子顕微鏡像および加速電圧20 keVでの**EDX**（エネルギー分散型**X**線分析）スペクトルの測定例を示す.

　石綿の繊維状の形態は，単に「細長い」というだけではなく，「石綿様形態（asbestiform）」と呼ばれる石綿特有の形態をいう. 石綿様形態については JIS A1481-1（製品中の石綿定性分析法）で以下のように定義されている.

　光学顕微鏡下において，一般的に次のような特徴によって認識される.

a) 5 μm より長い繊維のアスペクト比が 20 : 1 または

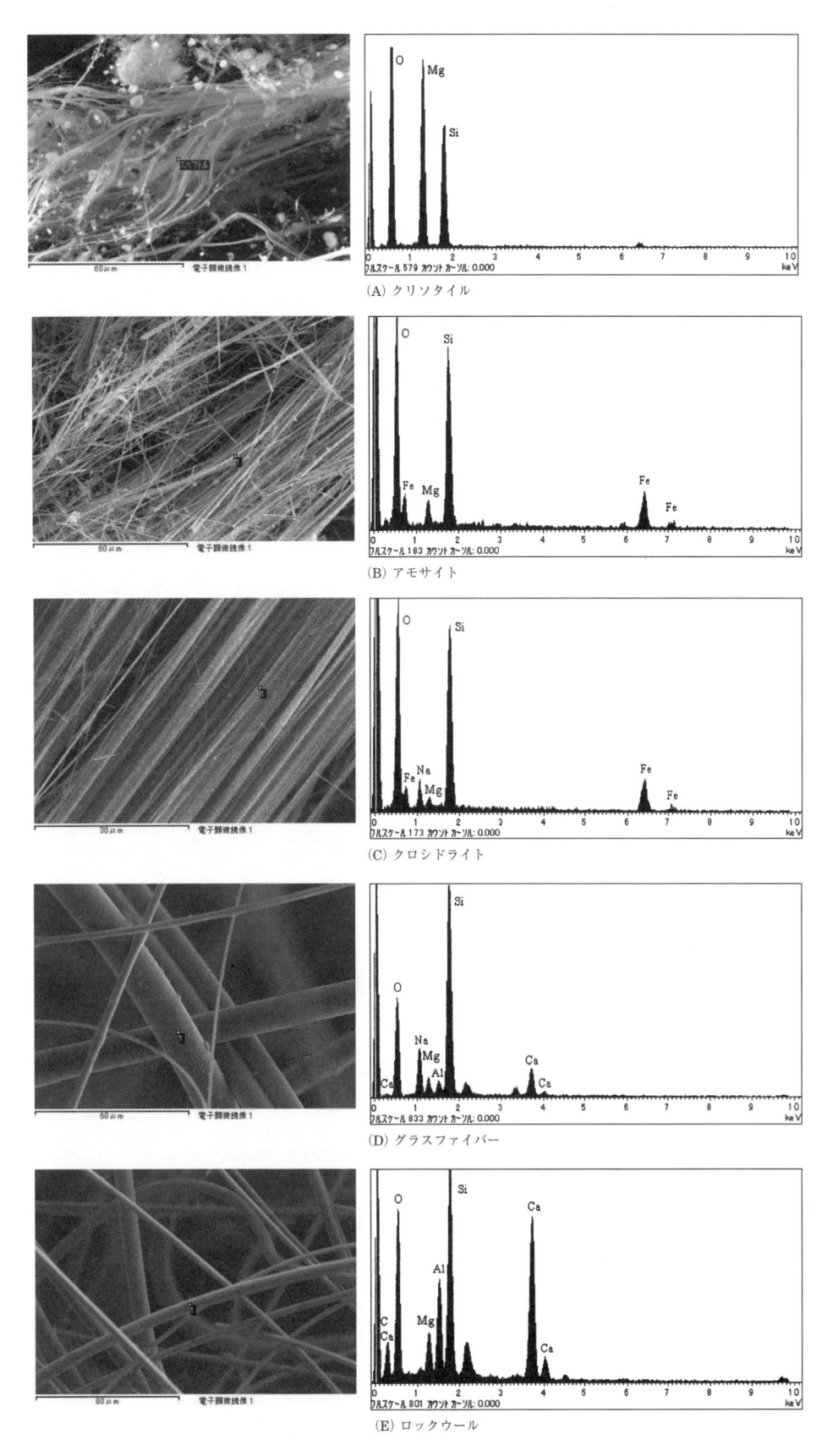

（A）クリソタイル

（B）アモサイト

（C）クロシドライト

（D）グラスファイバー

（E）ロックウール

図Ⅲ-2-24　標準試料測定で得られたEDXスペクトルの例

それ以上であるような繊維の存在
b）長さ方向に極めて細い微小繊維に分かれやすく，概して幅が0.5μm未満
c）加えて，考察されている繊維タイプについて次の特徴のいずれかが観察される場合，その繊維が石綿様形態であることの付加的確認となる．
　1）束の状態で産する平行繊維
　2）繊維束の端部でほつれがみられる
　3）細い針状の繊維
　4）個々の繊維がもつれた固まり
　5）屈曲がみられる繊維

　ISO（国際標準化機構），IARC（国際がん研究機関）などの国際機関と主要国では，石綿様形態（asbestiform）を石綿の形態的な定義として採用している．

　IARCは石綿をヒトに対して発がん性がある物質（Group 1）に分類している．石綿はその曝露によって中皮腫，肺がん，石綿肺，びまん性胸膜肥厚，良性石綿胸水などの疾患を発生させる．中皮腫は，臓器を覆う膜に発生する悪性腫瘍で，胸膜，腹膜，心膜，精巣鞘膜に発生する．潜伏期間（最初の曝露から発症までの期間）は平均40年と非常に長い．治療が難しく，予後が非常に悪い．診断から1〜2年以内に死亡することが多い悪性疾患である．石綿によってのみ発症するとされており，石綿肺および肺がんと比較して少ない曝露量でも発症する．中皮腫は石綿の種類によって発がんの強さが異なる．角閃石系石綿のほうが，蛇紋石であるクリソタイルよりも発がん性が強い．クロシドライトを使用していた兵庫県尼崎市の工場周辺で多発している中皮腫被害は，潜伏期間と曝露量の点でこれらの特徴と合致する．2019年の日本の中皮腫による死亡者は1466人に達している．

　日本産業衛生学会の許容濃度委員会は，疫学調査の結果に基づいて，職業曝露の基準値（10^{-3}の生涯発がんリスク）としてクリソタイルのみのとき0.15 f/mL，クリソタイル以外の石綿繊維を含むとき0.03 f/mLを提案している．労働安全衛生法第65条に基づく作業環境測定のための評価基準である管理濃度は0.15 f/mLである．

　空気中の石綿濃度の試験法は，① 作業環境測定ガイドブック1　鉱物粉じん・石綿（日本作業環境測定

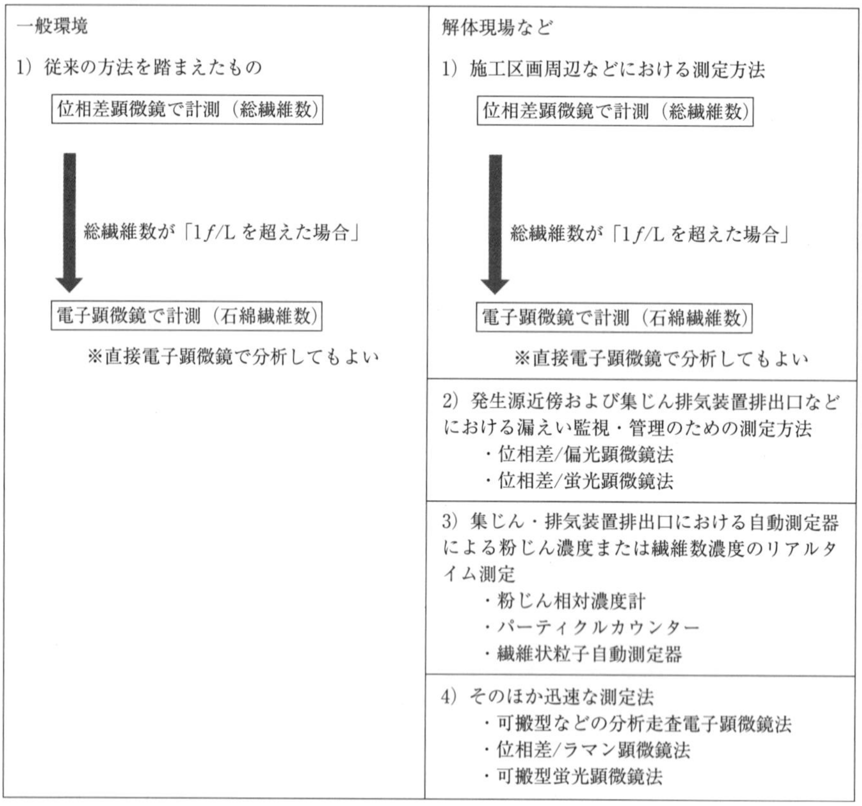

図Ⅲ-2-25　環境省アスベストモニタリングマニュアルの気中石綿測定フロー

協会）, ② アスベストモニタリングマニュアル第4.1版（環境省）および③ JIS K3850-1～-4（日本工業規格）の規格群がある.

　石綿が使用される職域での曝露防止を目的とした① 作業環境測定ガイドブック1　鉱物粉じん・石綿では, 空気中石綿の捕集法および捕集した試料の分析法として**位相差顕微鏡法**が示されている. 一般環境および石綿が使用されている工場や解体現場周辺住民などの曝露防止を目的とした② アスベストモニタリングマニュアル第4.1版では, 捕集法, 位相差顕微鏡法に加えて, **分析走査電子顕微鏡法**, **分析透過電子顕微鏡法**, **位相差／偏光顕微鏡法**および**位相差／蛍光顕微鏡法**, さらには**リアルタイム測定法**が記述されている（図Ⅲ-2-25）. ③ JIS K3850では捕集法, 位相差顕微鏡法, 位相差・分散顕微鏡法, **走査電子顕微鏡法**, 透過電子顕微鏡法が記述されている. 基本的にこれらの方法は, フィルター上にろ過捕集した石綿繊維を含む粉じんを顕微鏡で観察し, 計数ルールに従って石綿繊維を選択的に計数するものである.

(1) 試料捕集法

装置および器具　① 捕集用フィルター：平均孔径が0.8 μmの円形白色のセルロースエステル製メンブランフィルターを使用する. 走査電子顕微鏡法のポリカーボネートフィルター法で測定を行う場合には, 平均孔径が0.8 μmのポリカーボネートフィルターを使用する. なお, フィルターは静電防止のため, 原則として金またはカーボンを蒸着したものを使用する. 一般に作業環境では直径が25 mm（採じん面の直径22～23 mm）を使用し, 一般環境では47 mm（採じん面の直径35 mm）を使用する.

　② フィルターホルダー：オープンフェース型でフィルターに合わせて直径25 mm用のものと直径47 mm用のものがある. ホルダーは, カウル付きのものを使用することが望ましい（図Ⅲ-2-26）.

　③ 吸引ポンプおよび流量計

試験操作　① 作業環境での捕集：地上高0.5～1.5 mの測定点において, 原則として1 L/minで20分間空気を捕集する.

　② 一般環境での捕集：地上高1.5～2.0 mの測定点において, 原則として10 L/minで4時間空気を捕集する. 捕集回数3回を一連の測定とする.

　③ 解体現場などでの捕集：1.5～2.0 mの測定点に

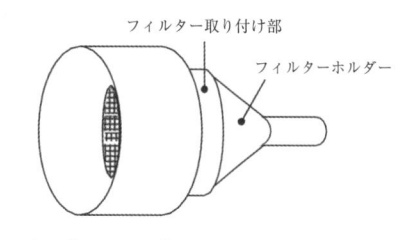

a. オープンフェース型フィルターホルダー

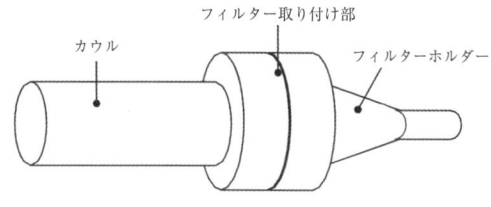

b. カウル付きオープンフェース型フィルターホルダー

図Ⅲ-2-26　フィルターホルダー

おいて, 原則として10 L/minで4時間空気を捕集する. 測定点は解体現場の四囲の4カ所で, 石綿に関連する作業が行われる時間に合わせて捕集する.

(2) 位相差顕微鏡法

　本法は大気中の石綿濃度を分析するための基本的な方法である. 1950年代末に提唱され, アスペクト比3以上などの形態をもつ繊維を計数し, 石綿濃度とされてきた. 石綿を使用している作業環境のように, 高濃度, かつ繊維状粒子の大部分が石綿である場合には有効な方法であるが, 本法では石綿を含む総繊維を計数しており, 濃度を過大評価する可能性がある. 一方で, 微細な石綿繊維は光学顕微鏡の解像度の限界から観察できないため, 過小評価となる可能性もある. このように, 限界のある方法ではあるが, 石綿による被害が広がる中で, 鉱山や工場での測定が行われ, その測定値をもとに発がんリスクを評価する疫学研究が行われた. それらの疫学研究をもとに労働環境の基準値などが決められている.

(3) 分析走査電子顕微鏡法（A-SEM法）

　位相差顕微鏡法による計測時の誤認を補うための方法である. 一般環境のアスベスト濃度は, 近年, 濃度レベルが低下してきており, 総繊維でもおおむね0.5 f/L以下のレベルで推移している. しかし, 今後はクリソタイルのみならずアモサイトやクロシドライトなどのアスベストが使用されている可能性のある解体現場などが主な発生源となることから, 一般

環境でもクリソタイルを含めたすべてのアスベストを測定対象とするために，まず，位相差顕微鏡法で総繊維を計測する．やや高い値(目安としては1 f/L超とする)が計測されたサンプルについては，分析走査電子顕微鏡法や分析透過電子顕微鏡法によりアスベストを同定して計数することとし，場合によっては最初から電子顕微鏡で位相差顕微鏡法と同等のサイズのアスベストを計数することが推奨されている．

(4) 分析透過電子顕微鏡法 (A-TEM法)

A-SEM法と同様に，位相差顕微鏡法による計測時の誤認を補うための方法である．

(5) 位相差／偏光顕微鏡法

一般環境における測定方法に加え，解体現場などにおいては，迅速な測定が求められる．さらに発生源近傍および集じん・排気装置排出口などにおける漏えい監視・管理のためにも迅速な測定が必要である．本法は，分析には位相差顕微鏡用コンデンサーを装着した偏光顕微鏡を使用し，位相差顕微鏡によって計数された繊維状粒子について，偏光顕微鏡による観測でアスベストと非アスベストに分別して空気中アスベスト濃度を迅速に測定する手法である．

(6) 位相差／蛍光顕微鏡法

本法も，解体現場などにおけるアスベストの迅速な測定方法として採用されている．蛍光物質で修飾したアスベスト結合タンパク質を用いて，アスベスト繊維(クリソタイルおよび角閃石アスベスト)を検出する手法が近年開発されており，ロックウールなどの非アスベスト繊維と識別することが可能である．試料捕集には位相差顕微鏡法と共通のフィルターを利用することができるが，観察前に蛍光試薬による前処理(アスベスト繊維の染色)が必要となる．

5　無機物質

1) 重金属

大気環境中で問題となる重金属類として，次のようなものがある．

- **大気汚染防止法で定める規制物質 (ばい煙発生施設)**

カドミウム，鉛

- **優先取組物質**

クロムおよびその化合物，ニッケル化合物，ヒ素およびその化合物，ベリリウムおよびその化合物，マンガンおよびその化合物

- **有害大気汚染物質に該当する可能性がある物質**

亜鉛およびその化合物，アンチモンおよびその化合物，銀およびその化合物，コバルトおよびその化合物，セレンおよびその化合物，銅およびその化合物，バナジウムおよびその化合物，インジウムおよびその化合物，タリウムおよびその化合物

リストに掲載されている有機スズ化合物については，元素として測定するため，スズおよびその化合物の全量のみ測定できる．

- **PRTR法の第一種指定化学物質に該当する物質 (上記以外において)**

モリブデン，バリウム

本法は，これらの重金属類のうち，クロム，ニッケル，ヒ素，ベリリウムおよびマンガン個別測定法と，それ以外の重金属類を含む多元素同時測定方法である．

(1) 試料採取および前処理

| 試験操作 | 大気中の浮遊粉じんを，分粒装置は使用せずに，ハイボリウムエアーサンプラーまたはローボリウムエアーサンプラーを用いてフィルター上に捕集する．フィルターには，粒径0.3 μmの粒子状物質に対して99%以上の捕集効率を有するフッ素樹脂製または石英繊維製フィルターなどを用いる．また，捕集時間はハイボリウムエアーサンプラーの場合には0.7～1.5 m^3/minの流速で24時間または48時間，ローボリウムエアーサンプラーの場合には10～30 L/minの流速で1週間または2週間とする．

試料を以下のいずれかの方法で酸分解し，測定対象物質を溶液化する．多元素同時測定を行う場合はフッ化水素酸を加えた圧力容器法で試験溶液を調製する．

フッ化水素酸・硝酸・過塩素酸法／圧力容器法／塩酸・過酸化水素水法／硝酸・塩酸(王水)法／硝酸・硫酸法

(2) 誘導結合プラズマ質量分析法による定量

試験溶液をICP中に噴霧し，元素をイオン化して質量分析装置に導入し，各元素の質量電荷比(m/z)におけるイオンカウント値を測定して，定量する．

［ICP-MS分析条件の一例］
定量用質量電荷比（*m/z*）：ベリリウム9，チタン48，バナジウム51，クロム52，マンガン55，コバルト59，ニッケル60，銅63，亜鉛66，ヒ素75，セレン77，モリブデン95，銀107，カドミウム111，インジウム115，スズ120，アンチモン121，バリウム137，セリウム140，タリウム205，鉛208，イットリウム89，ニオブ93，ロジウム103，ビスマス209
高周波電力：1.35 kW
プラズマガス流量：15 L/min
補助ガス流量：1.0 L/min
キャリヤーガス流量：1.0 L/min

⑶ 誘導結合プラズマ発光分光分析法による定量

本法はクロム，ニッケル，ベリリウムおよびマンガンを測定する方法である．試験溶液をICPプラズマトーチ中に噴霧し，各元素に適した分析線波長（一例として，クロム：205.552 nm，ニッケル：221.647 nm，ベリリウム：313.042 nm，マンガン：257.610 nm）の発光強度を測定して，定量する．

⑷ 電気加熱原子吸光法による定量

本法は，クロム，ニッケル，ベリリウム，マンガンを個別に測定する方法である．試験溶液を，電気加熱炉に注入して原子化し，各元素に適した分析線波長（一例として，クロム：357.9 nm，ニッケル：232.0 nm，ベリリウム：234.9 nm，マンガン：279.5 nm）の吸収を測定して，定量する．本法は共存する酸や塩の影響を受けやすいので，定量には標準添加法を用いる．

⑸ フレーム原子吸光法定量

本法は，クロム，ニッケル，マンガンを個別に測定する方法である．試験溶液を，ニッケルまたはマンガンの場合には空気–アセチレンフレーム中に，クロムの場合にはアセチレン–一酸化二窒素フレーム中に噴霧し，各元素に適した分析線波長（一例として，クロム：357.9 nm，ニッケル：232.0 nm，マンガン：279.5 nm）の吸収を測定して，測定対象元素を定量する．

試験溶液中のヒ素については，水素化物発生原子吸光法あるいは水素化物発生誘導結合プラズマ発光分析法で測定することもできる．

2）水　銀

水銀（Hg）は灰白色の流動性液体，bp 356.9℃．Hgの蒸気圧は，10℃で0.0005 mmHg，20℃で0.0012 mmHg，30℃で0.0028 mmHgである．したがって，単にHgを空気中に放置するだけで，10℃で約0.7 ppm（6.3 mg/m^3），20℃で1.7 ppm（15.3 mg/m^3），30℃で3.6 ppm（112.4 mg/m^3）の濃度になりうる．

Hgは，温度計製造，水銀燈製造，有機化合物の酸化工程，農薬，$HgCl_2$，朱，水銀整流器などの製造およびアマルガムメッキ，鉱石よりアマルガム法による金，銀の抽出，水銀ポンプなどの作業を行う工場などから排出される．その他，乾電池や蛍光灯の廃棄処理の方法によっては一般環境への放出がある．またゴミ焼却場などからも排出される．急性中毒では口渇，腹痛，おう吐，循環器障害，無尿，次いで多尿，貧血，よだれ，微細なふるえなどを起こす．亜急性中毒では口内炎，腎炎，大腸炎（慢性）などが起こり，慢性中毒では口内炎，腎炎，神経障害，貧血，筋萎縮を伴った悪液質，神経炎，流産，骨障害，顎骨骨髄炎などを起こす．軽症では精神不安定や手のふるえをみることがある．

Hgは，労働安全衛生法の特定化学物質に指定されており，頭痛，不眠，手指のふるえ，乏尿，多尿，歯肉炎，口内炎，尿中の潜血，タンパク質の検査が義務づけられている．同法による作業環境内の許容濃度は0.0025 mg/m^{3}である．

ACGIHの作業環境濃度TLVでは，無機水銀のTWA（time-weighted average）として，0.025 mg/m^{3}が示されている（2019）．

水銀に関する水俣条約の的確かつ円滑な実施を確保するため，2015年6月に大気汚染防止法が改正された．改正大気汚染防止法（2018年4月施行）では，規制対象とする施設を定め，その設置者に対し，排出基準の遵守義務や排出ガス中の水銀濃度の測定義務等を課している．

3）オゾンおよびオキシダント

オキシダントはO_3など強酸化性物質の総称であり，全オキシダント，光化学オキシダントともいわれる．このうち全オキシダントは中性KI溶液からI_2を遊離させる物質と定義されている．

大気中ではO_3，ペルオキシアセチルナイトレイト（PAN）とその同族体，過酸化物のほかに，NO_2があり，光化学オキシダントは全オキシダントからNO_2を除いた物質をさしている．

光化学反応により生成するスモッグ中の主成分であり，NOxと炭化水素ならびに太陽光とから，次式のような連鎖反応によってO$_3$が生成する．

$$2\,NO + O_2 + M \longrightarrow 2\,NO_2 + M \quad\cdots\cdots\cdots\cdots (1)$$

$$NO_2 \xrightarrow{h\nu} NO + O \quad\cdots\cdots\cdots\cdots\cdots\cdots (2)$$

$$O_2 + O + M \xrightarrow{h\nu} O_3 + M \quad\cdots\cdots\cdots\cdots (3)$$

ここで$h\nu$は光エネルギーである（hはプランク定数，νは振動数）．また，式中Mは炭化水素であり，オレフィン類，アルキルベンゼンなどが反応促進効果が高い．式（2）で生成したNOはふたたび式（1）に用いられ連鎖反応的に反応が進行する．

このようにして生成したO$_3$は，さらにオレフィン類，NOxと反応して過酸化物などのオキシダントを生成する．

たとえば2-ブテンとO$_3$，NO$_2$は次式のように反応して，PANを生成するとされている．PAN同族体の一般名はペルオキシアシルナイトレイトである．

CH$_3$CH＝CHCH$_3$ + O$_3$ → CH$_3$CH－CH－CH$_3$ → CH$_3$CH・ +CH$_3$CHO
（オゾナイド生成）

CH$_3$CH・ → CH$_3$COO・

CH$_3$COO・ +O$_2$→ CH$_3$COO・　（ペルオキシラジカル生成）

CH$_3$COO・ +NO$_2$→ CH$_3$COONO$_2$
（PAN）

このようにして，PANや各種アルデヒドが生成するが，いずれも眼を刺激する物質であり，光化学スモッグの被害の最も顕著なものは眼の痛みである．

O$_3$，オキシダントの測定は，光化学スモッグの指標を得ることに意義がある．光化学オキシダントの環境基準は，1時間値が0.06 ppm以下であることと規定されている．

O$_3$そのものも毒性の強い物質であり，気管支に対し強い刺激を与える．特有の生臭いような臭気は，0.015 ppmでも感知され，1 ppmでは頭痛と気管支刺激を生じる．

ACGIHのTLVは重作業から軽作業の労働量により，0.05～0.2 ppm（2019）とされている．

(1) 中性ヨウ化カリウム法による定量[1]

中性のKI溶液からオキシダントによって遊離したI$_3^-$の吸光度を測定して定量する方法で，環境大気の測定に用いることもできるが，現在ではO$_3$発生器で発生させた標準ガスの校正に用いられることが多い．

試薬　① 吸収液[2]：KH$_2$PO$_4$ 13.61 g，Na$_2$HPO$_4$・12H$_2$O 35.82 gおよびKI 10.0 gを水に溶かして800 mLとし，10% NaOH溶液またはH$_3$PO$_4$溶液（10%）を加えてpHを6.8～7.2に調整し，水を加えて1000 mLとする．吸収液は共栓褐色瓶に入れて冷蔵庫に保存すれば数週間安定であり，使用するときは直射日光を避ける．

② 標準溶液[3]：0.05 mol/L I$_2$溶液10.0 mLをとり，HCl 0.5 mLを加え，デンプンを指示薬として0.1 mol/L Na$_2$S$_2$O$_3$溶液で滴定する．この滴定値をx mLとする．

0.05 mol/L I$_2$溶液89.3/(x × f)mL（fは0.1 mol/L Na$_2$S$_2$O$_3$溶液のファクター）をとり，水を加えて100.0 mLとし，さらに吸収液で100倍に希釈して標準溶液とする．

標準溶液1.0 mL ＝ 1μL O$_3$またはオキシダント

③ CrO$_3$紙[4]：水10 mLにCrO$_3$ 2.5 gおよびH$_2$SO$_4$ 0.7 mLを溶かし水を加えて15 mLとする．本液全量を縦約15 cm，横約25 cmのガラスろ紙に均等に

吸収液

KH$_2$PO$_4$ 13.61 g，Na$_2$HPO$_4$・12H$_2$O 35.82 g および KI 10.0 g を水に溶かして 800 mL とする．

← 10% NaOH 溶液または 10% H$_3$PO$_4$ 溶液を加えて pH を 6.8～7.2 に調整．
← 水を加えて全量を 1000 mL

吸収液

＊共栓褐色瓶に入れて冷蔵庫に保存すれば数週間安定．
使用するときは直射日光を避ける．

標準溶液

0.05 mol/L I$_2$ 溶液 10.0 mL ＋ HCl 0.5 mL

デンプンを指示薬として 0.1 mol/L Na$_2$S$_2$O$_3$ 溶液で滴定．
滴定値 x mL

0.05 mol/L I$_2$ 溶液　89.3/(x × f)mL
（ただし f は 0.1 mol/L Na$_2$S$_2$O$_3$ 溶液のファクター）

← 水を加えて全量を 100.0 mL
← 吸収液で 100 倍に希釈

標準溶液

標準溶液 1.0 mL ＝ 1μL O$_3$ またはオキシダント

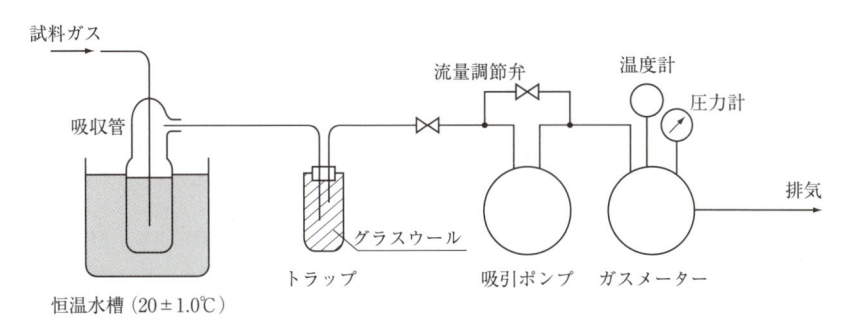

滴加し，80～90℃で1時間乾燥する．これを縦を24，横を20に切って480枚の切片を作り，それらをV字形に折ったものをインピンジャーに詰め，一夜通気したのち使用する．

| 試験溶液の調製 | 吸収液10 mLを全ガラス製イ |

ンピンジャーにとり，SO₂が存在する場合は，吸収液を入れたインピンジャーの前にCrO₃紙を入れたインピンジャーをつなぎ，②-1）-(1)溶液吸収法（p.203）と同様に操作して試料を採取し，水を加えて10.0 mLとし試験溶液とする（**図Ⅲ-2-27**）．通気時間は30分以内とする．

| 試験操作 5) | 試料採取後45～60分の間に試験溶 |

液および標準溶液を段階的に希釈したものについて350 nm付近の極大波長における吸光度を測定する．

対照液には吸収液を用いる．検量線を作成し，試験溶液の吸光度を検量線に照らして試験溶液10 mL中のO_3またはオキシダント対応量a（μL）を求める．

計　算：O_3またはオキシダント濃度は次式から求められる．

$$O_3\,またはオキシダント（ppm）= a \times \cfrac{1}{V \times \cfrac{273}{273+t}}$$

V：試料空気量（L）
t：試料採取時の平均温度（℃）

【実験操作Q&A】
　Q8　KI溶液はなぜ中性を保つ必要があるのですか？

　A　中性以外の条件下では，中性条件下で起こる反応以外の副反応が起こり，オゾンに対して等量のヨウ素を遊離しなくなるため，正しい測定値が得られません．

📝 **注釈**

1）中性ヨウ化カリウム法はKI溶液にO₃が接触することによって，次式（1）の反応によりI₂が遊離する．次いで，I₂は過剰のKIと反応してKI₃となる．水溶性のI₃⁻は352 nmに吸収極大を持っているので，その吸光度を測定する方法である．

$$2\,KI + O_3 + H_2O \longrightarrow 2\,KOH + I_2 + O_2 \cdots\cdots\cdots\cdots (1)$$
$$KI + I_2 \longrightarrow KI_3 \cdots\cdots\cdots\cdots\cdots\cdots\cdots\cdots\cdots\cdots (2)$$

　（1）または（2）の反応には，温度およびKI溶液の濃度がかかわっている．すなわち，溶液中のI₂とI₃⁻は，

$$[I_2]_{aq} + [I^-]_{aq} \underset{}{\overset{Kf}{\rightleftharpoons}} [I_3{}^-]_{aq}$$
Kf：平衡常数（温度により異なる）

　上式のように平衡状態にあるが，温度が高くなるとこの平衡は左にずれる．したがって，高温時にはI₂がガス状になって揮散することが考えられる．KI濃度1％では，20℃でもI₂が揮散しているとの報告がある．

2）吸収液は試薬特級または指定試薬のKIを脱イオン水を用いて，リン酸緩衝液で1％濃度とし，pH 7±0.2になるように，10% NaOH溶液またはH₃PO₄で調整する．市販の試薬KIには不純物として，チオ硫酸塩を含んでいることがある．チオ硫酸塩は2Na₂S₂O₃＋I₂ ⟶ 2NaI＋Na₂S₄O₆の反応のとおり，I₂を消費する．したがって，KIはチオ硫酸塩を含まないものを用いるのが望ましい．また，調製後の吸収液にI₂を添加しチオ硫酸塩を除く方法もある．

3）オキシダントまたはO₃がすべて吸収液中に捕集されて，KIと完全に反応するとして，O₃と等モルのI₂溶液を調製する．

4）スクラバーとしてはSO₂などの還元性物質を除去するためCrO₃含浸紙を用いている．

5）インピンジャーは1本を用い，恒温水槽などを用いて20±1℃に保ちながら，試料大気を約30分間通気する．通気後インピンジャー内溶液の水分損失量を脱イオン水を加えて10.0 mLに補正し，15分間同一温度に保ったのち吸光度を測定する．

I_3^- の極大吸収波長は352 nmであるが，この付近に極大吸収を示す干渉物質は認められないので，350 nmの一定波長で吸光度を測定すればよい．

インピンジャーによる O_3 捕集率の1例を図Ⅲ-2-28に示す．捕集用インピンジャーはわが国では1本を用いるとしているが，1 L/minで通気した場合20℃でも I_2 ガスの揮散が認められる．捕集時の温度，通気速度，通気時間は測定値に影響を与えるため，これらの条件は規定どおりに一定にする必要がある．

4）一酸化炭素

一酸化炭素（CO）はmp −205℃，bp −192℃，無色，無臭のガスで，対空気比重0.97，発火点609℃，空気中で青い炎をあげて燃え，爆発限界は12.5〜74.2%である．水への溶解度は，100 mL中に20℃で，1.5 mLの割合で溶ける．有機物または炭素質燃料の不完全燃焼によって生成する．

気中CO濃度の高まりに注意を要する場所としては，① 都市ガス，プロパンガス，石油ストーブおよび炭火などを使用する室内，② 自動車交通量の多い都市の環境大気，③ 駐車場や修理工場およびトンネルなどの自動車の出入りの多い場所，④ COを使用するかCOを発生するプラント（鉄鋼用高炉）の近傍，⑤ COを排出する排気筒，⑥ 炭坑，などである．

COの毒性は，O_2 より300倍も強い血球中のヘモグロビン（Hb）との結合により起こり，Hbの本来の機能である体内への O_2 の供給能を妨げ，体内組織細胞の O_2 欠乏を生じて中毒症状を示す．

たとえば空気中にCOが0.07%（700 ppm）存在すると，血液中Hbの50%はCOと結合し，体内の O_2

表Ⅲ-2-29　CO-Hbと中毒症状

CO-Hb (%)	中毒症状
1〜10[1]	無症状
10〜20	前額部緊迫感，頭痛，皮膚血管拡張
20〜30	頭痛，側頭部脈動，下肢脱力
30〜40	激頭痛，めまい，けん怠，おう吐，虚脱
40〜50	呼吸・脈拍増加，虚脱，意識消失
50〜60[2]	けいれん，昏睡，仮死

[1] ACGIH (2014) の許容濃度委員会では，一般人のCO-Hb値を 0.5 〜 1 %，喫煙者のCO-Hb値を 4 〜 20 %としている．

[2] CO-Hb 60% 以上は致死濃度と考えられる．

表Ⅲ-2-30　CO濃度と人体に取り込まれるCO量の関係

大気中のCO (ppm)	血中の CO-Hb (%)	人体に取り込まれたCOの作用
0〜5	0 〜0.8	特になし
5〜10	0.8〜1.6	特になし
10〜20	1.6〜3.2	中位
20〜30	3.2〜4.8	要注意
30〜40	4.8〜6.4	危険
40〜50	6.4〜8.0	やや激しい
50〜60	8.0〜9.6	激しい
60 以上	9.6 以上	極めて危険

「危険」および「極めて危険」のときの血中のCO-Hb 濃度はそれぞれ約 5 および 10% と考えてよい．

供給量は半減する．しかし，COおよび O_2 とHbとの結合は可逆的で，COを含まない空気中では血球中のCO-HbからCOが解離し呼気中に排出される．COによる中毒症は血液（赤血球）中のHbの総量に対するCO-Hb量に左右される．この関係を表Ⅲ-2-29に示す．

なお呼気中CO濃度からのCO-Hb濃度の算出は，次式による．

$$CO\text{-}Hb(\%) = \sqrt{109.08 + 7.60\,CO_b} - 11.89$$

CO_b：肺胞気中 CO 濃度（ppm）

表Ⅲ-2-30に，自動車排出ガスにより汚染された大気中のCO濃度と血中のCO-Hb濃度，人体への作用について示す．

大気の汚染にかかわるCOの環境基準は，1時間値の1日平均値が10 ppm以下であり，かつ，1時間値の8時間平均値が20 ppm以下であることと定められている．主な発生源である自動車については排出ガスの規制を行っており，1979年度にはほぼ全国的に環境基準を達成して以降，一貫して改善がみられている．

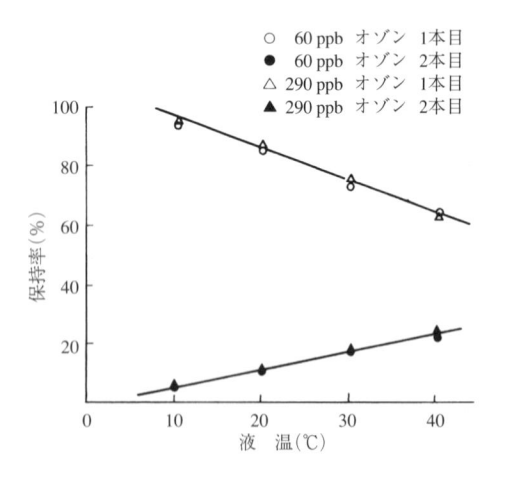

図Ⅲ-2-28　インピンジャーによるオゾンガス捕集率

(1) 赤外線吸収法による定量

COの連続自動測定に適した方法であり，主に非分散型赤外線吸収装置が用いられる．大気環境の測定用，排出源測定用の装置がある．COの4.7μm付近における赤外線の吸収を計測し濃度を測定する．

【実験操作Q&A】

　Q9　非分散型赤外線吸収装置の非分散型とはどのような意味ですか？

　A　分光光度計のような赤外線の光束を分散させるプリズムや回折格子などの分散素子を用いる分散型に対し，光学素子を用いず特定の波長の光を通過させるフィルタを使用して測定ガスの選択性を得る方法が非分散型です．光を分散させないため非分散形といわれます．

---

(2) 検知管法による定量

作業環境あるいは暖房した室内などでCO中毒の危険性を迅速に判断するような場合の測定に用いる．2 空気試験法，A-3-12）一酸化炭素の項（p.192）参照．

5）二酸化炭素

地球の気候は，太陽から入射する太陽エネルギーと地球から宇宙へ放出される赤外放射エネルギーのバランスで決まっている．二酸化炭素，水蒸気，一酸化二窒素，メタン，オゾンなどは，温室効果ガスと呼ばれ，地表や海面から放出される赤外線をよく吸収し，その一部をふたたび地球表面へ戻して，大気に温室効果をもたらす．

わが国の2021年度の温室効果ガス排出量（確報値）は，11億4,000万t（二酸化炭素換算）であり，2020年と比較して2.0%増加したものの，2013年度に比べて20.3%減少している．また，わが国から排出される温室効果ガスの約9割以上を二酸化炭素が占めており，世界の割合（約7割）と比べて，二酸化炭素排出量の占める割合が高いのが特徴である．

大気中二酸化炭素濃度は250年前に約280 ppm，1900年には290 ppm，1950年には300 ppm，現在は416 ppm程度であり，最近では毎年約2 ppmずつ増加している．これは大気中にはCO_2が炭素換算で約7800億t存在し，毎年32億tずつ増加していることになる．残りの39億tは現在では海洋が吸収しているものと推測されているが，亜寒帯地域の森林に吸収されているとの予測もある（図Ⅲ-2-29）．

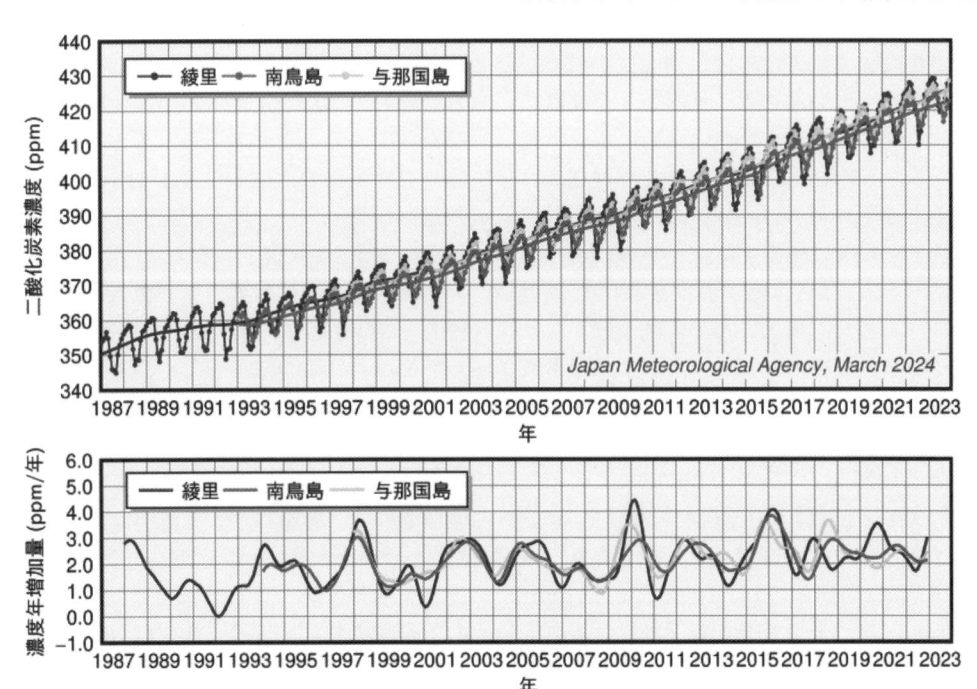

図Ⅲ-2-29　二酸化炭素濃度の経年変化

直近の平均値（2020年）は，綾里 416.6 ppm，南鳥島 414.8 ppm，与那国島 417.5 ppm
気象庁ホームページ（https://ds.data.jma.go.jp/ghg/kanshi/ghgp/co2_trend.html）

(1) 赤外線吸収法による定量

非分散型赤外線吸収装置を用い，CO_2が持つ特定波長の赤外線（$4.3\,\mu m$）の吸収量を計測することによって，濃度を測定する方式である．作業環境測定用と大気濃度測定用がある．

作業環境測定には，測定範囲が0〜2000 ppm，0〜5000 ppmの測定器が用いられ，いずれも小型，軽量で測定操作が簡単で，連続測定ができる．大気中濃度の測定には，大気中の370〜400 ppm付近の濃度を高精度で連続測定ができる測定器が用いられる．

(2) 検知管法による定量

一般室内や作業環境などにおいて，CO_2を迅速に測定する場合に用いる．A-[3]-13）二酸化炭素の項（p.193）参照．

6）窒素酸化物（NO，NO₂）

窒素酸化物には，一酸化窒素（NO），二酸化窒素（NO_2），三酸化二窒素（N_2O_3），一酸化二窒素（N_2O），四酸化二窒素（N_2O_4），五酸化二窒素（N_2O_5）などがある．大気汚染物質として重要なものはNOとNO_2で，これらの合計値を窒素酸化物（NOx）としている．

窒素酸化物の最大の発生源は，燃料の燃焼によるもので，燃料中に含まれる窒素（N）が大気中の酸素（O）と反応し生成されるものと，燃料などが高温で燃焼する際に大気中の窒素が酸素と反応し生成されるものとがある．前者で生成するNOxを燃料（fuel）に由来することからfuel NOxと呼び，後者を高温燃焼時の熱（thermal）に由来することからthermal NOxと呼んでいる．後者は燃焼温度が1000℃以上になると生成するので，ほとんどの燃焼装置，たとえばボイラーから自動車エンジンに至るまで窒素酸化物の発生源となりうる．

このほかにNOxは，金属表面処理，鉛室法硫酸製造，染料，爆薬の製造，ニトロセルロース，ペイント，ラッカーの製造など種々の工程からも発生する．

NOxのうちNO_2について環境基準が設定されており，その基準値は1時間値の1日平均値が0.04 ppmから0.06 ppmまでのゾーン内またはそれ以下であることとされ，その長期的評価は1年間の測定を通じて得られた1日平均値のうち，低い方から数えて98％目に当たる値と環境基準を比較して行う．

2021年度の環境基準達成率は，一般環境大気の汚染状況を常時監視する測定局（一般局）で100%，自動車走行による排出物質に起因する大気汚染の考えられる交差点，道路および道路端付近の大気を対象とした汚染状況を常時監視する測定局（自排局）で100％となっている．年平均値の推移は，一般局，自排局のいずれもゆるやかな低下傾向がみられている．

大気汚染防止法では工場・事業場などの固定発生源や自動車に対するNOxの排出規制制度をとっている．

固定発生源については，全国一律の排出規制と東京特別区や横浜市，大阪市の大都市地域については総量規制を導入している．

自動車については，自動車単体の排出ガス規制と自動車交通の集中している地域については「自動車から排出される窒素酸化物及び粒子状物質の特定地域における総量の削減等に関する特別措置法」，いわゆる自動車NOx・PM法を制定している．

自動車NOx・PM法の対象地域は，埼玉県，千葉県，東京都，神奈川県，愛知県，三重県，大阪府，兵庫県となっている．

窒素酸化物の毒性としては，NOおよびNO_2の血液毒としての作用，NO_2の局所刺激作用がある．NOはヘモグロビン（Hb）との親和性が強く，ニトロソヘモグロビン（NO-Hb）を生成する．*in vitro*の実験ではその親和性はO_2の約30万倍という結果が得られており，COの親和性がO_2のそれより300倍強いというのに比べてもいかに強い親和性を持っているかがわかる．したがって，当然HbによるO_2の運搬を阻害することが考えられるが，実際にはNOに曝露した動物の血中からNO-Hbが検出されるのは曝露直後に限られ，時間が経つとメトヘモグロビン（Met-Hb）が検出されるようになる．*In vivo*においてはNO-Hbは新鮮空気の吸入によって容易に解離し，NOとなり，O_2によって酸化されてNO_2となって Met-Hb生成に寄与し，自身はNO_3^-になるものと考えられている．

NO_2は直接HbをMet-Hbとする作用を持つ．すなわち，大気中のNOおよびNO_2は肺組織であまり吸収されず，肺胞に達して血中に入り，NOはNO-Hb $\longrightarrow$ Met-Hbを経てNO_3^-に，NO_2はMet-Hb生成を経てNO_3^-になり，大部分は腎臓からNO_3^-として排泄され，一部は唾液中にNO_3^-として排泄されて，微生物の働きによってNO_2^-に還元され，食品中の第二級アミンとともに胃に達してニトロソアミンを生成するなどの経路が考えられている．これらの経路においてNOおよびNO_2は血液毒として作

用し，最終的にはMet-Hb生成によるO$_2$運搬阻害をきたす．NO$_2$はまた，気管支を刺激して気管支炎や肺胞の浮腫，肺胞腫の拡散，線維化などを引き起こすことが知られている．

(1) ザルツマン法による定量[1]

ザルツマン試薬によりまずNO$_2$を測定し，残ったNOをKMnO$_4$で酸化してNO$_2$としザルツマン試薬で定量する手分析法で，大気環境および作業環境，発生源の測定に適している．

| 試薬 |
全試薬は，亜硝酸塩を含有しない蒸留水または純水に，特級またはこれと同等の薬品を溶かして調製する．

① 吸収発色液（ザルツマン試薬）[2]：酢酸50 mLを含む水900 mLにスルファニル酸5 gを加え，十分振り混ぜて溶かし，必要に応じて緩やかに加熱する．これに0.1% N-(1-ナフチル)エチレンジアミン二塩酸塩溶液50 mLを加え，さらに水を加えて1000 mLにする．

② 酸化液[3]：KMnO$_4$ 25 gを約900 mLの水に溶かし，H$_2$SO$_4$ 25 g（または44% H$_2$SO$_4$を52 mL）を加

えて全量を水で1000 mLにする．褐色瓶に保存する．

③ NaNO$_2$溶液[4]：105〜110℃で3時間乾燥したNaNO$_2$ 2.5880 gを正確に量りとり，水に溶かして1000 mLとする（本液は冷暗所に保存すれば，少なくとも2カ月間は安定）．この溶液10.0 mLをとり，水を加えて1000 mLとしNaNO$_2$標準溶液とする．

NaNO$_2$標準溶液1 mL = 10 μL NO$_2$(0℃，101.3 kPa)

| 試料空気採取装置 |
図Ⅲ-2-30および図Ⅲ-2-31に装置の例を示す．巻頭カラー頁ix，写真Ⅲ-22も参照．

| 試料の採取[5] |
図Ⅲ-2-30のように装置をセットし，NO$_2$測定用のB管およびNO測定用のE管に吸収発色液10 mLを入れ，0.4 L/minの流量で60分間試料空気を採取したのち，B管およびE管の吸収発色液をそれぞれ25 mLのメスフラスコに移し，吸収発色液を加えて25.0 mLとし，試験溶液とする．吸収発色液は試料空気中のNO$_2$の濃度によって，桃紫色に変化する．巻頭カラー頁ix，写真Ⅲ-22参照．

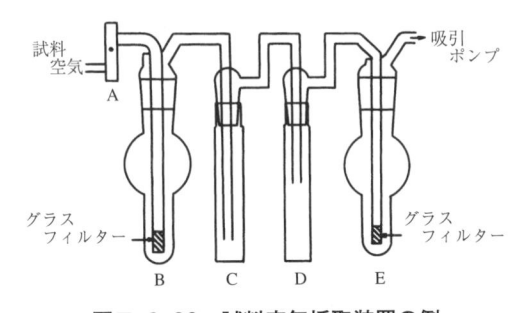

吸収発色液（ザルツマン試薬）

酢酸50 mLを含む水900 mL

← スルファニル酸5 g
← 十分振り混ぜて溶解．必要に応じて緩やかに加熱．
← 0.1% N-(1-ナフチル)エチレンジアミン二塩酸塩溶液 50 mL
← 水を加えて全量を 1000 mL

吸収発色液（ザルツマン試薬）

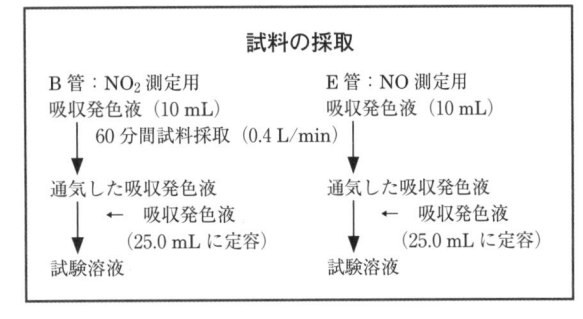

試料の採取

B管：NO$_2$測定用　　　　　　E管：NO測定用
吸収発色液（10 mL）　　　　　吸収発色液（10 mL）
↓　60分間試料採取（0.4 L/min）
通気した吸収発色液　　　　　　通気した吸収発色液
← 吸収発色液　　　　　　← 吸収発色液
（25.0 mLに定容）　　　　（25.0 mLに定容）
試験溶液　　　　　　　　　　　試験溶液

| 試験操作 |
定量：B管およびE管の試験溶液について545 nm付近の吸光度を測定し[6]，検量線に照らして試験溶液中のNO$_2$量（μL）を求める．対照液には吸収発色液を用いる．

25 mLのメスフラスコにNaNO$_2$標準溶液を水で

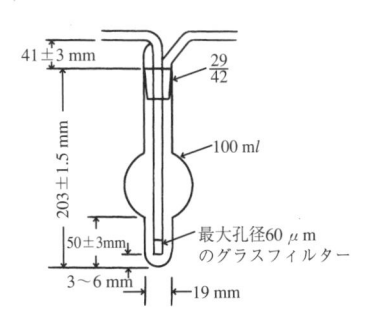

41±3 mm
29/42
203±1.5 mm
100 ml
50±3mm
最大孔径60 μmのグラスフィルター
3〜6 mm
19 mm

図Ⅲ-2-31　吸収管の寸法

図Ⅲ-2-30　試料空気採取装置の例

A：0.4 L/minの流量が正確にわかるガラス製のローターメーターである．B，E：吸収発色液をいれる吸収管で最大孔径60 μmのグラスフィルター付き（図Ⅲ-2-33）のもので，BはNO$_2$測定用，EはNO測定用である．吸収発色液はB，Eとも10 mLずつ入れる．C：直径1 mmのノズルを有する通常のミゼットインピンジャーでNOをNO$_2$に酸化するために用いる．酸化液は10 mL入れる．ノズルあるいは管の内壁に褐色のMnO$_2$がついたら塩酸ヒドロキシルアミン溶液で洗浄する．D：トラップで通常のミゼットインピンジャーを空のまま用いる．

段階的に希釈した溶液1.0 mLずつをとり, 吸収発色液を標線まで加え, よく振り混ぜたのち, 室温で15分間放置してから定量の項と同様に操作して, 検量線を作成する.

計　算：試料空気中の窒素酸化物の濃度（ppm）は, 次式から求める.

$$NO_2（ppm）= a_1 \times \cfrac{1}{V \times \cfrac{273}{273+t}}$$

$$NO（ppm）= a_2 \times \frac{100}{70} \times \cfrac{1}{V \times \cfrac{273}{273+t}}$$

全窒素酸化物 $= NO_2 + NO$（ppm）

$$= \left(a_1 + a_2 \times \frac{100}{70} \right) \times \cfrac{1}{V \times \cfrac{273}{273+t}}$$

a_1：B管に捕集された NO_2 量（μL）

a_2：E管に捕集された NO 量（μL）

V：試料空気採取量（L）

t：試料採取時の平均温度（℃）

70：$KMnO_4$ 溶液によるNO $\longrightarrow NO_2$ の転換率

【実験操作Q&A】

Q10　ザルツマン係数とはなんですか？　また, ザルツマン係数はなぜ0.84を採用しているのですか？

A　NO_2 が吸収発色液に吸収されたときの NO_2 の NO_2^- への変換率（NO_2^-/NO_2）をザルツマン係数と呼びます. 化学量論的には, 式：$2NO_2 + H_2O \rightarrow HNO_2 + HNO_3$ に示されるように2 molの NO_2 から1 molの NO_2^- が生成することから, 0.55となります. しかしながら, ザルツマン係数は, 吸収発色液の組成や NO_2 濃度, NO_2 捕集率, 試料採取条件などにより, 0.77〜0.91の間にばらつくとされています. わが国では, このザルツマン係数について, 連続自動測定器を対象に低濃度標準ガスによる検証試験が

行われ, 0.84が求められています（本項注釈4）より抜粋, 改変）.

Q11　$NaNO_2$ 標準溶液 1 mLはなぜ10 μL NO_2（0℃, 1気圧）に相当するのですか？

A　$NaNO_2$ 標準溶液の調整：105〜110℃で3時間乾燥した $NaNO_2$ 2.588 gを正確に量りとり, 水に溶かして1000 mLとします. この溶液10 mLをとり, 水を加えて1000 mLとし $NaNO_2$ 標準溶液とします.

① $NaNO_2$（分子量：約69）2.588 gを1000 mLに溶解すると, 3.751×10^{-2} mol/L $NaNO_2$ になります. ② これを100倍希釈するので, 標準溶液は 3.751×10^{-4} mol/L $NaNO_2$ になります. ③ また, NO_2 の NO_2^- への転換率（ザルツマン係数）は0.84とされていますので, 3.75×10^{-4} mol/L の $NaNO_2$ 溶液は, 3.751×10^{-4} mol/L / 0.84 $= 4.465 \times 10^{-4}$ mol/L NO_2 に相当します. ④ 物質1 molが気体になると22.4 L（0℃, 1気圧）なので, $NaNO_2$ 溶液1 mLに相当する 4.465×10^{-7} mol NO_2 が気体になるとすると, $4.465 \times 10^{-7} \times 22.4$ L $= 10$ μL NO_2 となります.

注釈

1）ザルツマン試薬を用いたNO, NO_2 吸光光度法の原理は, Saltzman, B.E.が1954年に提案した方法で, 吸収発色液に導入された試料大気中の NO_2 は下図〔ザルツマン法におけるジアゾカップリング反応〕に示す式（1）の反応により酸性液中で NO_2^- を生成し, この NO_2^- が試薬中のスルファニル酸との反応でジアゾ化スルファニル酸となる〔式（2）〕. さらに, 発色剤の *N*-(1-ナフチル)エチレンジアミン塩と反応することによって, アゾ色素を生成して桃紫色に発色する. ジアゾカップリング反応〔式（3）〕に基づいている. ザルツマン法は NO_2 およびNOの同時測定法であるため, 試料大気中の NO_2 に次いでNOを測定する. しかし, NO

$2NO_2 + H_2O \longrightarrow HNO_2 + HNO_3$　（1）

$HNO_2 + H_2N\!-\!\!\bigcirc\!\!-SO_3H + CH_3COOH \longrightarrow CH_3COO^- + N_2^+\!\!-\!\!\bigcirc\!\!-SO_3H + 2H_2O$　（2）

$CH_3COO^-N\equiv N^+\!\!-\!\!\bigcirc\!\!-SO_3H + \bigcirc\!\!\bigcirc\!\!-NH(CH_2)_2NH_2$

$\longrightarrow HO_3S\!\!-\!\!\bigcirc\!\!-N=N\!\!-\!\!\bigcirc\!\!\bigcirc\!\!-NH(CH_2)_2NH_2 + CH_3COOH$　（3）

〔ザルツマン法におけるジアゾカップリング反応〕

はこの吸収発色液と直接反応しないため，H_2SO_4酸性の$KMnO_4$溶液を酸化剤として，NO_2に転換してからNO_2と同様の方法で，吸光度を測定してNO濃度を求める．すなわち，試料大気中から，まずNO_2を測定し，残りの試料ガスからNOを測定する．

2）ザルツマン試薬は，すべての試薬を一括混合して，吸収発色液としているところに特徴がある．自動測定器に用いられる吸収発色液も同じ組成である．ザルツマン試薬は常温で放置しても着色するので，バックグラウンドが高くなる．したがって，使用直前まで遮光して保存すること，または N-(1-ナフチル)エチレンジアミン二塩酸塩を用時添加する方法が望ましい．

3）NOからNO_2の酸化には，酸化液が用いられる．この転換効率は本法では連続自動測定器での条件に準じて70%としている．しかしながら，本法のようにSaltzman, B.E.の原法に準じた手分析法では転換効率は100%としてよい．

4）NO_2が吸収発色液に吸収されたときのNO_2のNO_2^-への変換率（NO_2^-/NO_2）はザルツマン係数と呼ばれ，化学量論的には式（1）に示されるように2 molのNO_2からNO_2^-が1 mol生成することから0.55となる．しかし，Saltzman, B.E.の報告によれば，この変換率として実験で求められた値である0.72を提案している．ザルツマン係数は，吸収発色液の組成やNO_2濃度，NO_2捕集率，試料採取条件などにより0.77〜0.91の間にばらつくとされ，測定に当たってはこれらの測定条件を一定に設定することが必要である．

わが国では，このザルツマン係数について連続自動測定器を対象に低濃度標準ガスによる検証試験が行われ0.84が求められた．連続自動測定器のザルツマン係数は，この検証結果をもとに1972年のNO_2の環境基準設定時に規定された0.72を，JISの1979年改訂時に0.84に変更している．

本法のような手分析法においては，吸収瓶の形状や試料の採取条件でザルツマン係数が変化する可能性があり，測定においてはこれらの条件を一定に設定して行う必要がある．図Ⅲ-2-30および図Ⅲ-2-31に示した試料空気採取装置を用い測定する場合には，ザルツマンの報告値であるザルツマン係数0.72を使用して行うことが望ましい．

これらの条件と異なる試料空気採取装置で測定する場合には，連続自動測定器に用いられている0.84を使用するようにする．

採用している測定方法のザルツマン係数については，近年，計量法トレーサビリティ制度に基づいた標準ガスが供給されるようになったことから，これらの標準ガスを用いチェックをし決定することが望ましい．なお，本法に記した$NaNO_2$溶液の調製法はザルツマン係数0.84に基づいたものである．すなわち（69/22.4）×0.84 = 2.588 gの$NaNO_2$を秤取して，希釈するようになっている．また，ザルツマン係数を0.72とする手分析法の場合では，$NaNO_2$標準溶液は（69/22.4）×0.72 = 2.218 gの$NaNO_2$を秤量して，希釈する．

5）試料大気の採取に当たっては，吸収管中のグラスフィルターが，規定どおりの吸収率を示すものを用いる．

6）吸収発色後の溶液について，545 nm付近の吸光度を測定するが，この吸光度と溶液中のNO_2濃度の間には，比例関係（ランベルト・ベールの法則）が成り立つ．

(2) 化学発光法による連続自動測定法

NOがO_3と反応すると，励起状態のNO_2を生成し，基底状態にもどるとき，発光することを利用した方法で，NO_2はいったんNOにまで還元したのち定量する．連続自動測定器として環境基準に係る測定方法となっている．測定範囲は大気環境用測定器が0〜0.01 ppmから0〜10.0 ppm，発生源用測定器が0〜10 ppmである．

7）二酸化硫黄

大気中の二酸化硫黄（SO_2）は，広域大気汚染物質の代表的なもので，わが国では大気汚染防止法制定時から環境基準が設定されている．最大の発生源はボイラーなどの燃料燃焼装置であり，特に石炭を燃料として使用する場合に多量に発生する．かつては大気汚染の主原因物質であったが，1967（昭和42）年をピークに以後減少を続けている．このように減少している原因は，発生源の規制が徹底したためで，① 輸入重油の低硫黄化，② 重油脱硫，③ 排煙脱硫などの対策が強力にすすめられた結果である．

SO_2の環境基準は1時間値の1日平均値が0.04 ppm以下であり，かつ，1時間値が0.1 ppm以下であることとなっているが，2021年度の環境基準達成率は一般局で99.8%，自排局で100%であり，近年ほとんどすべての測定局で基準を達成している．

SO_2の人体被害は主として呼吸器の刺激によるものであり，粘膜に炎症を起こす．このため，ぜん息様のけいれん性の咳，気管支炎といった症状を呈し，咳の頻発は二次的に心臓に負担を与え，心肺機能に悪影響をもたらす．こうした呼吸器の刺激は，SO_2が酸化されて生成するH_2SO_4ミストが共存すると激化する．

SO_2による環境被害の一つとして近年注目されているものに，酸性雨がある．SO_2が，大気中で光化学スモッグにより生成したO_3から派生するヒドロキ

シルラジカル（HO・）およびO$_2$により酸化されてSO$_3$となり，水に溶解してH$_2$SO$_4$となって降雨中に含まれて地表に戻り，湖沼水を酸性化して生物の生存を危うくしたり，樹木の枯死をもたらしたりするもので，欧米では深刻な環境被害が発生している．

SO$_2$の検知限界は3〜5 ppmであり，50〜100 ppmになると人体は30分〜1時間しか耐えられず，400〜500 ppmになると生命に危険を及ぼす可能性がある．

ACGIHによるTLV（短時間曝露限界値）は0.25 ppmである（2019）．日本産業衛生学会は現在検討中ということで勧告値を示していない（2019）．

(1) トリエタノールアミン・パラロザニリン法による定量[1]

大気環境，作業環境中のSO$_2$のみを定量する手分析法である．

試薬 ① 吸収液：トリエタノールアミン〔(HOCH$_2$CH$_2$)$_3$N〕20 g[2]およびNaN$_3$ 0.05 gをとり，水に溶かして1000 mLとする．

② パラロザニリン・ホルムアルデヒド溶液：パラロザニリン塩酸塩0.2 gを水100 mLに溶かし，その20 mLをとり，HCl 20 mLを加え[3]，水で100 mLとする．これに新しく標定したホルムアルデヒドを用い，水でうすめて0.2%溶液としたもの100 mLを混和する[4]．

```
パラロザニリン・ホルムアルデヒド溶液

パラロザニリン溶液 20 mL
（パラロザニリン塩酸塩0.2 gを水100 mLに溶解したもの）
    ← HCl 20 mL
    ← 水を加えて全量を 100 mL
    ← 0.2%ホルムアルデヒド溶液 100 mL
    ← 混和

パラロザニリン・ホルムアルデヒド溶液
```

③ SO$_2$標準溶液：NaHSO$_3$ 0.5 gを水100 mLに溶かし，その10.0 mLをとり，0.05 mol/L I$_2$溶液15 mLを加え，次にHCl 1 mLを加えてただちに0.1 mol/L Na$_2$S$_2$O$_3$溶液で滴定する．このときの滴定数をa mLとする．別に空試験を行い，空試験の滴定数をb mLとする．次に89.3/$(b-a)$ mLのNaHSO$_3$溶液をとり，吸収液を加えて100.0 mLとし，さらにこれを吸収液で100倍に希釈して標準溶液とする．

SO$_2$標準溶液 1 mL = 1 μL SO$_2$(0℃，101.3 kPa)

この標準溶液は，冷蔵保存すれば2〜3日の使用に耐える．

```
SO$_2$ 標準溶液

NaHSO$_3$ 溶液 10.0 mL
（NaHSO$_3$ 0.5 g を水 100 mL に溶解したもの）
    ← 0.05 mol/L I$_2$ 溶液 15 mL
    ← HCl 1mL

ただちに 0.1 mol/L Na$_2$S$_2$O$_3$ 溶液で滴定
滴定数 $a$ mL, 空試験の滴定数 $b$ mL

NaHSO$_3$ 溶液 89.3/$(b-a)$ mL
    ← 吸収液を加えて全量を 100.0 mL
    ← 吸収液で 100 倍に希釈

SO$_2$ 標準溶液（冷蔵保存で 2〜3 日使用可能）

SO$_2$ 標準溶液 1 mL = 1 μL SO$_2$ (0℃，101.3 kPa)
```

試料の採取 吸収液20 mLを吸収瓶にとり，直射日光を避けて，溶液吸収法（p.226）と同様に操作して試料空気を採取し，25 mLのメスフラスコに移し，吸収液を加えて25.0 mLとし，試験溶液とする．

試験操作 **定量**：試験溶液10.0 mLをとり，これにパラロザニリン・ホルムアルデヒド溶液2.0 mLを加え，よく振り混ぜて35分間放置し，ここに得た呈色液についてそれぞれの吸光度を測定する（波長560 nm付近）．対照液は，吸収液について同様に操作したものを用いる．操作中の温度は20〜25℃であることが望ましい[5]．試験溶液の吸光度を検量線に照らして，試験溶液中のSO$_2$濃度a（μL/mL）を求める．巻頭カラー頁ix，**写真Ⅲ-23**参照．

検量線の作成：SO$_2$標準溶液を吸収液で段階的に希釈した溶液10.0 mLずつをとり，定量の項と同様に操作して，検量線を作成する．

計算：試料空気中のSO$_2$濃度（ppm）は，次式から算出される．

$$SO_2 (ppm) = a \times 25 \times \cfrac{1}{V \times \cfrac{273}{273+t}}$$

V：試料空気採取量（L）
t：試料採取時の平均温度（℃）

注釈

1) トリエタノールアミン溶液はSO$_2$を完全に吸収し，かつ吸収されて生成したSO$_3^{2-}$を空気酸化に対して安定化するとともに，発色操作時には容易にSO$_3^{2-}$を放出する性質を有する．かつてはSO$_2$を安定に捕集するも

のとして，HgCl$_2$・NaCl溶液が用いられたが，高濃度のHgCl$_2$を使用するため危険であり，使用後は必ず貯留して処理をしてからでないと廃棄できない欠点があった．トリエタノールアミンはこれに代わるものとして見いだされたものである．パラロザニリン・ホルムアルデヒドによるSO$_3^{2-}$の呈色機構は次のように考えられている．

まずH$_2$SO$_3$とHCHOが反応してヒドロキシルメチルスルホン酸を生成する．

$$H_2SO_3 + HCHO \longrightarrow HOCH_2SO_3H$$

これがパラロザニリン塩酸塩と反応して赤紫色化合物となる．

2）本法を妨害する唯一の共存ガスは，NO$_2$であり，妨害除去の目的でNaN$_3$を添加する．

3）トリエタノールアミン自体弱アルカリ性を示すので，パラロザニリン・ホルムアルデヒド溶液中のHCl濃度はそのアルカリ性に対応する分，余分に加える必要があり，20 mLになっている．

4）ホルムアルデヒドが過剰になると，SO$_2$がなくても呈色する．そのため新しく標定したホルムアルデヒド溶液を正確に加える必要がある．

5）呈色の速さは反応液の温度に左右され，温度が高いほど速く最高値に達する．したがって，反応温度を20〜30℃にそろえるか，あるいは検量線を同時に作成して温度影響を避けるようにする．

（2）溶液導電率法による定量[1]

H$_2$O$_2$溶液にSO$_2$を捕集し，生成するH$_2$SO$_4$による導電率の上昇を測定してSO$_2$濃度を求める方法である．連続自動測定機器として環境基準にかかる測定方法となっている．測定範囲は0〜0.05 ppmから0〜1.00 ppmである．

| 試薬 |

① 吸収液[2]：5 μmol/LのH$_2$SO$_4$を含むH$_2$O$_2$溶液（0.006 %）を使用する．吸収液10 Lを調製するには，0.05 mol/L H$_2$SO$_4$ 1 mLとH$_2$O$_2$（30 %）2 mLに，脱イオン水を加えて10 Lとする．吸収液の導電率は20℃にておよそ4 μS/cmである．なお，脱イオン水は，導電率1 μS/cm以下のものを用いる．

② 等価液（校正用SO$_2$標準溶液）：等価液を調製す

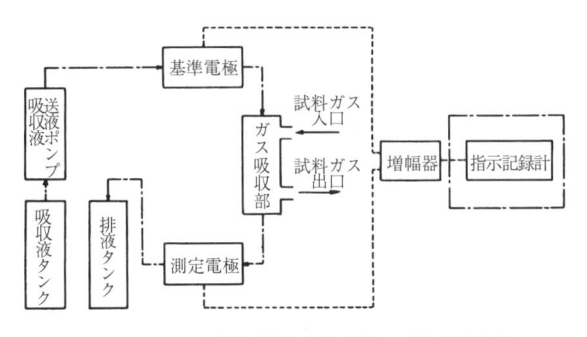

図Ⅲ-2-32 溶液導電率分析計の装置構成例

るための0.005 mol/L H$_2$SO$_4$（等価液調製用原液）の採取量は次の式によって求める．

0.005 mol/L H$_2$SO$_4$ の採取量（mL）

$$= 8.93 \times 10^{-3} \times \frac{1}{0.005 - N} \times C \times \frac{s \times t}{V} \times \frac{273 + T}{273}$$

N：吸収液のH$_2$SO$_4$濃度（mol/L）

C：SO$_2$濃度（ppm）

s：試料空気流量（L/min）

t：採取時間（min）

V：吸収液の採取量（mL）

T：20（校正の基準となる温度20℃）

校正に際し，ゼロ調整用等価液は吸収液をそのまま用いる．また，スパン調整用等価液は，上式から測定範囲の90 %値の濃度に対応する0.005 mol/L H$_2$SO$_4$のv mLを採取して，これに吸収液を加えて1000 mLに希釈して調製する．

| 装置 |

① 自動測定器：試料採取部，溶液導電率分析計，指示記録計から構成される．溶液導電率分析計は図Ⅲ-2-32に示すようにガス吸収部，測定電極，吸収液送液ポンプ，タンク，増幅器などからなっている．

| 試験操作 |

溶液導電率分析計および指示記録計のスイッチを入れる．恒温槽のある場合には所定の温度に達したのち，ゼロ調整用等価液を測定電極部に入れ，指示が安定した時点で0 ppmを示すようにゼロ調整を行う．次にスパン調整用等価液を測定電極部に入れ，指示が安定した時点で等価液に対応するSO$_2$濃度を示すようにスパン調整を行う．次いでポンプなどを作動させて試料空気

H$_3$N$^+$—⟨⟩—C—⟨⟩—NH$_3$$^+$ + 3 HOCH$_2$SO$_3$H $\longrightarrow$ CH$_2$HN—⟨⟩—C⟨⟩—$^+$NHCH$_2$SO$_3$H・Cl$^-$ +3H$_2$O+3H$^+$

|　SO$_3$H

NH$_3$$^+$　　　　　　　　　　　　　　　　　　　　NHCH$_2$SO$_3$H

H$^+$で脱色したパラロザニリン　　　　　　　　　　赤紫色呈色物

表Ⅲ-2-31　溶液導電率法に対する干渉成分の影響

干渉成分	影響度	影響例*
Cl_2	大	350～800 / 180～200
HCl	大	287～508
HF	大	364～420
NH_3	大	－330
NO_2	小	19～21
NO	無	－
H_2S	無	－
O_2	無	－

* 干渉成分1 ppm 当たりの影響（SO_2 換算値）［ppb/ppm］
（JIS B 7952）

を導入し，SO_2 濃度を連続的に測定する．

📝 注釈

1）測定原理は，H_2SO_4 酸性の H_2O_2 溶液に試料大気を通じると，その中に含まれる SO_2 が H_2O_2 溶液に吸収され，
$$SO_2 + H_2O_2 \longrightarrow H_2SO_4$$
の反応によって H_2SO_4 が生成する．その結果吸収液の導電率が増加するので，この導電率の変化を測定することによって，試料大気中の SO_2 濃度を知る方法である．また，共存する SO_3 も同様に反応するので，硫黄酸化物総量を SO_2 として測定することになる．

　このような測定原理からも，本法は，吸収液に溶けて導電率に変化を与える物質は，すべて測定値に影響を与える．

　SO_2 自動測定器の干渉成分影響試験の例を**表Ⅲ-2-31**に示す．この表のうち，NH_3 以外は一般環境大気中には極めてわずかしか存在しないので通常は問題にならない．NH_3 はわが国では18 ppb 程度との報告があり，地域によっては SO_2 測定に影響することがある．

2）吸収液は試薬特級の H_2O_2 を精製水（導電率$1\,\mu S/cm$ 以下）で希釈して，濃度0.006％に調製し導電率の安定を図るために，H_2SO_4 を約$5\,\mu mol/L$ になるように加える．この吸収液の導電率はおおよそ$4\,\mu S/cm$ になる．

（3）紫外線蛍光法による連続自動測定法

　SO_2 を220 nm 付近の紫外線により励起し，基底状態にもどるときに放出される蛍光を検出する方法である．連続自動測定器として環境基準にかかる測定方法となっている．測定範囲は0～0.010 ppm から0～1.00 ppm である．

（4）検知管法による定量[1][2]

　主として作業環境において SO_2 を迅速簡便に測定するのに適している．

🧪 **試薬**　① 検知剤：60～80 mesh の乾燥ケイ砂に NaOH 溶液およびフェノールレッドの50％エタノール溶液をしみ込ませて，真空乾燥したもの．検知剤は桃色であるが，SO_2 によって黄色に変化する．

🔧 **器具**　① 検知管：3 mm i.d.×150 mm のガラス管に検知剤を充てんし，検知剤の両端を綿栓などで固定し，ガラス管の両端を溶封したもの
② 検知管用ガス採取器：**図Ⅲ-2-13**（p.192）に同じ

📋 **試験操作**　検知管の両端をカッターで切り，その一端を検知管用ガス採取器の検知管取付口のゴム管に挿入し，ピストンを一気に引く．この操作によりピストンが固定されるので，この状態で1分間放置する．検知管をはずし，変色層の先端の濃度目盛りから SO_2 ガスの濃度（ppm）を求める．SO_2 検知管による測定可能範囲は0.25～10 ppm，検知限界は0.1 ppm である．

📝 注釈

1）A-③-12）（1）検知管法による定量〔注釈〕1）（p.193）を参照．

2）フェノールレッドは，アルカリ性で赤色であるが，pH 6.8 以下の酸性になると黄色に変わる．SO_2 ガスの酸性を利用した検知管である．したがって，他の酸性ガスが共存するとき，あるいはアンモニアが共存するときは妨害を受ける．

6 有機物質

1）アルデヒド類

　大気環境中の濃度が問題となるアルデヒド類には，「有害大気汚染物質に該当する可能性がある物質」としてのホルムアルデヒドおよびアセトアルデヒド，ならびに「特定悪臭物質」としてのアセトアルデヒド，プロピオンアルデヒド，ノルマルブチルアルデヒド，イソブチルアルデヒド，ノルマルバレルアルデヒドおよびイソバレルアルデヒドなどがある．

（1）固相捕集－HPLCによる定量

　本法は，大気試料を2,4-ジニトロフェニルヒドラジン含浸シリカゲルを充てんした捕集管に吸引し，試料中のアルデヒド類およびケトン類をヒドラゾン誘導体として捕集する．このヒドラゾン誘導体をアセ

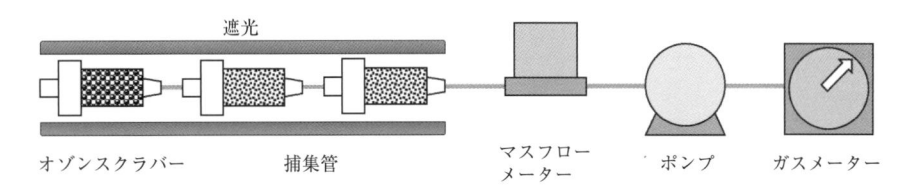

図Ⅲ-2-33　捕集管によるアルデヒド類の試料採取装置の概略

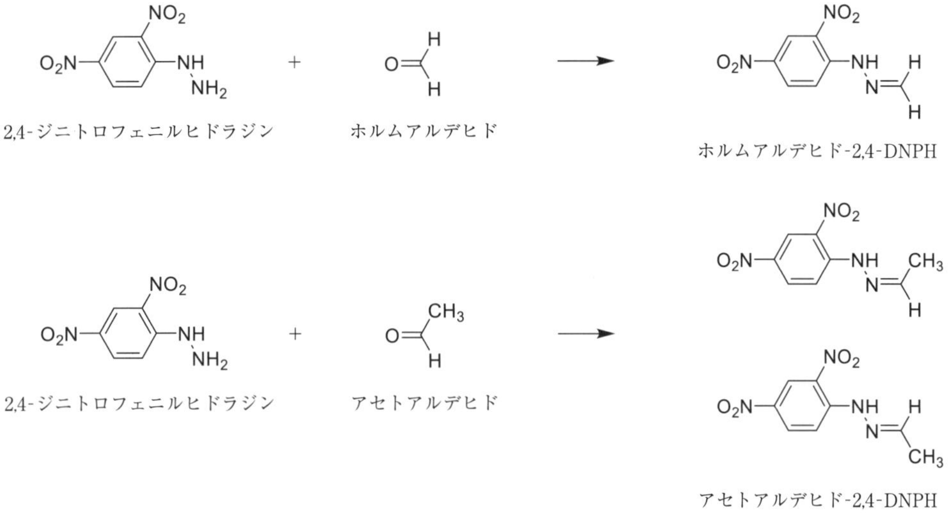

2,4-ジニトロフェニルヒドラジン　　ホルムアルデヒド　　　　　　　　ホルムアルデヒド-2,4-DNPH

2,4-ジニトロフェニルヒドラジン　　アセトアルデヒド

アセトアルデヒド-2,4-DNPH

図Ⅲ-2-34　アルデヒド類の2,4-DNPH誘導体化反応

トニトリルで抽出したのちに，高速液体クロマトグラフを用いて定量する（図Ⅲ-2-33，図Ⅲ-2-34，表Ⅲ-2-32）．

2）非メタン炭化水素

> 非メタン炭化水素（non-methane hydrocarbon；NMHC）とは，炭化水素からメタンを除いたものをいい，大気汚染において光化学スモッグ生成に関与するものである．

NMHCは，窒素酸化物とともに光化学オキシダント生成の原因物質となっている．

光化学オキシダントの発生機構は次のようになる．窒素酸化物の多くはまずNOの形で大気に放出される．NOは光を吸収しないのでそれ自体は光化学反応の引き金とはならず，空気中でNO₂に酸化されてから光化学反応に関与するようになる．

このNOのO₂による酸化はゆっくりした反応であるが，ここにNMHCが共存すると，速やかに反応が進行する．

表Ⅲ-2-32　HPLC分析条件の一例

使用カラム	シリカゲルにオクタデシル基を化学的に結合したもの（内径4.6 mm，長さ250 mm）
移動相	アセトニトリル：水＝60：40
流量	1.0 mL/min
試料注入量	20 μL
カラム温度	40℃
検出器	吸光光度検出器（波長：360 nm）

$$NO + O_2 \xrightarrow{M} NO_2 + O$$
M：非メタン炭化水素（NMHC）

次いで，生成したNO₂は光エネルギーによってNOとOに分解し，生成したOがO₂と反応してO₃を生成するが，このときの反応もNMHCによって加速される．

$$NO_2 \xrightarrow{h\upsilon} NO + O$$
$$O + O_2 \xrightarrow{h\upsilon, M} O_3$$

すなわち，NMHCは一連の反応の触媒として作用し，大気中のオゾンの生成を促進することにより光化学スモッグ生成に大きく関与する．一方，メタンは大気に約1.8 ppm存在しているが，ほとんど光化学反応活性がなくこれらの反応には関与しない．し

A. 衛生試験法　Ⅲ. 環境試験法

たがって，光化学反応活性を持つ炭化水素の評価にはメタンを除いた炭化水素，すなわちNMHCによることが適当である．

(1) 水素炎イオン化検出法による連続自動測定法

環境大気中のNMHCの測定に用いる．

大気中に存在する炭化水素について，水素炎イオン化分析装置を使用し，分離管で光化学スモッグ生成に関与しないメタンと，生成に関与するNMHCとに分離して定量する方法である．NMHCは個々の成分に分別することはできないが，一括して測定される．測定されたNMHC濃度は炭素換算濃度（ppmC）として表示する．

3) 揮発性有機化合物類（浮遊粒子状物質生成・光化学オキシダント生成寄与物質）

測定対象として，工場・事業場などの固定発生源から排出される排ガス中の揮発性有機化合物類（volatile organic compounds；VOCs）を取り扱う．測定されたVOCsは一つの物質群として取り扱い，炭素数が1のVOCsとして表示（炭素換算濃度，ppmC）する．

ここでいうVOCsとは，大気汚染防止法で「大気中に排出され，または飛散したときに気体である有機化合物（浮遊粒子状物質およびオキシダントの生成の原因とならない物質として政令で定める物質を除く）」と定義されているもので，トルエンやキシレン，ブタンなどの炭化水素，酢酸エチルなどの含酸素化合物，ジクロロメタンなどの含塩素化合物など100種以上の物質を含めたものをいう．

VOCsは，光化学スモッグの生成のみならず生成原因物質として，特に固定発生源からの排出が問題となっており，主要な固定発生源に対する排出抑制が2005年6月の大気汚染防止法の一部改正により行われることになった．光化学オキシダント生成に対するVOCsの関与は前項2) 非メタン炭化水素（p.229）に記述したものと同様であるが，SPMの生成についてもVOCsが原因物質となることが明らかにされた．

その生成機構として，ⅰ）大気中でVOCsがヒドロキシラジカル（・OH）（OHラジカル）やO_3などと反応し揮発性の低い有機化合物となり，それが自ら凝集あるいはすでに大気中に存在する微小粒子に吸着・吸収され凝縮することにより，SPMが形成される場合，ⅱ）VOCsそのものあるいはⅰ）で生成した有機化合物が大気中の微小粒子に吸着・吸収され，その粒子上あるいは粒子中で化学反応を起こし，さらに低揮発性の有機化合物となって凝集することにより，SPMが形成される場合，が挙げられている．

炭化水素を含むVOCsの排出抑制は，これまでにも光化学オキシダントの生成抑制対策として，大気

表Ⅲ-2-33　規制対象となるVOC排出施設および排出基準

規制対象の施設			条　件	排出基準値（ppmC）
化学製品製造関係	製造後の乾燥	溶　剤	送風機の能力が 3000 m³/時以上	600
塗装関係	吹付塗装	自動車製造	排風機の能力が 100000 m³/時以上	700（既設）
				400（新設）
		その他		700
	塗装後の乾燥	木材，木製品，家具	送風機または排風機の能力が 10000 m³/時以上	1000
		その他		600
接着関係	接着後の乾燥	（注1）	排風機の能力が 5000 m³/時以上	1400
	接着後の乾燥	（注2）	排風機の能力が 15000 m³/時以上	1400
印刷関係	オフセット輪転印刷後の乾燥		送風機の能力が 7000 m³/時以上	400
	グラビア印刷後の乾燥		送風機の能力が 27000 m³/時以上	700
洗浄関係	製品の洗浄		洗浄剤が空気に接する面の面積が 5 m² 以上のもの	400
貯蔵関係	ガソリン，原油，ナフサ，その他の VOC の貯蔵	（注3）	密閉式および浮屋根式の貯蔵タンクは除く．容量が 1000 kL 以上のもの（注4）	60000

注1：印刷回路用銅張積層板，合成樹脂ラミネート容器包装材料，粘着テープ・シート，はく離紙製造
注2：注1の製品および木材・木製品を除く製品の接着
注3：温度 37.8℃ において蒸気圧 20 kPa を超える VOC
注4：既設の貯蔵タンクについては容量が 2000 kL 以上のものに適用

汚染防止法には移動発生源である自動車から排出される炭化水素についての排出規制があり，固定発生源についても自治体の条例などによる排出規制がとられてきた．しかしながら，光化学オキシダントの環境基準達成率（2021年度）は，一般局で0.2%，自排局で0%であり，依然として極めて低い水準となっている．また，昼間の日最高1時間値の年平均値は近年ほぼ横ばいで推移している．

一方，SPMにかかわる環境基準の達成率は，一般局，自排局共に2011年度に大規模な黄砂の発生で70%前後となって以降，いずれの年度にも94.7～100%の達成率を示している．

わが国のVOCsの排出量は年間約63万t（2019年度）と推計されている．2005年6月の大気汚染防止法の一部改正により，VOCsの排出規制が**表Ⅲ-2-33**に示した塗装施設や接着剤使用施設，印刷施設，化学製品製造施設，工業用洗浄施設，ガソリンなどの貯蔵施設の6類型9施設について行われている．

⑴ 触媒酸化－非分散型赤外線分析計および水素炎イオン化型分析計による測定

排出ガスを捕集バッグなどの容器に採取し，触媒酸化－非分散型赤外線分析計（NDIR型分析計）または水素炎イオン化型分析計（FID型分析計）を用いてVOCsを包括的に測定する方法である．測定範囲は10～5000 ppmCである．

A．衛生試験法　Ⅲ．環境試験法

B. 薬毒物試験法

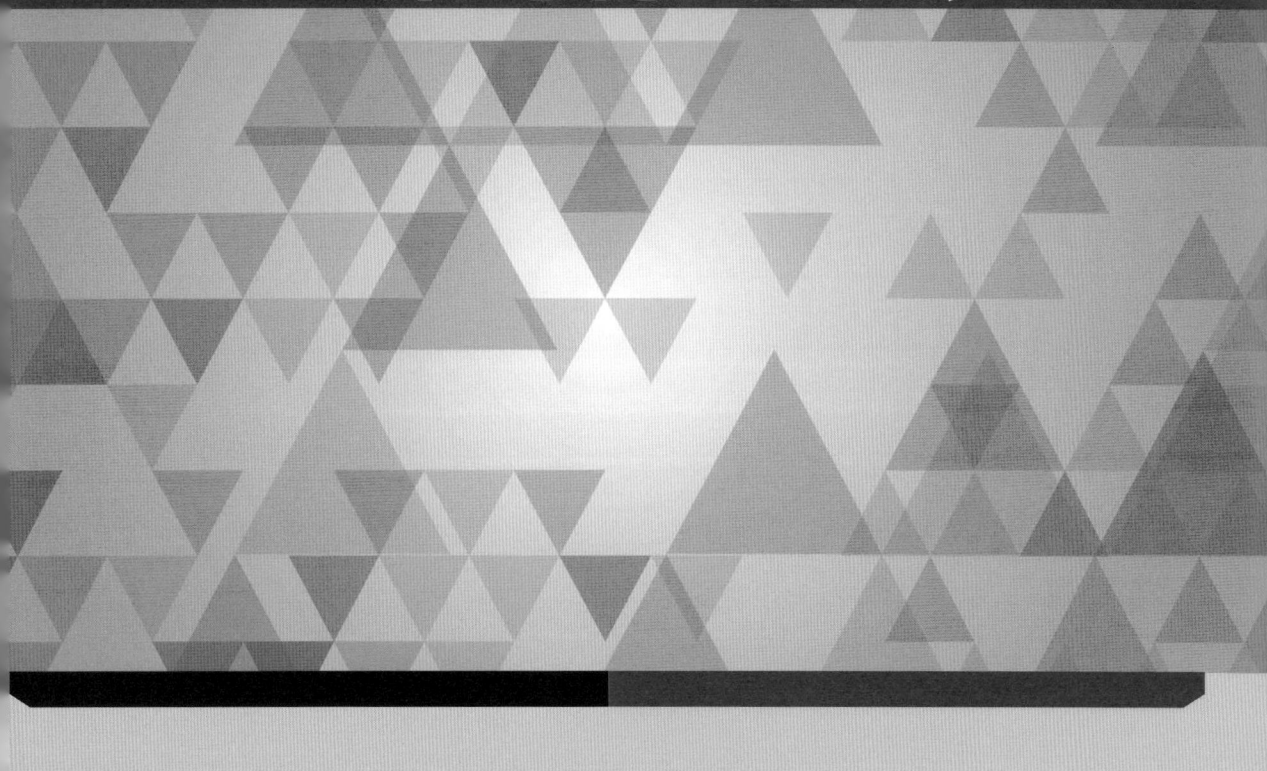

1 | 薬毒物中毒における原因究明の意義

A. 総論

　私たちは農薬，食品添加物，化学工業製品や医薬品など多くの化学物質に支えられて生活を送っている．また，意図せず生成する化学物質も含め，生活環境や労働環境中には無数の化学物質が存在し，絶えず曝露を受けている．一部の化学物質や薬物は嗜好や乱用目的で使用され，あるいは自殺や他殺目的で使用されることもある．さらに，乳幼児のみならず，認知機能障害の患者による化学物質の誤飲も増えている．これらの化学物質に許容量を超えて急性的あるいは慢性的に曝露することにより，生体が異常な反応を示したり，あるいは臓器障害を受けたりして薬毒物中毒に陥る．

　化学物質による健康被害が起こった際に，原因となる物質を特定して治療や化学物質の管理に結び付けることは，医療人であり薬物を含めた化学物質の専門家である薬剤師の責務である．化学物質による中毒を理解するためには，各物質の急性作用と慢性作用の特徴を把握する必要がある．曝露状況により中毒症状が異なるためで，1つの化学物質が曝露初期に急性症状を，のちに慢性症状を示すこともある．このような化学物質の急性および慢性の生体影響を総合的に把握し，その物理化学的特性や特定するための分析に関する知識や技術を備えたうえで，中毒への対応にあたることが求められる．これらの知識や技術は，従来，薬剤師がかかわる環境行政や学校薬剤師による児童・生徒への薬物乱用防止の啓発に活かされてきた．それらに加え，近年では多くの救命救急センターに薬剤師が常駐し，また診療報酬に機器分析による急性薬毒物中毒加算が導入されるなど，救命医療における薬剤師のニーズが格段に増えてきている．

　一方，薬局薬剤師が在宅医療に積極的にかかわるなかで，患者の死は日常のイベントになり，異状死（他殺，自殺，事故死や災害死だけでなく青壮年や乳幼児の突然死や高齢者の独居死なども該当する）にも遭遇する機会が増えることが予想される．さらに，頻発する大規模災害や新興感染症の脅威もあり，異状死が特別な死の形態ではなくなりつつある．このようななかで，従来，脆弱で大きな地域間格差を示しているとされてきたわが国の死因究明体制においても，薬毒物中毒に関する知識を備えた薬剤師への期待が高まっている．もともと薬学部は裁判（鑑識）化学の教育体系を持ち，これを学修した学生を鑑定機関に輩出する機能を担ってきた歴史がある．このような背景を受けて2020年に施行された「死因究明等推進基本法」の細部を定めた「死因究明等推進計画」では，医学部・歯学部に加え薬学部においても死因究明に関する学修内容を充実させることを求めている．その結果として薬学モデル・コア・カリキュラム（令和4年改訂版）E衛生薬学に，死因究明に関する学修目標として「死因究明に関する社会的な影響（中略）の理解のもとに，実効性のある薬学的アプローチを立案する」，およびそれに紐づく学修事項として「死因究明における毒性学・法中毒学的アプローチ」が新たに記載された．ここでいう法中毒学は，裁判化学と同意として用いられており，薬物（化学物質）中毒死の死因究明において薬学を学んだ人材がどのように寄与できるのかを考える学修項目となっている．一方，薬物が原因となって異状死体として発見された場合，死亡にいたるには当然ながら臨床中毒学で示される身体状態を経ることになる．したがって，法中毒学は臨床中毒学の延長線上にあると考えることができる．各種薬毒物の中毒時の血中動態（トキシコキネティクス）やその中毒症状の理解が，死因究明にも役立つことになり，薬学を学んだものに期待が寄せられるゆえんにもなっている．本書では，臨床中毒学と法中毒学をそれぞれ別項目で記載するが，両者を関連させて学修することが，死因究明を担う人材となるために肝要である．

B. 薬毒物による中毒者・中毒死亡者数の動向

　わが国の薬毒物による中毒患者数や原因物質を正確に調査した統計資料はないが，概要を知る上で有

表1-1 日本中毒センター受信報告（2022年）

起因物質	受信件数（%）			
	一般市民	医療機関	その他*	合計
家庭用品	12,850	725	510	14,085
	(53.3)	(35.1)	(62.3)	＜52.2＞
医薬品	8,798	979	179	9,956
	(36.5)	(47.4)	(17.0)	＜36.9＞
医療用医薬品	6,073	658	139	6,870
	(25.2)	(31.9)	(17.0)	＜25.5＞
一般用医薬品	2,725	321	40	3,086
	(11.3)	(15.5)	(4.9)	＜11.4＞
農業用品	212	88	11	311
	(0.9)	(4.3)	(1.3)	＜1.2＞
自然毒	1,078	83	71	1,232
	(4.5)	(4.0)	(8.7)	＜4.6＞
工業用品	506	131	31	668
	(2.1)	(6.3)	(3.8)	＜2.5＞
食品，他	650	59	17	726
	(2.7)	(2.9)	(2.1)	＜2.7＞
計	24,094	2,065	819	26,978
	[89.3]	[7.7]	[3.0]	

＊学校，高齢者施設，消防，薬局，保健所など
（　）：連絡者側に見た起因物質の構成比
＜　＞：起因物質の構成比
［　］：連絡者の構成比

用な資料がいくつか存在する．公益財団法人日本中毒情報センターの受信報告（**表1-1**）は軽症の中毒が大半を占めると考えられるが，なかでも医療機関からの問い合わせは比較的重篤な事例と考えてよい．2022年の全受信件数は26,978件あり，そのうち医療機関からは2065件（7.7%）であった．起因物質の内訳は，全体では家庭用品が多いが，医療機関からの問い合わせでは医薬品が多い．農業用品の問い合わせは減少傾向にあるが，家庭用品には園芸用の農薬などが計1000件余り含まれている．医療用医薬品および一般用医薬品ともに，問い合わせ件数が最も多かったのは中枢神経系用薬（解熱鎮痛消炎剤および総合感冒薬を含む）で，農業用品では殺虫剤と除草剤で大半を占めた．

厚生労働省の人口動態統計によると，2022年において薬毒物に関連する死亡として届けられた総数は6353人となり，死亡総数（1569050人）の約0.4%となっている．最も多い中毒起因物質は一酸化炭素で，薬毒物関連死の約60%を占めており，この傾向は例年同様となっている．医薬品のなかでは抗てんかん薬や催眠薬などを含めた向精神薬が突出して多くみられ，医薬品以外では一酸化炭素やガスに次いで農薬が多くなっている（**図1-1**）．

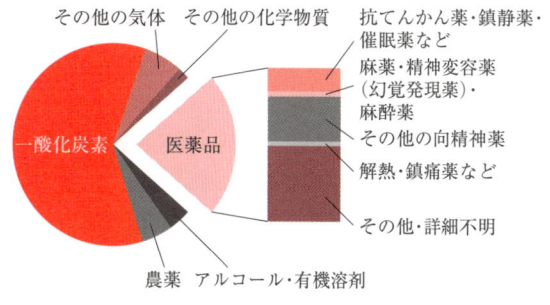

図1-1　中毒起因物質別死亡数
（2022年人口動態統計を改変）

一方，警察庁科学警察研究所の「薬物による中毒事故等の発生状況」（警視庁を除く46道府県警察から収集した薬物に関する中毒事故などの件数）によると，2017〜2021年の5年間は約2500〜2700件で推移している．その内訳は2021年でみると一酸化炭素中毒が最も多く（約69%），次いで医薬品中毒（約16%），揮発性物質中毒（約6%），農薬中毒（約5%）となっている．なお，2008年に自殺の方法がインターネットに紹介され著しい増加を示した硫化水素（2010年・745件）は，2021年には46件と減少している．このように一部の中毒起因物質は，その時々の社会の情勢に連動して変動するため，世情に関心を持つことが求められる．

C. 薬毒物分析と法律

救命救急や犯罪などに係る薬毒物の分析は，事件・事故を解決するうえで極めて重要な役割を占め，その結果が救命や捜査の方向性と結果を左右するといっても過言ではない．分析結果次第ではその後法的措置が取られる場合もあることから，薬毒物を検査する者は関係法令に則った上で，公正かつ適切に薬毒物検査を進めていくことが重要となる．

特に法中毒学における鑑定は，分析結果が裁判の証拠として扱われることがあるため，分析対象となる試料や鑑定の嘱託，鑑定書などについて法律により厳格に規定されている．薬毒物が含有・混入または付着していると考えられる試料（分析対象試料）には，警察などの捜査機関が事件・事故現場などから押収する場合，遺留物や任意提出物を領置（押収の

B. 薬毒物試験法

一種）する場合，病院などから任意提出された資料を捜査機関が領置する場合，または解剖を行った大学により採取される場合などがある．検査対象となる試料（鑑定資料）については大学で資料採取された場合を除き，捜査機関は適切な犯罪鑑識機関（鑑定機関）に鑑定嘱託を行う[刑事訴訟法（刑訴法）第223条]．なお，鑑定は直接裁判所が学識経験のある者に鑑定を命ずる場合もある（刑訴法第165条）．鑑定嘱託を受けた機関は鑑定経過および結果の報告（一般的には鑑定書）が捜査機関から求められ(刑事訴訟規則第129条)，鑑定人が作成した署名押印のある書面について裁判所は証拠とすることができる（刑訴法第321条）．一般的に鑑定人が作成した書面は鑑定書として証拠と思われがちだが，あくまでも被告人が同意した場合（刑訴法第326条1項）や，裁判所が検察側から甲○号証として提出されたものを採用した場合においてのみ鑑定書としての効力を発揮するので，鑑定書に記載する内容については，関係者が容易に理解できるように鑑定の経過および結果などが簡潔平明に記載され証明力を保持し得るようなものを鑑定人は作成しなくてはならない(犯罪捜査規範第192条)．また，鑑定人は同第183条(鑑識の心構え)に定められているように，① 予断を排除し，先入観に影響されることなく，あくまでも客観的に事実を明確にすること，② 微細な点に至るまで看過することのないように努めるとともに，鑑識の対象となった捜査資料が，公判審理において証明力を保持し得るように処置することが求められる．さらに，できる限り資料の一部を鑑定に使用し，残部は保存しておくことも必要である[同第186条（再鑑識のための考慮）]．なお，犯罪については刑訴法第250条(公訴時効期間) があることから，これら検査については検察庁での時効送致手続き3カ月前までには結了しなくてはならない．日本においては薬毒物の所持や施用などについて厳しく取り締まる「覚醒剤取締法」，「大麻取締法」，「麻薬及び向精神薬取締法」，「あへん法」，「麻薬特例法」に「医薬品，医療機器等の品質，有効性および安全性の確保等に関する法律（医薬品医療機器等法）」が加わった法が存在する（大麻規制に関する法律は変更予定．詳細はB. 薬毒物試験法4. 薬物乱用の項，p.252参照）．薬毒物を扱う者や鑑定を受託する機関はこれらの法を遵守し，研究者免許や研究施設における規制薬毒物の取り扱いには十分注意を払わなければならない．また，鑑定などの検査を行う者は裁判所から証人として公判への出廷を求められる場合もあるため，法の解釈，薬毒物の履歴や薬理作用などの基本的な知識を得ておくことが重要である．

2 臨床中毒学と薬毒物分析

A. 臨床中毒分析の目的

臨床における急性薬毒物中毒では，自殺企図や乱用による薬毒物の過剰摂取，誤食，誤飲，その他いたずらや殺人を目的とした意図的な混入事例がみられる．このなかでも，自殺を目的とした薬毒物の過剰摂取が多くを占めている．一般的には，中毒事件・事故が発生した際，救急隊が患者に接触した後，病院に搬送され，治療が開始される（図2-1）．この際，事件性があれば警察に通報する．患者が死亡した場合，遺体は大学の法医学教室などの解剖施設に搬送され，死因究明がなされる．証拠資料については各都道府県警察の科学捜査研究所あるいは警察庁の科学警察研究所にて，分析および解析が行われ原因物質の特定が行われる．一方，事件性がない，もしくは不明の場合は，分析に必要な血液，尿，胃内容物などの試料を患者から採取する．薬毒物分析が可能な施設では，原因物質の特定と定量を行い，結果を総合的に評価して治療とその評価に活用する．なお，その過程で事件性が判明した場合は警察へ通報となる．薬毒物分析ができない施設においては，試料を適正に保管し，分析可能な施設への依頼に備える．臨

表2-1 中毒起因物質とその解毒・拮抗薬

中毒起因物質	解毒・拮抗薬	作用機序・備考
アセトアミノフェン	N-アセチルシステイン（NAC）	毒性代謝物の解毒代謝（グルタチオン抱合）を促進する．
ベンゾジアゼピン	フルマゼニル	ベンゾジアゼピン受容体上で競合的に拮抗する．
シアン化合物	ヒドロキソコバラミン	シアン化物イオンと結合し，無毒のシアノコバラミンとして排泄させる．
有機リン系農薬	プラリドキシムヨウ化物（PAM） アトロピン	PAMはアルキルリン酸化されたアセチルコリンエステラーゼ（AChE）を再賦活化する．アトロピンはムスカリン受容体に対するアセチルコリンの作用を阻害する．
カルバメート系農薬	アトロピン	カルバメート系農薬によりカルバモイル化されたAChEに対してPAMは無効で，アトロピンが投与される．
エチレングリコール メタノール	ホメピゾール エタノール	いずれもアルコール脱水素酵素を阻害し，毒性代謝物の産生を抑制する．
タリウム	ヘキサシアノ鉄（II）酸鉄（III）水和物（プルシアンブルー）	腸管内に排泄されたタリウムを捕足し再吸収されないようにする．

床中毒学では症例の蓄積により今後の新たな症例に対応することになるため，中毒起因物質の特定や定量値は極めて大きな意味を持つ．

急性中毒の治療において，迅速に中毒原因物質を特定することで，これら化合物の吸収阻害（胃洗浄・腸洗浄・活性炭投与など），排泄促進（アルカリ利尿・血液浄化法など），解毒・拮抗薬の投与などの特異的な治療法につなげることができる．表2-1に代表的な解毒・拮抗薬を示す．たとえば，アセトアミノフェンの過量摂取では，重篤な肝障害を引き起こし死亡することがあるため，その予防としてアセチルシステイン（NAC）が投与される．この肝障害の発現リスクは血中アセトアミノフェン濃度とノモグラム（図2-2）を用いて予測することが可能であるため，血中アセトアミノフェン濃度の迅速な測定が求められる．実際の現場では，患者搬送時にアセトアミノフェンを多量に摂取していると疑われれば，血中濃度測定前にNAC投与を開始し，血中アセトアミノフェン濃度の結果が判明した段階で肝障害の発現リスクを予測し，NAC投与の継続の有無を判断することが多い．

以下に解毒・拮抗薬投与の実際として，急性タリ

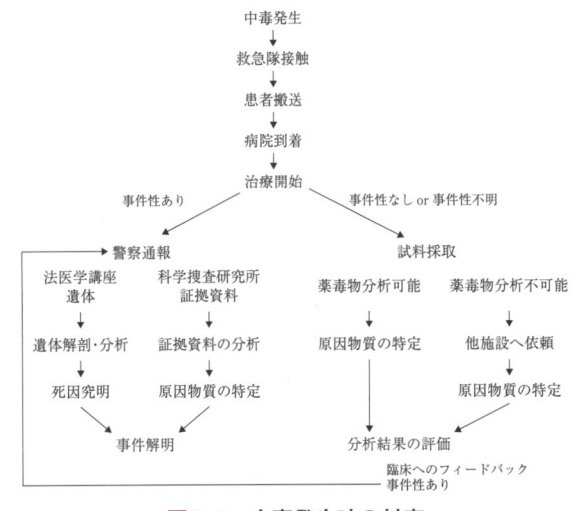

図2-1 中毒発生時の対応

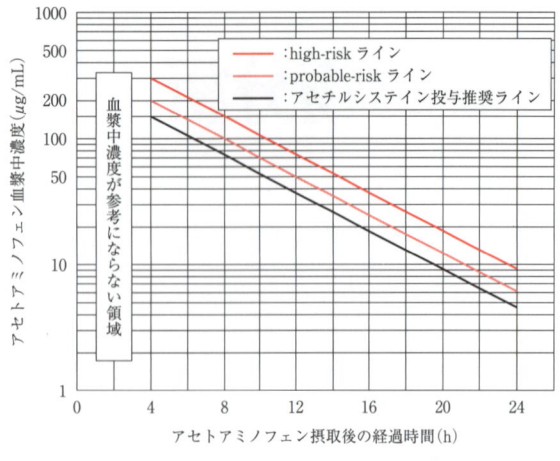

図2-2　アセトアミノフェンのノモグラム

ウム中毒患者に対し，ヘキサシアノ鉄（Ⅱ）酸鉄（Ⅲ）水和物（プルシアンブルー：PB）を使用した事例の概要を示す．

事例1

症例：60代男性．
主訴：心窩部痛．
既往歴：10年前より高血圧症．
現病歴：某年10月某日の午前6時頃，自殺目的に自宅にあった殺鼠剤の硫酸タリウムを含有する液剤タリウム「大塚」2%を約50 mL服毒した．家族には何も話さず朝食を摂取し仕事に出かけ，夜には就寝した．翌日午後1時頃より心窩部痛を訴え近医を受診．臭化ブチルスコポラミンを筋注したが改善を認めず，その時点で初めて服毒したことを話したため，総合病院を経て午後6時に某救急センターへ紹介，搬送となった．受診時，心窩部痛，背部痛のほか，寒気，両側の手掌と足底のしびれや痛みを訴えていた．
来院時現症：意識レベル GCS（Glasgow Coma Scale）15，血圧176/83 mmHg，心拍数68/min（整），呼吸数22/min，SpO$_2$ 95%（room air），体温37.1℃，瞳孔径2.5/2.5 mm．心窩部に圧痛を認めた．
治療経過：タリウムを致死量服用とのことであり，ただちにPBの入手手配を行った．PBは翌日に病院到着のため，それまでの間，活性炭の繰り返し投与（50 gを4時間毎）を施行した．入院第2病日（タリウム摂取3日後）からPB 3 gを8時間おきに経口投与した．しかし，第4病日（タリウム摂

取5日後）から呼吸状態の悪化を認め，P/F比［動脈血酸素分圧（PaO$_2$）を吸入酸素濃度（FIO$_2$）で除した数値］も200程度に低下し，画像などから急性呼吸促迫症候群と診断された．人工呼吸器管理とし，好中球エラスターゼ阻害薬であるシベレスタットナトリウムの投与を開始した．PBも経管から投与を継続したが，家族から投与中止の申し出があり，計4日間で投与を中止した．全身管理は継続し，腎機能，尿量は最後まで維持されていたが，呼吸不全が進行し，第9病日に呼吸不全のため死亡した．誘導結合プラズママススペクトロメトリー（ICP-MS）により測定した全血中のタリウム濃度の経時変化を図2-3に示す．PB投与中の血中におけるタリウムの消失半減期は53時間，投与中止後は330時間とPB投与により血中タリウムの半減期が短縮し，その有効性が確認されている．

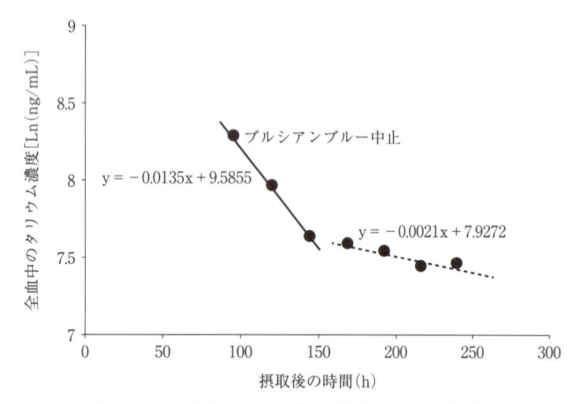

図2-3　全血中タリウム濃度の経時変化

B. 臨床中毒と法中毒分析との違い

　臨床中毒学と法中毒学における薬毒物分析には本質的な違いはない．臨床中毒分析は前述したように患者を救命するために行われるほか，治療効果を判定し今後の治療に活かすためにも行われる．また臨床分析を行う多くの病院では，質量分析装置のような高額な機器を保有しておらず，かつオペレータもいないため，呈色反応や高速液体クロマトグラフィー（HPLC）のような簡便で迅速な分析方法が採用されている．一方，法中毒分析は，死因究明や犯罪の立証を目的としており，迅速性だけでなく，信頼性の高い結果が求められる．法中毒学的資料は経時

的に採取されることはまれであるが，臨床中毒分野では経時的に患者の検体を採取し分析することが可能である．たとえば，経時的に採取した血液試料の分析により，治療効果の検討や中毒時の体内動態の解析も可能である．

C. 臨床薬毒物分析における試料の採取と保管

　法中毒分野では，公判を前提とした検査を行うため，資料の取り扱いには細心の注意が払われる．一方，臨床施設では試料の採取を医師が行うことが多く，患者の治療を優先するため，試料の適正な採取と保管ができていないことも多い．分析担当者から適切な試料採取・保管方法を発信し，施設内で情報共有する必要がある．

　近年，分析機器の検出感度が向上しているため必要とする試料量が少量で済む傾向にある．しかし，情報収集，外観検査でも中毒起因物質が定まらない場合は数種類の検査を実施するため，基本的に採取する試料量は多い方がよい．また，臨床では血液のみ採取する施設が多いが，薬毒物の種類や摂取してからの経過時間によって採取すべき最適な試料が異なるため，血液以外の複数の試料を採取しておくことが望ましい．加えて，警察が行うように検査試料の写真を残しておくと，犯罪性がある場合に役立つことがある．臨床では，生化学検査用の残りの資料（血清）が使われることが多いが，添加されている分離剤などが測定に影響を及ぼし，薬物を吸着し，コンタミネーションの原因にもなるので注意を要する．薬毒物分析用としては，プレーン管に試料を採取するようにする．治療中に胃内容物や胃洗浄液は捨てられてしまうことが多いが，中毒起因物質を経口摂取した場合は高濃度で存在している可能性があるため捨てないで保管しておくことが望ましい．さらに中毒の発生現場には，吐物や摂取したと思われる薬物の空包や空の容器などがあり，これらの試料は中毒原因物質のより迅速な特定つながることがあるため，救急隊員に持参してもらうように声がけをおこなうとよい．

D. 臨床における中毒起因物質の分析

　臨床における薬毒物分析のフローチャートを図2-4に示す．患者搬送と同時に臨床症状（トキシドローム），検査値，患者情報，救急隊からの情報，簡易検査の結果から中毒起因物質を絞り込み，機器分析により特定する．

1 トキシドローム

　患者情報の収集
　臨床症状（トキシドローム），検査値，
　摂取薬毒物（お薬手帳，空のシート・空の瓶），曝露時刻，
　曝露経路など
　↓
　簡易検査
　外観検査，簡易検査キット，呈色反応など
　↓
　機器分析
　中毒起因物質に適した抽出法と分析機器の選択
　↓
　結果の考察
　臨床症状，患者情報，簡易検査結果，機器分析の結果の総合的な判断
　↓
　中毒起因物質の特定

図2-4　臨床薬毒物分析の流れ

　トキシドロームはToxic Syndromeが語源となる造語で，薬毒物による中毒症状を分類し，症状・徴候から原因薬物を推定しようとする際に用いられる考え方である．救急外来に患者が搬送され，中毒起因物質が正確に何かわからない段階からトキシドロームにより中毒起因物質を推定し，治療に活用することができる．以下に臨床現場に有用なトキシドロームと臨床情報を示す．

1）交感神経作動性トキシドローム

　交感神経作動性トキシドロームでは，交感神経系への刺激により生じる散瞳，興奮，高体温，発汗，頻脈，血圧上昇などの症状を呈する．代表的な薬毒物は，覚醒剤，コカイン，エフェドリン，モノアミンオキシダーゼ阻害薬，カフェインなどである．治療薬としては，ベンゾジアゼピン系薬剤が第一選択薬として挙げられる．なお，アルコールやベンゾジアゼピン系薬物の離脱症状において，発汗，頻脈，血圧上昇などの交感神経作動性トキシドロームと同様の症状を示すことがあるので，鑑別に注意が必要である．

2）抗コリン作動性トキシドローム

抗コリン作動性トキシドロームは，ムスカリン受容体が阻害されることにより引き起こされる．散瞳，興奮，高体温，皮膚乾燥，頻脈，血圧上昇などの症状を呈する．これらの症状は交感神経作動性トキシドロームの症状と類似しているが，発汗は抑制される．抗コリン作動性トキシドロームでは高体温で乾燥している症状が鑑別のポイントである．代表的な薬毒物は，ジフェンヒドラミン，アトロピン，スコポラミン，三環系抗うつ薬などである．治療薬としては中枢性コリンエステラーゼ阻害薬のフィゾスチグミンがあるが，本邦では発売されていない．

3）コリン作動性トキシドローム

コリン作動性トキシドロームでは，ムスカリン受容体を介したムスカリン様作用のほか，ニコチン受容体を介したニコチン様作用も示すため，多彩な中毒症状を示す．ムスカリン様作用では，SLUDEGE症候群と呼ばれる，流涎（salivation），流涙（lacrimation），尿失禁（urination），便失禁（defecation），消化器症状（gastrointestinal symptoms），嘔吐（emesis）などの症状を呈する．ニコチン様作用では，筋線維束性れん縮や筋力低下がみられるほか，交感神経が優位になることがあり，その場合，頻脈や血圧上昇を示す．また，中枢神経系の作用として，不安，興奮，錯乱，けいれんなどがみられる．代表的な薬毒物は，有機リン・カルバメート系農薬，ジスチグミン臭化物，サリンなどの神経ガスである．治療薬として，アトロピン硫酸塩や有機リン系農薬に特異的なプラリドキシムヨウ化物が挙げられる（表2-2）．

4）その他のトキシドロームと補助となる臨床情報

その他，オピオイドトキシドローム，鎮静・催眠トキシドロームがある．トキシドロームに関しての詳細は，急性中毒標準診療ガイド［一般社団法人 日本中毒学会 監修，へるす出版（2023）］などの成書を参照されたい．

トキシドロームに加え臨床検査や心電図，薬物検査キットを併用することで，より信頼性の高い診断を行うことができる．

（中毒診断の例）

・コリンエステラーゼ値の低下：有機リン系・カル

バメート系農薬，サリンなどの神経ガスやジスチグミン臭化物など．コリンエステラーゼには，アセチルコリンエステラーゼ（真性コリンエステラーゼ）とブチリルコリンエステラーゼ（偽性コリンエステラーゼ）の2種類がある．臨床検査で一般的に測定されるのは後者である．

・アニオンギャップ開大：メタノール，エチレングリコール，シアン，一酸化炭素など．メタノール中毒ではメタノールの代謝物であるギ酸がアニオンギャップを開大させる．

・浸透圧ギャップ開大：メタノール，エタノール，エチレングリコールなどのアルコール類．アルコール類は血漿浸透圧を上昇させ，浸透圧ギャップが開大する．しかしアルコール類摂取後の時間経過によっては浸透圧ギャップの上昇を認めないこともある．

・低カルシウム血症：エチレングリコールなど．エチレングリコールの代謝物であるシュウ酸がカルシウムと塩を形成しシュウ酸カルシウムとして析出するため，血中カルシウム濃度が減少する．シュウ酸カルシウムは腎臓に蓄積し，腎障害を引き起こすとともに尿中に析出する．

・高カリウム血症：ジギタリス中毒（Na^+/K^+-ATPaseを阻害することにより高カリウム血症を引き起こす），グリホサートカリウム塩製剤の摂取など．

・心電図異常：ジギタリス，三環系抗うつ薬，トリカブト（アコニチン系アルカロイド）など．

以下に，臨床症状（経過）と心電図が中毒起因物質の同定に役立った事例を紹介する．

事例2

症　例：60代女性
主　訴：意識障害
既往歴：頸肩腕症候群
現病歴と経過：頸椎症の緩和治療のため入院中であった．某日21時頃，患者が嘔吐を繰り返すのを看護師が発見．当直医が診察したところ，意識はやや混濁，収縮期血圧は80台であり，心室性期外収縮が観察された．その後，患者の意識レベルはさらに低下，多源性心室頻拍から心室細動となり，心肺蘇生を施行したが奏効せず，午前1時に死亡が確認された．

図2-5に患者の12誘導心電図を示す．患者を担当した医師は，これまでこのような心電図をみたことがなく，患者の突然死について違和感を持っ

ていた．後日，救急科の医師に相談したところ，救急科の医師は臨床症状とその経過，および特徴的な心電図からトリカブト中毒を疑い，トリカブト中毒の原因物質であるアコニチン系アルカロイドの分析依頼を行った．薬毒物分析において，アコニチン系アルカロイドは死亡前日の血液から検出されず，死亡日の血液から検出された．入院中の患者がトリカブト中毒を発症することは考えられず，事件性を疑い警察へ通報となり，法医解剖となった．法医解剖により，本患者の死因はトリカブト中毒死と診断された．

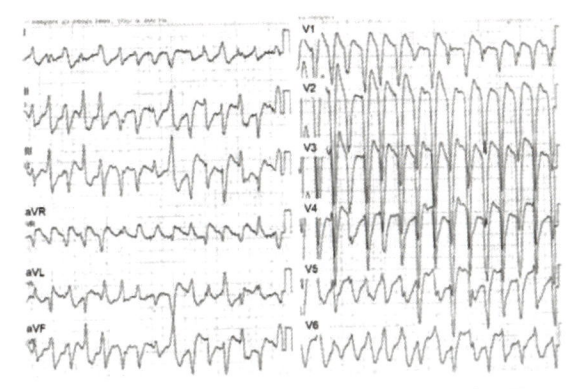

図2-5　トリカブト中毒患者が呈した12誘導心電図

2　情報収集

　生体試料から中毒起因物質を特定することは考えている以上に難しい．やみくもに中毒分析を始めても試料の消費だけでなく，時間のロスが生じる．そのため，分析に先立ち，患者の情報や救急隊からの情報はできる限り収集する必要がある．以下に収集できる情報の例を示す．

　① 患者および家族からの情報：聴取した内容，カルテ，お薬手帳，職業などからも中毒起因物質の推定が可能なことがある．

　② 救急隊からの情報：摂取した時間，摂取したモノ（空の薬物のシートなど），摂取した量，散乱している薬剤，食べ残し・飲み残し，空き瓶などがあれば可能な限り持ってきてもらう．特に農薬などのボトルに関して，含有成分が記載されているが，主成分のみならず副成分についても確認する．記載されている主成分がヒトに害を及ぼす主成分とは限らない．特に状況から自然毒中毒が疑われる場合は喫食物を持参してもらえると，特定に役立つことがある．

　③ その他の情報：警察からの情報は，捜査機密に関わるため，すべての情報を得ることは難しいが，警察からの情報も分析に有用である．また，公益財団法人 日本中毒情報センターでは各種薬毒物に関する情報が集約されているため，問い合わせを行いその情報を入手する．

3　外観および簡易検査

　試料の外観検査では，色調，沈殿物の有無，振とうによる泡立の有無，臭気，pHなどの確認を行う．外観検査から中毒起因物質をある程度絞り込むことは可能である．次いで簡易検査を実施するが，その際，手当たり次第に検査を行っても試料を消費するだけである．トキシドロームの結果と収集した情報から適切な簡易検査を行い，中毒原因物質の絞り込みを行う．臨床の現場で有用と思われる各種検査キットを**表2-2**に示す．これらのキットは救急外来で要求される簡便で迅速な検査である．なお，**表2-2**に示した各種検査キットのうち，現在はシグニファイER（シスメックス社）のみ体外診断薬として認可されている．他の検査キットは研究用試薬である．

4　機器分析

　機器分析の目的は，中毒起因物質を特定（定性）し，その濃度を明らかにする（定量）ことである．収集した情報と簡易検査から絞り込んだ物質に対して適切な抽出方法および分析機器の選択を行う．なお，中毒起因物質を絞り込めない場合，広範囲な薬毒物を対象として直接的に機器分析を行うこともある．

　近年，大学病院の薬剤部などでは，最新の液体クロマトグラフィー–マススペクトロメトリー（LC-MS）やガスクロマトグラフィー–マススペクトロメトリー（GC-MS）などが行える質量分析装置を所有しているところも増えてきている．一般的に不揮発性の化合物であればHPLCが，揮発性の高い化合物ではGCが適している．臨床分野では，中毒起因物質が推定されている場合，その推定物質を分析可能な方法で測定すればよい．ただし，不明な場合は，質量分析による測定が適している．最終的に，トキシドロームや収集した情報と機器分析の結果を総合的に評価し，臨床現場へフィードバックを行う．

E. 総括

臨床中毒の現場では，近年，医薬品がインターネット上でも販売されるようになった背景から，市販薬によるオーバードーズが問題となっている．問題となる医薬品として，アセトアミノフェン，カフェイン，ジフェンヒドラミン，リン酸ジヒドロコデイン，メチルエフェドリンなどを含有する解熱・鎮痛薬，眠気防止薬，睡眠導入薬，抗アレルギー薬，鎮咳薬が挙げられる．これらの化合物による中毒では，家族や救急隊からの事前情報ですでに原因薬物がわかっていることが多く，その分析法を確立させ日常の中毒診療で活用する施設も多くなってきている．一般社団法人 日本中毒学会では「分析が有用な薬毒物」として，① 死亡例が多い中毒，② 分析値が治療に直結する中毒，③ 臨床医から分析依頼が多い中毒から，メタノール，バルビツール酸系，ベンゾジアゼピン系，ブロモバレリル尿素，三・四環系抗うつ薬，アセトアミノフェン，サリチル酸，テオフィリン，有機リン系農薬，カルバメート系農薬，グルホシネート，パラコート・ジクワット，ヒ素，シアン化合物，メタンフェタミンの15品目を指定して臨床現場での分析を推奨している．現在，エチレングリコール，カフェイン，グリホサートなどの化合物が追加されているが，今後，薬物の流行の変遷に伴い分析対象となる化合物も増えていくことが予想される．

表2-2　臨床の現場で有用な簡易検査キット

検査キット	メモ
シグニファイ ER（シスメックス）	尿中の11種類の薬物をイムノアッセイ法で検出．AMP，BAR，BZO，COC，THC，MDMA，OPI，OXY，PCP，PPX，TCAを検出可能．尿中の体外診断薬として認可されている．
アイベックス スクリーン M-1pro（バイオデザイン）	尿中の7種類の薬物をイムノアッセイ法で検出．MET，BAR，BZO，COC，THC，ZOL，TCAを検出可能．
DRIVEN-FLOW M8-Z（関東化学）	尿中の8種類の薬物をイムノアッセイ法で検出．MET，BAR，BZO，COC，THC，OPI，ZOL，TCAを検出可能．
ToxWipe Oral 6+（関東化学）	口腔液中の6種類の薬物をイムノアッセイ法で検出．AMP，MET，BZO，COC，THC，OPIの検出が可能．
アセトアミノフェン検出キット（関東化学）	血液中のアセトアミノフェン（APAP）をインドフェノール法により検出．APAPが存在すれば青色を呈する．血中APAP濃度の推定も可能．
有機リン系農薬検出キット（関東化学）	尿中の有機リン系農薬をニトロベンジルピリジン法により検出．有機リンが存在すれば赤～赤紫色を呈する．本試薬はブロモバレリル尿素とも反応し着色する．
北川式検知管　シアン化水素（光明理化学工業）	血液中のシアン化水素の検出と半定量が可能．
北川式検知管　パラコート（光明理化学工業）	血液中のパラコートの検出が可能．
北川式検知管　ヒ素（光明理化学工業）	食品中のヒ素の検出が可能．
北川式検知管　含リンアミノ酸系農薬（光明理化学工業）	含リンアミノ酸系農薬であるグリホサート，グルホシネートの検出が可能．

AMP：アンフェタミン類，MET：メタンフェタミン類，BAR：バルビツール酸類，BZO：ベンゾジアゼピン系，COC：コカイン系，THC：大麻，MDMA：メチレンジオキシメタンフェタミン，OPI：モルヒネ系麻薬，OXY：オキシコドン類，PCP：フェンジクリジン類，PPX：プロポキシフェン類，TCA：三環系抗うつ薬，ZOL：ゾルピデム

3 | 法中毒学における薬毒物分析

法中毒学における薬毒物分析は，社会における事件・事故・過失などとの関わりを有する事例において，薬毒物関与の有無，関与の程度を正しく解釈・評価し，真実を科学的に究明するために行う．その結果，異状死体においては，その死因や死亡前の状況への薬毒物の関与が科学的に立証され，犯罪捜査の早期解決にもつながる．その対象となる事例は，薬物の関与が疑われる自他殺，事故・災害，犯罪，薬物による医療過誤，法規制薬物の摂取・所持の有無，医薬品の過量摂取（オーバードーズ）などがある．

A. 試料の採取と保存

試料の採取は薬毒物分析上，極めて重要で，これが不適切だと以後の分析の信頼性が著しく損なわれ，測定値の解釈にも大きな支障を来し，鑑定結果の正当性が失われる．また，試料は唯一無二であり，その取り扱いと保管には十二分に注意する．薬毒物検査に当たっては，試料が当該事例のものであるかを再確認し，取り違えや混同のないようにする．ウイルス感染などの危険性がある試料は，取り扱い上の安全の確保に留意する．試料は，現場周辺の薬毒物やその容器，病院では，採血時の血液・血清・血漿，尿，胃洗浄液など，変死体の剖検時では，心臓血（左右心室），大腿静脈血，胃内容，尿が必須検体で，必要に応じて，胆汁，主臓器（脳，肺，肝臓，腎臓，脳膵臓，脾臓），頭部外傷の血腫，大腿部筋肉，脳脊髄液，眼球硝子体液，心囊液，毛髪（陰毛）・爪などが検体となる．各採取量は，液体は10～20 mLを2本，臓器は10～20 gをテフロンラバーねじ口キャップ付きプラスチック試験管や容器に小分けして採取する（臓器の場合は角砂糖程度に切り分ける）．また，揮発性の高い毒物やガス体は，テフロンラバーキャップ付きバイアル瓶（秤量済み）に直接採取し，損失を防ぐ．検体保存の試験管や容器には，番号，採取日時，試料名を記載し，短時間（数時間以内）なら冷蔵庫，短期間（数日～数週間）なら−20℃，長期間（1カ月以上）なら−80℃に保管し，同時に保管帳簿を作成

して使用履歴を記載する．採取時の注意点は，① 採血部位の消毒に酒精綿を使用する際には注射器へのアルコールの汚染に注意する．② フッ化水素酸ではガラス容器は不可で，プラスチック容器を使用，有機リン系農薬製剤（キシレンを含有）ではプラスチック容器は不可で，ガラス容器を使用する．③ 冷凍の場合は，容器内の試料容積を7割程度にする．④ 毛髪や体毛は，黒色毛を毛根部から引き抜く．

B. 分析の手順

一般的には，図3-1に示したような分析手順で，中毒原因物質の同定や定量を行う．すなわち，初めに予試験や後述する免疫測定法（イムノクロマトグラフィー）などの簡易試験を行う．次に，揮発性物質はヘッドスペース法によるGCで分析する．薬毒物の大部分を占める難揮発性物質は，試料から抽出（液-液抽出，直接抽出，液-固抽出）を行いその抽出物について，種々のクロマトグラフィーやスペクトロメトリーを用いて同定・定量を行う．今日では，分離手法で優れているGCやHPLCと化合物の識別能力が高い質量分析装置とが連結したGC-MS，LC-MS，さ

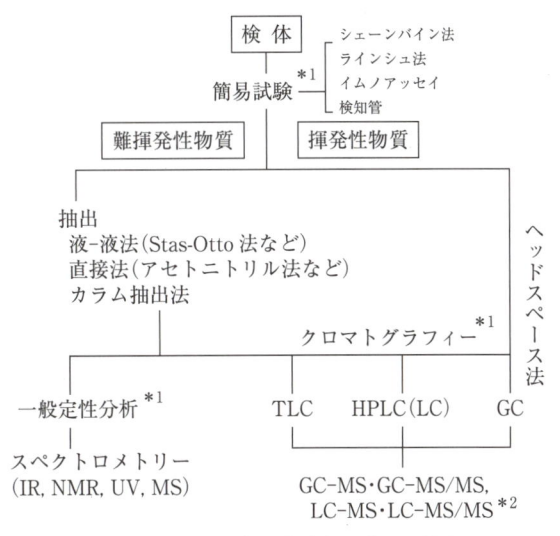

図3-1 一般的な薬毒物分析の手順
（＊1：定性確定不可，＊2：定性確定可）

らにタンデムマススペクトロメトリー（MS/MS）を用いたより高精度・高感度なGC-MS/MS，LC-MS/MSの分析手法が用いられている．

　試料から抽出を介さず直接検査できる免疫測定法（イムノアッセイ）は，簡便，短時間で結果が得られる利点があり，数種の検査キットが開発・市販されている．なかでも，尿中薬物簡易検査キットとして，アイベックス スクリーンとシグニファイERが汎用的に使用されている（表2-2）．これらの長所として，試料（尿）をほとんど未処理で使用できる，操作が簡便で短時間で結果が得られる，判定が容易，多数の薬物群を同時に判定ができる，などがある．短所は，偽陽性反応（解熱鎮痛剤に含有されているジヒドロコデインによるオピオイドや腐敗アミンによるアンフェタミンなどの陽性反応）がある，開発元が国外であるため国内で開発され販売されている医薬品は対象薬物になっていないため反応が弱いか，反応しない場合がある（エチゾラム，ブロチゾラムなど），化学構造が類似している薬物群に対する抗体反応のため，個々の薬物の特定はできないなどがある．

　薬毒物による中毒死として診断する際には，スクリーニング（予試験・簡易試験）→抽出→GC-MS・GC-MS/MS・LC-MS・LC-MS/MSなどによる定性試験およびその後の定量試験を行い，原因となる薬毒物を決定してその血中や臓器内濃度を既報に照らして中毒死かどうかの判断に至る．定性試験による，確実な薬物の同定は非常に重要であり，標準品と同等のマススペクトルやプロダクトイオンスペクトルが得られて初めて確定できる．定量は内標準法が望ましく，内標準物質には，重水素標識体を用いるのがベストであるが，入手できない場合は，化学構造が類似の同族化合物を使用する．対照試料（血液・尿など）に標準品を添加し作成した検量線を使用して，3回繰り返し測定からその平均値を求めると同時にその変動が許容の範囲内あることも確認して確定定量値とする．また，検出限界（LOD）は得られる信号がノイズの3倍（S/N 3），定量限界（LOQ）は検量線の下限値（一般的にはS/N 10に相当）が該当値になる．

C. 薬毒物分析上の注意点

　近年の分析機器の発展は著しく，微量な試料から薬毒物を高感度に検出することが可能となっている．

その反面，それに付随して目的とする薬毒物とともに，試料に混入してくる化学物質も高感度に検出されるため，薬毒物の同定に種々の支障をきたす場合が生じる．

　主な分析上の妨害物質として，試料から共抽出される生体成分（たとえばコレステロールなどの脂質），分析操作過程で混入するGCのセプタム（注入口のシリコンキャップ）やカラムの液相に由来するシロキサンなどがある．これらは，夾雑ピークや夾雑イオンとして出現し，目的化合物を分析する上で大きな妨害因子となる．また，抽出や分析上の熱やアルカリ，酵素（エステラーゼ）による分解，揮発性や吸着による損失，著しい回収率の低下，生体成分と反応して特異な化合物を形成するなど，分析上の種々の悪影響因子には，十分注意する必要がある．

D. 簡易試験

　簡易試験は，特定の薬毒物を対象とした簡易な試験法で，① 試料を抽出せず直接に試験が行える，② 必要とする試料が少量，③ 操作が簡便，④ 検査結果が短時間で判明する，⑤ 反応が鋭敏であるなどの利点があり，ある程度の薬毒物を予想することができる．一方，反応に特異性が低く，定量が難しいなどの欠点があり，該当薬毒物の確定には，さらに特異性の高い分析手法が必要になる．簡易試験には，代表的な予試験であるシアン化水素に対するシェーンバイン・パーゲンステッヘル法，ヒ素に対するラインシュ法，黄リンに対するシェーレル法のほか，有機リン酸系農薬・カルバメート系農薬ではコリンエステラーゼ活性試験，パラコート・ジクワットではハイドロサルファイト法などがある．また，前述のシグニファイERなどの尿中薬物簡易検査キットがある（表2-2）．

E. 抽出法

1 液-液抽出法

1）Stas-Otto法

　代表的な液-液抽出法であるStas-Otto法は古くから用いられている薬毒物の抽出法であり，試料から薬物群を系統的に分画抽出できる優れた抽出法である（図3-2）．試料を酢酸酸性下（血液の場合は塩酸酸性とすると変性し，以後の抽出が困難になるので不適である），ジエチルエーテルで振とう抽出し，遠心分離後ジエチルエーテル層を分取する（中性・酸性物質）．他方の水層は水酸化ナトリウムでアルカリ性とし，クロロホルムで抽出（clean analysisに適したジエチルエーテルでも代用可能）し，遠心分離後，有機層（塩基性物質）を分取する．さらに水層を酢酸とアンモニア水でpH 9に調整したのちクロロホルム−2-プロパノール（3：1）で抽出し，同様に有機層を分取する（モルヒネなどのフェノール性・塩基性化合物）．残りの水層には，極めて水溶性が高いパラコート，ジクワット，グリホサート，代謝物のグルクロン酸抱合体などが残存する．このような水層と有機溶媒による抽出の原理は，薬物のイオン化の違いによる，すなわち，酸性薬物はpH＜pKa，塩基性薬物はpH＞pKaの条件下で各分子型が増加し，疎水性が増大し，水層に残存している薬物が有機溶剤に転溶される．なお，中性薬物はいずれの液性においても有機溶媒に抽出される．この逆の理論が，中毒時に薬物排泄を促進するイオン化療法にも適用されている．

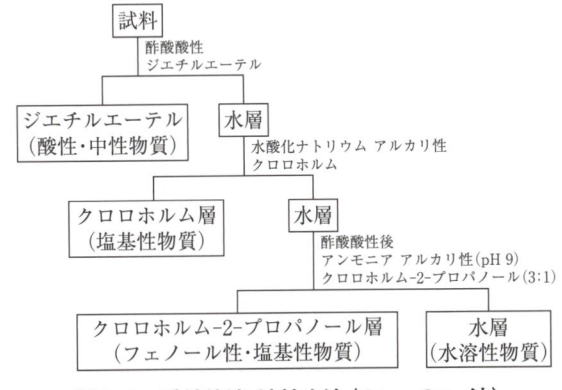

図3-2　系統的液-液抽出法（Stas-Otto法）

2 直接抽出法

1）氷点下抽出法

　水と混和する有機溶媒を用い，水の氷点と有機溶媒の凝固点の差を利用し，水の凍結により有機溶媒へ移行させて高極性成分を抽出する方法である．本操作により除タンパクが合わせて行えるというメリットもある．水と混和する中極性から高極性の有機溶媒には主にメタノール（凝固点：−96℃），エタノール（同：−117℃），アセトン（同：−94℃），アセトニトリル（同：−48℃）などが用いられる．手法としては極めて簡易であり，代謝物などの高極性成分を含む試料溶液に等量もしくはそれ以上の上記有機溶媒を添加し，よく撹拌した後に−30℃以下の冷凍庫にて水が完全に凍結するまで放置する．凍結後，冷凍庫から取り出した一部が凍結した溶液から，速やかに有機層を分取して試料溶液とする．常温に戻した際に水分の影響を無視できない場合には，少量の無水硫酸ナトリウム粉末を分取した試料溶液に加えておくとよい．

2）塩析抽出法

　対象となる成分を含む溶液に塩類を加えると，水分子が塩類のイオンと結合し，物質との水和に必要な水分子を減少させることで有機溶媒（アセトニトリル）に対象成分を移行させることができる．代謝物などの高極性成分を効率よく抽出する，歴史のある手法である．塩析となる塩類には，食塩，無水炭酸ナトリウムなどが用いられる．

3）QuEChERS抽出法

　名称の由来はQuick（迅速），Easy（簡単），Cheap（安価），Effective（効果的），Rugged（堅牢性），Safe（安全）の頭文字を合わせたものである．2003年に提唱された手法で，前述の塩析抽出に類似の方法として，食品や農作物中の残留農薬などの分析に広く用いられる．短時間処理に適した分散固層抽出（dispersive solid phase extraction：d-SPE）法である．脂質溶解性の低い高極性の揮発性溶媒を使用し，塩類や精製用の充填剤を試料に添加し，撹拌・遠心分離することで高い抽出効果が得られる．抽出

法としては塩析用に無水硫酸マグネシウム，塩化ナトリウム，クエン酸バッファー，抽出溶媒としてアセトニトリルが混合されるが，精製法（d-SPE精製）としては固相充填剤にエチレンジアミン-*N*-プロピルシリル化シリカゲルやグラファイトカーボンなどが用いられる．

3　カラム抽出法

1）固相抽出法（solid phase extraction：SPE）およびサポート型液体抽出法（supported liquid extraction：SLE）

SPEは，固相担体を充填したカートリッジを活性化後に試料溶液を注入し，分析対象とする成分を不純物から分離して精製する手法である．分析対象物を一度固相に保持させた後に，洗浄溶液により夾雑物を固相から除去後，対象物を溶出する溶液を注入し分析対象物のみを流出させる方法と，夾雑物を固相に保持させたまま分析対象物を流出させる方法がある．固相となる充填剤にはC_{18}のほか，$-NH_2$のようなアニオン交換官能基，$-SO_3H$のようなカチオン交換官能基があり，保持を目的とする成分により使い分けることが重要である．カートリッジには微量試料用のチップ型もあり，簡単な遠心やピペッティング操作で抽出できる．SLEは，上記カラムとは異なった，最適化された珪藻土が充填されたカラムISOLUTE® SLE＋を用いる．液-液抽出法と原理的には同様であるが，通常の液-液抽出法に比べエマルジョンになりにくく効率的で，より高い回収率，よりきれいな抽出物が得られ，液-液抽出法で適用された抽出溶媒も使用可能である．

4　その他の方法

1）SPME法（solid phase micro extraction）

吸脱着技法の1つであるSPMEは自動処理を行うことができ，かつ最低必要試料量が約$100\,\mu$Lと少なく，吸着，脱離による抽出操作も短時間であることから，GCやHPLCの前処理装置として接続すると効果を発揮する．SPMEは環境，食品・香料，医薬品などの分析に利用することができることに加え，水中の界面活性剤，生体試料中の薬物などとその適用範囲は幅広い．

F. 機器分析法

機器分析法は，分離分析のクロマトグラフィーと化合物の特性を解析するスペクトロメトリーとに大別される．法中毒学的分析に用いる機器分析法は，基本的に衛生試験法で用いる方法と同様であるため，「A.衛生試験法　Ⅰ一般試験法」p.2を参照されたい．本項では，衛生試験法の項に記載がないものを中心に解説する．

1　クロマトグラフィー

クロマトグラフィーは，多成分の混合物から目的成分を分離するのに威力を発揮する分析手法であり，固相と移動相による目的成分の保持（吸着）と分配から分離が行われる．

1）薄層クロマトグラフィー（thin layer chromatography：TLC）

ガラスやアルミシートの平板にシリカゲルなどの担体をコーティングした薄層板に，標準品と試料を点状に塗布し溶媒で展開する方法である．定性の指標は，*Rf*値［retention factor，*Rf*＝A/B（A：原点からスポットまでの距離，B：原点から展開溶媒の頂点までの距離）］とUV照射や各種発色試薬により標準品と比較し，異なった2つの展開溶媒や発色試薬で同定する．TLCは，用いる器具が安価で，短時間で容易に多数の検体を同一条件下で一斉分析でき，分離された各スポット成分を選択的な発色反応により目で識別できる．さらに，分離された各スポット成分を抽出して，GC，HPLC，UV，GC-MS，LC-MSなどで再分析することにより，より高精度な分析が可能である．また，高性能シリカゲルプレートを用いたHPTLC（High Performance TLC）を用いることで，より短時間に高分離能，高感度で分析可能である．さらにデンシトメーターを用い，スポットを分光学的に測定し，UV吸収スペクトルを取得したり，DART（direct analysis in real time）イオン源を用いて直接質量分析装置で分析したりすること

も可能である.

2）GC

　高温の試料注入口で気化された化合物が，キャリヤーガス（窒素やヘリウム）によってカラム内に流され，カラム内で液相との分配によって分離を行う分析手法である．したがって，熱分解する化合物や難揮発性化合物は不適であるが，難揮発性化合物は種々の誘導体化試薬（アシル化剤，エステル化剤，アルキル化剤，トリメチルシリル化剤など）によって誘導体化を行い，揮発性を高める手法により分析が可能となる．GCで用いられるカラムや検出器は「I 一般試験法」p.2を参照のこと.

　定性の指標には，保持時間があるが，装置や測定条件などによって異なる．一方，対象成分の保持時間を直鎖炭化水素（n-アルカン）の保持時間を用いて相対的に表す保持指標（retention index：RI）は，分析条件により影響を受けることなく，カラムの液相の性質のみによって決定されることから，GCの保持値の標準化に最も適した値である.

3）HPLC

　ステンレス製筒に充填剤を詰めたカラムと，有機溶媒（メタノールやアセトニトリル）と緩衝液（リン酸塩など）の混合液を溶離液として使用し，注入口から注入した試料をポンプでカラムへ流し込み，カラム内で保持と分配によって分離を行う分析手法である．HPLCで用いられるカラムや検出器は「I.一般試験法」を参照されたい.

2　スペクトロメトリー

1）分光分析

　光などのエネルギーを受けた物質が放射または吸収するさまざまな光を波長ごとに分割し，物質を構成する分子固有となる波長（スペクトル）を識別することで，物質の官能基や構造，特性などを定性・定量的に分析する方法である．各分光分析とその波長を図3-3に示す.

　① 紫外/可視分光分析（UV/VIS）：試料に紫外線もしくは可視光を照射し，照射波長を連続的にスキャンしながら，試料が吸収する光量（吸光度）を測定する．測定結果は，横軸に波長，縦軸に吸光度をプロットしたグラフ（吸収スペクトル）として得られる．分光光度計の光源は，紫外領域に重水素放電管，可視領域にハロゲンランプを用い，使用する波長に応じて切り替えて使用する．近年では，光源寿命の長いキセノンフラッシュランプを光源とする分光光度計も市販されている．キセノンフラッシュランプは，紫外から可視領域にかけて1つのランプで測定できる利点がある．UV/VIS は，血中の一酸化炭素濃度や錠剤中の薬物含有量の測定，イムノアッセイの検出器をはじめ，さまざまな物質の定量分析に広く用いられている.

　② 赤外分光分析（infrared spectroscopy：IR）：分子の振動エネルギー相当分の光エネルギーの吸収により赤外スペクトルを測定する方法である．後述するラマン分光とは振動エネルギーの吸収を測定するか振動エネルギー分だけシフトしたラマン拡散を測定するかの違いによるため，官能基の振動情報は同じ波数（波長の逆数）に出現する．IRには指紋領域と呼ばれる物質ごとに異なったスペクトルが現れる領域があり，物質の同定に用いられる.

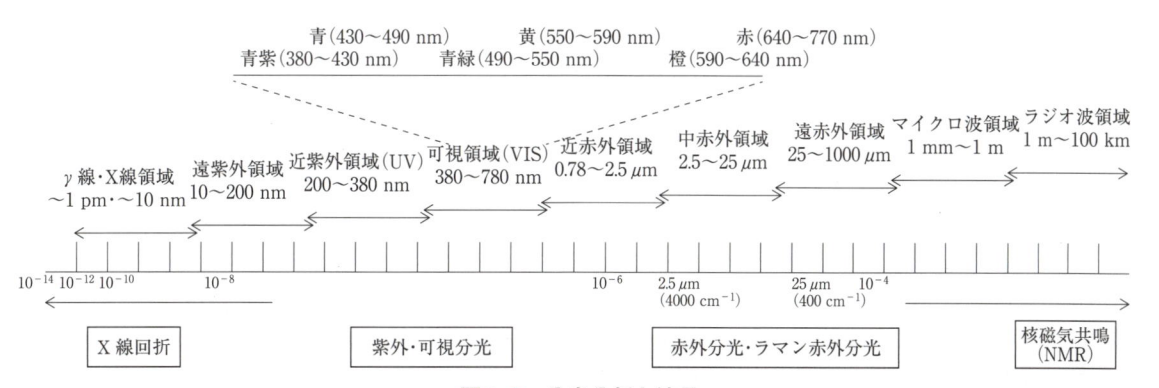

図3-3　分光分析と波長

③ ラマン分光法：物質に光を照射すると，光と物質の相互作用により反射，屈折，吸収などのほかに散乱と呼ばれる現象がみられるが，この散乱光のなかには入射した光と同じ波長の光が散乱されるレイリー散乱（弾性散乱）と，分子振動によって入射光とは異なる波長に散乱されるレイリー散乱と比較して10^{-6}倍ほど微弱な光のラマン散乱（非弾性散乱）がある．その微弱な光を分光し，得られたラマンスペクトルより，分子レベルの構造を解析する手法がラマン分光法であり，ピークの位置から化学結合の情報，スペクトルの波形から分子構造と結晶構造の違いがわかる．

④ 近赤外分光分析(near infrared spectroscopy：NIR)：近赤外領域といわれる波長800 nm～2500 nmの光を対象試料に照射し，その吸収された波長に統計手法を応用することで他成分を同時に測定するというものである．その対象は，O-H，N-H，C-H，S-Hの官能基による吸収が主体である．近赤外線は紫外線と比べて，照射される光のエネルギーが低いという特徴があり，NIR吸収バンド強度は対応する中赤外吸収バンドの基準振動強度より10～100倍弱くなる．近赤外領域において光は物質を透過する性質を有し，水，ガラス，石英などの吸収がほとんどみられないことから，非破壊で違法薬物などの対象試料を測定することができるという利点があり，法科学分野での活用も期待されている．

2）核磁気共鳴分析（nuclear magnetic resonance：NMR）

対象試料の構造や物性を測定することが可能な方法であり，分子間や分子内相互作用，分子の運動性など有用な情報が得られるため，タンパク質の構造解析，化学，医薬品・食品開発，材料科学といった幅広い分野で利用されている．一般的な構造解析ではプロトン，カーボン，フッ素などが確認対象となるが，標準的な検出器を用いれば60以上の核種を測定することができ，同位体であっても共鳴周波数が異なるので容易に識別可能である．分子構造を原子核1個の分解能で観測できる一方，デメリットとして感度が低く通常数10 mg程度のサンプル量が必要である．ただし，クライオプローブなどを用いることによりmgを切る量での分析も可能となる．ラジオ波帯域の電磁波を使うことからNMRは非破壊的な測定であるが，試料と試料を溶解させる重溶媒との

間でのプロトン交換が起こることから，厳密的には非破壊とはいえない．NMRの原理を応用したNMRイメージングには，医療用に使用される磁気共鳴画像（MRI）がある．

3）X線回折（X-ray diffraction：XRD）

試料にX線を照射した際，X線が原子の周りにある電子によって散乱，干渉した結果起こる回折を解析する方法である．粉末試料では構成成分の同定や定量，結晶サイズや結晶化度，単結晶試料では分子の三次元構造，加工材料試料では残留応力や内在する歪み，蒸着薄膜では密度や結晶性，結晶軸の方向や周期，小角散乱測定ではナノスケールの粒子の大きさや形状・粒径分布の情報を得ることができる．対象試料は多岐にわたり，無機・有機物質の粉末，高分子材料，タンパク質，金属部品，有機・無機薄膜半導体，エピタキシャル膜，コロイド粒子などが測定可能である．覚醒剤疑似物として流通する粉末で，IRではスペクトル情報が十分に得られない無機物質などには威力を発揮する．

4）蛍光X線分析（X-ray fluorescence：XRF）

原子にX線を照射した際に，原子の励起により内殻電子が外殻へ遷移するときに放出される特有の蛍光X線（特性X線）を測定する方法である．ナトリウムより大きな原子番号の元素は容易に定性・定量が可能なため，無機化合物や金属のスクリーニングに適している．本法の特徴は，試料の分解がないいわゆる非破壊的な分析法であり，測定終了後，同一の試料を他の測定法に用いることができる点にある．測定感度としては，μg/g（ppm）レベルが可能であるが，同様の原理を有するSPring-8を用いればpg/g（ppt）レベルの微量成分を分析できる．

5）質量分析（mass spectrometry：MS）

各種のイオン化法により，化学物質を原子・分子レベルの微細なイオンの状態にしてその質量数と数を測定することにより，原子量・分子量，分子構造，特定イオン強度，濃度などを明らかにし，生成した各フラグメントイオンで構成されたマススペクトルを得る分析手法である．物質を構成する原子・分子を直接イオン化して測定するため，超高感度な測定，

物質同定が可能である．試料の測定は，試料導入部で導入した試料を真空下イオン源でイオン化し，気相に存在する状態にする．イオンは，その質量電荷比（m/z）によって運動性が異なるため，四重極型やイオントラップ型など種々の原理を用いた質量分離部でその分離を行い，イオン検出器を用いて検出する．試料導入部にGCやLCを用いたGC-MS，LC-MSが薬物分析の主力として汎用されている．質量分析法の詳細については「Ⅰ 一般試験法」を参照されたい．

分析により得られた正（または負）に荷電したイオンはそのm/zによって質量数が表される．得られた質量数には窒素原子を0個または偶数個含むと，ノ

ミナル質量（それぞれの元素において最も存在度の高い同位体の質量の整数値を用いて計算したイオンもしくは分子の質量）は偶数となり，窒素原子を奇数個含むと奇数になるという規則を持っている．

①MS/MS：質量分析部に2つの分析管を直列に配置したMS/MSによるプロダクトイオンスペクトルは，通常のMS分析のスキャンモードによるマススペクトルに比して，著しく選択性が高く高精度な定性分析ができる．これにより，生体試料由来の夾雑イオンの妨害を受けずに，高精度な定性結果が得られる（図3-4）．また，MS/MSを用いた定量分析では，プリカーサーイオンから生じる特定のプロダクトイオ

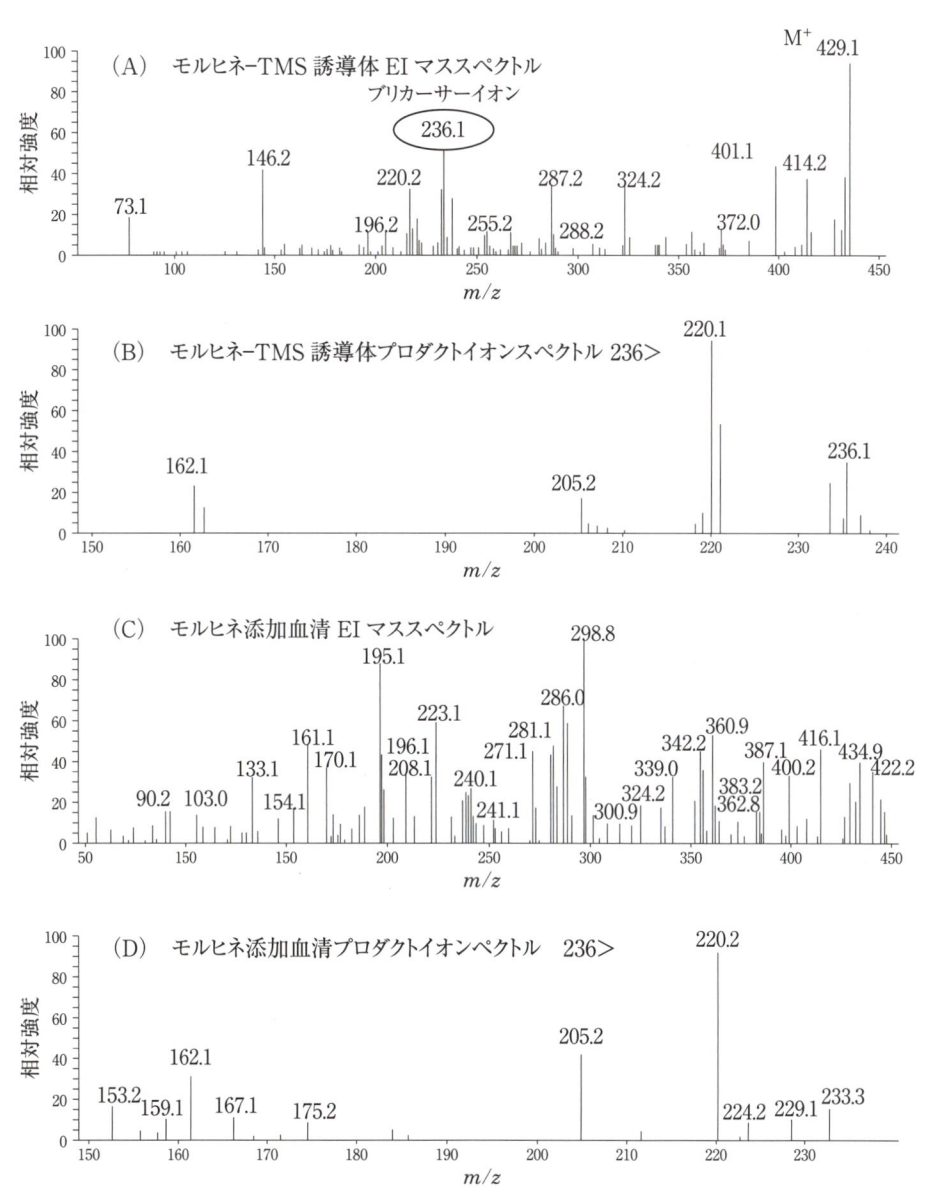

図3-4　血清中モルヒネのGC-MS/MS分析
TMS：トリメチルシリル

ンを選択し,そのイオンのみを取り込む選択反応モニタリング(selected reaction monitoring:SRM)が用いられ,シングルMSによる選択イオンモニタリング(SIM)に比べ,高精度で高感度な定量結果が得られる.

②飛行時間型(TOF)MS:イオン化部において生成した試料分子のイオンは,電圧をかけることにより加速されてフライトチューブ内に導入され,質量に応じて小さいものは早く,大きいものは遅く飛行して検出器に到達する.この一定距離の飛行時間からイオンの精密質量を算出する.TOF-MSはイオンの到達時間を測るだけであることから,データの取り込み間隔を延ばした分だけ,高質量のイオン測定に対応できるという特徴を持っており,また全スペクトルデータを取得することができるが,質量分解能はフライトチューブの長さとイオンの飛行距離に依存するため,20000程度から最大でも100000程度である.なお,TOFの前部に四重極を備えたQTOFで測定された質量は計算されたモノアイソトピック質量(主同位体のみからなる精密質量数)の数ppm[質量精度(ppm)=((理論値−観測値)/理論値)×10^6]以内に収まり,実側値から構造式の決定が可能である.

③オービトラップ型MS:イオントラップ型質量分析の1つであるオービトラップでは,イオンが中心電極の周りを回転しながら2つの外部電極の間で振動する.イオンは,質量の違いにより異なる周波数で振動することを利用して分離される.外部電極でイオンにより誘発される振動を計測し,イメージ電流検出を用いてイオンのマススペクトルが取得される.精密質量は前述のTOFによるイオンの飛行距離ではフライトチューブ長に依存するため2m程度であるが,オービトラップの理論上の飛行距離は中心電極周囲の周回運動の距離に依存し回転距離は数10km程度となる.そのため,質量分解能はm/z 200で最大1000000と極めて高く,分析対象試料は1ppm以下の精度で高精密質量を得ることができる.

④安定同位体比質量分析(isotope ratiomass spectrometry:IRMS):水素,炭素,窒素,酸素など生物を構成する基本元素の質量数が異なる安定同位体の存在比を分析する手法である.これらの同位体は環境や反応時の変動などにより,わずかにその存在量が異なっていることから,起源の識別などに利用される.環境依存となるお茶などの産地判別やスポーツ競技におけるドーピング検査,違法薬物の合成原料の推定などの犯罪捜査に用いられることが多い.

G. 分析結果の解釈

結果の解釈にあたっては,剖検例では,薬毒物の死後代謝・分解・産生,肺や肝臓からの死後再分布,胃内から周辺組織への死後拡散,気管内から心臓血への死後拡散などの因子の関与も考慮しなければならない.また,複数の薬毒物が検出されている場合には,薬物間相互作用について考慮する必要がある.中毒量や致死量では,代謝,排泄や血漿タンパク質との結合が飽和するため,臨床用量では生じない相互作用も起こりうることを念頭におくべきである.また,ベンゾジアゼピンとアルコールの例のように,それ単体では致死量とはいえない量でも,薬力学的相互作用により毒性が増加する場合があるので注意して判断する.複数箇所の血液試料が分析されている場合には,死亡時の血中薬毒物濃度を最も忠実に反映している血液試料の分析値を合理的に判断して選択する.そのうえで,当該血液試料および臓器試料の薬毒物濃度(未変化体や活性代謝物)を文献値と比較し,致死・中毒・治療レベルのいずれに該当するか,剖検所見も併せ,死亡への薬毒物の関与の程度を総合的に判定する.特に,死亡までの時間,投与経路(経口・吸入・注射など)のほか,死者の年齢,体重などの情報も考慮する.該当薬毒物が検出されなかった場合は,行った対象薬毒物の分析方法とその分析法の検出限界(S/N 3)から試料中の検出下限値濃度を明記して,報告書を作成する.

以下に,法中毒学における事例と分析結果の解釈例について示す.

事例1

30代男性.某日午前5時頃,ホテルに1人で入室,午後2時半頃ホテルの従業員が電話するが応答無し.同4時半にも応答がないので見に行ってみると,ドアの施錠はしておらず,ベッドの上にパンツ一枚でうつ伏せになって死亡しているのを発見した.覚醒剤30gを所持,睡眠薬(ハルシオン0.25mg錠)を服用していた模様.そばに使用したと思われるコップがあった.

〈薬毒物検査〉
　胃内容物・血液・尿からGC-MSによりメタン

フェタミン，アンフェタミン（代謝物）を検出，GCで定量した結果，メタンフェタミン濃度は，胃内容物2.39 mg/mL，血液50.5 μg/mL，尿2.19 mg/mL，アンフェタミン濃度は，血液0.77 μg/mL，尿44.2 μg/mLであった．また，GC-MS/MSにより血液・尿からトリアゾラム，尿から代謝物（1-ヒドロキシトリアゾラム，4-ヒドロキシトリアゾラム）を検出，定量した結果，各濃度は血中トリアゾラム2.2 ng/mL，尿中1-ヒドロキシトリアゾラム95.5 ng/mL，4-ヒドロキシトリアゾラム17 ng/mLであった．

〈考察〉

メタンフェタミンの血中致死濃度は4.5 μg/mL程度とされており，本例の血中濃度がそれをはるかに超えていること，血中トリアゾラム濃度は治療域（2〜4 ng/mL）の範囲内であったこと，ほかに死因となる外傷や臓器障害などが認められなかったことから，本例の死因は，多量の覚醒剤を服用した中毒死であると考えられた．

事例2

未就学女児．早朝自宅で心肺停止状態の娘を父親が発見，救急搬送先の病院で死亡が確認された．尿の薬物スクリーニング検査により三環系抗うつ薬が陽性となり，事件性が疑われたため司法解剖となった．

〈薬毒物検査〉

胃内容物・血液・尿からLC-MS/MSによりアモキサピンを検出，定量検査による各濃度は胃内容物42 μg/mL，大腿血8.3 μg/mL，尿2.5 μg/mLであった．アモキサピンの代謝物8-ヒドロキシアモキサピンも検出され，各試料の濃度は胃内容物4.5 μg/mL，大腿血4.1 μg/mL，尿は痕跡程度であった．

〈考察〉

アモキサピンの血中致死濃度は成人で5 μg/mL以上とされ本事例の血中濃度がそれを超えていること，死者は幼児であり成人よりアモキサピンに対して感受性が高いこと（アモキサピンは他の三環系抗うつ薬と比較し中枢毒性が強い），ほかに薬毒物の検出がなく，解剖でほかに死因となる所見がなかったことから，本例

はアモキサピン製剤を摂取し中毒死したと判断された．なお，未変化体と代謝物の比が胃内容物で約10：1，血液で約2：1であり，血液と比べ胃内容物で未変化体：代謝物比が大きいことからアモキサピンは経口摂取したと考えられた．また，胃内容物から検出された代謝物は，血中から拡散によって胃内容に再分布したと推定された．

事例3

50代男性．会社経営が破綻し約1週間前から夫婦で逃走．自殺を思いつき，ホテルにて飲酒後レンドルミン錠2.5 mg（2錠），ホウ酸団子（2個）を各々服用し，さらにビニール袋を頭に被った．その後男性が死亡しているのを意識を回復した妻が発見し，警察へ通報した．

〈薬毒物検査〉

胃内容物・尿はトライエージDOA（乱用薬物スクリーニングキット，現在販売中止）陰性．胃内容物・血液・尿からGC-MS/MSによりブロチゾラムを検出．GC-ECDで定量した結果，胃内容物618 ng/mL，血液8.3 ng/mL，尿痕跡，が認められた．ほかに，エタノールは血液2.8 mg/mL，尿0.9 mg/mL，ホウ酸イオンは胃内容物で陽性となった．

〈考察〉

ブロチゾラム血中濃度の治療域は3〜7 ng/mL，中毒域は20 ng/mL以上とされている．また，血中エタノール濃度は3 mg/mL以上で昏迷，失禁，嘔吐，4 mg/mL以上で昏睡，呼吸麻痺，死亡とされる．したがって，本例の直接の死因は，ビニール袋を被ったことにより呼吸が障害された窒息であるが，ブロチゾラムや飲酒は相互に呼吸抑制作用を増強する可能性があり，死を誘発したと考えられた．なお，トライエージDOAはエチゾラムやブロチゾラムに対して反応性が低いことが知られている．

251

4 | 薬物乱用

「薬物の乱用」とは，医学的な常識を故意に逸脱した用途，あるいは用法で，薬物を多量に摂取する行為である．麻薬には，大小の差はあれ依存性形成能があり，いったん依存が形成されると「薬物を多量に摂取する行為」を自ら制御することが困難となる．経済または社会生活・家庭生活の破綻，犯罪などにつながる場合もある．

日本では，薬物の乱用による保健衛生上の危害を防止するために，「覚醒剤取締法」，「麻薬及び向精神薬取締法」，「あへん法」，「大麻取締法」，また「国際的な協力の下に規制薬物に係わる不正行為を助長する等の防止を図るための麻薬及び向精神薬取締法等の特例等に関する法律（麻薬特例法）」（以上，いわゆる薬物五法）が定められている．さらに，シンナーなどの有機溶剤乱用に対しては「毒物及び劇物取締法」が，また「医薬品，医用機器等の品質，有効性及び安全性確保等に関する法律（医薬品医療機器等法）」において，危険ドラッグの流通を迅速に規制することを目的とした指定薬物制度が設けられている（図4-1）．ここでは，「覚醒剤取締法」，「麻薬及び向精神薬取締法」，「あへん法」および「大麻取締法」で規制される薬物および植物，また医薬品医療機器等法下，指定薬物として規制される薬物および植物について解説する．さらに，国内外における薬物乱用状況の変化についても解説する．

```
┌─────────────────────┐
│ 覚醒剤取締法          │
├─────────────────────┤            大麻およびその有害成分
│ 麻薬及び向精神薬取締法 │ ←──────  （テトラヒドロカンナビノール）
├─────────────────────┤
│ 大麻取締法           │ ─────┐   ┌──────────────────┐
├─────────────────────┤  栽培 └→ │ 大麻草の栽培の規制に │
│ あへん法             │          │ 関する法律         │
└─────────────────────┘          └──────────────────┘

┌─────────────────────┐
│ 毒物及び劇物取締法    │ シンナー
├─────────────────────┤
│ 医薬品医療機器等法    │ 指定薬物
└─────────────────────┘
```

図4-1　日本における乱用薬物に関する法律

A. 薬物取締関連法で規制される薬物と植物

1　覚醒剤取締法

「覚醒剤取締法」は1951年に制定され，その後20回以上にわたり改正されている．覚醒剤の用途を医療および学術研究のみとし，覚醒剤を取り扱うことができる者を限定し，それ以外の者による取り扱いを禁止し，違反行為に対する罰則を設けている．覚醒剤取締法で規制される覚醒剤には，フェニルメチルアミノプロパン（メタンフェタミン）とフェニルアミノプロパン（アンフェタミン）がある（図4-2）．

覚醒剤原料として規制される物質は，2024年8月時点で，エフェドリンやメチルエフェドリンなど22物質である．覚醒剤は，医療もしくは学術研究の目的にも使用されている．メタンフェタミン塩酸塩は日本薬局方にも収載されているが，正規用途での使用量は実際にはほとんどない．一方で，日本で最も乱用されている薬物は長年覚醒剤であった．2023年には大麻による検挙者数が最多を占めるに至ったが，なお覚醒剤事犯は薬物事犯の44％を占めている．

日本の覚醒剤乱用は，戦後直後の第1次乱用期，1970年代後半頃からの第2次乱用期，平成年代からの第3次乱用期に大きく分類される．第1次乱用期では，敗戦による疲弊と社会情勢の混乱を背景に，軍部が所蔵していた覚醒剤の流出と，国内での密造などにより，覚醒剤の乱用が急速に全国に広まった．1951年に覚醒剤取締法が制定されたが，1954年には5.5万人もの検挙者を記録している．また，第2次乱用期では，1970年代後半頃から暴力団の資金源として覚醒剤が密輸・密売され，青少年による乱用と乱

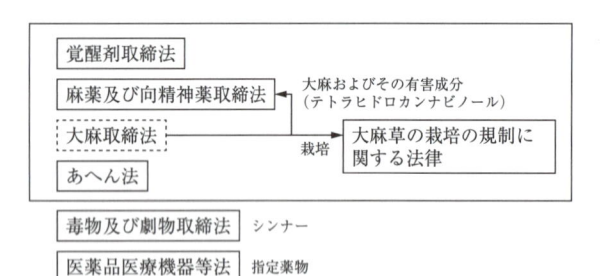

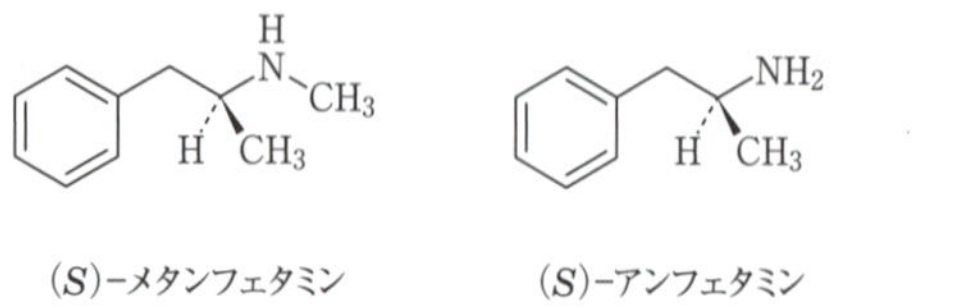

（S）-メタンフェタミン　　　（S）-アンフェタミン

図4-2　メタンフェタミンおよびアンフェタミンの構造

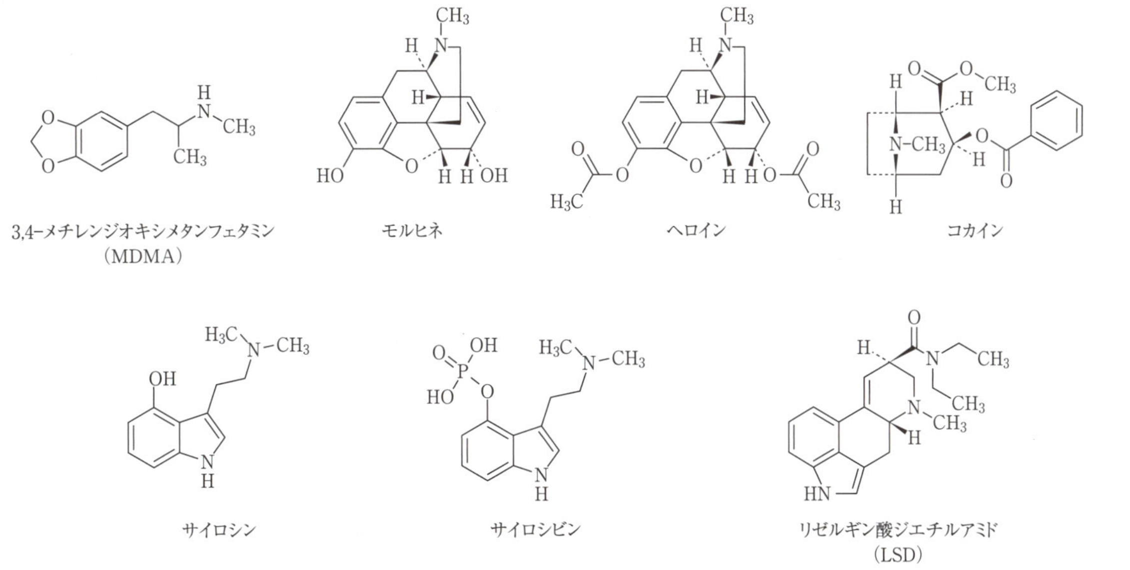

図4-3　代表的な麻薬の構造

用に起因する凶悪犯罪が拡大した. 1980年には, 検挙人員が2万人を超え, 1988年まで2万人台で推移した. 第3次乱用期は, 平成初期から中期にかけて, 暴力団に加え, 外国人密売組織が街頭や携帯電話などを利用して覚醒剤を密売するようになり, 乱用者が青少年のみならず広く国民に拡大した. 1996年から2000年にかけては, 検挙人員が2万人に迫るなど, 乱用の広がりが懸念された. 近年では, 検挙人員は1万人を下回っているが, 検挙人員の約6割を再犯者が占めている (2021年).

2　麻薬及び向精神薬取締法

「麻薬及び向精神薬取締法」は, 麻薬および向精神薬の輸入, 輸出, 製造, 製剤, 譲渡などについて必要な取締りを行うとともに, 麻薬中毒者について必要な医療を行うなどの措置を講ずることなどにより, 麻薬および向精神薬の乱用による保健衛生上の危害を防止し, 公共の福祉の増進を図ることを目的とした法律である. 向精神薬は医療上の有益性・乱用の危険を考慮し, 第1種, 第2種, 第3種に分類される. 2024年8月時点で, ヘロイン, モルヒネ, コカイン, またLSDなどの麻薬236物質, 麻薬原料植物5種類, 向精神薬89物質, 麻薬向精神薬原料34物質が規制されている (**図4-3**).

麻薬取締法は1953年に制定され, その後何度か改

正された. 1990年には, 国連の向精神薬に関する条約の批准に備えるため, 名称が「麻薬及び向精神薬取締法」に改められ, 麻薬に加え, 新たに睡眠薬, 精神安定剤などとして医療に用いられる向精神薬を規制の対象とすることになった. 歴史的には, 1955年頃を中心としてヘロインが全国的に流行し大きな社会問題になったが, 取締りの徹底, 法改正による罰則の強化, 啓発活動の推進など対策の強化によりヘロインの制圧に成功し, 現在に至っている. 近年, 麻薬・向精神薬事犯の検挙人員は横ばいであるものの, コカインや合成麻薬MDMAなど, 乱用される薬物の多様化が進みつつある. 向精神薬については, インターネットなどを利用しての密売も多くなっており, オーバードーズ (過剰摂取) が問題となっている.

Erythroxylon coca LAM. (和 名： コ カ), *Erythroxylon novogranatense* Hieron., *Papaver bracteatum* Lindl.(和名：ハカマオニゲシ)およびその他政令で定める植物が「麻薬及び向精神薬取締法」別表第2の麻薬原料植物として規制されている. コカ葉の原料植物であるコカは, 南米西部原産のコカノキ科の常緑樹であり, コカインはコカの葉に含有されるアルカロイドである. コカ葉には, 乾燥葉の約0.5～0.8%のコカインが含まれる. 「麻薬及び向精神薬取締法」では, エクゴニンおよびその塩類, コカインその他エクゴニンのエステルおよびその塩類, コカ葉が麻薬に指定されている. コカインは局所麻酔作用を有し, コカイン塩酸塩として日本薬局

B. 薬毒物試験法

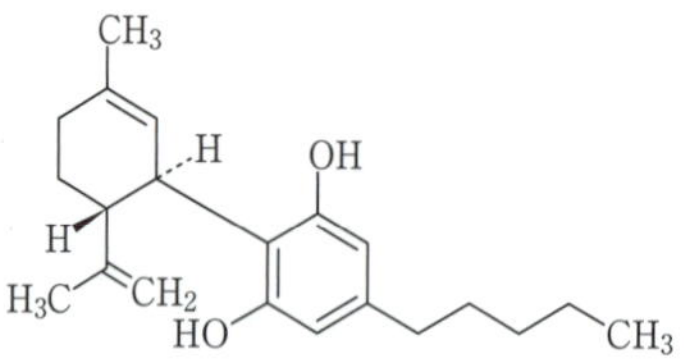

カンナビジオール(CBD)

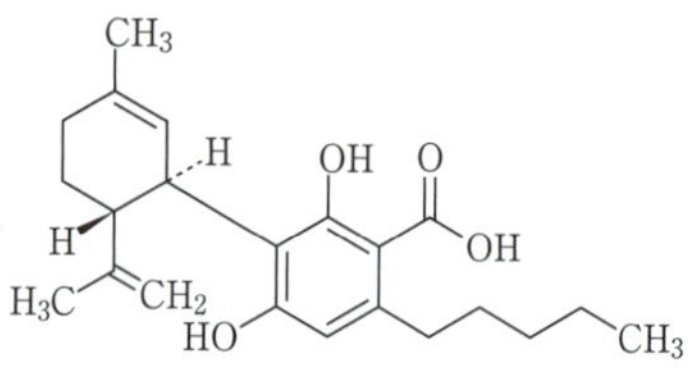

カンナビジオール酸(CBD)

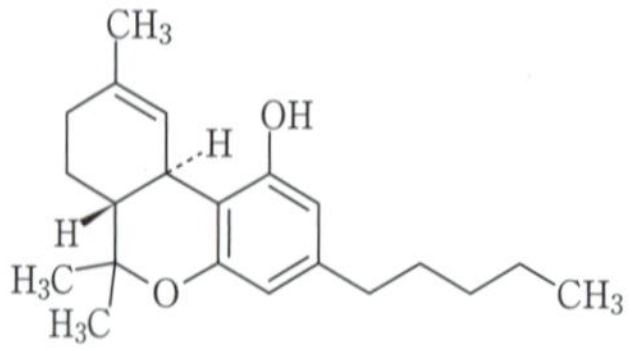

Δ^9-テトラヒドロカンナビノール
(Δ^9-THC)

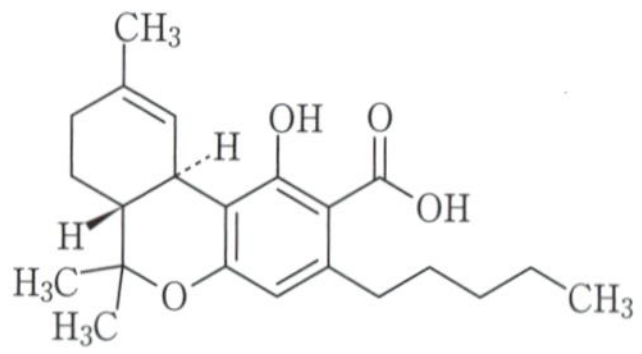

テトラヒドロカンナビノール酸
(THCA)

図4-4　CBD, Δ^9-THCおよびそれらのフェノールカルボン酸体の構造

方に収載されている．現在ではプロカイン，リドカインなどの局所麻酔薬が主に使用され，医薬品としての消費量はほとんどない．中枢神経系に対しては覚醒剤と同様に興奮作用を示し，中毒症状として消化器障害，不眠，幻覚，精神障害などを生じ，精神依存を形成する．

サイロシビンおよびその塩類を含有するきのこ類，またサイロシンおよびその塩類を含有するきのこ類は，「麻薬，麻薬原料植物，向精神薬及び麻薬向精神薬原料を指定する政令」第2条で定める麻薬原料植物として規制されている．合成化合物としてのサイロシビン，サイロシンは，幻覚剤の一種として以前より麻薬として規制されていたが，これら物質を含むきのこ類［主にシビレタケ属（*Psilocybe*）およびヒカゲタケ属（*Panaeolus*）等］については規制の対象外であり，青少年の間でその乱用が大きな問題となっていた．そこで，2002年6月より麻薬原料植物として，サイロシビン，サイロシンを含有する幻覚性きのこ類が規制された．

3　大麻取締法

「大麻取締法」は，*Cannabis sativa* L.およびその製品（成熟した茎およびその製品（樹脂を除く）ならびに大麻草の種子およびその製品を除く）について，用途を限定し，大麻の取り扱いを免許制とするとともに，違反行為を規定して罰則を定めたものである．大麻（*Cannabis sativa* L.）は大麻取締法の規制を受け，都道府県知事の免許を受けた「大麻取扱者」のみにその栽培が認められている．

大麻草はアサ科の一年生草本で，雄株と雌株に別れている．原産地は中央アジアで，古くから繊維や種子を得るための原料植物として栽培され各地に広がった．大麻草には，550種類以上もの含有物質が報告されている．それらのうち，カンナビノイドと呼ばれる大麻に特有な物質の一群として120種類以上が報告されている．

カンナビノイドは炭素数21個からなるテルペノフェノリック骨格を持つ物質群で，テトラヒドロカンナビノール（THC），カンナビジオール（CBD）が主な成分となっている．これらは，植物中では，フェノールカルボン酸体であるテトラヒドロカンナビノール酸（THCA），カンナビジオール酸（CBDA）として含有されているが，採取後の調製，保存や吸煙時の加熱処理によって脱炭酸をうけ，それぞれTHC，CBDとなる（図4-4）．Δ^9-THCが大麻草の主活性成分であるが，化学合成物質としてのΔ^9-THCおよびTHCの6種類の異性体は「麻薬及び向精神薬取締法」上の麻薬として規制されている．

国連薬物犯罪事務所（UNODC）の報告によると，大麻草におけるΔ^9-THC（Δ^9-THCA）の含量は，花の部分で10%から12%程度とされているが，近年，品種の掛け合わせにより，Δ^9-THCがより高含量な大麻草が報告されている．大麻草は，幻覚成分Δ^9-THCを含有する薬物型（THCA種）とほとんど含有

しない繊維型（CBDA種）の2つに分類される．繊維型は本来劣性であるため，薬物型と同一場所で栽培すると優性な薬物型に変わっていく．日本では，主に「トチギシロ」と名付けられた繊維型が繊維採取のために栽培されている．

健康被害の側面からみた大麻の主な薬理作用としては，個人差や環境差が大きいものの，多量の使用では，幻覚，妄想，離人感，重篤な興奮状態などがあることが報告されている．また，慢性的な使用では，判断力や記憶力，集中力の低下，無気力などがみられ，妄想や不安，フラッシュバック現象（再燃現象．薬物をやめたあとに乱用を再開した場合や，薬物を再び使用しなくても，睡眠不足や過労，ストレス，飲酒などをきっかけに，突然，幻覚や妄想などの精神障害が現れること）も認められている．さらに，精子の減少など，生殖能力への悪影響が危惧されており，より作用が強い薬物へ移行するおそれ，すなわちゲートウェイドラッグとなりうる．マウスなどを用いた動物実験では，体温低下のほかに，カタレプシー（受動的に与えられた窮屈な姿勢を自らの意志で元に戻そうとせず，長時間維持し続ける状態）や，著しい攻撃行動が認められている．

現在，世界で最も多くの人に乱用されている薬物は，大麻やその製品であり，その乱用は世界的規模で広がりをみせている．乱用される大麻の形状は主に，① 乾燥した大麻草（マリファナ，カンナビス，ヘンプ），② 樹脂（ハシシュ），③ 有機溶媒などを用いて樹脂から大麻有効成分を抽出した液状大麻（ハシシュオイル，ハニーオイル）と3つに分類される．基本的に，大麻草は，1961年に国連で採択された「麻薬に関する単一条約」において，国際的に規制されている植物である．しかし，大麻をめぐっては，近年，産業目的，医療目的，そして嗜好目的の使用について，諸外国でさまざまな議論が起きており，試行錯誤が行われている．日本においては，大麻は長い間覚醒剤に次ぐ検挙人員となっていたが，2023年には検挙人員が覚醒剤を上回り薬物事犯で最多となった．また，大麻事犯の検挙人員は2014年以降増加傾向にあり，2017年以降は度々過去最高を更新するなど高い水準で推移している．特に30歳未満での検挙人員の全体に占める割合が大麻事犯全体の約7割となっており，若年層における乱用が拡大している．室内で違法に栽培をしていたのが摘発される事例が増加しているが，乾燥大麻草だけではなく，大麻リキッドなどの大麻濃縮物や，大麻を含有する食品な

どの押収事例も増加している．

欧米では，一部の国において，大麻抽出物が医薬品として使用されているが，2023年10月時点では，日本において医薬品としての大麻草および大麻抽出物の使用は認められていない．ただし，法律から除外されているアサ（*Cannabis sativa* L.）の果実（種子）は，生薬のマシニンとして日本薬局方に収載されている．なお果実（種子）については，正規に輸入したり販売したりする場合，その発芽能力などが厳重に管理されている．栽培のために，勝手に大麻種子を海外から持ち込んだり，提供したりすることは，栽培幇助として，大麻取締法で処罰対象となる場合もある．

日本において，大麻草およびその製品が大麻取締法で規制されている一方で，主要なカンナビノイド成分の1つであるCBDは，諸外国で難治性小児てんかん薬の主成分として，医薬品としての活用が進んでいる．また，CBDを含む様々な製品群が合法的に販売され，市場規模が世界的に急速に拡大している．このような大麻をめぐる様々な状況の変化から，2023年12月に「大麻取締法及び麻薬及び向精神薬取締法」の一部を改正する法律が公布された．本改正法は，2024年12月にその一部が施行予定である．改正法では，医薬品の施用規制の見直しによる医療ニーズへの対応，大麻使用罪の設定，部位規制から成分規制へと原則を変更するとともに，安全かつ適切な製品流通の確保のための麻薬成分Δ^9-THCの残留限度値の設定，そして大麻草の栽培および管理の規制の見直しが示されている．改正法施行後は，大麻由来成分を含む医薬品の国内での使用が可能となり，また，大麻取締法下での規制にあった大麻および大麻成分由来THCが麻薬として位置付けられ，麻薬取締法下での規制となる．一方，現行の大麻取締法には使用罪はないが，改正後はTHCを含有する大麻およびその製品の使用について麻薬取締法違反となる．なお，大麻取締法は，栽培に関する内容に特化し「大麻草の栽培の規制に関する法律」となる（図4-1）．

4　あへん法

あへん法は，あへんの用途を医療および学術研究だけに限定し，その適正な供給を図るため，許可制の下にけしの栽培を認めたものである．あへんの輸

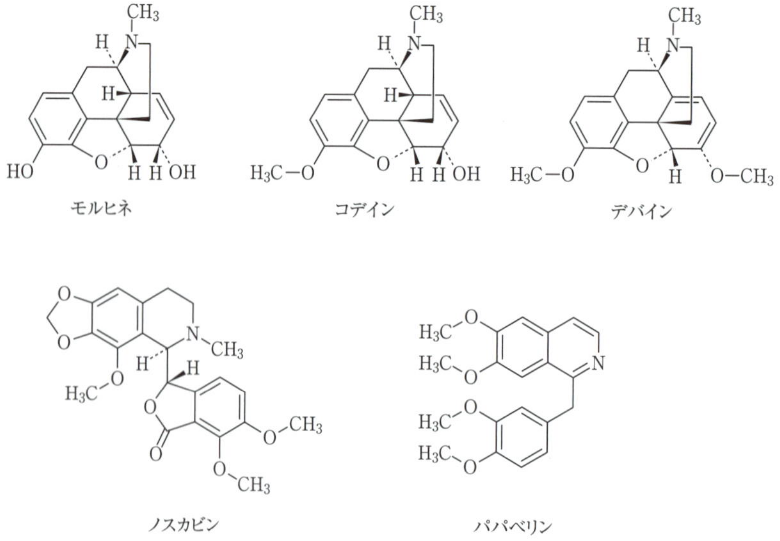

モルヒネ　　　　　　　　コデイン　　　　　　　　テバイン

ノスカピン　　　　　　　　　　　パパベリン

図4-5　主なあへんアルカロイドの構造

入・輸出・買い取りおよび売渡を国の専属的な機能とし，けし，けしがらおよびあへんについてそれぞれ違反行為を創設して，営利性・常習性の有無などにより，法定刑を区別した罰則を定めている．けしの原産地は地中海東部沿岸から中近東にかけてと考えられている．けし栽培の歴史は古く，早くからけしの煮汁に苦痛を和らげ催眠作用があることが知られていた．あへん法では，数百種もあるケシ属植物のうち，モルヒネを生成する2種類のけし（*Papaver somniferum* L.および*Papaver setigerum* DC. アツミゲシ）が規制の対象とされており，厚生労働大臣の許可を受けた「けし栽培者」以外の者がこれを栽培することは禁止されている．なお，ハカマオニゲシ（*Papaver bracteatum* Lindl.）は，テバインを含有し，「麻薬及び向精神薬取締法」別表第2の麻薬原料植物として規制されている．

あへんは，けしの未熟な蒴果に傷をつけて流れ出る乳汁を乾燥して凝固したもので，生あへんは黒色から褐色の塊，特有の臭気と苦味を有している．あへんの乱用は主に吸煙によるもので，無気力，顔面蒼白，動作が鈍くなり，重症になると精神錯乱を起こして衰弱していくといわれる．あへんに含有されるアルカロイドは，現在20種類以上が知られている．あへんアルカロイドの主なものとしては，フェナントレン系のモルヒネ，コデイン，テバインおよびイソキノリン系のノスカピン，パパベリンなどがある（図4-5）．産地，採取方法，採取時期などによって異なるが，モルヒネは4～20%程度含有されて

おり，硫酸，乳酸あるいはあへんに特有のメコン酸の塩として存在している．これらのアルカロイドのうち，モルヒネ，コデイン，テバインが麻薬に指定されている．

B. 危険ドラッグと指定薬物

乱用薬物は，もともと，古くから世界各地で伝統薬や宗教儀式用として使用されていた植物や植物成分，また，これらの植物成分の構造をもとに，より強い作用を求めて合成された薬物が多い．たとえば，「あへん」をめぐっては，中国で1840年代にあへん戦争が起きている．一方，あへんの主アルカロイドの1つであるモルヒネは，麻薬性鎮痛薬としてなくてはならない医薬品であるが，モルヒネから半合成されたヘロイン（ジアセチルモルヒネ）は，医薬品としての用途はなく，世界的に深刻な問題となっている乱用薬物である．このように，もとの薬物の分子構造を修飾したり，同じような作用機序を目的とした医薬品設計をしたりした薬物を，デザイナードラッグと呼ぶ．日本においても，多数の健康被害を引き起こした危険ドラッグは，代表的なデザイナードラッグといえる．

危険ドラッグとは，一般に，「麻薬及び向精神薬取締法」上の「麻薬」または「向精神薬」などには指定されていないが，それらと類似の有害性を有すること

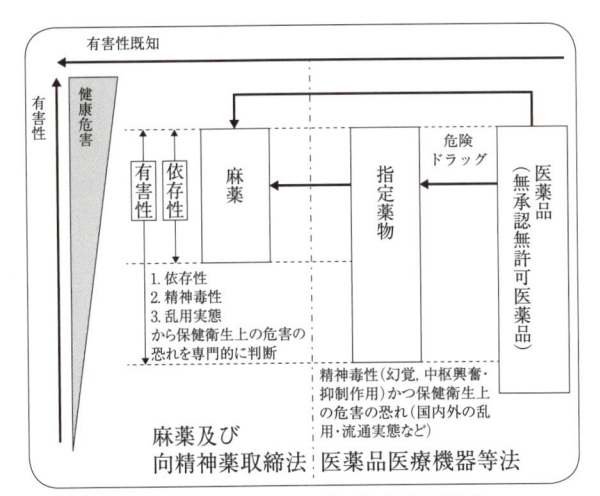

図4-6　危険ドラッグと指定薬物制度

奮もしくは抑制または幻覚の作用を有する蓋然性が高く，かつ，人の体に使用された場合に保健衛生上の危害が発生するおそれがある薬物や植物」であり，厚生労働大臣が薬事・食品衛生審議会の意見を聴いて指定するものである．本薬法改正をうけ，2007年に31物質が最初に指定薬物として規制された．

　指定薬物制度施行後，路上やインターネットなどにおける危険ドラッグ製品販売数は一時期減少した．しかし，2008年頃から，医薬品開発途上でメディシナルケミストリーによって大量に誕生した特定の受容体に対し高い活性を有する物質が次々と市場に登場した．特に，カンナビノイド受容体に強い活性を示す物質群（合成カンナビノイド類）を乾燥植物細片に混合したいわゆる「脱法ハーブ」や，「アロマリキッド」（液体）や「パウダー」（粉末）などと称して販売された興奮性アミン類（合成カチノン類など）含有製品による健康被害が急増して深刻な社会問題となった．そこで，2013年から2015年にかけて，合成カンナビノイド類および合成カチノン類を対象として，薬事法下で初めて，特定の構造を有する物質群を網羅的に規制することが可能な，指定薬物の包括指定が3回にわたり導入された（図4-7）．しかし，包括指定導入後も，包括指定の枠を逃れる構造を有する物質の出現が続いた．また合成カンナビノイド類や合成カチノン類以外にも，少量で極めて強い薬理作用を有する物質が出現した．

が疑われる物質（人為的に合成されたもの，天然物およびそれに由来するものを含む）であり，もっぱら人の乱用に供することを目的として製造，販売などされるものを示す．危険ドラッグ製品は1990年代後半頃から流通し，比較的安価で，繁華街の路上やアダルトショップ，インターネットなどで容易に入手可能であったことから，特に青少年の間で蔓延し，健康被害や社会的弊害が大きな問題となった．これらの問題に対処すべく，2006年に薬事法（現 医薬品医療機器等法）が改正され，新しく指定薬物制度が導入された（図4-6）．指定薬物とは，「中枢神経系の興

ナフトイルインドールタイプ合成カンナビノイド類

① 直鎖アルキル基（C3-C8）
　　アルケニル基（C5）
　　直鎖アルキル基（C3-C5）
　　　＋末端　-F，-Cl，-Br，-I，-CN，-OH，-COOCH₃

② -H
　　-CH₃

③ -H
　　直鎖アルキル基（C1-C6）
　　-OCH₃，-OCH₂CH₃
　　-F，-Cl，-Br，-I

合成カチノン類

	①	②	③
	メチルアミノ基	メチル基	メチル基
	エチルアミノ基	エチル基	エチル基
	ジメチルアミノ基	n-プロピル基	メトキシ基
	ジエチルアミノ基	n-ブチル基	メチレンジオキシ基
	エチルメチルアミノ基	n-ベンチル基	F
	1-ピロリジニル基	n-ヘプチル基	Cl
		n-オクチル基	Br
			I

図4-7　合成カンナビノイドおよび合成カチノン類を対象とした指定薬物の包括指定の範囲

危険ドラッグによる健康被害が拡大し続けるなか，2014年以降，国をあげて危険ドラッグの規制および取締り強化が実施された．その結果，2015年7月には危険ドラッグ販売店舗数はゼロになった．2024年8月時点で，2459物質・特定成分を含有する2植物が指定薬物として規制されている．

上述の通り，国内においては，危険ドラッグ製品の流通は2011年頃から2014年頃をピークとして減少した．しかし，危険ドラッグのインターネット販売やデリバリー販売が消滅したわけではない．新たな形でのデザイナードラッグも出現している．近年，大麻の代替品として，大麻由来成分関連化合物の流通が急増しており，2023年には，再び危険ドラッグ販売店舗の急激な増加が報告された．これらは，グミなど食品の形態としても販売され，大麻由来成分関連化合物含有製品を食べて救急搬送される事例が多数報告された．2024年8月までに，大麻由来成分関連化合物について，3回の包括指定が導入され(34化合物)，さらに3化合物が個別に規制されている．乱用薬物は，形を変えつつも，流行と規制・取締りを繰り返している．継続的に新規薬物の出現を把握し，科学的データを蓄積していくことが重要である．

C. 医薬品の過剰摂取 (オーバードーズ)

近年，医師の処方がなくても，薬局やドラッグストアなどで入手可能な鎮咳薬，解熱鎮痛薬，総合感冒薬などの一般用医薬品(市販薬)の過剰摂取による救急搬送事例が増加している．一般用医薬品(第1類，第2類)のインターネット販売を可能とするとともに，指定薬物の所持・使用等を禁止するなどの見直しを行った薬事法の改正(2014年)以降，一般用医薬品による搬送事例は増加傾向があるとの報告もある．ただし，危険ドラッグの取締り強化により，常用者の一部が容易に入手可能な一般用医薬品に流れたわけではなく，両者は別の特徴を有する．危険ドラッグの常用者と異なり，一般用医薬品の搬送事例では，若い女性，現役学生または高卒以上，非行歴なしが多い．2014年以降，精神科で治療を受けた10代患者において，「主な薬物」を一般用医薬品とする患者の割合は，2014には0％であったのが，2016年には25.0％，2022年には65.2％にも及んでいる．

これらの一般用医薬品の一部には，覚醒剤や麻薬と構造が類似している成分が含まれ，過度に服用すれば精神症状が出たり，依存を生じたりする場合もある．過剰摂取(オーバードーズ)により，一時的な気分の高揚や鎮静が得られるが，肝臓障害や，呼吸，心臓の停止，さらに死に至る危険性もある．厚生労働大臣は，一般用医薬品に使用される成分のうち一部を「濫用等のおそれのある医薬品」として指定している．エフェドリン，コデイン(鎮咳去痰薬に限る)，ジヒドロコデイン(鎮咳去痰薬に限る)，ブロモバレリル尿素，プソイドエフェドリン，メチルエフェドリン(鎮咳去痰薬のうち，内用液剤に限る)の6成分が指定されており，これらの成分を含む一般用医薬品については，販売に際して，他店舗での購入状況や購入理由の確認，販売時の数量の制限などが求められている．

厚生労働省の研究班が2021年から2022年にかけて行った，市販の薬物による急性中毒により救急医療施設に搬送された患者122名に対する調査では，患者の平均年齢は25.8歳で，20代までが全体の約8割を占め，女性の割合が79.5％であった．入手経路は65.9％がドラッグストアで，複数の店舗を回り購入した例もみられた．搬送時の症状は，嘔吐や不整脈，意識障害で，約9割以上が入院した．症例の血清から検出された成分としては，カフェイン，メチルエフェドリン，クロルフェニラミン，ジヒドロコデイン/コデイン，ジフェンヒドラミン，アセトアミノフェンなどであった．

薬物乱用という言葉からは，覚醒剤や麻薬，大麻など，法律で厳しく規制されている薬物が思い浮かぶ．しかし，上述の通り，一般用医薬品や，処方薬としての向精神薬など，身近な医薬品の乱用も無視できない．

D. 海外の薬物乱用状況

世界的に乱用薬物使用者数は高止まりしている．国連薬物犯罪事務所(UNODC)の報告によると，2021年における過去1年間の推定薬物使用者数は，2011年から23％増加し，2億9600万人(15〜64歳の世界人口の5.8％)であった．そのなかで，大麻は最も多く，2億1900万人(世界の成人人口の4.3％)が使用した．また，3600万人がアンフェタミンを，2200万人がコカインを，2000万人が合成麻薬「エクスタシ

ー（MDMA）」系の物質を使用したと推定されている．なお，乱用薬物のなかでも，オピオイドは致死的な過剰摂取を含む深刻な薬物関連被害への寄与が最も高い物質群である．2021年には推定6000万人が非医療用オピオイドを使用し，そのうち3150万人がオピオイド（主にヘロイン）を使用した．

世界各国の薬物別生涯経験率をみると，欧米諸国（2015〜2018年）では，代表的な乱用薬物である覚醒剤，MDMA，コカインなどの経験率が高いところで10％を超え，大麻に関しては30〜45％にも及ぶ．一方，日本（2019年）では，大麻が1.8％，その他の代表的な乱用薬物では1％未満となっている．一度，薬物乱用が広がってしまうと，薬物がない状態に戻すことは難しい．多くの健康被害が生じるだけではなく，薬物の乱用防止，取締り，依存症治療などの対策に莫大な予算がつぎ込まれることになる．薬物に対しては厳しいといわれる日本だが，薬物生涯経験率が増加しないように，啓蒙活動を充実させることが重要である．

従来の乱用薬物だけではなく，危険ドラッグの流通も世界的に大きな問題となっている．日本とは少々意味合いが異なるが，海外において「危険ドラッグ」は，「国連の麻薬，向精神薬条約で規制されていないが，乱用により公衆衛生に脅威を与えうる物質」として，New Psychoactive Substances（NPS）と呼ばれている．2024年前半の時点で，UNODCの早期警戒アドバイザリーに報告されているNPSは1241種類であり，142の国と地域から，1種類以上のNPSの検出が報告されている．2013年以降，報告化合物数は高止まりとなっている．2015年〜2017年頃は，新規出現化合物のなかで，興奮剤（特に合成カチノン類）および合成カンナビノイド類が最も多い物質群であったが，2017年頃からは，合成オピオイドと呼ばれるオピオイド受容体作動薬（医薬品フェンタニルの構造類似化合物やニタゼン類など）の出現が増加している．また，特に欧州では，日本でも医薬品として多用されているベンゾジアゼピン系向精神薬の構造類似化合物など，医薬品の構造類似化合物の流通も問題となっている．

米国では合成オピオイドを含むオピオイドによる健康被害が深刻で，2016年には，42000人以上がオピオイドの過剰摂取で死亡している（処方薬および違法薬物の両方を含む）．2017年には，オピオイドの蔓延・死亡者急増に対し，公衆衛生上の非常事態を宣言する事態にもなった．合成オピオイドは，米国のみならず，ヨーロッパの一部の国でも問題となったが，2019年をピークに減少に転じている．しかし，米国では，コロナ渦で薬物の過剰摂取による被害者がさらに増加したとの報告がある．2021年に薬物の過剰摂取で死亡した人の数は1999年の6倍以上で，2020年から2021年にかけて16％以上増加している．2021年の薬物過剰摂取による死亡者は約10万7000人であり，そのうち75％以上はオピオイドが関与しており，オピオイドのうちフェンタニル関連化合物およびニタゼン系などの合成オピオイドが88％を占めていた（図4-8）．この死亡者数は，米国内の交通事故と銃器による死亡者数の合計数よりも多い．

図4-8　フェンタニルおよびエトニタゼンの構造

E. おわりに

乱用薬物の多くは，古くから各地で伝統薬や宗教儀式用として使用されていた植物や植物成分，また，これら成分の構造をもとに，よりよい「くすり」を求めて合成された物質であり，医薬品として適正に使用する限りは必要不可欠であるものも多い．一方，何らかの理由で乱用するようになると，自分だけではなく家族の生活も破壊し，社会基盤そのものも脅かす「魔薬」となる．日本では，大多数の人が薬物乱用は他人事と考えている．しかし，インターネットなどを通じた違法薬物の流通，青少年における大麻の不正栽培，若年層における鎮咳薬など一般用医薬品の過剰摂取（オーバードーズ）などの問題を考えると，誰にとっても決して関係のない話ではすまない．薬物による健康被害に対し，いかに原因となった薬物を究明していくか，薬物分析者の責務は大きい．

B. 薬毒物試験法

Ⅱ　飲食物試験法　＞1　食品成分試験法

資料1　食品表示基準に規定されている栄養成分

栄養成分等

熱量，たんぱく質，脂質，飽和脂肪酸，n-3系脂肪酸，n-6系脂肪酸，コレステロール，糖質，糖類（単糖類，または二糖類であって糖アルコールでないものに限る），食物繊維，炭水化物，ミネラル13種類（亜鉛・カリウム・カルシウム・クロム・セレン・鉄・銅・ナトリウム・マグネシウム・マンガン・モリブデン・ヨウ素・リン），ビタミン13種類（ナイアシン・パントテン酸・ビオチン・ビタミンA・ビタミンB₁・ビタミンB₂・ビタミンB₆・ビタミンB₁₂・ビタミンC・ビタミンD・ビタミンE・ビタミンK・葉酸）

表示事項と順序

①熱量，②たんぱく質，③脂質，④炭水化物，⑤ナトリウム（食塩相当量に換算したものを表示）および⑥食品表示基準第3条で規定のある栄養成分
①〜⑤は必ず表示する．

ア 栄養強調表示の規定
栄養成分の補給ができる旨の表示について遵守すべき基準値

栄養成分	高い旨の表示の基準値		含む旨の表示の基準値		強化された旨の表示の基準値
	食品100g当たり（括弧内は，一般に飲用に供する液状の食品100mL当たりの場合）	100 kcal 当たり	食品100g当たり（括弧内は，一般に飲用に供する液状の食品100mL当たりの場合）	100 kcal 当たり	食品100g当たり（括弧内は，一般に飲用に供する液状の食品100mL当たりの場合）
たんぱく質	16.2 g (8.1 g)	8.1 g	8.1 g (4.1 g)	4.1 g	8.1 g (4.1 g)
食物繊維	6 g (3 g)	3 g	3 g (1.5 g)	1.5 g	3 g (1.5 g)
亜鉛	2.64 mg (1.32 mg)	0.88 mg	1.32 mg (0.66 mg)	0.44 mg	0.88 mg (0.88 mg)
カリウム	840 mg (420 mg)	280 mg	420 mg (210 mg)	140 mg	280 mg (280 mg)
カルシウム	204 mg (102 mg)	68 mg	102 mg (51 mg)	34 mg	68 mg (68 mg)
鉄	2.04 mg (1.02 mg)	0.68 mg	1.02 mg (0.51 mg)	0.34 mg	0.68 mg (0.68 mg)
銅	0.27 mg (0.14 mg)	0.09 mg	0.14 mg (0.07 mg)	0.05 mg	0.09 mg (0.09 mg)
マグネシウム	96 mg (48 mg)	32 mg	48 mg (24 mg)	16 mg	32 mg (32 mg)
ナイアシン	3.9 mg (1.95 mg)	1.3 mg	1.95 mg (0.98 mg)	0.65 mg	1.3 mg (1.3 mg)
パントテン酸	1.44 mg (0.72 mg)	0.48 mg	0.72 mg (0.36 mg)	0.24 mg	0.48 mg (0.48 mg)
ビオチン	15 μg (7.5 μg)	5 μg	7.5 μg (3.8 μg)	2.5 μg	5 μg (5 μg)
ビタミンA	231 μg (116 μg)	77 μg	116 μg (58 μg)	39 μg	77 μg (77 μg)
ビタミンB₁	0.36 mg (0.18 mg)	0.12 mg	0.18 mg (0.09 mg)	0.06 mg	0.12 mg (0.12 mg)
ビタミンB₂	0.42 mg (0.21 mg)	0.14 mg	0.21 mg (0.11 mg)	0.07 mg	0.14 mg (0.14 mg)
ビタミンB₆	0.39 mg (0.20 mg)	0.13 mg	0.20 mg (0.10 mg)	0.07 mg	0.13 mg (0.13 mg)
ビタミンB₁₂	0.72 μg (0.36 μg)	0.24 μg	0.36 μg (0.18 μg)	0.12 μg	0.24 μg (0.24 μg)
ビタミンC	30 mg (15 mg)	10 mg	15 mg (7.5 mg)	5 mg	10 mg (10 mg)
ビタミンD	1.65 μg (0.83 μg)	0.55 μg	0.83 μg (0.41 μg)	0.28 μg	0.55 μg (0.55 μg)
ビタミンE	1.89 mg (0.95 mg)	0.63 mg	0.95 mg (0.47 mg)	0.32 mg	0.63 mg (0.63 mg)
ビタミンK	45 μg (22.5 μg)	15 μg	22.5 μg (11.3 μg)	7.5 μg	15 μg (15 μg)
葉酸	72 μg (36 μg)	24 μg	36 μg (18 μg)	12 μg	24 μg (24 μg)

栄養成分または熱量の適切な摂取ができる旨の表示について遵守すべき基準値

栄養成分および熱量	含まない旨の表示の基準値	低い旨の表示の基準値	低減された旨の表示の基準値
	食品 100 g 当たり (括弧内は，一般に飲用に供する液状の食品 100 mL 当たりの場合)	食品 100 g 当たり (括弧内は，一般に飲用に供する液状の食品 100 mL 当たりの場合)	食品 100 g 当たり (括弧内は，一般に飲用に供する液状の食品 100 mL 当たりの場合)
熱量	5 kcal (5 kcal)	40 kcal (20 kcal)	40 kcal (20 kcal)
脂質	0.5 g (0.5 g) 注1)	3 g (1.5 g)	3 g (1.5 g)
飽和脂肪酸	0.1 g (0.1 g)	1.5 g (0.75 g) ただし，当該食品の熱量のうち飽和脂肪酸に由来するものが当該食品の熱量の 10% 以下であるものに限る	1.5 g (0.75 g)
コレステロール注2)	5 mg (5 mg) ただし，飽和脂肪酸の量が 1.5 g (0.75 g) 未満であって当該食品の熱量のうち飽和脂肪酸に由来するものが当該食品の熱量の 10% 未満のものに限る	20 mg (10 mg) ただし，飽和脂肪酸の量が 1.5 g (0.75 g) 未満であって当該食品の熱量のうち飽和脂肪酸に由来するものが当該食品の熱量の 10% 以下のものに限る	20 mg (10 mg) ただし，飽和脂肪酸の量が当該他の食品に比べて低減された量が 1.5 g (0.75 g) 以上のものに限る
糖類	0.5 g (0.5 g)	5 g (2.5 g)	5 g (2.5 g)
ナトリウム	5 mg (5 mg)	120 mg (120 mg)	120 mg (120 mg)

注 1) ドレッシングタイプ調味料 (いわゆるノンオイルドレッシング) について，脂質の「含まない旨の表示」については「0.5 g」を，「3 g」とする．

注 2) 1 食分の量を 15 g 以下である旨を表示し，かつ，当該食品中の脂肪酸の量のうち飽和脂肪酸の量の占める割合が 15% 以下である場合，コレステロールに係る含まない旨の表示および低い旨の表示のただし書きの規定は，適用しない．

Ⅱ　飲食物試験法　＞3　食品汚染物試験法

資料2　食品中の重金属等の基準値

重金属等	対象食品	基準値
カドミウム	玄米，精米	0.4 ppm（Cd として）
	清涼飲料水（ミネラルウォーター類を含む）	ミネラルウォーター類：0.003 mg/L
鉛	ばれいしょ，トマト，きゅうり	1.0 ppm
	ほうれんそう	5.0 ppm
	なつみかん，もも，いちご，ぶどう	1.0 ppm
	なつみかんの外果皮，りんご，日本なし	5.0 ppm
	清涼飲料水（ミネラルウォーター類を含む）	ミネラルウォーター類：0.05 mg/L ミネラルウォーター類以外：検出されないこと
	粉末清涼飲料	検出されないこと
ヒ素	もも，なつみかん，いちご，ぶどう，ばれいしょ，きゅうり，トマト，ほうれん草	1.0 ppm（As_2O_3 として）
	日本なし，りんご，なつみかんの外果皮	3.5 ppm（As_2O_3 として）
	清涼飲料水（ミネラルウォーター類を含む）	ミネラルウォーター類：0.01 mg/L ミネラルウォーター類以外：検出されないこと
	粉末清涼飲料	検出されないこと
水銀	魚介類（マグロ類（マグロ，カジキ及びカツオ），河川産魚介類（湖沼産の魚介類を含まない）および深海性魚介類等（メヌケ類，キンメダイ，ギンダラ，ベニズワガニ，エッチュウバイガイおよびサメ類）を除く）	総水銀 0.4 ppm かつメチル水銀 0.3 ppm（Hg として）（暫定的規制値）
	清涼飲料水（ミネラルウォーター類を含む）	ミネラルウォーター類：0.0005 mg/L

資料3　食品中のPCBの暫定的規制値（単位：ppm）

食品中	規制値
遠洋沖合魚介類（可食部）	0.5
内海内湾（内水面を含む）魚介類（可食部）	3
牛乳（全乳中）	0.1
乳製品（全量中）	1
育児用粉乳（全量中）	0.2
肉類（全量中）	0.5
卵類（全量中）	0.2
容器包装	5

Ⅲ 環境試験法 ＞1 水質試験法

資料4 飲料水等の水質及び施設・設備に係る学校環境衛生基準

1 飲料水等の水質及び施設・設備に係る学校環境衛生基準は，次表の左欄に掲げる検査項目ごとに，同表の右欄のとおりとする．

検査項目	基準
(1)水道水を水源とする飲料水（専用水道を除く．）の水質 　ア．一般細菌 　イ．大腸菌 　ウ．塩化物イオン 　エ．有機物（全有機炭素（TOC）の量） 　オ．pH値 　カ．味 　キ．臭気 　ク．色度 　ケ．濁度	水質基準に関する省令（平成15年厚生労働省令第101号）の表の下欄に掲げる基準による．
コ．遊離残留塩素	水道法施行規則（昭和32年厚生省令第45号）第17条第1項第3号に規定する遊離残留塩素の基準による．
(2)専用水道に該当しない井戸水等を水源とする飲料水の水質 　ア．専用水道（水道法（昭和32年法律第177号）第3条第6項に規定する「専用水道」をいう．以下同じ．）が実施すべき水質検査の項目	水質基準に関する省令の表の下欄に掲げる基準による．
イ．遊離残留塩素	水道法施行規則第17条第1項第3号に規定する遊離残留塩素の基準による．
(3)専用水道（水道水を水源とする場合を除く．）及び専用水道に該当しない井戸水等を水源とする飲料水の原水の水質 　ア．一般細菌 　イ．大腸菌 　ウ．塩化物イオン 　エ．有機物（全有機炭素（TOC）の量） 　オ．pH値 　カ．味 　キ．臭気 　ク．色度 　ケ．濁度	水質基準に関する省令の表の下欄に掲げる基準による．
(4)雑用水の水質 　ア．pH値 　イ．臭気 　ウ．外観 　エ．大腸菌 　オ．遊離残留塩素	5.8以上8.6以下であること． 異常でないこと． ほとんど無色透明であること． 検出されないこと． 0.1 mg/L（結合残留塩素の場合は0.4 mg/L）以上であること．
(5)飲料水に関する施設・設備 　ア．給水源の種類	上水道，簡易水道，専用水道，簡易専用水道及び井戸その他の別を調べる．
イ．維持管理状況等	(ア)配管，給水栓，給水ポンプ，貯水槽及び浄化設備等の給水施設・設備は，外部からの汚染を受けないように管理されていること．また，機能は適切に維持されていること． (イ)給水栓は吐水口空間が確保されていること． (ウ)井戸その他を給水源とする場合は，汚水等が浸透，流入せず，雨水又は異物等が入らないように適切に管理されていること． (エ)故障，破損，老朽又は漏水等の箇所がないこと． (オ)塩素消毒設備又は浄化設備を設置している場合は，その機能が適切に維持されていること．
ウ．貯水槽の清潔状態	貯水槽の清掃は，定期的に行われていること．
(6)雑用水に関する施設・設備	(ア)水管には，雨水等雑用水であることを表示していること． (イ)水栓を設ける場合は，誤飲防止の構造が維持され，飲用不可である旨表示していること． (ウ)飲料水による補給を行う場合は，逆流防止の構造が維持されていること． (エ)貯水槽は，破損等により外部からの汚染を受けず，その内部は清潔であること． (オ)水管は，漏水等の異常が認められないこと．

左端に縦書きで「水質」（(1)～(4)の範囲）、「施設・設備」（(5)(6)の範囲）

2　1の学校環境衛生基準の達成状況を調査するため，次表の左欄に掲げる検査項目ごとに，同表の右欄に掲げる方法又はこれと同等以上の方法により，検査項目(1)については，毎学年1回，検査項目(2)については，水道法施行規則第54条において準用する水道法施行規則第15条に規定する専用水道が実施すべき水質検査の回数，検査項目(3)については，毎学年1回，検査項目(4)については，毎学年2回，検査項目(5)については，水道水を水源とする飲料水にあっては，毎学年1回，井戸水等を水源とする飲料水にあっては，毎学年2回，検査項目(6)については，毎学年2回定期に検査を行うものとする。

	検査項目	方　法
水質	(1)水道水を水源とする飲料水（専用水道を除く）の水質 　ア．一般細菌 　イ．大腸菌 　ウ．塩化物イオン 　エ．有機物（全有機炭素（TOC）の量） 　オ．pH値 　カ．味 　キ．臭気 　ク．色度 　ケ．濁度	水質基準に関する省令の規定に基づき厚生労働大臣が定める方法（平成15年厚生労働省告示第261号）により測定する。
	コ．遊離残留塩素	水道法施行規則第17条第2項の規定に基づき厚生労働大臣が定める遊離残留塩素及び結合残留塩素の検査方法（平成15年厚生労働省告示第318号）により測定する。
	備考　一　検査項目(1)については，貯水槽がある場合には，その系統ごとに検査を行う。	
	(2)専用水道に該当しない井戸水等を水源とする飲料水の水質 　ア．専用水道が実施すべき水質検査の項目	水質基準に関する省令の規定に基づき厚生労働大臣が定める方法により測定する。
	イ．遊離残留塩素	水道法施行規則第17条第2項の規定に基づき厚生労働大臣が定める遊離残留塩素及び結合残留塩素の検査方法により測定する。
	(3)専用水道（水道水を水源とする場合を除く。）及び専用水道に該当しない井戸水等を水源とする飲料水の原水の水質 　ア．一般細菌 　イ．大腸菌 　ウ．塩化物イオン 　エ．有機物（全有機炭素（TOC）の量） 　オ．pH値 　カ．味 　キ．臭気 　ク．色度 　ケ．濁度	水質基準に関する省令の規定に基づき厚生労働大臣が定める方法により測定する。
	(4)雑用水の水質 　ア．pH値 　イ．臭気	水質基準に関する省令の規定に基づき厚生労働大臣が定める方法により測定する。
	ウ．外観	目視によって，色，濁り，泡立ち等の程度を調べる。
	エ．大腸菌	水質基準に関する省令の規定に基づき厚生労働大臣が定める方法により測定する。
	オ．遊離残留塩素	水道法施行規則第17条第2項の規定に基づき厚生労働大臣が定める遊離残留塩素及び結合残留塩素の検査方法により測定する。
施設・設備	(5)飲料水に関する施設・設備 　ア．給水源の種類 　イ．維持管理状況等 　ウ．貯水槽の清潔状態	給水施設の外観や貯水槽内部を点検するほか，設備の図面，貯水槽清掃作業報告書等の書類について調べる。
	(6)雑用水に関する施設・設備	施設の外観や貯水槽等の内部を点検するほか，設備の図面等の書類について調べる。

資料5 水質汚濁に係る環境基準 (人の健康の保護に関する環境基準)

項 目	基 準 値
カドミウム	0.003 mg/L 以下
全シアン	検出されないこと
鉛	0.01 mg/L 以下
六価クロム	0.02 mg/L 以下
ヒ素	0.01 mg/L 以下
総水銀	0.0005 mg/L 以下
アルキル水銀	検出されないこと
PCB	検出されないこと
ジクロロメタン	0.02 mg/L 以下
四塩化炭素	0.002 mg/L 以下
クロロエチレン (別名, 塩化ビニルまたは塩化ビニルモノマー) [1]	0.002 mg/L 以下
1,2-ジクロロエタン	0.004 mg/L 以下
1,1-ジクロロエチレン	0.1 mg/L 以下
1,2-ジクロロエチレン[2]	0.04 mg/L 以下
1,1,1-トリクロロエタン	1 mg/L 以下
1,1,2-トリクロロエタン	0.006 mg/L 以下
トリクロロエチレン	0.01 mg/L 以下
テトラクロロエチレン	0.01 mg/L 以下
1,3-ジクロロプロペン	0.002 mg/L 以下
チウラム	0.006 mg/L 以下
シマジン	0.003 mg/L 以下
チオベンカルブ	0.02 mg/L 以下
ベンゼン	0.01 mg/L 以下
セレン	0.01 mg/L 以下
硝酸性窒素および亜硝酸性窒素	10 mg/L 以下
フッ素[3]	0.8 mg/L 以下
ホウ素[3]	1 mg/L 以下
1,4-ジオキサン	0.05 mg/L 以下

基準値は年間平均値とする. ただし, 全シアンの基準値は最高値とする.
1) クロロエチレンは地下水のみ適用される.
2) 1,2-ジクロロエチレンは, 公共用水域ではシス体のみの濃度, 地下水ではシス体および
トランス体の濃度の和とする.
3) 海域にはフッ素およびホウ素の基準値は適用しない.

資料6　水質汚濁に係る環境基準（生活環境の保全に関する環境基準）

河川（湖沼を除く）
ア

類型	利用目的の適応性	基準値					該当水域
		水素イオン濃度（pH）	生物化学的酸素要求量（BOD）	浮遊物質量（SS）	溶存酸素量（DO）	大腸菌数	
AA	水道1級 自然環境保全およびA以下の欄に掲げるもの	6.5以上8.5以下	1 mg/L以下	25 mg/L以下	7.5 mg/L以上	20 CFU/100 mL以下	第1の2の（2）により水域類型ごとに指定する水域
A	水道2級 水産1級 水浴およびB以下の欄に掲げるもの	6.5以上8.5以下	2 mg/L以下	25 mg/L以下	7.5 mg/L以上	300 CFU/100 mL以下	
B	水道3級 水産2級 およびC以下の欄に掲げるもの	6.5以上8.5以下	3 mg/L以下	25 mg/L以下	5 mg/L以上	1,000 CFU/100 mL以下	
C	水産3級 工業用水1級 およびD以下の欄に掲げるもの	6.5以上8.5以下	5 mg/L以下	50 mg/L以下	5 mg/L以上	—	
D	工業用水2級 農業用水 およびEの欄に掲げるもの	6.0以上8.5以下	8 mg/L以下	100 mg/L以下	2 mg/L以上	—	
E	工業用水3級 環境保全	6.0以上8.5以下	10 mg/L以下	ごみ等の浮遊が認められないこと	2 mg/L以上	—	

（備考）1．基準値は，日間平均値とする．ただし，大腸菌数に係る基準値については，90％水質値（年間の日間平均値の全データをその値の小さいものから順に並べた際の0.9×n番目（nは日間平均値のデータ数）のデータ値（0.9×nが整数でない場合は端数を切り上げた整数番目の値をとる．））とする（湖沼，海域もこれに準ずる）．（後略）

イ

類型	水生生物の生息状況の適応性	基準値			該当水域
		全亜鉛	ノニルフェノール	直鎖アルキルベンゼンスルホン酸およびその塩	
生物A	イワナ，サケマス等比較的低温域を好む水生生物およびこれらの餌生物が生息する水域	0.03 mg/L以下	0.001 mg/L以下	0.03 mg/L以下	第1の2の（2）により水域類型ごとに指定する水域
生物特A	生物Aの水域のうち，生物Aの欄に掲げる水生生物の産卵場（繁殖場）または幼稚仔の生育場として特に保全が必要な水域	0.03 mg/L以下	0.0006 mg/L以下	0.02 mg/L以下	
生物B	コイ，フナ等比較的高温域を好む水生生物およびこれらの餌生物が生息する水域	0.03 mg/L以下	0.002 mg/L以下	0.05 mg/L以下	
生物特B	生物Aまたは生物Bの水域のうち，生物Bの欄に掲げる水生生物の産卵場（繁殖場）または幼稚仔の生育場として特に保全が必要な水域	0.03 mg/L以下	0.002 mg/L以下	0.04 mg/L以下	

（備考）　基準値は年間平均値とする（湖沼，海域もこれに準ずる）．

湖沼（天然湖沼および貯水量が 1000 万 m^3 以上であり，かつ，水の滞留時間が 4 日間以上である人工湖）

ア

類型	利用目的の適応性	基準値					該当水域
項目		水素イオン濃度 (pH)	化学的酸素要求量 (COD)	浮遊物質量 (SS)	溶存酸素量 (DO)	大腸菌数	
AA	水道 1 級／水産 1 級／自然環境保全および A 以下の欄に掲げるもの	6.5 以上 8.5 以下	1 mg/L 以下	1 mg/L 以下	7.5 mg/L 以上	20 CFU/100 mL 以下	第 1 の 2 の (2) により水域類型ごとに指定する水域
A	水道 2，3 級／水産 2 級／水浴および B 以下の欄に掲げるもの	6.5 以上 8.5 以下	3 mg/L 以下	5 mg/L 以下	7.5 mg/L 以上	300 CFU/100 mL 以下	
B	水産 3 級／工業用水 1 級／農業用水および C の欄に掲げるもの	6.5 以上 8.5 以下	5 mg/L 以下	15 mg/L 以下	5 mg/L 以上	—	
C	工業用水 2 級環境保全	6.0 以上 8.5 以下	8 mg/L 以下	ごみ等の浮遊が認められないこと	2 mg/L 以上	—	

（備考）1．水産 1 級，水産 2 級及び水産 3 級については，当分の間, 浮遊物質量の項目の基準値は適用しない．（後略）

イ

類型	利用目的の適応性	基準値		該当水域
項目		全窒素	全リン	
I	自然環境保全および II 以下の欄に掲げるもの	0.1 mg/L 以下	0.005 mg/L 以下	第 1 の 2 の (2) により水域類型ごとに指定する水域
II	水道 1，2，3 級（特殊なものを除く），水産 1 種，水浴および III 以下の欄に掲げるもの	0.2 mg/L 以下	0.01 mg/L 以下	
III	水道 3 級（特殊なもの）および IV 以下の欄に掲げるもの	0.4 mg/L 以下	0.03 mg/L 以下	
IV	水産 2 種および V の欄に掲げるもの	0.6 mg/L 以下	0.05 mg/L 以下	
V	水産 3 種，工業用水，農業用水，環境保全	1 mg/L 以下	0.1 mg/L 以下	

（備考）1．基準値は年間平均値とする．
2．水域類型の指定は，湖沼植物プランクトンの著しい増殖を生じるおそれのある湖沼について行うものとし，全窒素の項目の基準値は，全窒素が湖沼植物プランクトンの増殖の要因となる湖沼について適用する．
3．農業用水については，全リンの項目の基準値は適用しない．

ウ

類型	水生生物の生息状況の適応性	基準値			該当水域
項目		全亜鉛	ノニルフェノール	直鎖アルキルベンゼンスルホン酸およびその塩	
生物 A	イワナ，サケマス等比較的低温域を好む水生生物およびこれらの餌生物が生息する水域	0.03 mg/L 以下	0.001 mg/L 以下	0.03 mg/L 以下	第 1 の 2 の (2) により水域類型ごとに指定する水域
生物特 A	生物 A の水域のうち，生物 A の欄に掲げる水生生物の産卵場（繁殖場）または幼稚仔の生育場として特に保全が必要な水域	0.03 mg/L 以下	0.0006 mg/L 以下	0.02 mg/L 以下	
生物 B	コイ，フナ等比較的高温域を好む水生生物およびこれらの餌生物が生息する水域	0.03 mg/L 以下	0.002 mg/L 以下	0.05 mg/L 以下	
生物特 B	生物 A または生物 B の水域のうち，生物 B の欄に掲げる水生生物の産卵場（繁殖場）または幼稚仔の生育場として特に保全が必要な水域	0.03 mg/L 以下	0.002 mg/L 以下	0.04 mg/L 以下	

エ

類型	水生生物が生息・再生産する場の適応性	基準値	該当水域
項目		底層溶存酸素量	
生物 1	生息段階において貧酸素耐性の低い水生生物が生息できる場を保全・再生する水域または再生産段階において貧酸素耐性の低い水生生物が再生産できる場を保全・再生する水域	4.0 mg/L 以上	第 1 の 2 の (2) により水域類型ごとに指定する水域
生物 2	生息段階において貧酸素耐性の低い水生生物を除き，水生生物が生息できる場を保全・再生する水域または再生産段階において貧酸素耐性の低い水生生物を除き，水生生物が再生産できる場を保全・再生する水域	3.0 mg/L 以上	
生物 3	生息段階において貧酸素耐性の高い水生生物が生息できる場を保全・再生する水域，再生産段階において貧酸素耐性の高い水生生物が再生産できる場を保全・再生する水域または無生物域を解消する水域	2.0 mg/L 以上	

（備考）1．基準値は，日間平均値とする．
2．底面近傍で溶存酸素量の変化が大きいことが想定される場合の採水には，横型のバンドン採水器を用いる．

海域

ア

類型	利用目的の適応性	基準値					該当水域
		水素イオン濃度（pH）	化学的酸素要求量（COD）	溶存酸素量（DO）	大腸菌数	n-ヘキサン抽出物質（油分等）	
A	水産1級 水浴 自然環境保全およびBの下欄に掲げるもの	7.8以上8.3以下	2 mg/L以下	7.5 mg/L以上	300 CFU/100 mL以下	検出されないこと	第1の2の(2)により水域類型ごとに指定する水域
B	水産2級 工業用水およびCの下欄に掲げるもの	7.8以上8.3以下	3 mg/L以下	5 mg/L以上	—	検出されないこと	
C	環境保全	7.0以上8.3以下	8 mg/L以下	2 mg/L以上	—	—	

（備考）1. 自然環境保全を利用目的としている地点については、大腸菌数 20 CFU/100 mL以下とする。（後略）

イ

類型	利用目的の適応性	基準値		該当水域
		全窒素	全リン	
I	自然環境保全およびII以下の欄に掲げるもの（水産2種、3種を除く）	0.2 mg/L以下	0.02 mg/L以下	第1の2の(2)により水域類型ごとに指定する水域
II	水産1種、水浴およびIII以下の欄に掲げるもの（水産2種、3種を除く）	0.3 mg/L以下	0.03 mg/L以下	
III	水産2種およびIVの欄に掲げるもの（水産3種を除く）	0.6 mg/L以下	0.05 mg/L以下	
IV	水産3種、工業用水、生物生息環境保全	1 mg/L以下	0.09 mg/L以下	

（備考）1. 基準値は年間平均値とする。
2. 水域類型の指定は、海洋植物プランクトンの著しい増殖を生じるおそれのある海域について行うものとする。

ウ

類型	水生生物の生息状況の適応性	基準値			該当水域
		全亜鉛	ノニルフェノール	直鎖アルキルベンゼンスルホン酸およびその塩	
生物 A	水生生物の生息する水域	0.02 mg/L以下	0.001 mg/L以下	0.01 mg/L以下	第1の2の(2)により水域類型ごとに指定する水域
生物 特A	生物Aの水域のうち、水生生物の産卵場（繁殖場）または幼稚仔の生育場として特に保全が必要な水域	0.01 mg/L以下	0.0007 mg/L以下	0.006 mg/L以下	

エ

類型	水生生物の生息・再生産する場の適応性	基準値	該当水域
		底層溶存酸素量	
生物 1	生息段階において貧酸素耐性の低い水生生物が生息できる場を保全・再生する水域または再生産の段階において貧酸素耐性の低い水生生物が再生産できる場を保全・再生する水域	4.0 mg/L以上	第1の2の(2)により水域類型ごとに指定する水域
生物 2	生息段階において貧酸素耐性の低い水生生物を除き、水生生物が生息できる場を保全・再生する水域または再生産の段階において貧酸素耐性の低い水生生物を除き、水生生物が再生産できる場を保全・再生する水域	3.0 mg/L以上	
生物 3	生息段階において貧酸素耐性の高い水生生物が生息できる場を保全・再生する水域、再生産の段階において貧酸素耐性の高い水生生物が再生産できる場を保全・再生する水域または無生物域を解消する水域	2.0 mg/L以上	

（備考）1. 基準値は、日間平均値とする。
2. 底面近傍で溶存酸素量の変化が大きいことが想定される場合の採水には、横型のバンドーン採水器を用いる。

資料7　水質汚濁防止法排水基準

一般項目（有害物質以外の項目）
（水質汚濁防止法第3条第1項関連）
（昭和46年総理府令第35号別表）

	公共用水域に排出される汚水（mg/L）
（1）水素イオン濃度（pH）	5.8以上8.6以下（海域以外の公共用水域に排出されるもの） 5.0以上9.0以下（海域に排出されるもの）
（2）生物化学的酸素要求量	160（日間平均120）（河川に排出されるものに適用される）
（3）化学的酸素要求量	160（日間平均120）（湖沼，海域に排出されるものに適用されるもの）
（4）浮遊物質量	200（日間平均150）
（5）ノルマルヘキサン抽出物質量（鉱油類含有量）	5
（6）ノルマルヘキサン抽出物質含有量（動植物油脂類含有量）	30
（7）フェノール類含有量	5
（8）銅含有量	3
（9）亜鉛含有量	2
（10）溶解性鉄含有量	10
（11）溶解性マンガン含有量	10
（12）クロム含有量	2
（13）大腸菌数（単位1mLにつきコロニー形成単位）	日間平均800
（14）窒素含有量	120（日間平均60）
（15）リン含有量	16（日間平均8）

排水基準を定める省令（昭和46年総理府令第35号別表第二）．この基準は，排水量が50m³未満の事業場には，適用しない．「日間平均」による許容限度は，1日の排出水の平均的な汚染状態について定めたものである．

有害物質に係る基準（水質汚濁防止法第3条第1項及び第12条の3関連）
（昭和46年総理府令第35号別表第一及び平成元年環境省告示第39号別表）

	排出水の基準[*1]（mg/L）	特定地下浸透水の基準[*2]（mg/L）
（1）カドミウムおよびその化合物	カドミウムとして0.03	カドミウムとして0.001
（2）シアン化合物	シアンとして1	シアンとして0.1
（3）有機燐化合物（パラチオン，メチルパラチオン，メチルジメトンおよびEPNに限る．）	1	0.1
（4）鉛およびその化合物	鉛として0.1	鉛として0.005
（5）六価クロム化合物	六価クロムとして0.2	六価クロムとして0.04
（6）ヒ素およびその化合物	ヒ素として0.1	ヒ素として0.005
（7）水銀およびアルキル水銀その他の水銀化合物	水銀として0.005	水銀として0.0005
（8）アルキル水銀化合物	検出されないこと	アルキル水銀として0.0005
（9）PCB	0.003	0.0005
（10）トリクロロエチレン	0.1	0.002
（11）テトラクロロエチレン	0.1	0.0005
（12）ジクロロメタン	0.2	0.002
（13）四塩化炭素	0.02	0.0002
（14）塩化ビニルモノマー	—	0.0002
（15）1,2-ジクロロエタン	0.04	0.0004
（16）1,1-ジクロロエチレン	1	0.002
（17）シス-1,2-ジクロロエチレン	0.4	シス体として0.004 トランス体として0.004
（18）1,1,1-トリクロロエタン	3	0.0005
（19）1,1,2-トリクロロエタン	0.06	0.0006
（20）1,3-ジクロロプロペン	0.02	0.0002
（21）チウラム	0.06	0.0006
（22）シマジン	0.03	0.0003
（23）チオベンカルブ	0.2	0.002
（24）ベンゼン	0.1	0.001
（25）セレンおよびその化合物	セレンとして0.1	セレンとして0.002
（26）ほう素およびその化合物	海域以外　10[*3] 海域　230[*3]	0.2
（27）ふっ素およびその化合物	海域以外　8[*3] 海域　15[*3]	0.2
（28）アンモニア，アンモニウム化合物，亜硝酸化合物，硝酸化合物	アンモニア性窒素×0.4＋亜硝酸性窒素＋硝酸性窒素として100[*3]	アンモニア性窒素　0.7 亜硝酸性窒素　0.2 硝酸性窒素　0.2
（29）1,4-ジオキサン	0.5	0.005

排水基準を定める省令（昭和46年総理府令第35号別表第一）および，環境大臣が定める検定方法を定める件（平成元年環境省告示第39号別表），平成13年6月13日改正告示

備考
[*1] 排出水とは，特定事業場から公共用水域に排出される水（雨水を含む）のこと
[*2] 特定地下浸透水とは，有害物質を製造，使用，処理する特定施設（有害物質使用特定施設）に係る水を，地下に浸透する水のこと（非意図的に浸透してしまう場合を含む）
[*3] ほう素およびその化合物，ふっ素およびその化合物，アンモニア，アンモニウム化合物：亜硝酸化合物，硝酸化合物（以下フッ素等という）の排出水の基準については，既設の事業場に対しては平成16年6月30日まで．別に掲げる暫定基準（平成13年環境省令第21号附則別表）が適用される．

資料8 （水道）水質基準

項 目	基 準
一般細菌	1 mL の検水で形成される集落数が 100 以下
大腸菌	検出されないこと
カドミウムおよびその化合物	カドミウムの量に関して，0.003 mg/L 以下
水銀およびその化合物	水銀の量に関して，0.0005 mg/L 以下
セレンおよびその化合物	セレンの量に関して，0.01 mg/L 以下
鉛およびその化合物	鉛の量に関して，0.01 mg/L 以下
ヒ素およびその化合物	ヒ素の量に関して，0.01 mg/L 以下
六価クロム化合物	六価クロムの量に関して，0.02 mg/L 以下
亜硝酸態窒素	0.04 mg/L 以下
シアン化物イオンおよび塩化シアン	シアンの量に関して，0.01 mg/L 以下
硝酸態窒素および亜硝酸態窒素	10 mg/L 以下
フッ素およびその化合物	フッ素の量に関して，0.8 mg/L 以下
ホウ素およびその化合物	ホウ素の量に関して，1.0 mg/L 以下
ジクロロメタン	0.02 mg/L 以下
四塩化炭素	0.002 mg/L 以下
シス-1,2-ジクロロエチレンおよびトランス-1,2 ジクロロエチレン	0.04 mg/L 以下
トリクロロエチレン	0.01 mg/L 以下
テトラクロロエチレン	0.01 mg/L 以下
1,4-ジオキサン	0.05 mg/L 以下
ベンゼン	0.01 mg/L 以下
塩素酸	0.6 mg/L 以下
臭素酸	0.01 mg/L 以下
クロロ酢酸	0.02 mg/L 以下
ジクロロ酢酸	0.03 mg/L 以下
トリクロロ酢酸	0.03 mg/L 以下
総トリハロメタン	0.1 mg/L 以下
クロロホルム	0.06 mg/L 以下
ブロモジクロロメタン	0.03 mg/L 以下
ジブロモクロロメタン	0.1 mg/L 以下
ブロモホルム	0.09 mg/L 以下
ホルムアルデヒド	0.08 mg/L 以下
亜鉛およびその化合物	亜鉛の量に関して，1.0 mg/L 以下
アルミニウムおよびその化合物	アルミニウムの量に関して，0.2 mg/L 以下
鉄およびその化合物	鉄の量に関して，0.3 mg/L 以下
銅およびその化合物	銅の量に関して，1.0 mg/L 以下
ナトリウムおよびその化合物	ナトリウムの量に関して，200 mg/L 以下
マンガンおよびその化合物	マンガンの量に関して，0.05 mg/L 以下
塩化物イオン	200 mg/L 以下
カルシウム，マグネシウム等（硬度）	300 mg/L 以下
蒸発残留物	500 mg/L 以下
陰イオン界面活性剤	0.2 mg/L 以下
ジェオスミン	0.00001 mg/L 以下
2-メチルイソボルネオール	0.00001 mg/L 以下
非イオン界面活性剤	0.02 mg/L 以下
フェノール類	フェノールの量に換算して，0.005 mg/L 以下
有機物（全有機炭素（TOC）の量）	3 mg/L 以下
pH 値	5.8 以上 8.6 以下
味	異常でないこと
臭気	異常でないこと
色度	5 度以下
濁度	2 度以下

資料9　水質管理目標設定項目と目標値（27項目）

水道水中での検出の可能性があるなど，水質管理上留意すべき項目

項目	目標値（mg/L）
アンチモンおよびその化合物	アンチモンの量に関して，0.02 mg/L 以下
ウランおよびその化合物	ウランの量に関して，0.002 mg/L 以下（暫定）
ニッケルおよびその化合物	ニッケルの量に関して，0.02 mg/L
1,2-ジクロロエタン	0.004 mg/L 以下
トルエン	0.4 mg/L 以下
フタル酸ジ（2-エチルヘキシル）	0.08 mg/L 以下
亜塩素酸	0.6 mg/L 以下
二酸化塩素	0.6 mg/L 以下
ジクロロアセトニトリル	0.01 mg/L 以下（暫定）
抱水クロラール	0.02 mg/L 以下（暫定）
農薬類*	検出値と目標値の比の和として，1 以下
残留塩素	1 mg/L 以下
カルシウム，マグネシウム等（硬度）	10 mg/L 以上 100 mg/L 以下
マンガンおよびその化合物	マンガンの量に関して，0.01 mg/L 以下
遊離炭酸	20 mg/L 以下
1,1,1-トリクロロエタン	0.3 mg/L 以下
メチル-t-ブチルエーテル	0.02 mg/L 以下
有機物等（過マンガン酸カリウム消費量）	3 mg/L 以下
臭気強度（TON）	3 以下
蒸発残留物	30 mg/L 以上 200 mg/L 以下
濁度	1 度以下
pH 値	7.5 程度
腐食性（ランゲリア指数）	−1 程度以上とし，極力 0 に近づける
従属栄養細菌	1 mL の検水で形成される集落数が 2000 以下（暫定）
1,1-ジクロロエチレン	0.1 mg/L 以下
アルミニウムおよびその化合物	アルミニウムの量に関して，0.1 mg/L 以下
ペルフルオロオクタンスルホン酸（PFOS）およびペルフルオロオクタン酸（PFOA）	ペルフルオロオクタンスルホン酸（PFOS）およびペルフルオロオクタン酸（PFOA）の量の和として 0.00005 mg/L 以下（暫定）

*農薬類の対象農薬リストは衛生試験法・注解 2020　法規・基準値等の一覧　表 4.1.6 参照.

資料10　遊泳用プールの水質基準〔遊泳用プールの衛生基準（2007年5月28日）〕

項　目	基　準
水素イオン濃度	pH 値 5.8 以上 8.6 以下であること.
濁度	2 度以下であること.
過マンガン酸カリウム消費量	12 mg/L 以下であること.
遊離残留塩素濃度	0.4 mg/L 以上であること. また，1.0 mg/L 以下であることが望ましいこと.
二酸化塩素濃度*	0.1 mg/L 以上 0.4 mg/L 以下であること.
亜塩素酸濃度*	1.2 mg/L 以下であること.
大腸菌	検出されないこと.
一般細菌	200 cfu/mL 以下であること.
総トリハロメタン	おおむね 0.2 mg/L 以下が望ましいこと.（暫定目標値）

*二酸化塩素により消毒を行う場合

資料11 水浴場水質判定基準

1. 判定基準については，下記の表に基づいて以下のとおりとする．
   - (1) ふん便性大腸菌群数，油膜の有無，COD または透明度のいずれかの項目が「不適」であるものを，「不適」な水浴場とする．
   - (2) 「不適」でない水浴場について，ふん便性大腸菌群数，油膜の有無，COD および透明度によって，「水質 AA」，「水質 A」，「水質 B」あるいは「水質 C」を判定し，「水質 AA」および「水質 A」であるものを「適」，「水質 B」および「水質 C」であるものを「可」とする．
     - ・各項目のすべてが「水質 AA」である水浴場を「水質 AA」とする．
     - ・各項目のすべてが「水質 A」以上である水浴場を「水質 A」とする．
     - ・各項目のすべてが「水質 B」以上である水浴場を「水質 B」とする．
     - ・これら以外のものを「水質 C」とする．

区　分		ふん便性大腸菌群数	油膜の有無	COD	透明度
適	水質AA	不　検　出 (検出限界　2 個/100 mL)	油膜が認められない	2 mg/L 以下(湖沼は 3 mg/L 以下)	全透(または 1 m 以上)
	水質A	100 個/100 mL 以下	油膜が認められない	2 mg/L 以下(湖沼は 3 mg/L 以下)	全透(または 1 m 以上)
可	水質B	400 個/100 mL 以下	常時は油膜が認められない	5 mg/L 以下	1 m 未満〜50 cm 以上
	水質C	1000 個/100 mL 以下	常時は油膜が認められない	8 mg/L 以下	1 m 未満〜50 cm 以上
不適		1000 個/100 mL を超えるもの	常時油膜が認められる	8 mg/L 超	50 cm 未満*

(注) 判定は，同一水浴場に関して得た測定値の平均による．

　　「不検出」とは，平均値が検出限界未満のことをいう．

　　COD の測定は日本工業規格 K 0102 の 17 に定める方法（酸性法）による．

　　透明度（*の部分）に関しては，砂の巻き上げによる原因は評価の対象外とすることができる．

2. 「改善対策を要するもの」とは以下のとおりである．
   - (1) 「水質 B」または「水質 C」と判定されたもののうち，ふん便性大腸菌群数が，400 個/100 mL を超える測定値が 1 以上あるもの．
   - (2) 油膜が認められたもの．

III　環境試験法　＞2　空気試験法

資料12　室内濃度指針値

化合物	室内濃度指針値	毒性指標
ホルムアルデヒド	$100\,\mu\mathrm{g/m^3}$ （0.08 ppm）	ヒト吸入曝露における鼻咽頭粘膜への刺激
アセトアルデヒド	$48\,\mu\mathrm{g/m^3}$ （0.03 ppm）	ラットの経気道曝露における鼻咽頭嗅覚上皮への影響
トルエン	$260\,\mu\mathrm{g/m^3}$ （0.07 ppm）	ヒト吸入曝露における神経行動機能および生殖発生への影響
キシレン	$200\,\mu\mathrm{g/m^3}$ （0.05 ppm）	ヒトにおける長期間職業曝露による中枢神経系への影響
エチルベンゼン	$3800\,\mu\mathrm{g/m^3}$ （0.88 ppm）	マウスおよびラット吸入曝露における肝臓および腎臓への影響
スチレン	$220\,\mu\mathrm{g/m^3}$ （0.05 ppm）	ラット吸入曝露における脳や肝臓への影響
パラジクロロベンゼン	$240\,\mu\mathrm{g/m^3}$ （0.04 ppm）	ビーグル犬経口曝露における肝臓および腎臓等への影響
テトラデカン	$330\,\mu\mathrm{g/m^3}$ （0.04 ppm）	C_8-C_{16}混合物のラット経口曝露における肝臓への影響
クロルピリホス	$1\,\mu\mathrm{g/m^3}$ （0.07 ppb） 小児の場合 $0.1\,\mu\mathrm{g/m^3}$ （0.007 ppb）	母ラット経口曝露における新生児の神経発達への影響および新生児脳への形態学的影響
フェノブカルブ	$33\,\mu\mathrm{g/m^3}$ （3.8 ppb）	ラットの経口曝露におけるコリンエステラーゼ活性などへの影響
ダイアジノン	$0.29\,\mu\mathrm{g/m^3}$ （0.02 ppb）	ラット吸入曝露における血漿および赤血球コリンエステラーゼ活性への影響
フタル酸ジ-n-ブチル	$17\,\mu\mathrm{g/m^3}$ （1.5 ppb）	ラットの生殖・発生毒性についての影響
フタル酸ジ-2-エチルヘキシル	$100\,\mu\mathrm{g/m^3}$ （6.3 ppb）	ラットの雄生殖器系への影響
総揮発性有機化合物量（TVOC）	$400\,\mu\mathrm{g/m^3}$ （暫定目標値）*	

両単位（$\mu\mathrm{g/m^3}$ と ppm または ppb）の換算は，25℃ の場合による．
＊国内の VOC 実態調査の結果から，合理的に達成可能な限り低い範囲で決定．

資料13　重金属の労働衛生上の許容濃度[1]

重金属	労働衛生上の許容濃度 （時間加重平均濃度）
Mn	$0.02\,\mathrm{mg/m^3}$ （吸入性粉じん） $0.1\,\mathrm{mg/m^3}$ （吸引性粉じん）
Fe	Fe_2O_3：$5\,\mathrm{mg/m^3}$ （吸入性粉じん）
Co	$0.02\,\mathrm{mg/m^3}$ （吸引性粉じん）
Ni	金属：$1.5\,\mathrm{mg/m^3}$ （吸引性粉じん） 溶解性無機化合物：$0.1\,\mathrm{mg/m^3}$ （吸引性粉じん） 不溶性無機化合物：$0.2\,\mathrm{mg/m^3}$ （吸引性粉じん）
Cu	$0.2\,\mathrm{mg/m^3}$ （ヒューム） $1\,\mathrm{mg/m^3}$ （ダストおよびミスト）
Zn	ZnO：$2\,\mathrm{mg/m^3}$ （吸入性粉じん）
Cd	$0.01\,\mathrm{mg/m^3}$ （総粉じん） $0.002\,\mathrm{mg/m^3}$ （吸入性粉じん）
Pb	$0.05\,\mathrm{mg/m^3}$
Be	$0.00005\,\mathrm{mg/m^3}$ （吸引性粉じん）
V	V_2O_5：$0.05\,\mathrm{mg/m^3}$ （吸引性粉じん，Vとして）
Cr	金属Cr（0）：$0.5\,\mathrm{mg/m^3}$ （吸引性粉じん） 水溶性Cr（III）化合物：$0.003\,\mathrm{mg/m^3}$ （吸引性粉じん） 水溶性Cr（VI）化合物：$0.0002\,\mathrm{mg/m^3}$ （吸引性粉じん）
Sb	$0.5\,\mathrm{mg/m^3}$

[1]　ACGIH, 2024

第97〜109回薬剤師国家試験　衛生試験法関連問題

薬剤師国家試験問題における分野別問題数		第97回	第98回	第99回	第100回	第101回	第102回	第103回	第104回	第105回	第106回	第107回	第108回	第109回
Ⅰ　一般試験法	1　機器分析法													
	2　遺伝毒性試験法			1			1			1		1		
Ⅱ　飲食物試験法	1　食品成分試験法			1				1		1		1	1	
	2　食品添加物試験法													
	3　食品汚染物試験法													
Ⅲ　環境試験法	1　水質試験法	6	3	1	2	3	3	3	2	1	2		2	4
	2　空気試験法	2	2	2	3	1	2	1	4	1	1	3	1	6
その他の試験法						2			1	1	1			

Ⅰ. 一般試験法＞2　遺伝毒性試験法

※囲み見出しは本文該当項目

①〈第99回，問133〉

　図は，ある被検化合物について，ネズミチフス菌（*Salmonella enterica* serovar Typhimurium）の TA100 株を用いて Ames 試験を行った結果である．この実験に関する記述のうち，正しいのはどれか．**2つ**選べ．

1　ネズミチフス菌の TA100 株は，ヒスチジン要求性である．
2　復帰変異部位の DNA 配列は，野生株の当該部位の DNA 配列と常に同一である．
3　被検化合物は，塩基対置換型の変異原性を示す．
4　S9mix は，動物の肝可溶性画分に NADPH などの補酵素類を加えたものである．
5　被検化合物の S9mix による代謝産物は，変異原性を示さない．

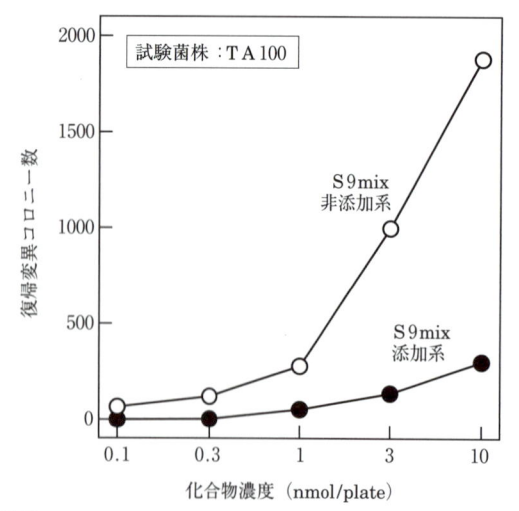

解答　1．3
解説

1　正．
2　誤．復帰変異部位の DNA 配列は，野生株の当該部位の DNA 配列と常に同一とは限らない．
3　正．
4　誤．S9mix は，異物代謝酵素系を含むラット肝ホモジネートの $9,000 \times g$ 上清（S9：ミクロソーム画分＋可溶性画分）に NADPH 生成系を添加したものである．
5　誤．被検化合物の S9mix による代謝産物は，被検化合物濃度が増加するにつれて復帰変異コロニー数が用量依存的に増加しているため，変異原性を示す．

②〈第102回，問132（一部改変）〉

　化学物質の遺伝毒性試験に関する記述のうち，正しいのはどれか．**2つ**選べ．

1　Ames 試験は，化学物質の遺伝毒性を *Salmonella* Typhimurium 変異株の復帰突然変異コロニー数の出現頻度により検出する方法である．
2　Ames 試験で用いる細菌は，ヒトや動物の組織と同様の異物代謝反応を起こす変異株である．
3　化学物質による染色体切断後の修復の度合いを観察する試験として，特定の細菌を用いたコメットアッセイがある．
4　ほ乳動物細胞を用いた *in vitro* 小核試験では，細胞分裂が阻害されて生じる小核を検出する．
5　遺伝毒性の有無は，Ames 試験に加え，げっ歯類またはほ乳動物細胞を用いた試験を組み合わせて評価される．

解答 1，5

解説

1 正．
2 誤．Ames試験で用いるネズミチフス菌は，ほ乳動物が有する異物代謝酵素の多くを欠如しているため，S9mixを加えて被検化学物質を代謝する．
3 誤．コメットアッセイは，被検化学物質で処理した細胞を電気泳動することでDNA損傷性を評価する遺伝毒性試験である．
4 誤．小核試験は，細胞分裂時の異常により発生する小核の出現頻度を測定し，染色体異常を評価する試験であり，細胞分裂阻害を検出するものではない．
5 正．

③〈第105回，問22（一部改変）〉

Ames博士が開発したAmes試験に用いられる微生物の菌株はどれか．1つ選べ．

1 トリプトファン要求性酵母変異株
2 トリプトファン要求性大腸菌変異株
3 トリプトファン要求性ネズミチフス菌変異株
4 ヒスチジン非要求性ネズミチフス菌変異株
5 ヒスチジン要求性ネズミチフス菌変異株

解答 5

解説

1 誤．要求するアミノ酸と微生物の組み合わせが異なる．また，通常，酵母はAmes試験では用いない．
2 誤．復帰変異試験用菌株であるが，Ames博士が開発した菌株ではない．
3 誤．要求するアミノ酸と微生物の組み合わせが異なる．
4 誤．Ames試験で使用する菌株はアミノ酸（ヒスチジン）要求性ネズミチフス菌変異株を用いて，その復帰突然変異を指標に変異原性を検出する．通常，ヒスチジンを合成できないヒスチジン要求性株（his^-）からヒスチジン非要求性株（his^+）への復帰突然変異によるコロニー数の増加を確認することで変異原性の有無及びその強さを調べる．現在，Ames試験はネズミチフス菌だけでなく，大腸菌株（トリプトファン要求性変異株）も含め微生物を用いる復帰突然変異試験をさすものとなっている．
5 正．

④〈第107回，問137〉

*In vitro*遺伝毒性試験に関する記述のうち，正しいのはどれか．2つ選べ．

1 不定期DNA合成（UDS）試験は，哺乳類細胞を用いて化学物質による突然変異を評価する方法である．
2 マウスリンフォーマTK試験は，哺乳類細胞を用いて化学物質による生殖細胞遺伝毒性を評価する方法である．
3 Ames試験は，細菌を用いて化学物質による復帰突然変異を評価する方法である．
4 コメットアッセイは，哺乳類細胞を用いて化学物質によるDNA鎖の切断を評価する方法である．
5 小核試験は，細菌を用いて化学物質の染色体異常誘発性を評価する方法である．

解答 3，4

解説

1 誤．不定期DNA合成試験は，被験物質で処理した細胞が不定期のDNA合成を行うかどうかを調べることで，被験物質によるDNA損傷の有無を検出する試験である．
2 誤．マウスリンパ腫細胞を用いて被検物質のチミジンキナーゼ（TK）遺伝子における突然変異誘発性を評価する試験であり，生殖細胞の遺伝毒性を評価する方法ではない．
3 正．
4 正．
5 誤．小核試験は，哺乳類培養細胞，またはげっ歯類を用いて実施する．小核とは，染色体に生じた切断が修復されずに残るために生じる細胞核の断片で，染色体異常の指標となる．

Ⅱ．飲食物試験法＞1　食品成分試験法

⑤〈第99回，問124〉

油脂の変質試験法に関する記述のうち，正しいのはどれか．2つ選べ．

・試験操作

試料油脂約1gを共栓つき三角フラスコに精密に量りとり，酢酸・クロロホルム（3：2）混液25mLに溶かす．フラスコ内の空気を窒素ガスで置換し，飽和ヨウ化カリウム溶液1mLを加えてよく振り混ぜる．暗所で10分間放置後，水30mLを加えてよく振り混ぜ，デンプン試液を指示薬として，0.01mol/Lのチオ硫酸ナトリウム溶液で滴定する．

1 滴定の終点では溶液が淡黄色から青紫色に変化する.

2 主に油脂中のアルデヒド類が反応する.

3 指標の値は, 油脂 1 kg 当たりで表す.

4 指標の値は, 変質の進行に伴い減少する.

5 指標の値は, 変質の進行に伴い初めは増加するが, その後減少する.

[解答] 3, 5

[解説] 本試験操作は, 過酸化物価を測定する試験操作である.

1 誤. 過酸化物価を測定する試験操作の滴定では, 青紫色が消失した無色になるときを終点とする.

2 誤. 過酸化物価の測定では, 主に油脂中のヒドロペルオキシド(過酸化物)が反応する. アルデヒド類が反応するのは, カルボニル価とチオバルビツール酸試験である.

3 正.

4 誤. 過酸化物(ヒドロペルオキシドなど)は, 油脂の変質における自動酸化の一次生成物であるため, 変質の進行に伴い, 初めは増加するが, さらに時間が経過すると, 徐々に分解して二次生成物(アルデヒド, ケトン)に変化する. したがって, 本試験の指標の値は, 変質の進行に伴い, 初めは増加するが, その後は減少する.

5 正.

⑥〈第103回, 問123〉

油脂の変敗に関する記述のうち, 正しいのはどれか. 2つ選べ.

1 オレイン酸のみを含む油脂より, リノール酸のみを含む油脂の方が酸化されやすい.

2 同じ条件で酸化したとき, γ-リノレン酸のみを含む油脂より, α-リノレン酸のみを含む油脂の方が, カルボニル価は著しく速く上昇する.

3 不飽和脂肪酸を含む油脂のヨウ素価は, 酸化により上昇する.

4 酸化により油脂中の脂質ヒドロペルオキシドが増加すると, 過酸化物価の測定において, 滴定に要するチオ硫酸ナトリウムの量は減少する.

5 食品添加物として添加したビタミンEは, 不飽和脂肪酸を含む油脂の過酸化物価の上昇を抑制する.

[解答] 1, 5

[解説]

1 正. 油脂の変敗は, 活性メチレン基(反応性に富むメチレン基: 炭素−炭素二重結合に挟まれた−CH_2−)からラジカルを生じることにより開始されることから, 構造中に活性メチレン基を多く有する脂肪酸(二重結合を多く有する脂肪酸)の方が酸化されやすい. したがって, オレイン酸(C18, 二重結合: 1)とリノール酸(C18, 二重結合: 2)では, リノール酸の方が酸化されやすい.

2 誤. カルボニル価とは, 油脂中のカルボニル化合物(ケトンやアルデヒドなど)の量を示す指標である. 油脂の変敗に伴いカルボニル価の値は増加する. γ-リノレン酸とα-リノレン酸は, いずれもC18, 二重結合: 3であり, 二重結合の数が同じで酸化のされやすさにほとんど差がないことから, カルボニル価はほぼ同じ速度で上昇する.

3 誤. ヨウ素価とは, 油脂中に含まれる不飽和結合(二重結合)の量を示す値であり, 油脂の変敗に伴い二重結合が開裂することからその値は低下する.

4 誤. 過酸化物価の測定では, 過酸化物(ヒドロキシペルオキシドなど)によりヨウ化物イオンが酸化されて生成するヨウ素をチオ硫酸ナトリウムで滴定して過酸化物の量を測定する. したがって, 油脂中のヒドロキシペルオキシドが増加すると, 滴定に要するチオ硫酸ナトリウムの量は増加する.

5 正. 食品添加物として添加されるビタミンEは, ラジカル捕捉作用により, 不飽和脂肪酸を含む油脂の変敗を抑制する.

⑦〈第105回，問16〉

　図の1〜5は，油脂の自動酸化が始まってから停止反応に至るまでの酸価，過酸化物価，カルボニル価，チオバルビツール酸試験値及びヨウ素価の経時変化を示している．過酸化物価はどれか．1つ選べ．

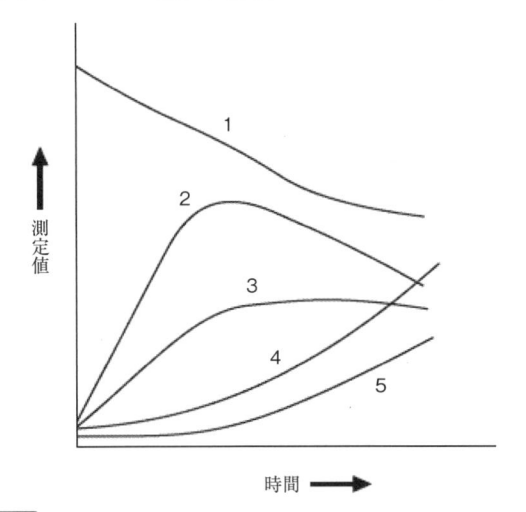

測定値

時間 →

解答　2

解説　不飽和脂肪酸を含む油脂の変敗は，光，熱，空気中の酸素によって進行する．過酸化物価はヒドロペルオキシドなどの過酸化物の量を，油脂1kgによってヨウ化カリウムから遊離されるヨウ素のミリ当量数で示した値である．変敗により過酸化物価の値は増加するが，さらに時間が経過すると，徐々に分解して二次生成物（アルデヒド，ケトン）に変化するため値は減少する．

⑧〈第107回，問128〉

　未使用のコーン油とオリーブ油について，油脂の変質に対する温度の影響を調べる実験を行った．実験では，60℃の一定温度で7週間保存し，1週間ごとに過酸化物価（meq/kg）と酸価（mg/g）の測定を行った．結果は以下のグラフに示すとおりである．なお，実験に用いたコーン油とオリーブ油の実験開始前（開封直後）におけるヨウ素価（g/100 g）は，コーン油が124，オリーブ油が75であった．コーン油はリノール酸を，オリーブ油はオレイン酸を最も多く含む．コーン油とオリーブ油の変質試験に関する記述のうち，正しいのはどれか．2つ選べ．

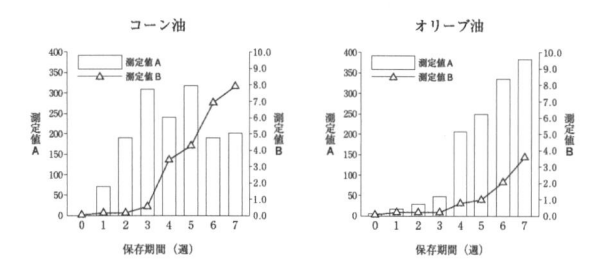

1　測定値Aは過酸化物価，測定値Bは酸価である．
2　コーン油は，オリーブ油よりも開封直後のヨウ素価が大きいことから，飽和脂肪酸を多く含むことがわかる．
3　コーン油は，オリーブ油よりも早い時期に測定値Aの値が上昇していることから，オリーブ油よりも酸化しやすいことがわかる．
4　コーン油とオリーブ油は，いずれも測定値Bが4週目から上昇していることから，酸化のされやすさは同じであることがわかる．
5　未使用のコーン油とオリーブ油を低温・暗所で保存した場合では，測定値Aと測定値Bの値の上昇の程度は，この実験結果よりも増加すると予想される．

解答　1，3

解説
1　正．測定値Aは，コーン油の変質に伴って一度上昇した後に減少しているため，過酸化物価であり，測定値Bは変質に伴って上昇しているため，酸価であることがわかる．
2　誤．ヨウ素価は，油脂中の不飽和結合の量を表す化学的指標であり，値が大きいほど油脂中の不飽和結合が多い．コーン油は，オリーブ油よりも開封直後のヨウ素価が大きいことから，不飽和脂肪酸が多く含まれる．
3　正．早い時期に過酸化物価の上昇が認められる油脂ほど，酸化しやすいことから，コーン油は，オリーブ油よりも酸化しやすいことがわかる．
4　誤．コーン油は，オリーブ油と同じ時期から測定値B（酸価）が上昇しているが，その値はコーン油の方が高いことから，コーン油の方がオリーブ油よりも酸化されやすいとわかる．
5　誤．低温・暗所で保存すると，油脂の変質を防止できるため，測定値AやBの数値は実験結果よりも低くなる．

⑨〈第108回，問127（一部改変）〉

　次の反応式は，油脂の化学的指標に関する試験法の化学反応の例を示したものである．不飽和脂肪酸を含む油脂において，自動酸化の進行に伴い測定値

が減少し続ける試験法の反応式はどれか．1つ選べ．

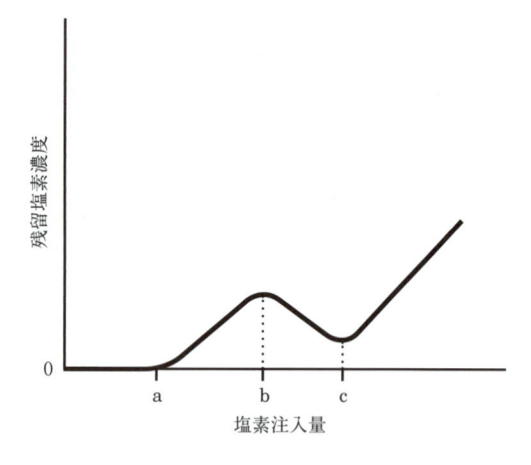

解答 3

解説 不飽和脂肪酸を含む油脂において，自動酸化の進行に伴い測定値が減少し続ける試験法は，ヨウ素価の測定である．

1 誤．酸価の測定における化学反応式．
2 誤．過酸化物価の測定における化学反応式．
3 正．ヨウ素価の測定における化学反応式．
4 誤．カルボニル価の測定における化学反応式．
5 誤．チオバルビツール酸（TBA）試験値の測定における化学反応式．

Ⅲ．環境試験法＞1-A　水質試験法（飲料水）

⑩〈第97回，問23〉

ジエチル-p-フェニレンジアミン（DPD）法による水道水中の残留塩素の測定において，DPD と速やかに反応して赤色を呈するのはどれか．1つ選べ．

1 HClO　　2 NH$_2$Cl　　3 NHCl$_2$
4 NCl$_3$　　5 CHCl$_3$

解答 1

解説 DPD（ジエチル-p-フェニレンジアミン）法では，反応試薬であるDPD（ジエチル-p-フェニレンジアミン）と遊離残留塩素（HClO, ClO$^-$）が速やかに反応して，赤色を呈する．

⑪〈第97回，問138〉

水道原水に塩素を注入すると，塩素注入量と残留塩素濃度について図のような関係がみられた．これ

に関する記述のうち，正しいのはどれか．1つ選べ．

1 aの塩素量を塩素要求量という．
2 （b−a）の塩素量を塩素消費量という．
3 純水の場合には，この原水に比べて，塩素消費量と塩素要求量が大きい．
4 aとcの間で主に検出される残留塩素は結合残留塩素である．
5 我が国の水道水消毒では，b以上の塩素量を注入する方法が用いられている．

解答 4

解説 aまで塩素を注入しても残留塩素濃度は上昇しないが，これは原水中の還元性無機物によって消費されたためであると考えられる．

a〜c間では，残留塩素濃度がいったんbのところまで上昇したあとに低下している．これは原水に有機物，アンモニア及びアミン類が含まれているためであり，a〜b間では結合残留塩素（クロラミン）の生成のために消費されて残留塩素濃度は上昇するが，b〜c間では塩素が過剰量となり結合残留塩素の分解に消費されるため残留塩素濃度は低下する．

cは不連続点とよばれる点であり，これ以降注入された塩素は遊離型として存在し残留塩素濃度が上昇する．

1 誤．塩素要求量とは，水に塩素を注入し，初めて遊離残留塩素を認めるのに必要な塩素量であり，cの塩素量が該当する．
2 誤．塩素消費量とは，水に塩素を注入し，初めて残留塩素を認めるのに必要な塩素量であり，aの塩素量が該当する．
3 誤．還元性無機物および有機物，アンモニア及びアミン類を含まない純粋では，塩素を注入すると速やかに遊離残留塩素が上昇するため，塩

素消費量と塩素要求量はともに 0 である．したがって純水の場合には，この原水に比べて，塩素消費量と塩素要求量はともに小さい．
4　正．a〜c 間では，結合残留塩素が生じている
5　誤．我が国の水道水消毒では，c 以上の塩素量を注入する方法が用いられている．

〈第97回，問238-239〉
　ある薬剤師が，中学校の学校薬剤師として委嘱された．以下の問に答えよ．

⑫ 問238　学校薬剤師として以下の行為を行った．<u>適切でない</u>のはどれか．　1つ選べ．

1　校舎屋上の貯水タンクを改修したので，水道水に大腸菌が検出されないことを確認した．
2　保健室のベッドについて，ダニの有無を検査した．
3　処方せんを学校へ持参した生徒がいたので，保健室で調剤した．
4　節電のために蛍光灯の数を減らしたので，教室の照度が十分か調べた．
5　麻薬や覚せい剤の危険性について指導した．

解答　3
解説　学校薬剤師の主な業務は，環境衛生検査（水道水の水質検査，害虫検査，教室の照度の確認など）や，危険な薬物（麻薬，覚醒剤など）の乱用についての指導及びその防止教育などを行うことであり，学校内で処方せんによる調剤を行うことはない．

⑬ 問239　勤務する学校の水道水中の残留塩素を検査したところ，遊離残留塩素濃度は 0.2 mg/L，結合残留塩素濃度は 0.3 mg/L であった．これに関する記述のうち，正しいのはどれか．　1つ選べ．
1　結合残留塩素が基準を満たしているので，塩素消毒は十分である．
2　遊離残留塩素が基準を満たしているので，塩素消毒は十分である．
3　結合残留塩素が基準を満たしていないので，塩素消毒は不十分である．
4　遊離残留塩素が基準を満たしていないので，塩素消毒は不十分である．
5　遊離残留塩素及び結合残留塩素がともに基準を満たしていないので，塩素消毒は不十分である．

解答　2

解説　水道水質基準では，「給水栓における残留塩素は，遊離残留塩素として 0.1 mg/L 以上または結合残留塩素として 0.4 mg/L 以上」と定められている．検査を行った水道水は，遊離残留塩素濃度が 0.2 mg/L，結合残留塩素濃度が 0.3 mg/L であり，遊離残留塩素が基準を満たしているので，塩素消毒は十分である．

〈第98回，問242-243〉
　水道水を高架水槽に貯水し，改めて塩素消毒装置を通したのち校内に給水している学校で，学校薬剤師が水道水及び給水せんにおける水の両方について水質試験を実施した．その結果の一部を以下に示す．

	貯水する前の水道水	給水せんにおける水
pH	6.8	6.9
遊離残留塩素	0.16 mg/L	0.010 mg/L
塩化物イオン	25.1 mg/L	26.0 mg/L
全有機炭素	1.4 mg/L	5.6 mg/L
一般細菌	3 集落/mL	115 集落/mL
大腸菌	不検出	不検出

⑭ 問242　この結果から推測される内容として適切なのはどれか．　2つ選べ．

1　校内給水系統での汚染はない．
2　校内給水系統に，し尿浄化槽排水が混入しているおそれがある．
3　高架水槽内部が汚染されているおそれがある．
4　塩素消毒装置が機能を果たしていない可能性がある．
5　貯水する前の水道水が汚染されているおそれがある．

解答　3，4
解説　この試験で行った測定項目の水道水質基準値は以下の通りである．
　pH：5.8〜8.6，遊離残留塩素：0.1 mg/L 以上，塩化物イオン：200 mg/L 以下
　全有機炭素：3 mg/L 以下，一般細菌数：100 集落/mL 以下，大腸菌数：検出されないこと

1　誤．貯水する前の水道水は，すべての測定項目において基準値を満たしているが，給水栓における水は，遊離残留塩素，全有機炭素，一般細菌数が基準値を満たしておらず，校内給水系統

のどこかで汚染されたと考えられる.

2 誤. 大腸菌は検出されておらず,し尿浄化槽排水の混入はないと考えられる.

3 正. 解説1参照

4 正. 給水せんにおける水の遊離残留塩素は,基準値を満たしていないため,塩素消毒装置が機能を果たしていない可能性がある.

5 誤. 解説1参照

⑮ **問243** 学校薬剤師が試料採取の現場で測定する必要のある項目はどれか. 1つ選べ.

1 遊離残留塩素
2 塩化物イオン
3 全有機炭素
4 一般細菌
5 大腸菌

解答 1

解説 水質試験は採水現場で行うことが理想的ではあるが, 場所や試験に用いる機材の運搬等の問題により, 現場での測定が難しいものもある. したがって通常は採水現場での試験は必要最小限に留め, 実験室に持ち帰ってから試験を行う. 残留塩素, 水温については採水現場で直ちに測定する必要がある. また, 濁度, 臭気, pH, 一般細菌数, 大腸菌等についても時間の経過とともに試験結果が変化するため, 採水後, 速やかに試験を行うことが望ましい (p110参照).

⑯ 〈第99回, 問23〉

水道水の総硬度を測定する試験法はどれか. 1つ選べ.

1 ジエチル-p-フェニレンジアミン(DPD)法
2 エチレンジアミン四酢酸(EDTA)による滴定法(エリオクロムブラック T 法)
3 インドフェノール法
4 硝酸銀滴定法 (モール法)
5 オルトフェナントロリン法

解答 2

解説 水道水の総硬度は, エチレンジアミン四酢酸(EDTA)で滴定するエリオクロムブラックT法を用いる.

1 誤. 残留塩素の測定法である.
2 正. 解説参照
3 誤. アンモニア態窒素の測定法である.

4 誤. 塩化物イオン (Cl⁻) の測定法である.
5 誤. 鉄の測定法である.

⑰ 〈第100回, 問136 (一部改変)〉

以下は, 水道水の水質基準項目の1つを測定する試験法に関する記述である. 文中の( )に入れるべき試薬と字句の正しい組合せはどれか. 1つ選べ.

試験水に (ア) を含む反応液を加えて反応させ, 対照と比べて, (イ) の有無を観察する.

	ア	イ
1	a	青色蛍光の増加
2	a	黄色発色の増強
3	a	赤色沈殿の生成
4	b	青色蛍光の増加
5	b	黄色発色の増強
6	b	赤色沈殿の生成

試薬 a

試薬 b

解答 1

解説 水道水の水質基準項目である大腸菌の検出は, 試薬aの4-メチルウンベリフェリル-β-D-グルクロニド(MUG)を用いた特定酵素基質培地法(MUG法)により行う. MUGは,大腸菌が有するβ-グルクロニダーゼにより, β-D-グルクロン酸と4-メチルウンベリフェロンに分解される. 4-メチルウンベリフェロンが,360 nm付近の紫外線を照射により青白色の蛍光を発することから, 対照と比較した際のこの蛍光の増加の有無により試験水中の大腸菌の有無を判定する. 試薬bは, o-ニトロフェニル-β-D-ガラクトピラノシド(ONGP)であり, 大腸菌群の検出に用いられる.

〈第102回，問242-243〉

学校薬剤師が小学校の水道水の水質検査を行った．結果は以下のとおりであった．

一般細菌	36集落/mL
大腸菌	検出されず
塩化物イオン	27 mg/L
全有機炭素（TOC）	1 mg/L
pH値	7.0
味	異常なし
臭気	異常なし
色度	0.5度
濁度	0.1度
遊離残留塩素	0.3 mg/L

⑱ 問242（一部改変）　学校薬剤師が採水の現場で測定すべき項目はどれか．1つ選べ．

1　一般細菌
2　大腸菌
3　全有機炭素
4　遊離残留塩素

解答　4

解説　⑮〈第98回，問243〉の解説参照

⑲ 問243　この水道水の水質検査に関する次の記述のうち，正しいのはどれか．2つ選べ．

1　大腸菌は検出されていないが，一般細菌が検出されているので，水質基準を満たしていない．
2　塩化物イオン濃度は，し尿等の混入があると値が増加する．
3　全有機炭素（TOC）の測定値は，水道水中の還元性無機イオンの影響を受けにくい．
4　トリハロメタンの濃度が高いと色度，濁度のいずれも高くなる．
5　遊離残留塩素が水質基準を超えているため，このままでは飲料に適さない．

解答　2，3

解説
1　誤．一般細菌数の基準値は100集落/mL以下であるため，この水道水は水質基準を満たしている．
2　正．塩化物イオン濃度は，し尿，下水，海水，工場排水等の混入がある場合に値が上昇する．
3　正．全有機炭素（TOC）の測定は，水道水中の有機化合物を燃焼させ，その際に生じる二酸化

炭素を非分散型赤外線ガス分析計で測定する．還元性無機イオンは燃焼させても二酸化炭素は生じないため，全有機炭素（TOC）の測定値は水道水中の還元性無機イオンの影響を受けにくい．
4　誤．トリハロメタンは，色度，濁度には影響を与えない．
5　誤．遊離残留塩素の基準値は0.1 mg/L以上であり，上限値は設定されていない（水質管理目標設定項目では1 mg/L以下）ため，この水道水は水質基準を満たしている．

⑳〈第103回，問137〉

水道原水の塩素要求量を求めるために，純水及び試料に同量の次亜塩素酸塩を添加し，暗所で一定時間放置後にジエチル-p-フェニレンジアミン（DPD）法によって残留塩素を比色定量したところ，表の結果が得られた．この結果から求められるこの水道原水の塩素消費量（mg/L）と塩素要求量（mg/L）として，最も適切な数値の組合せはどれか．1つ選べ．

塩素注入量（mg/L）	純水		試料	
	遊離残留塩素（mg/L）	残留塩素（mg/L）	遊離残留塩素（mg/L）	残留塩素（mg/L）
0	0	0	0	0
0.20	0.20	0.20	0	0
0.40	0.40	0.40	0	0
0.60	0.60	0.60	0	0.15
0.80	0.80	0.80	0	0.30
1.00	1.00	1.00	0	0.20
1.20	1.20	1.20	0.05	0.10
1.40	1.40	1.40	0.25	0.25
1.60	1.60	1.60	0.45	0.45
1.80	1.80	1.80	0.65	0.65
2.00	2.00	2.00	0.85	0.85

	塩素消費量	塩素要求量
1	0.45	0.80
2	0.45	1.15
3	0.80	0.45
4	0.80	1.15
5	1.15	0.45
6	1.15	0.80

解答　2

解説　塩素消費量は，残留塩素（遊離および結合残留塩素）が認められ始めるのに必要な塩素注入量であり，塩素要求量は遊離残留塩素のみが認められ始めるのに必要な塩素注入量である．表より，試料の残留塩素は塩素注入量0.40〜

0.60の間で上昇していることから，塩素消費量は0.40～0.60の間にあり，また，試料の遊離残留塩素は塩素注入量1.00～1.20の間で上昇していることから，塩素要求量は1.00～1.20の間にあると考えられる．よって，最も適切な数値の組合せは選択肢2である．

㉑〈第104回，問242（一部改変）〉

73歳女性．友人に勧められたミネラルウォーターで医薬品を服用してよいか，かかりつけ薬剤師に相談した．ミネラルウォーターの成分一覧は以下のとおりであった．

ミネラルウォーター成分一覧　100 mL当たりの元素含量

元素	Na	K	Ca	Mg
含量（mg）	0.94	0.21	44.0	7.29

このミネラルウォーターの総硬度（mg/L）はどれか．1つ選べ．ただし原子量は以下のとおりとする．
H 1.00，C 12.0，O 16.0，Na 23.0，K 39.1，Mg 24.3，Ca 40.0

1　110
2　140
3　300
4　1,100
5　1,400

解答　5

解説　総硬度は，水中のカルシウム（Ca）イオン及びマグネシウム（Mg）イオンの量を，これに対応する炭酸カルシウム（$CaCO_3$）の量（mg/L）に換算して表したものである．
　まずミネラルウォーターに含まれるCa，Mgの濃度（mg/L）をモル濃度（mmol/L）にそれぞれ換算する．
　100 mL中にCaが44.0 mg, Mgが7.29 mg含まれていることから，それぞれの濃度は，440 mg/L，72.9 mg/Lとなり，また，それぞれのモル濃度は，11 mmol/L（440 mg/L ÷ 40.0），3 mmol/L（72.9 mg/L ÷ 24.3）となる．
　総硬度は，モル濃度の和に$CaCO_3$の分子量（100）を掛け算することで求められることから，

総硬度（mg/L） ＝（11 mmol/L ＋ 3 mmol/L）× 100 ＝ 1,400 mg/L

となる．

㉒〈第106回，問24〉

水道水の塩素消毒において，殺菌力が最も強いのはどれか．1つ選べ．

1　HClO
2　ClO⁻
3　Cl⁻
4　NH_2Cl
5　$NHCl_2$

解答　1

解説　NH_2Clや$NHCl_2$といった結合残留塩素は，安定性が高い一方で，HClOやClO⁻など遊離残留塩素よりも殺菌力が弱い．HClOとClO⁻との比較では，殺菌力はHClOの方が高いが，安定性はClO⁻の方が高い．

㉓〈第106回，問244〉

飲料水の水質検査に関する記述のうち，誤っているのはどれか．1つ選べ．

1　塩化物イオンは，し尿等の混入があると値が増加する．
2　濁度は，無機又は有機性の浮遊物が多いと値が増加する．
3　有機物（全有機炭素（TOC）の量）の測定では，水中の有機物質を酸化して生成したCO_2量から炭素量に換算している．
4　大腸菌は，特定酵素基質培地法を用いて，β-ガラクトシダーゼ活性の有無によって検出している．
5　pH値は，水質の変化によって変動するが，遊離残留塩素の消毒効果にも影響を与える．

解答　4

解説

1　正．塩化物イオンはし尿混入の推定項目とされており，200 mg/Lを超えるとし尿混入汚染が疑われる．
2　正．
3　正．試料水に含まれる有機物を酸化分解して生成したCO_2量を非分散型赤外線吸収装置で測定する．
4　誤．特定酵素基質培地法を用いた水道水における大腸菌の存在は，大腸菌が有するβ-ガラクトシダーゼ活性ではなく，β-グルクロニダーゼ活性の有無によって検出される．
5　正．遊離残留塩素の殺菌力は，イオン型のClO⁻よりも分子型のHClOの方が高い．pHが7.5

III. 環境試験法＞1-C 水質試験法（下水・汚水）

〈第97回, 問240-241〉

6月、海水浴シーズンを迎え、県の担当課から県内の保健所に管内の海水浴場の適合検査を行うように指示があった。水質検査担当の薬剤師は、海水浴場…

〈第109回, 問242-243〉

ある市立中学校で、線状降水帯による大雨のため床下浸水の被害が発生し、休校となった。この学校では、市から供給される水道水のみを水源とし、地下の受水槽に一旦貯めたのちに、高置水槽に揚水し給水栓に飲料水を供給している。学校を再開するにあたり、臨時検査として給水栓の飲料水の水質について検査することになり、学校薬剤師が以下の項目について検査を行った。

検査項目：一般細菌、大腸菌、塩化物イオン、全有機炭素（TOC）の量、pH値、味、臭気、色度、濁度及び遊離残留塩素

下表は学校薬剤師が採水時に測定した項目及び定期検査で測定した項目の検査結果である。直近の定期検査の結果は災害の2ヶ月前に実施したものである。

| | 検査結果 | |
検査項目	直近の定期検査	臨時検査
一般細菌	不検出	2,800個/mL
大腸菌	不検出	不検出
塩化物イオン	12.4 mg/L	31.0 mg/L
全有機炭素（TOC）	0.52 mg/L	0.68 mg/L
pH値	7.2	6.5
味	異常なし	異常なし
臭気	異常なし	異常なし
色度	1度未満	1度未満
濁度	0.1度未満	0.6度
遊離残留塩素	0.3 mg/L	0.05 mg/L

問242　検査を行った項目のうち、次の試薬A～Cを用いる項目の組合せとして正しいのはどれか。1つ選べ。

試薬A（NH_2を有する構造） 試薬B（構造式） 試薬C（$AgNO_3$）

	試薬A	試薬B	試薬C
1	大腸菌	一般細菌	pH値
2	遊離残留塩素	一般細菌	塩化物イオン
3	塩化物イオン	大腸菌	pH値
4	遊離残留塩素	大腸菌	塩化物イオン
5	大腸菌	pH値	遊離残留塩素

解答
4

解説
試薬A：ジエチル-p-フェニレンジアミン（DPD）で残留塩素の測定に用いられる。

試薬B：4-メチルウンベリフェリル-β-D-グルクロニド（MUG）で、大腸菌の検出法である特定酵素基質培地法に用いられる。

試薬C：硝酸銀は塩化物イオンを定量するモール法の滴定に用いられる。

以下では、ClO^-よりも$HClO$の割合が多くなり、殺菌力が高くなることから、pHは消毒効果に影響を与える。

問243　この検査結果から、薬剤師が学校に報告する内容として適切なのはどれか。2つ選べ。

1　臨時検査において一般細菌が検出されていることから、地下の受水槽に汚染された雨水などが流入したおそれがある。

2　塩化物イオン濃度と大腸菌の検査結果から、地下の受水槽に尿で汚染されたおそれがある。

3　定期検査及び臨時検査のいずれにおいてもTOCが検出されていることから、災害の前から高置水槽で藻類による汚染が発生していたと考えられる。

4　定期検査の結果と比較して、臨時検査ではpH値が低下しているため、遊離残留塩素の消毒効果が減弱したと考えられる。

5　臨時検査において遊離残留塩素が学校環境衛生基準を満たしていないため、飲料に適さない。

解答
1, 5

解説
1　正。

2　誤。大腸菌の検出は、し尿汚染を検出するための最も有効な検査項目である。臨時検査において塩化物イオン濃度の上昇は認められるが、大腸菌は検出されていないので、し尿汚染の疑いはないと考えられる。

3　誤。TOCの基準値は3 mg/L以下であり、定期検査及び臨時検査のどちらの結果も基準値を満たしているため、高置水槽での汚染はないものと考えられる。

4　誤。一般的に遊離残留塩素の消毒効果はpH値が低いほど高くなる。

5　正。遊離残留塩素の基準値である0.1 mg/L以上を満たしていない。

に出かけ，船上から油膜の有無，透明度を確認した上で，検査用の海水を採取した．

㉖ **問240** 担当薬剤師が検査すべき項目はどれか．2つ選べ．

1 ふん便性大腸菌群数
2 一般細菌数
3 塩化物イオン濃度
4 生物化学的酸素要求量（BOD）
5 化学的酸素要求量（COD）

解答 1，5

解説
1 正．
2 誤．水道水質基準．
3 誤．水道水質基準．
4 誤．河川の生活環境の保全に関する環境基準．
5 正．

㉗ **問241** 水質汚濁の検査項目とその測定法との組合せのうち，正しいのはどれか．2つ選べ．

　　　　＜検査項目＞　　　　＜測定法＞
1 ふん便性大腸菌群数 ——標準寒天培地法
2 一般細菌数 ————特定酵素基質培地法
3 塩化物イオン濃度 —硝酸銀摘定法（モール法）
4 BOD—————— インドフェノール法
5 COD—————酸性高温過マンガン酸法

解答 3，5

解説
　　　　＜検査項目＞　　　　＜測定法＞
ふん便性大腸菌群数—— メンブランフィルター法
一般細菌————————標準寒天培地法
大腸菌————————特定酵素基質培地法
アンモニア態窒素——— インドフェノール法
BOD — ウインクラー法（20℃，5日間，暗所）

㉘ 〈第98回，問136〉
COD（化学的酸素要求量）の測定法に関する記述のうち，**誤っている**のはどれか．**2つ選べ．**

1 COD値は，測定法の違いによって異なる．
2 過マンガン酸は，二クロム酸より酸化力が強い．
3 二クロム酸法では，還流による加熱操作が必要である．
4 アルカリ性過マンガン酸法では，Cl^-の妨害を防ぐために$AgNO_3$を用いる．
5 酸性高温過マンガン酸法は，工場排水試験の

JIS法に用いられている．

解答 2，4

解説
1 正．
2 誤．酸化力はアルカリ性過マンガン酸法＜酸性高温過マンガン酸法＜二クロム酸法の順に強い．
3 正．
4 誤．アルカリ性過マンガン酸法は，Cl^-の影響を受けない．
5 正．

㉙ 〈第100回，問138〉
ある工場排水の生物化学的酸素要求量（BOD）を測定するため，試料に希釈植種水を加えて10倍に薄めたところ，希釈15分後の溶存酸素は9.0 mg/Lであり，20℃で5日間培養した後には溶存酸素は5.0 mg/Lとなった．希釈植種水は，BOD 20 mg/Lの河川水を5%含み，植種水の希釈に用いた水の5日間の溶存酸素消費量は0.2 mg/Lであった．この排水のBOD（mg/L）に最も近い値はどれか．1つ選べ．

1 20　　2 25　　3 30　　4 35　　5 40

解答 3

解説 求めたいBODを（x mg/L）とする．問題文より，20℃，5日間のBODは9.0 − 5.0 = 4.0（mg/L）であることが分かる．さらに，工場排水を10倍に薄めたものの20℃，5日間のBODはx × 0.1 +（20（mg/L）× 0.05 +（0.2 mg/L）× 0.95）× 0.9となる．したがって，上記より，4.0 = 0.1 × x + 1.07が成り立つ．よって，x ≒ 30（mg/L）となる．

㉚ 〈第101回，問137〉
水中の溶存酸素（DO）の測定法（ウインクラー法）に関する次の記述のa〜cに入るべき語句の正しい組合せはどれか．1つ選べ．

ウインクラー法では，アルカリ性条件下で硫酸マンガンから生じた水酸化マンガンと，試料中のDOが反応することにより，速やかに酸素が（ a ）され，亜マンガン酸の（ b ）沈殿を生じる．次に，硫酸を加えることで，DOと当量の（ c ）が遊離するのでチオ硫酸ナトリウム溶液で滴定し，DOを求める．

	a	b	c
1	固定	青色	KI
2	オゾンに変換	褐色	KI
3	固定	白色	KI
4	オゾンに変換	青色	I_2
5	固定	褐色	I_2
6	オゾンに変換	白色	I_2

解答 5

解説 p.153 ウインクラー法の測定原理を参照.

㉛〈第102回, 問138〉

6種類の有機化合物を水に溶解し, 生物化学的酸素要求量(BOD)[注1]及び2種類の測定法による化学的酸素要求量(COD)を求めた. 下表は, このBODとCODを, 理論的酸素要求量[注2]に対する割合(%)として示したものである. この表から考えられる記述のうち, 正しいのはどれか. **2つ選べ.**

(注1)BODは, 試料に植種水を加え, 20℃, 5日間に消費された溶存酸素量(DO)の値から求めた.
(注2)理論的酸素要求量とは, 化合物1gが酸化されてCO_2及びH_2Oに分解されるのに必要な酸素消費量(g)を示す. ただし, 窒素化合物中のアミノ基はNH_3に分解されるものとして算出した.

化合物名	理論的酸素要求量(g O/g)	理論的酸素要求量に対する割合(%)		
		BOD	COD 二クロム酸法	COD 酸性高温過マンガン酸法
酢酸	1.07	82	95	7
プロピオン酸	1.51	24	97	8
グルコース	1.07	59	98	57
ラクトース	1.12	47	99	70
グリシン	0.64	15	100	3
L‐グルタミン酸	0.98	52	100	6

1 BODとCODの間には, 有機化合物の種類にかかわらず, 比例関係が認められる.
2 酸性高温過マンガン酸法では, 糖質はカルボン酸やアミノ酸に比べ, 酸化されにくい.
3 2種類のCODの測定法のうち, 二クロム酸法の方が有機化合物の種類にかかわらず, 強い酸化力を示す.
4 この実験に用いた植種水中の微生物は, 6種類の化合物のうち, 酢酸に対して最も高い酸素消費量(g O/g)を示す.
5 湖沼から採取した試料水にグリシンが大量に含まれる場合には, 酸性高温過マンガン酸法によ

るCODが, その試料水の酸素消費量を最も良く反映する.

解答 3, 4

解説

1 誤. BODとCODの間には, 必ずしも比例関係は認められない.
2 誤. 糖質(グルコースおよびラクトース)のCOD(酸性高温過マンガン酸法)の理論的酸素要求量に対する割合は, 他と比較し大きいことから, 酸化されやすい.
3 正.
4 正.
5 誤. 理論的酸素要求量に対する割合が100%であることから, 二クロム酸法によるCODが, 試料水の酸素要求量を最もよく反映する.

㉜〈第104回, 問133(一部改変)〉

ウインクラー法による水中の溶存酸素量(DO)の測定法の概略を以下にまとめた.

【操作A】 試料水で充満させた測定瓶に$MnSO_4$溶液1 mL及びアルカリ性ヨウ化カリウム(KI)・アジ化ナトリウム溶液1 mLを加え, 栓をした後, 転倒混和し, 静置する.

【操作B】 濃硫酸1 mLを, 沈殿を巻き上げないように測定瓶に加え, ただちに栓をして転倒混和する.

【操作C】 測定瓶から試料水の一定量を分取し, 生じたヨウ素の量をデンプン試薬を用いてチオ硫酸ナトリウム溶液で滴定する.

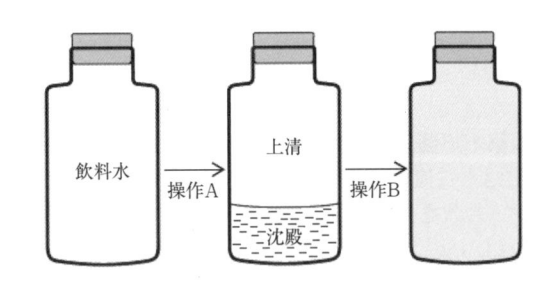

この方法に関する記述のうち, 正しいのはどれか. **2つ選べ.**

1 操作Aでアジ化ナトリウムを加えるのは, 試料水中の亜硝酸イオンとDOとの反応を促進させるためである.
2 操作Aによって亜マンガン酸を含む褐色沈殿が生じる.
3 操作Aを行った後, 上清中のDOは, この操作の原理上, ゼロとなる.

4 操作Bにより沈殿が消失し, 溶液が黄色になるのは, 硫酸酸性下でKIが還元されるためである.

5 操作Cにおける滴定の終末点の前後で溶液の色は無色から青色へ変化する.

解答 2, 3

解説

1 誤. 試料水中の亜硝酸イオンと溶存酸素との反応を抑えるためである.

2 正.

3 正.

4 誤. 硫酸酸性下で, KIが酸化されて, I_2が遊離するためである.

5 誤. 滴定終末点での水溶液の色の変化は, 無色から薄紫色である.

㉝〈第105回, 問25〉

生物化学的酸素要求量(BOD)を測定する際に用いる試験法はどれか. 1つ選べ.

1 ウインクラー法

2 酸性高温過マンガン酸法

3 オルトフェナントロリン法

4 重量法

5 インドフェノール法

解答 1

解説

1 正.

2 誤. 化学的酸素要求量(COD)の測定法.

3 誤. 鉄(Fe)の測定法.

4 誤. 浮遊粒子状物質の測定法.

5 誤. アンモニア態窒素の測定法.

㉞〈第108回, 問243〉

定期水質検査で検査した項目のうち, 学校薬剤師がプール水を採水後直ちに現場で測定しなければならないのはどれか. 1つ選べ.

1 遊離残留塩素

2 濁度

3 一般細菌

4 過マンガン酸カリウム消費量

5 大腸菌

解答 1

解説 遊離残留塩素は分解されやすいため, 採水直後に測定する.

㉟〈第109回, 問137〉

下水処理に関する記述のうち, 正しいのはどれか. 2つ選べ.

1 標準活性汚泥法の曝気槽では, 主に嫌気性細菌が有機物質を分解している.

2 標準活性汚泥法の最終沈殿池では, 活性汚泥(フロック)の沈降性が低下することにより, 有機物質の除去効率が上がる.

3 標準活性汚泥法において, 最終沈殿池の汚泥の一部は, 返送汚泥として曝気槽に戻され再利用されている.

4 標準活性汚泥法に比べて嫌気・無酸素・好気法は, リン及び窒素の除去効率が高い.

5 嫌気・無酸素・好気法において, リン蓄積菌は嫌気槽でリンを取り込み, 好気槽でリンを放出している.

解答 3, 4

解説

1 誤. 主に好気性細菌が分解している.

2 誤. 沈降性が低下すると, 除去効率が下がる.

3 正.

4 正.

5 誤. リン蓄積細菌は嫌気槽でリンを放出し, 好気槽でリンを取り込む.

Ⅲ. 環境試験法＞1-B 水質試験法(公共浴用水)

〈第101回, 問242-243〉

学校薬剤師が, 小学校の屋外にあるプールの水質検査を, プールの対角線上の3点の水面下20 cmのA, B, Cで実施した. 結果は下表のとおりであった.

	A	B	C
pH	7.2	7.2	7.2
遊離残留塩素(mg/L)	0.3	0.2	0.2

㊱ 問242 学校薬剤師が行う説明として適切なのはどれか. 2つ選べ.

1 プール水の遊離残留塩素が基準を満たしていないと指摘した.

2 プール水のpHが基準を満たしていないと指摘した.

3 遊離残留塩素の基準を満たすことはプール熱の発生予防や, クリプトスポリジウムの増殖予防に有効であると説明した.

4 晴天時, 紫外線の強いときは遊離残留塩素の消

費が高まると説明した.

解答　1，4

解説

1　正. 遊離残留塩素の基準値は0.4 mg/L以上である.

2　誤. pHの基準値は，5.8以上8.6以下である.

3　誤. クリプトスポリジウム原虫は，塩素消毒に抵抗性を示す.

4　正.

㊲ 問243（一部改変）　**プール水の検査項目でない**のはどれか. 1つ選べ.

1　塩化物イオン

2　大腸菌

3　一般細菌

4　有機物等（過マンガン酸カリウム消費量）

5　総トリハロメタン

解答　1

解説　プール水の検査項目になっているのは，塩化物イオンではなく，遊離残留塩素である.

〈第103回，問242-243〉

梅雨の時期，雨の降る日が多かったため，学校薬剤師が小学校の屋外プール水について水質検査を実施することにした.

㊳ 問242　過マンガン酸カリウム消費量を以下の操作により測定した. この測定から求められる過マンガン酸カリウム消費量（mg/L）の値に最も近いのはどれか. 1つ選べ. ただし，過マンガン酸カリウム溶液とシュウ酸ナトリウム溶液のファクターを1.0，$KMnO_4$の式量を158とする.

【操作】検水100 mLをとり，これに過マンガン酸カリウム処理硫酸溶液5.0 mLを加え，さらに0.0020 mol/L過マンガン酸カリウム溶液10 mLを正確に加えた. 5分間煮沸した後，ただちに0.0050 mol/Lシュウ酸ナトリウム溶液10 mLを加えて脱色させ，さらに0.0020 mol/L過マンガン酸カリウム溶液で微紅色が消えずに残るまで滴定したところ，3.2 mLを要した.

1　1.0　　2　3.0　　3　10　　4　30　　5　100

解答　3

解説　検水100 mL中に含まれる有機物質等の量
$0.0020（mol/L）\times 3.2/1000（L）\times 1.0 \times 158$

$\times 1000 = 1.01（mg/100 mL）$

1 L当たりの換算

$1.01（mg/100 mL）\times 10 = 10.1（mg/L）$

㊴ 問243　過マンガン酸カリウム消費量に加え，学校薬剤師が行うプール水における水質検査項目はどれか. **2つ選べ**.

1　生物化学的酸素要求量（BOD）

2　結合残留塩素

3　遊離残留塩素

4　pH値

5　アンモニア

解答　3，4

解説

1　誤. 水質汚濁に係る環境基準の項目.

2　誤. 水道法施行規則の項目.

3　正.

4　正.

5　誤. プール水の水質基準には含まれていない.

㊵ 〈第108回，問24〉

水質汚濁指標である溶存酸素量（DO）の測定法はどれか. 1つ選べ.

1　インドフェノール法

2　ウインクラー法

3　エチレンジアミン四酢酸（EDTA）による滴定法

4　硝酸銀滴定法（モール法）

5　ピリジン・ピラゾロン法

解答　2

解説

1　誤. アンモニア態窒素の測定法.

2　正.

3　誤. 硬度の測定法.

4　誤. 塩化物イオンの測定法.

5　誤. シアン化合物（遊離シアン）の測定法.

㊶ 〈第109回，問138〉

水質汚濁に係る環境基準に関する記述のうち，正しいのはどれか. **2つ選べ**.

1　水質汚濁防止法に基づいて，定められている.

2　水中の有機物量の指標として，河川では化学的酸素要求量（COD），湖沼及び海域では生物化学的酸素要求量（BOD）が採用されている.

3 底層を利用する水生生物の個体群を維持できる場を保全・再生する目的で，湖沼及び海域において底層溶存酸素量の基準値が定められている．

4 地下水には，「生活環境の保全に関する環境基準」が定められている．

5 公共用水域には，直鎖アルキルベンゼンスルホン酸及びその塩の「生活環境の保全に関する環境基準」が定められている．

解答　3，5

解説

1 誤．環境基本法に基づいている．

2 誤．河川ではBOD，湖沼及び海域ではCODが採用されている．

3 正．

4 誤．地下水の水質汚濁に係る環境基準が定められている．

5 正．

Ⅲ. 環境試験法＞2-A　空気試験法（室内環境）

〈第97回，問242-243〉

室内空気を汚染させる原因物質には，二酸化炭素，一酸化炭素，じんあい，微生物，化学物質などがある．医療施設では清浄度によるゾーニングがなされ，各エリアの空調管理が行われている．

㊷ 問242　室内環境管理に関する記述のうち，正しいのはどれか．2つ選べ．

1 室内空気を衛生的に保つため，二酸化炭素濃度は 1.0% 以下とされている．

2 レジオネラ症の主症状は，激しい下痢である．

3 二酸化炭素は，通常，検知管法で測定される．

4 ホルムアルデヒドは，シックハウス症候群の原因となる．

解答　3，4

解説

1 誤．建築物環境衛生管理基準などで0.1%（1000ppm）以下と定められている．

2 誤．レジオネラ症の主症状は，肺炎などの呼吸器症状である．

3 正．

4 正．

㊸ 問243　4 人の患者が入院している病室の必要換気量が 90 m³/h であるとき，この病室の必要換気回数（回/h）はどれか．1つ選べ．ただし，この病室は，床面積 60 m²，床から天井までの高さ 3 m の直方体とする．

1　0.3　　2　0.5　　3　1　　4　2　　5　3

解答　2

解説

$$\frac{90\,(\mathrm{m^3/h})}{60\,(\mathrm{m^2}) \times 3\,(\mathrm{m})} = 0.5\,(回/\mathrm{h})$$

㊹ 〈第98回，問138〉

アスマン通風乾湿計と乾カタ温度計を用いて，室温 25℃の部屋における感覚温度を測定するときの感覚温度の高低に関する記述のうち，正しいのはどれか．2つ選べ．

1 同じ乾カタ温度計を用いるならば，そのアルコール柱が 38℃ から 35℃ に降下する時間が長い方が，感覚温度は低い．

2 乾カタ温度計のアルコール柱が 38℃ から 35℃ に降下する時間が同じならば，その温度計のカタ係数が大きい方が，感覚温度は低い．

3 気動が小さい方が，感覚温度は低い．

4 気湿が高い方が，感覚温度は低い．

5 アスマン通風乾湿計の湿球示度が低い方が，感覚温度は低い．

解答　2，5

解説

1 誤．38℃から35℃に降下する時間が長い方がカタ冷却力は小さいので，感覚温度は高くなる．

2 正．

3 誤．一般に，気動が大きい方が感覚温度は低い．

4 誤．一般に，気湿が高い方が感覚温度は高い．

5 正．

㊺ 〈第99回，問139〉

気温26.5℃の室内で，カタ係数 360（mcal/cm²）のカタ温度計を用いて，そのアルコール柱が38℃から35℃に下降する時間を5回測定したところ，測定値の平均値は95秒であった．このとき室内の気動(m/sec)はいくらか．最も近い値を1つ選べ．なお，気動(V)は以下の計算式により算出することができる．

気動 1 m/sec 以下（$H/\theta \leq 0.60$）の場合

$$V = \left(\frac{H/\theta - 0.20}{0.40}\right)^2$$

気動 1 m/sec 以上（$H / \theta \geqq 0.60$）の場合

$$V = \left(\frac{H / \theta - 0.13}{0.47} \right)^2$$

H：カタ冷却力　　　　θ：（36.5 − 室温）℃

1 0.14　**2** 0.20　**3** 0.28　**4** 0.48　**5** 1.5

解答 2

解説

カタ冷却力 $= \dfrac{360}{95} = 3.8 \, (\text{mcal/cm}^2/\text{sec})$

$\theta = 36.5 - 26.5 = 10$℃, $H / \theta = 3.8/10 = 0.38$ より

$V = \left(\dfrac{0.38 - 0.20}{0.40} \right)^2 \fallingdotseq 0.20$

〈第100回，問244-245〉

　最近改築した小学校の学校保健安全委員会で，養護教諭から，「めまいや頭痛，のどの痛みなどを訴えて，保健室に来る児童が増えた。」との報告があった。また，保護者からは，「最近，子供の集中力が低下した。」との声が多く聞かれた。

㊻ **問244**　原因究明のため，学校薬剤師が教室等の室内空気について速やかに検査を行うべき項目として適切なのはどれか。**1つ選べ。**

　1　揮発性有機化合物濃度
　2　二酸化炭素濃度
　3　一酸化炭素濃度
　4　二酸化窒素濃度
　5　ダニまたはダニアレルゲン量

解答 1

解説　最近改築した小学校でめまいや頭痛，のどの痛みなどを訴えている児童が増えていることからシックハウス（シックスクール）症候群と推定され，揮発性有機化合物濃度を測定すべきである。

㊼ **問245**　検査項目とその測定法の組合せのうち，正しいのはどれか。**2つ選べ。**

　　　　検査項目　　　　　　　測定法
　1　揮発性有機化合物濃度 ───── モール法
　2　二酸化炭素濃度 ─────パラロザニリン法
　3　一酸化炭素濃度 ─────赤外線吸収法
　4　二酸化窒素濃度 ─────ザルツマン法

　5　ダニまたは
　　　ダニアレルゲン量 ─────標準寒天培地法

解答 3，4

解説

　1　誤．モール法は，飲料水中の塩化物イオンの測定法である。
　2　誤．トリエタノールアミン・パラロザニリン法は，大気中の二酸化硫黄の測定法である。
　3　正．
　4　正．
　5　誤．標準寒天培地法は，飲料水中の一般細菌の測定法である。

㊽〈第101回，問140〉
　ある教室の室内環境について，以下の数値を得た。

アスマン通風乾湿計の乾球温度	21.0℃
アスマン通風乾湿計の湿球温度	15.0℃
黒球温度計の示度	22.5℃
湿度図表から求めた相当湿球温度	16.0℃
（黒球温度に対応する湿球温度）	
気動	1.0 m/sec

　これらの値と，以下の補正感覚温度（CET）図表（座標軸のタイトルは表示していない）を用いて求められる熱輻射を考慮した補正感覚温度，実効輻射温度の正しい組合せはどれか。**1つ選べ。**

	熱輻射を考慮した補正感覚温度	実効輻射温度
1	16.0℃	7.5℃
2	16.0℃	1.5℃
3	17.1℃	7.5℃
4	17.1℃	1.5℃
5	18.2℃	7.5℃
6	18.2℃	1.5℃

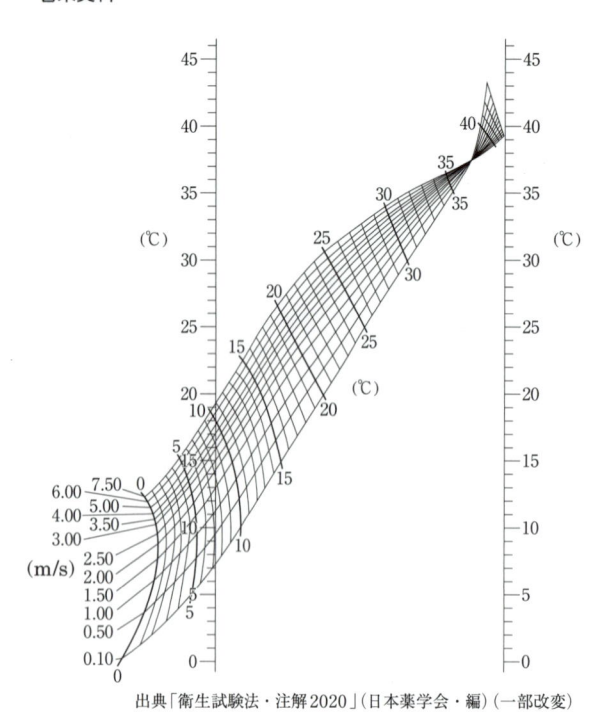

出典「衛生試験法・注解 2020」(日本薬学会・編)(一部改変)

解答 6

解説 本図は補正感覚温度図表なので，左の縦軸に黒球温度計の示度（22.5℃），右の縦軸に湿球温度（15.0℃）をプロットして直線で結び，この直線が 1.00（m/s）の気動線と交わる点を読むことで，補正感覚温度 18.2℃が得られる．実効輻射温度は，黒球温度計の示度（22.5℃）からアスマン通風乾湿計の乾球温度（21.0℃）を差し引くことで，1.5℃が得られる．

㊾〈第102回　問24〉

アスマン通風乾湿計と乾カタ温度計のみを用いて測定できる室内空気環境の指標はどれか．**1つ選べ**．

1　必要換気量
2　気動
3　熱輻射
4　湿カタ冷却力
5　補正感覚温度

解答 2

解説
1　誤. 室内の二酸化炭素あるいは汚染物質の濃度から算出する．
2　正.
3　誤. 黒球温度計を用いて測定する．
4　誤. 湿カタ温度計を用いて測定する．
5　誤. アスマン通風乾湿計, 乾カタ温度計, 黒球

温度計を用いて測定する．

㊿〈第103回，問140〉

室内換気の重要な指標である二酸化炭素に関する記述のうち，正しいのはどれか．**2つ選べ**．

1　ヒトの呼気中には，10～15％の二酸化炭素が含まれる．
2　血液中では酸素よりも強くヘモグロビンのヘム鉄に結合し，ヘモグロビンの機能を妨げる．
3　一酸化炭素とは異なり, 非分散型赤外線吸収装置を用いて測定することはできない．
4　NaOH・チモールフタレイン検知剤を用いた検知管法では，検知剤が二酸化炭素と反応して薄い桃色に変化する．
5　学校環境衛生基準では，室内の濃度は1,500 ppm以下が望ましいとされている．

解答 4, 5

解説
1　誤. ヒトの呼気中には，約4％の二酸化炭素が含まれる．
2　誤. 一酸化炭素に関する記述である．
3　誤. 二酸化炭素は, 非分散型赤外線吸収装置を用いて測定できる．
4　正.
5　正.

51〈第104回，問135〉

室内環境衛生に関する記述のうち，正しいのはどれか．**2つ選べ**．

1　アスマン通風乾湿計において, 乾球温度と湿球温度が同じ室内では，相対湿度が100％である．
2　カタ係数が同じ乾カタ温度計を用いた場合, 38℃から35℃まで下降するのに要する時間が短いほど，乾カタ冷却力は小さい．
3　感覚温度は, アスマン通風乾湿計及び黒球温度計を用いて求めることができる．
4　気温と気湿が同じ室内では, 気動が大きいほど乾カタ冷却力は大きい．

解答 1, 4

解説
1　正.
2　誤. 38℃から35℃まで下降するのに要する時間が短いほど，乾カタ冷却力は大きい．
3　誤. 感覚温度は, アスマン通風乾湿計及び乾カタ温度計を用いて求めることができる．

4　正.

〈第104回，問244-245〉

　学校校舎の老朽化のために一部（図工準備室）の建替えが行われた．建替えた校舎を利用した生徒から，目，鼻，のどの刺激，めまいの訴えが続いた．養護教諭から学校薬剤師に相談があり，学校薬剤師はこの教室内の空気中の化学物質検査を行うことにした．

㊾ 問244　学校環境衛生基準に指定されている物質であり，生徒の症状の原因と考えられるのはどれか．2つ選べ．

1　一酸化炭素
2　アセトン
3　ホルムアルデヒド
4　トルエン
5　アスベスト

解答　3，4

解説　建替えた校舎を利用した生徒から，目，鼻，のどの刺激，めまいの訴えが続いたことからシックハウス（シックスクール）症候群と診断され，その原因として揮発性有機化合物が考えられる．

㊼ 問245（一部改変）　前問で選択した原因物質を測定するための学校環境衛生基準に基づいた測定法はどれか．2つ選べ．

1　検知管法
2　ザルツマン法
3　ジニトロフェニルヒドラジン誘導体化法を用いた高速液体クロマトグラフィー
4　ガスクロマトグラフィー-質量分析法
5　酵素免疫測定法

解答　3，4

解説　ホルムアルデヒドは2,4-ジニトロフェニルヒドラジン誘導体化法を用いた高速液体クロマトグラフィーで，トルエンはガスクロマトグラフィー–質量分析法でそれぞれ分析する．

㊶ 〈第106回，問140〉

　床面積36 m²，高さ2.2 mの部屋がある．1時間あたり2回の換気が行われる場合，この部屋に在室可能な人数は，最大で何名か．1つ選べ．ただし，1人あたり30 m³/hの必要換気量を確保することとする．

1　2
2　3
3　4
4　5
5　6

解答　4

解説　在室可能な人数をx名とすると，

$$\frac{30\,(\mathrm{m^3/h}) \times \mathrm{x}\,(\text{名})}{36\,(\mathrm{m^2}) \times 2.2\,(\mathrm{m})} = 2\,(\text{回}/\mathrm{h})$$

$\mathrm{x} = 5.28$

よって，在室可能な人数は最大で5名．

㊺ 〈第107回，問243〉

　熱中症及び暑さ指数（WBGT）について説明したところ，「近々開催する運動会の当日に暑さ指数を測定したいので，必要な器具を紹介して欲しい」との依頼があった．暑さ指数（WBGT）を求めるために必要な測定器具はどれか．2つ選べ．

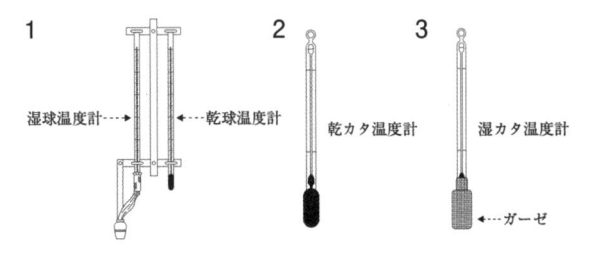

1　湿球温度計‥‥‥　‥‥‥乾球温度計
2　乾カタ温度計
3　湿カタ温度計　‥‥‥ガーゼ

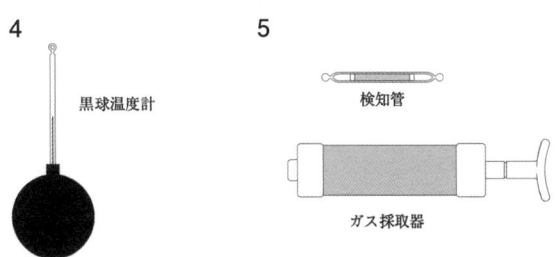

4　黒球温度計
5　検知管　ガス採取器

解答　1，4

解説　暑さ指数（WBGT）の測定には，気温，気湿，熱輻射の測定が必要である．1のAugust乾湿計で気温・気湿を，4の黒球温度計で熱輻射の測定ができる．

〈第107回，問244-245〉

　校舎が老朽化したため，一部の教室の改築が行われた．改築した教室を利用した生徒から，目，鼻，のどの刺激，めまいの訴えが続いたため，養護教諭から学校薬剤師に相談があった．学校薬剤師がこの教室内の空気中の化学物質を検査したところ，「学校環境衛生基準」で定められている2つの物質が高濃度で検出された．

㊌ 問244

生徒の症状の原因と考えられる物質の組合せとして，正しいのはどれか．1つ選べ．

	原因物質1	原因物質2
1	アスベスト	フタル酸ジ-2-エチルヘキシル
2	フタル酸ジ-2-エチルヘキシル	ホルムアルデヒド
3	ホルムアルデヒド	キシレン
4	キシレン	一酸化炭素
5	一酸化炭素	アスベスト

㊒㊓〈第104回，問244-245〉と類似）

解答 3

解説 改築した教室の利用時に目，鼻，のどの刺激，めまいの症状がみられることから，シックハウス症候群と推測される．関与する揮物としてホルムアルデヒド，キシレンなどが考えられる．

㊐ 問245

前問で選択した原因物質1及び原因物質2を測定するための試験法の組合せとして，正しいのはどれか．1つ選べ．

	原因物質1	原因物質2
1	ガスクロマトグラフ-質量分析法	酵素免疫測定法
2	検知管法	ザルツマン法
3	検知管法	酵素免疫測定法
4	ジニトロフェニルヒドラジン誘導体化法を用いた高速液体クロマトグラフ法	ザルツマン法
5	ジニトロフェニルヒドラジン誘導体化法を用いた高速液体クロマトグラフ法	ガスクロマトグラフ-質量分析法

解答 5

解説 ホルムアルデヒドは2,4-ジニトロフェニルヒドラジン誘導体化法を用いた高速液体クロマトグラフ法で，キシレンはガスクロマトグラフ-質量分析法でそれぞれ分析する．

㊕〈第108回，問140〉

窓を開けて換気を行っている講義室で，大学生が講義を受けている．講義開始時に400 ppm（0.04%）であったCO_2濃度が徐々に増加し，1,400 ppm（0.14%）に達して一定となった．この講義室の換気量（m^3/h）として，最も近い値はどれか．1つ選べ．ただし，講義室には大学生と教員を合わせて130名がおり，大学生及び教員の一人あたりのCO_2排出量を0.022 m^3/h，屋外のCO_2濃度を400 ppm（0.04%）とする．

1　320
2　810
3　1,800
4　2,900
5　8,900

解答 4

解説

$$\frac{0.022\,(m^3/h) \times 130\,(人)}{0.14\,(\%) - 0.04\,(\%)} \times 100 = 2,860\,(m^3/h)$$

㊖〈第109回，問140〉

暑さ指数（WBGT）は，熱中症を予防することを目的として提案された指標であり，下図に示した装置A〜Cで測定した結果（[温度1]〜[温度3]のいずれか）を用いて，次式より算出することができる．

屋外の場合の算出式：WBGT = 0.7 × [温度1] + 0.2 × [温度2] + 0.1 × [温度3]

屋内の場合の算出式：WBGT = 0.7 × [温度1] + 0.3 × [温度2]

[温度1]〜[温度3]は，装置A〜Cのいずれかで測定した温度である．

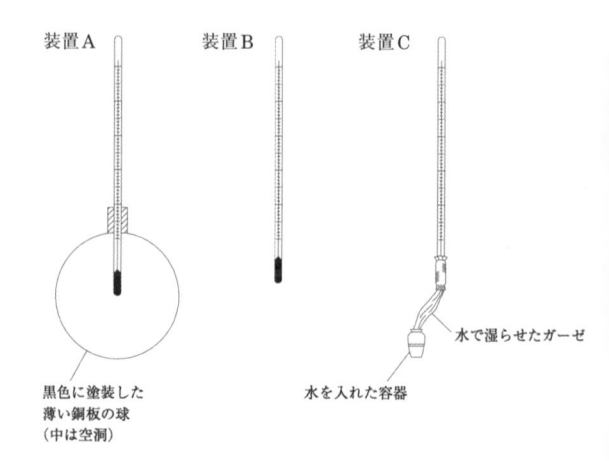

ある小学校の屋外の運動場で温度を測定した結果，表1に示す測定値が得られた．この時の暑さ指数（WBGT）に最も近い値はどれか．1つ選べ．

表1　測定結果

装　置	温度（℃）
A	42.0
B	32.0
C	26.0

1　29

2　30

3　32

4　33

5　38

解答　2

解説　温度1は自然湿球温度，温度2は黒球温度，温度3は乾球温度である．したがって，求める暑さ指数は，

$0.7 \times 26.0 + 0.2 \times 42.0 + 0.1 \times 32.0 = 29.8\,℃$
となる．

〈第109回，問196-197〉

　学校薬剤師が授業中の教室の環境に係る検査を実施するため，中学校を訪れた．この学校には冷暖房設備と機械換気設備が設置されている．学校薬剤師は，検知管を接続した測定機器を用いて，2限目の授業が終了する直前に養護教諭立会いのもと，教室内で二酸化炭素濃度を測定した．

（測定結果）　二酸化炭素濃度：1,600 ppm

学校環境衛生基準：二酸化炭素濃度は1,500 ppm以下であることが望ましい．

⑥⓪ 問196

　測定結果をもとに学校薬剤師が行うこととして，適切なのはどれか．**2つ選べ**．

1　測定結果が1,500 ppmを超えたので，未使用の検知管を使って測定機器の気密性点検を実施する．

2　教室を30分以上換気し，生徒がいない状態で二酸化炭素濃度を再測定する．

3　換気設備の運転時間の検討や工夫を行った後に，換気能力の確認等機械の点検や整備の実施を助言する．

4　重大な健康被害を生じる可能性が高いことを養護教諭に伝える．

5　測定結果に加え，一酸化炭素などの他の汚染物質濃度の測定結果も合わせて，空気清浄度を総合的に評価する．

解答　3，5

解説　二酸化炭素濃度が学校環境衛生基準を超えていることから，この教室は換気が不十分な状態と考えられる．したがって，換気設備の運転時間の検討・工夫や，機械の点検や整備の実施が必要である．また，健康被害を生じるような状況であるかは，二酸化炭素濃度だけでなく他の汚染物質濃度も測定した上で総合的に判断すべきである．

⑥① 〈第109回，問197〉

　二酸化炭素の検出法とその原理に関連する記述のうち，正しいのはどれか．**2つ選べ**．

1　検知管法は，二酸化炭素が酸性溶液に吸収される性質を利用している．

2　検知管法では，検知管に充てんした検知剤中のpH指示薬の色の変化によって二酸化炭素を検出する．

3　二酸化炭素は，赤外吸収スペクトル測定法でも検出できる．

4　二酸化炭素が対称伸縮振動をする場合，双極子モーメントは変化する．

5　二酸化炭素は，水素炎イオン化検出器を用いたガスクロマトグラフィーでも検出できる．

解答　2，3

解説　検知剤と二酸化炭素が反応してpH指示薬が変色することを利用して測定することが可能である．また，二酸化炭素は特有の赤外線を吸収する性質があるため，赤外吸収スペクトルを用いて濃度測定を行うことも可能である．

〈第109回，問244-245〉

⑥② 問244

　一酸化炭素ガス中毒の診断に最も有効な検査項目はどれか．**1つ選べ**．

1　pH

2　重炭酸イオン

3　動脈血二酸化炭素分圧

4　血清クレアチニン値

5　カルボキシヘモグロビン

解答　5

解説　一酸化炭素は，ヘモグロビンと結合してカルボキシヘモグロビンを形成する．このため，カルボキシヘモグロビンが有効な検査項目である．

⑥③ 問245

　前問の検査で診断が確定した．この中毒の原因物質に関する記述として，正しいのはどれか．**2つ選べ**．

1　独特の腐敗臭を有する気体で，窒息性の呼吸器障害を引き起こす．

2　無色で，呼吸器に対する刺激性を有する気体である．

3　無色無臭で，空気よりもわずかに軽い可燃性の

気体である.

4 赤血球中のヘムと強固に結合して酸素の運搬を阻害する.

5 ヘモグロビンの二価の鉄を酸化し, 酸素への結合能力を消失させる.

解答 3, 4

解説 二酸化炭素は, 無色, 無臭, 無刺激であり, 比重0.967の空気よりわずかに軽い気体である. 赤血球中のヘムと強固に結合することで酸素の運搬を阻害し, 一酸化炭素中毒の原因となる.

Ⅲ. 環境試験法＞2-B 空気試験法（大気環境）

⑥⑤〈第98回, 問137〉

大気中窒素酸化物の定量法であるザルツマン法に関する記述のうち, 正しいのはどれか. **2つ**選べ.

1 ザルツマン法を用いた自動測定器による連続自動測定法は, 環境基準の測定法として用いられている.

2 サーマル NO_x とフューエル NO_x を分別定量することができる.

3 酸化剤として硫酸酸性の過マンガン酸カリウム溶液が用いられる.

4 ザルツマン試薬は, NO と NO_2 の両方と反応する.

解答 1, 3

解説

1 正.

2 誤. 大気中の窒素が燃焼などの高温下で酸化されて生じる NOx をサーマル NOx, 化石燃料中の窒素酸化物の燃焼によって生じる NOx をフューエル NOx と呼び, サーマル NOx とフューエル NOx はどちらも NO か NO_2 であり, 分別定量することはできない.

3 正.

4 誤. ザルツマン試薬は, $N-$（1-ナフチル）エチレンジアミン二塩酸塩, スルファニル酸及び酢酸から構成され, 発色の原理であるジアゾカップリング反応において NO_2 とのみ反応する.

⑥⑤〈第99回, 問240〉

大気中には, 花粉や土埃, ディーゼル排気粒子など様々な種類の粒子状物質が存在し, これらを吸入すると有害作用が現れることがある. 大気中に浮遊する粒子状物質に関する記述のうち, 正しいのはど

れか. **2つ**選べ.

1 環境基準が定められている「浮遊粒子状物質」は, 粒径が $10\,\mu m$ 以下の粒子のことである.

2 2000年以降, 浮遊粒子状物質の環境基準達成率は, 10%程度で推移している.

3 環境基準が定められている「微小粒子状物質」は, 粒径が $0.1\,\mu m$ 以下の粒子のことである.

4 ハイボリュームエアサンプラーは, 浮遊粒子状物質の試料採取に使われる装置の1つである.

5 非分散型赤外分析法は, 浮遊粒子状物質の定量に用いられる方法の1つである.

解答 1, 4

解説

1 正.

2 誤. 浮遊粒子状物質の環境基準達成率は, 近年では一般局, 自排局ともに99.8%以上である.

3 誤. 「微小粒子状物質」は, 粒径が $2.5\,\mu m$ の粒子を50%の割合で分離できる分粒装置を用いて, より粒径の大きい粒子を除去した後に採取される粒子である.

4 正.

5 誤. 非分散型赤外分析法は, 一酸化炭素や二酸化炭素の測定法である.

⑥⑥〈第100回, 問139（一部改変）〉

溶液導電率法を用いた大気中の硫黄酸化物の測定に関する記述のうち, 正しいのはどれか. **2つ**選べ.

1 二酸化硫黄 SO_2 の「大気汚染に係る環境基準」項目としての測定法の1つとして定められている.

2 吸収液にはトリエタノールアミン溶液が用いられる.

3 試料大気中の SO_2 が吸収液に吸収されると, 亜硫酸イオン SO_3^{2-} が生成するため, 吸収液の導電率は増加する.

4 大気中の SO_2 だけでなく三酸化硫黄 SO_3 も測定される.

5 アンモニアが共存すると干渉作用を起こすため, アンモニアの妨害除去の目的でアジ化ナトリウムを吸収液に添加する.

解答 1, 4

解説

1 正.

2 誤. 溶液導電率法の吸収液には過酸化水素溶液が用いられる.

3 誤. SO_2 が吸収液に吸収されると, 硫酸が生成

する.

4　正.

5　誤. アンモニアの妨害除去には, 粒子状シュウ酸トラップまたはイオン交換膜を試料大気導入口に装着して用いる.

⑥⑦〈第102回, 問139（一部改変）〉

　光化学オキシダント及びその測定法に関する記述のうち, 正しいのはどれか. **2つ選べ.**

1　光化学オキシダントの大部分はオゾンであるが, 一部にペルオキシアシルナイトレート（PAN）も含まれる.

2　光化学オキシダントの環境基準達成率は, 一般環境大気測定局及び自動車排出ガス測定局いずれにおいても低い水準となっている.

3　光化学オキシダントは, 微量の硫酸を含む過酸化水素水を吸収液として用いる溶液導電率法により測定される.

4　光化学オキシダントの発生には, 空気中の硫黄酸化物が関与している.

5　光化学オキシダントの発生量は, オゾン層の破壊により減少している.

[解答]　1, 2

[解説]

1　正.

2　正.

3　誤. 光化学オキシダントは, 中性ヨウ化カリウム法で測定する. 溶液導電率法は, 硫黄酸化物の測定法である.

4　誤. 光化学オキシダントは, 大気中の揮発性有機化合物（VOC）や非メタン炭化水素と窒素酸化物に太陽光（紫外線）が照射することによって生成する.

5　誤. オゾン層の破壊により地表に到達する紫外線が増加し, 光化学オキシダントの生成が促進されるため, 光化学オキシダントの発生量は増加する.

⑥⑧〈第104回, 問134〉

　大気汚染物質に関する記述のうち, 正しいのはどれか. **2つ選べ.**

1　硫酸ミストは, 他の硫黄酸化物と比べ, 目や気道粘膜への刺激が強い.

2　ザルツマン法を用いて, 一酸化窒素と二酸化窒素を分別定量する際は, 二酸化窒素を一酸化窒

素に還元しなければならない.

3　一酸化窒素は, ヘモグロビンと結合してニトロソヘモグロビンを生成し, 血液の酸素運搬能を低下させる.

4　光化学オキシダントの年平均濃度は漸減傾向にあり, 全国的に環境基準を達成している.

5　光化学オキシダントの測定では, 溶液導電率法によりオゾンを定量する.

[解答]　1, 3

[解説]

1　正.

2　誤. ザルツマン試薬が二酸化窒素と反応する性質を原理としているため, 一酸化窒素を定量する際には二酸化窒素に酸化する必要がある.

3　正.

4　誤. 光化学オキシダントの年平均濃度は漸増傾向にあり, 近年の環境基準達成率はほぼ0％である.

5　誤. 光化学オキシダントは, 中性ヨウ化カリウム法で測定する. 溶液導電率法は, 硫黄酸化物の測定法である.

⑥⑨〈第105回, 問139〉

　大気汚染物質の測定方法に関する記述のうち, 正しいのはどれか. **2つ選べ.**

1　トリエタノールアミン・パラロザニリン法は, 大気中の硫酸ミストを測定する方法である.

2　一酸化炭素の自動連続測定には, 溶液導電率法が用いられる.

3　ザルツマン法による窒素酸化物の測定では, NO_2はザルツマン試薬と直接反応しないため, NOに還元してから測定する.

4　中性ヨウ化カリウム法でI_2を遊離する大気汚染物質は, オゾンなどの酸化性物質である.

5　浮遊粒子状物質の測定には, $10 \mu m$より大きい粒子を除去する分粒装置が用いられる.

[解答]　4, 5

[解説]

1　誤. トリエタノールアミン・パラロザニリン法は, 大気中の二酸化硫黄を測定する方法である.

2　誤. 一酸化炭素の自動連続測定には, 赤外線吸収法が用いられる. 溶液導電率法は, 硫黄酸化物の測定法である.

3　誤. NO_2がザルツマン試薬と直接反応し, NOを測定する際にはNO_2に酸化する必要がある.

4　正.

5 正.

⑦〈第109回，問139〉
一般環境大気測定局及び自動車排出ガス測定局における大気汚染物質の測定法に関する記述のうち，正しいのはどれか．**2つ選べ**．

1 一酸化炭素は，照射した赤外線の吸収量に基づいて測定される．
2 二酸化窒素は，紫外線の照射によって励起した二酸化窒素分子が発する蛍光の強度に基づいて測定される．
3 光化学オキシダントは，ザルツマン試薬との反応により生じる生成物の吸光度に基づいて測定される．
4 二酸化硫黄は，エチレンとの反応により生じる近紫外線領域の発光の強度に基づいて測定される．
5 浮遊粒子状物質は，ろ紙上に粒子を捕集して，β 線を照射し，その透過量に基づいて測定される．

解答 1，5

解説
1 正.
2 誤. 紫外線蛍光法は，二酸化硫黄の測定法である．
3 誤. ザルツマン法は，二酸化窒素の測定法である．
4 誤. 化学発光法は，オゾンの測定法である．
5 正.

その他の試験法

⑦〈第101回，問23（一部改変）〉
化学物質の審査及び製造等の規制に関する法律（化審法）において，蓄積性の判定に用いられる試験はどれか．**1つ選べ**．

1 活性汚泥を用いた分解度試験
2 コイを用いた濃縮度試験
3 ネズミチフス菌を用いた復帰突然変異試験
4 マウスを用いた反復投与毒性試験
5 ミジンコを用いた急性遊泳阻害試験

解答 2

解説
1 誤. 分解性を調べる試験である．
2 正.

3 誤. 変異原性を調べる試験である．
4 誤. ヒトへの長期毒性を調べる試験である．
5 誤. 動植物への毒性を調べる試験である．

⑦〈第101回，問133〉
ある乱用薬物について，呈色反応に基づく簡易検査を行ったところ，以下の構造を有する化合物が生成し，アルカリ性条件下で赤色を呈した．この乱用薬物はどれか．**1つ選べ**．

1 アンフェタミン
2 メタンフェタミン
3 メトカチノン
4 MDMA
5 4-メトキシアンフェタミン

解答 1

解説
アンフェタミンと p-ニトロベンゼンジアゾニウムクロライドが反応し，アルカリ性条件下で赤色を示した．

⑦〈第103回，問134〉
ある野菜から農薬Aが0.020 ppm（0.020 mg/kg）検出された．この農薬Aの毒性試験データを下に示す．体重20 kgの子供が1日にこの野菜を10 g食べたとき，子供が摂取した農薬Aの量は，この農薬の許容一日摂取量（ADI）の何％に相当するか．最も近い値はどれか．**1つ選べ**．ただし，安全係数を100とする．

毒性試験	動物種	NOAEL* （mg/kg 体重／日）
生殖毒性試験	ラット	5.4
催奇形性試験	ラット	6.0
慢性毒性試験	ウサギ	4.0
慢性毒性試験	イヌ	3.0

*NOAEL：無毒性量

1	33	2	3.3	3	0.33
4	0.033	5	0.0033	6	0.00033

解答 4

解説

　ADIは複数のNOAELのうち, 最小値を用いる. ここで, 安全係数100であるため, ADIは0.03 mg/kg体重／日となる. 子供が摂取した体重当たりの農薬量は, 0.00001 mg/kg体重／日（0.020 mg/kg × 0.01 kg ÷ 20 kg）となるため, ADIの0.033%（0.00001 mg/kg体重／日 ÷ 0.03 mg/kg体重／日）× 100）に相当する.

⑭〈第105回, 問24〉

　化審法＊において, 化学物質が生物濃縮を受けやすいかどうかを調べるのに適した試験はどれか. 1つ選べ.

　　＊化審法：化学物質の審査及び製造等の規制に関する法律

1　マウスを用いた単回投与毒性試験
2　ヒメダカを用いた急性毒性試験
3　ミジンコを用いた急性遊泳阻害試験
4　活性汚泥を用いた微生物分解度試験
5　1-オクタノール／水分配係数測定試験

解答　5

解説

1　誤. 被験物質を単回投与したときの毒性を明らかにするための試験である.
2　誤. 動物の半数致死率を求めるための試験である.
3　誤. 動植物への毒性を調べる試験である.
4　誤. 分解性を調べる試験である.
5　正.

⑮〈104回, 問238（一部改変）〉

　小学生が大麻を吸引した事件が起きた. 事件が発生した地域の学校薬剤師会の依頼により麻薬取締官が, 学校薬剤師を集めて大麻の成分, 作用や分析法について講義を行った. 大麻に関する記述のうち, **誤っている**のはどれか. 1つ選べ.

1　乾燥させた大麻の葉は, 一般にマリファナと呼ばれる.
2　大麻の向精神作用の本体は, テトラヒドロカンナビノールである.
3　大麻の向精神作用の本体は代謝されにくいため, 尿中から主として未変化体が検出される.
4　大麻使用の有無を簡易検査するには, 尿を検体とするキットが用いられる.
5　大麻成分の分析には, ガスクロマトグラフィー

や高速液体クロマトグラフィーが用いられる.

解答　3

解説

1　正.
2　正.
3　誤. 大麻の向精神作用の本体はテトラヒドロカンナビノールであり, 代謝されてグルクロン酸抱合体を生成する.
4　正.
5　正.

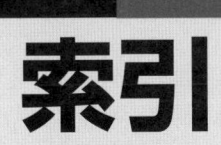

索引

※複数のページが示されている場合，
　・太数字は主たる解説ページ
　・イタリックはQ&A
　を示す。

● ギリシャ文字索引 ●

必携・衛生試験法　第4版

2011 年 3 月 1 日　　第 1 版発行
2016 年10月 25 日　　第 2 版発行
2021 年 3 月 20 日　　第 3 版発行
2024 年12月 20 日　　第 4 版第 1 刷発行

編　集	公益社団法人日本薬学会
発行者	福村　直樹
発行所	金原出版株式会社

〒113-0034　東京都文京区湯島 2-31-14
電話　　編集 03 (3811) 7162
　　　　営業 03 (3811) 7184
FAX　　03 (3813) 0288
振替　　00120-4-151494
http://www.kanehara-shuppan.co.jp/

©2011, 2024
検印省略
printed in Japan

印刷・製本：新日本印刷株式会社　　ISBN 978-4-307-47051-3

WEB アンケートにご協力ください

読者アンケート(所要時間約 3 分)にご協力いただいた方の中から
抽選で毎月 10 名の方に図書カード 1,000 円分を贈呈いたします。
アンケート回答はこちらから 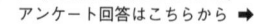 ➡
https://forms.gle/U6Pa7JzJGfrvaDof8

実習レポート

学生番号：　　　　　氏名：　　　　　　　　　　　　（　　　クラス　　　班）

共同実験者氏名：

| 実習日：　　年　　月　　日　天気：　　　気温： |
| 分　野： |
| 項　目： |

【目的】

【原理】

【試験操作】

実習レポート

【結果】

【考察】

【課題・その他】

実習レポート

学生番号：　　　　　　　氏名：　　　　　　　　　　　　　（　　　　クラス　　　班）

共同実験者氏名：

実習日：　　　年　　　月　　　日　　　天気：　　　　　気温：
分　野：
項　目：

【目的】

【原理】

【試験操作】

実習レポート

【結果】

【考察】

【課題・その他】

実習レポート

学生番号：　　　　　　氏名：　　　　　　　　　　　　（　　　　クラス　　　班）

共同実験者氏名：

実習日：　　　年　　　月　　　日　　天気：　　　　気温：
分　野：
項　目：

【目的】

【原理】

【試験操作】

実習レポート

【結果】

【考察】

【課題・その他】

実習レポート

学生番号：　　　　　　氏名：　　　　　　　　　　　　　　（　　　　クラス　　　班）

共同実験者氏名：

実習日：　　　年　　　月　　　日　　　天気：　　　　　　気温：
分　　野：飲料水試験
試料の種類・名称：　　　　　採水日時：　　　　　採水場所：

　【目的】

　【原理・操作】

①過マンガン酸カリウム消費量（　　　　　　　　　　　　法）

②硬度（　　　　　　　　法）

③残留塩素（　　　　　　　　法）

実習レポート

測定項目	測定結果	基準値
温度・外観・臭気・味・pH 等		
	滴定量・計算式・結果	
過マンガン酸カリウム消費量		
総硬度		
一時硬度		
永久硬度		
〔総合判定〕		
総硬度ミネラルウォーター		

残留塩素	総残留塩素	遊離残留塩素	結合残留塩素	判定
水道水				
水道水質基準				

水泳プールに係る学校環境衛生基準：遊離残留塩素	

【考察】

【課題・その他】

実習レポート

学生番号：　　　　　　氏名：　　　　　　　　　　　（　　　　クラス　　　班）

共同実験者氏名：

実習日：　　　年　　　月　　　日　　　天気：　　　　　気温：
分　野：水質汚濁試験
試料の種類・名称：　　　　　採水日時：　　　　　採水場所：

【目的】

【原理・操作】

①溶存酸素（DO）（　　　　　　　　　法）

②生物化学的酸素要求量（BOD）

③化学的酸素要求量（COD）（　　　　　　　　　法）

実習レポート

測定項目	測定結果	基準値
温度・透視度・色相・臭気・pH 等		

測定項目	測定結果		
DO	測定方法名：		
	試料 ①DO ビン No.： 試料 ②DO ビン No.：	試料① DO ビン容量： 試料② DO ビン容量：	
	試料採取量：	試料① 滴定量： 試料② 滴定量：	
	（式）　試料① DO ＝ 　　　　試料② DO ＝		
	（値）　平均 DO ＝		
	河川の類型：　　　　　　基準値：		
COD	測定方法名：		
	5 mmol/L 過マンガン酸カリウム（$KMnO_4$）溶液のファクター（f）：		
	試料採取量：	試料①滴定量： 平均試料滴定量： 空試験液滴定量：	試料②滴定量：
	（式）　　COD ＝		（値）
	湖沼の類型：　　　　　　基準値：		

【考察】

【課題・その他】

実習レポート

学生番号：_____　氏名：_____（　　　クラス　　　班）

共同実験者氏名：_____

実習日：　　　年　　　月　　　日　　天気：　　　　気温：		
分　野：室内空気試験		
試料の種類・名称：　　　　測定日時：　　　　測定場所：		

【目的】

【測定装置名等】
気圧：　　　　　　　　　　　　気温，気湿：
カタ冷却力：　　　　　　　　　気動：
感覚温度：　　　　　　　　　　熱輻射：
二酸化炭素：　　　　　　　　　照度：　　　　　騒音：

【結果】
①気圧：_____
②乾球温度：_____→水蒸気最大張力：_____
　湿球温度：_____→水蒸気最大張力：_____
③気湿の算出：

④カタ冷却力
【定義】

乾カタ冷却力の算出：

湿カタ冷却力の算出：

⑤気動の算出：

気 動 算 定 図 表

カタ常数　F
カタの冷却時間　sec
冷却力　H
気温　℃
気流速度　m/sec

実習レポート

⑥感覚温度：＿＿＿＿＿＿＿
【定義】

⑦熱輻射　黒球温度：＿＿＿＿＿＿＿
　実行輻射温度の算出：

⑧二酸化炭素（検知管法）：＿＿＿＿＿＿＿
【原理】

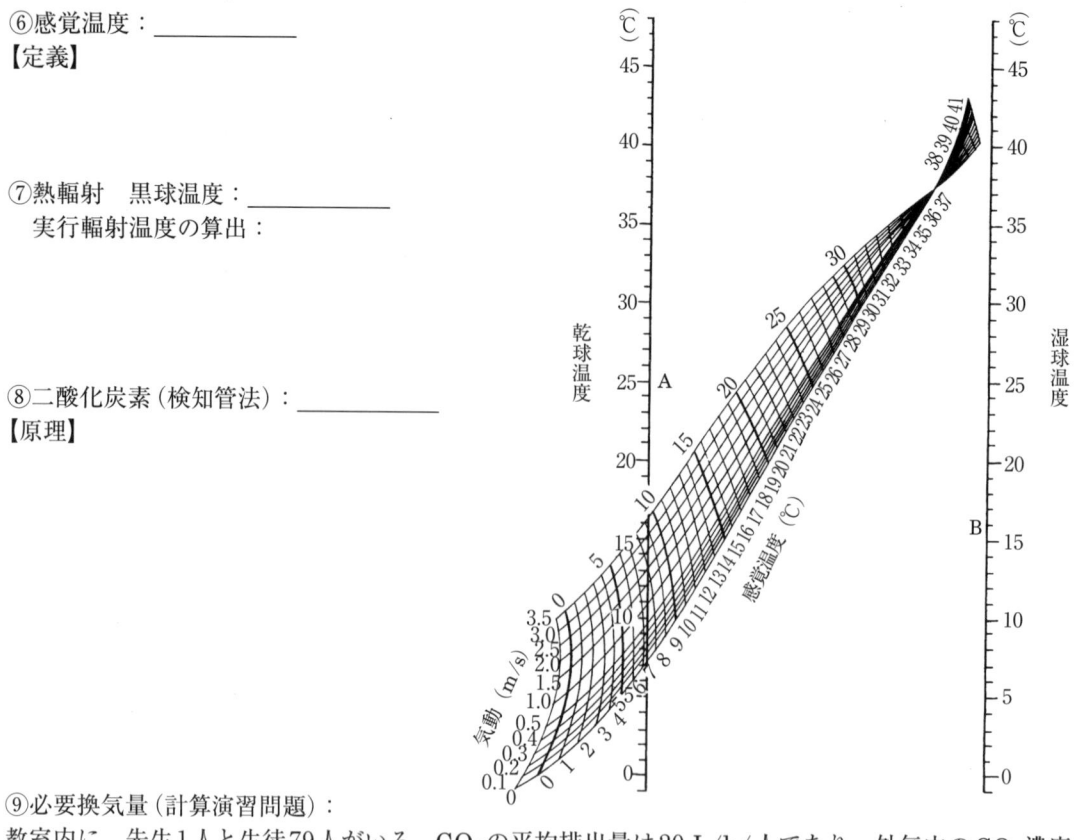

⑨必要換気量（計算演習問題）：
教室内に，先生1人と生徒79人がいる．CO_2の平均排出量は20 L/h/人であり，外気中のCO_2濃度は0.04％であった．この教室内のCO_2濃度を学校環境衛生基準の0.15％以下に保ちたい．このときの必要換気量（m^3/h）を求めよ．

⑩必要換気回数（計算問題演習）：
上記の教室の気積が600 m^3であるとき，必要換気回数（回/h）を求めよ．

⑪照度：＿＿＿＿＿＿＿

⑫騒音（等価騒音レベル）：＿＿＿＿＿＿＿

【考察・判定】

実習レポート

学生番号：　　　　　　氏名：　　　　　　　　　　　　（　　　　クラス　　　班）

共同実験者氏名：＿＿＿＿＿＿＿＿＿＿＿＿＿＿＿＿＿＿＿＿＿＿＿＿＿＿＿＿＿＿＿＿＿

実習日：　　　年　　　月　　　日　　　天気：　　　　　気温：
分　野：大気汚染物質試験
試料の種類・名称：　　　　　測定日時：　　　　　　測定場所：

【目的】

①窒素酸化物（　　　　　　　　　　　　法）
【原理】

【結果】
試料採取時の気温（℃）：
吸収速度（L/min）：
採取時間（min）：
試料空気（L）＝吸収速度（L/min）×採取時間（min）＝

	標準溶液	試料（NO_2）	試料（NO）
吸光度（Abs）			

・試料空気中の NO_2 の濃度（計算）：

・試料空気中の NO の濃度（計算）：

【考察・判定】

②二酸化硫黄（SO_2）（　　　　　　　　　　　　法）
【原理】

実習レポート

【結果】

【考察・判定】

③一酸化炭素（CO）（　　　　　　　　　　　　　法）
【原理】

【結果】

【考察・判定】

④光化学オキシダント（Ox）（　　　　　　　　　　　　法）
【原理】

【結果】

【考察・判定】

【課題・その他】

実習レポート

学生番号：　　　　　　氏名：　　　　　　　　　　　　（　　　クラス　　　班）

共同実験者氏名：

（1）

（2）

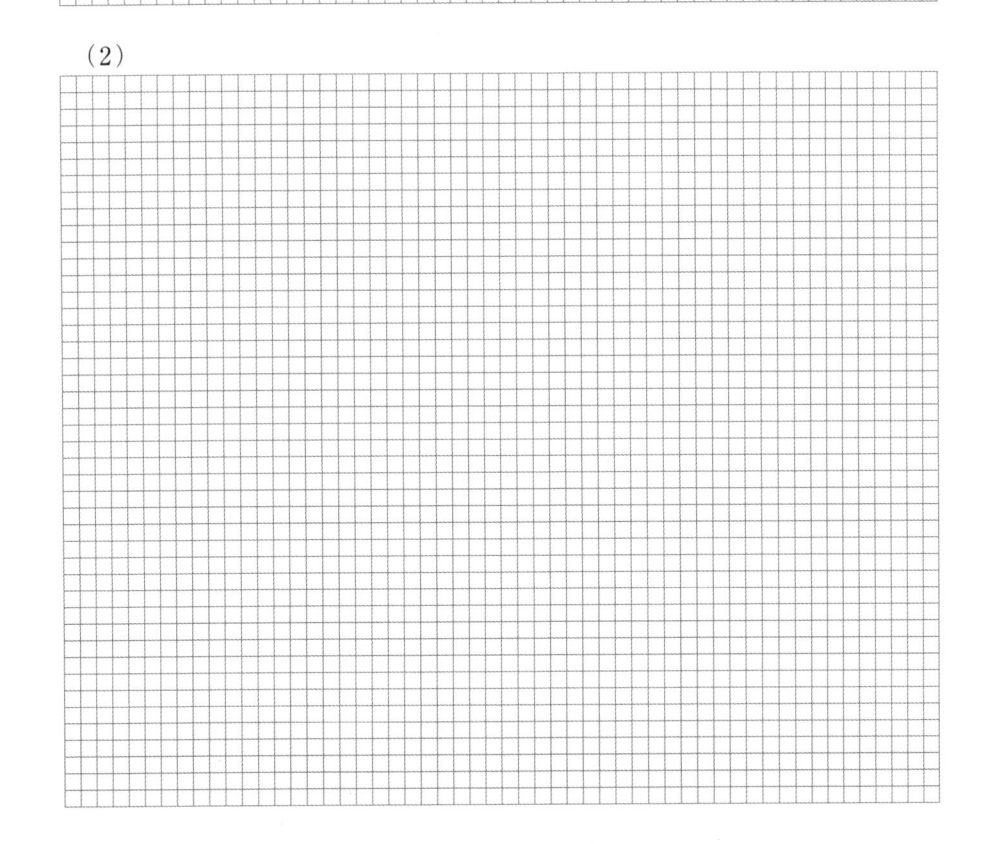

実習レポート

学生番号：　　　　　　氏名：　　　　　　　　　　　　（　　　　クラス　　　班）

共同実験者氏名：

（1）

（2）